Meinem Freunde und Kollegen

dem Direktor der Krankenanstalt Altstadt zu Magdeburg

Prof. Dr. Rudolf Habs

gewidmet.

FACHBÜCHER FÜR ÄRZTE. BAND VII

ORTHOPÄDIE
DES PRAKTISCHEN ARZTES

VON

PROF. DR. AUGUST BLENCKE
FACHARZT FÜR ORTHOPÄDISCHE CHIRURGIE
IN MAGDEBURG

MIT 101 TEXTABBILDUNGEN

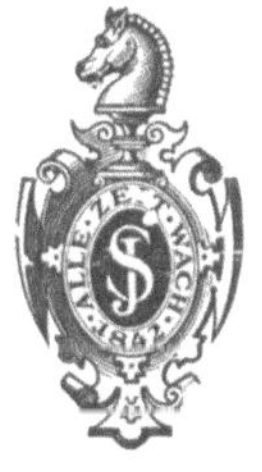

BERLIN
VERLAG VON JULIUS SPRINGER
1921

ISBN 978-3-642-98797-7 ISBN 978-3-642-99612-2 (eBook)
DOI 10.1007/978-3-642-99612-2

Softcover reprint of the hardcover 1st edition 1921

Vorwort.

Als der Herr Verleger der Fachbücher für praktische Ärzte an mich mit der Bitte herantrat, das vorliegende Buch zu schreiben, da lag auf meinen Schultern eine große Arbeitslast, da ließ mir meine Stellung als beratender Orthopäde bei einem Armeekorps und als leitender Arzt zweier Speziallazarette nur wenig Zeit zu literarischer Tätigkeit. Aber trotzdem sagte ich zu, da ich gerade in den Kriegsjahren mehr noch als früher in den Friedensjahren Gelegenheit genug gehabt hatte, mit den Praktikern in enge Fühlung zu treten und zu sehen, wie nötig es war, diese mit der Orthopädie etwas mehr bekannt zu machen und ein Buch zu schaffen, das gerade für sie paßte und nur für sie geschrieben war, auf deren Mithilfe wir Orthopäden mehr noch als andere Spezialisten angewiesen sind und deren Mitarbeit wir bei der Verhütung und Bekämpfung der Deformitäten und des Krüppeltums keinesfalls missen können.

Ich schrieb dann dieses Buch, aus dem der Praktiker vor allen Dingen die Prophylaxe in der Orthopädie, die immer das reichste Feld seiner Tätigkeit sein und bleiben wird, lernen sollte und weiter dann auch die Anfänge der orthopädischen Leiden, um sie von vornherein richtig angreifen zu können; aus ihm soll er aber auch ersehen, wann für ihn das „Halt" einsetzt, das nicht unberücksichtigt werden darf, wenn anders er nicht wieder gutzumachende Schädigungen vermeiden und sich und seinen Patienten manchen Ärger und Verdruß ersparen will und manchen Vorwurf auch, den ihm diese machen könnten eben deswegen, weil er über dieses „Halt" hinausgegangen war. Ich habe es nie für eine Schande gehalten, wenn man eingesteht, daß auch einmal das Können aufhört, denn auch die Laien wissen heutzutage genau, daß ein einzelner nicht auf allen Gebieten der Gesamtmedizin beschlagen sein kann und daß diese viel zu groß sind, als daß sie ein einzelner, auch wenn er noch so tüchtig und fleißig gearbeitet hätte, voll und ganz beherrschen könnte.

Auf lange Erörterungen über Entstehungstheorien, auf lange anatomisch-pathologische Auseinandersetzungen und sonst dergleichen mehr habe ich mich nicht eingelassen, vor allen Dingen nicht auf Fragen, die noch der Klärung und Forschung bedürfen, da es ein Buch für die Praxis sein sollte.

Wenn ich mir bei der Einteilung des Stoffes und auch sonst noch in manchem anderem Hoffa zum Vorbild genommen habe, nun so geschah es nicht nur deshalb, weil ich ihn als Schüler und Mitarbeiter schätzen gelernt habe, sondern auch deshalb, weil seine Einteilung des gesamten Stoffes meines Erachtens immer noch die bisher beste und übersichtlichste für den Praktiker ist.

So übergebe ich denn dies Buch der Öffentlichkeit. Es sollte mich freuen, wenn es dem Praktiker ein Ratgeber für manche Fälle und in manchen Nöten sein würde, und es sollte mich noch mehr freuen, wenn durch dasselbe das Verständnis für die Orthopädie bei den Kollegen noch mehr geweckt würde als bisher, für ein Fach, das doch immer noch nicht nur auf der Universität, sondern auch in der Praxis sehr oft recht stiefmütterlich behandelt wird zum Schaden der leidenden Menschheit.

Magdeburg, im November 1920.

Der Verfasser.

Inhaltsverzeichnis.

Einleitung.

Die Orthopädie umfaßt die Lehre von den Deformitäten, von ihrer Entstehung, von ihrem Wesen und ihrer Behandlung. Unter einer Deformität verstehen wir die Abweichung eines Körperteiles von der normalen, der physiologischen Form und Stellung, die zu erhalten bzw. wiederherzustellen nach Hoffa die Hauptaufgabe der Orthopädie ist; Hand in Hand mit dieser Wiederherstellung der normalen Form geht auch meist die Wiederherstellung des zum Teil oder ganz verlorengegangenen Gebrauches der betreffenden Gliedmaßen, des mehr oder weniger großen Funktionsausfalles des deformierten Körperteiles; die Orthopädie hat es also mit der Erhaltung und Wiederherstellung der Wohlgestalt des ganzen Körpers zu tun und zugleich auch des Gebrauches seiner Gliedmaßen; die Orthopädie ist demnach nach Gocht die Heilwissenschaft der äußeren Form im Gegensatz zu ihrer Mutter Chirurgie, die es besonders mit dem Inhalt der Form zu tun hat. Und da nun wie überall in der Medizin die Verhütung, die Prophylaxe eine Hauptrolle spielt, so muß sie sich natürlich nach genanntem Autor auch mit denjenigen Muskel-, Nerven-, Gelenk- und Knochenerkrankungen befassen, die bekannterweise und häufig zu Deformitäten führen.

Die Orthopädie ist keineswegs eine neue Wissenschaft, nein, sie ist so alt wie die Medizin überhaupt, und zu allen Zeiten und in allen Ländern hat es Ärzte gegeben, wenn auch immer nur wenige, die sich mit diesem Zweig der Chirurgie beschäftigten und ihm ihr ganzes Lebenswerk widmeten. Alle ihre Namen aufzuzählen, würde mich zu weit führen; sie sind es gewesen, die Baustein auf Baustein zusammentrugen zu jenem stolzen Gebäude, das eigentlich seine volle Anerkennung und Wertschätzung erst in den schrecklich langen Kriegsjahren erfahren hat. Hier konnte die Orthopädie so recht zeigen, was sie zu leisten vermochte, und diesen ihren Aufschwung verdankt sie wohl in erster Linie dem Umstande, daß sich in der Chirurgie ausgebildete Ärzte ihrer angenommen hatten, die nicht nur, wie Lange sagt, die interessanten Operationen ausführten, sondern auch die weniger erfreuliche Anpassung und Überwachung der Bandagen und Apparate und die oft lange Zeit in Anspruch nehmende Nachbehandlung und Ausübung der Massage und Gymnastik übernahmen, alles Dinge, die oft ebenso wichtig wie die Operation selbst sind, wenn anders ihr Erfolg der denkbar beste sein soll, und alles Dinge, von denen auch heute noch manche Chirurgen glauben, daß sie diese den Bandagisten und niederem Heilpersonal überlassen könnten.

Hoffen wir, daß diese errungenen, für alle Welt offensichtlichen Erfolge nun endlich dazu beitragen werden, daß der Orthopädie weit mehr als bisher die Anerkennung zuteil wird, die sie verdient und die ihr bisher immer noch versagt blieb, und daß auch schon die Studierenden mehr als bisher in der Orthopädie ausgebildet werden, da wir die Mitwirkung der praktischen Ärzte in diesem Spezialfach keinesfalls entbehren können, zumal das neue Krüppelfürsorgegesetz dem praktischen Arzt die Anzeigepflicht des Krüppels und des drohenden Krüppeltums auferlegt und Strafen für Nichtausführung festgesetzt hat. Nicht überall sitzen Orthopäden, nicht immer können wir die Patienten bei der oft langen Dauer des Leidens und der Behandlung während der ganzen Zeit in den Anstalten behandeln, der Praktiker muß hier helfend einspringen, er muß in geeigneten Fällen die weitere Behandlung überwachen, die Fälle nachkontrollieren können, ob auch wirklich die angeordneten Maßnahmen daheim in der richtigen Weise durchgeführt werden, kurzum Hausarzt und Orthopäde müssen gemeinsam arbeiten und Hand in Hand den Fall zum guten Ende führen. Der Praktiker muß deshalb unterrichtet sein über die Deformitäten und ihre Verhütung und Entstehung, er muß auch wissen, daß es selbst noch in schweren und schwersten Fällen möglich ist, wenn auch nicht eine völlige Heilung, so doch wenigstens eine erhebliche Besserung zu erzielen und oft genug aus einem Krüppel, der mürrisch und unzufrieden mit sich, den Seinigen und der ganzen Welt, sein Dasein fristet, einen Menschen zu machen, der wieder Freude am Leben, an der Welt und vor allen Dingen an der Arbeit findet und so noch ein nützliches Mitglied der menschlichen Gesellschaft werden kann.

Der Praktiker muß auch über die Behandlungsmethoden unterrichtet sein, mit denen dies möglich ist, wenn er sie auch alle nicht aufs genaueste zu kennen braucht, mögen es nun blutige oder unblutige sein; er muß drohende Verschlimmerungen zur rechten Zeit erkennen, und wenn er selbst nicht helfend eingreifen kann, nun dann muß er die Fälle wenigstens an die Stellen verweisen, wo dies möglich ist, an die Orthopäden. Nur so kann die überaus große Zahl der unglücklichen, oft um ihr ganzes Lebensglück betrogenen Krüppel bedeutend vermindert werden.

Allgemeiner Teil.

I. Die angeborenen Deformitäten.

Bei den angeborenen Deformitäten unterscheiden wir mit Hoffa zwischen den primären oder idiopathischen und den sekundären; bei den primären handelt es sich um Fehler in der Keimanlage, um Bildungsanomalien, die schon bei der ersten Anlage des Embryo vorhanden sind und ohne äußere Veranlassung auftreten, bei den sekundären um Verunstaltungen, die bei normaler Anlage des Fötus durch abnorm wirkende äußere Kräfte hervorgerufen werden. Sie treten erst später auf und können natürlich auch bei einem nicht normal entwickelten oder erkrankten Fötus ihren schädigenden Einfluß ausüben. Angeborene Deformitäten.

Primäre Bildungsanomalien entstehen im allgemeinen durch abnorme Zustände im Ei oder Sperma, durch Entwicklungsstörungen der Eihäute oder auch durch krankhafte Veränderungen der Embryonalanlage. Die Erblichkeit und das familiäre Vorkommen spielen hierbei eine große Rolle. Kinder können dieselbe Deformität wie die Eltern zeigen, manchmal wird eine Generation oder auch mehrere übersprungen — man spricht dann von Atavismus —, manchmal wiederholt sich die Mißbildung bei allen Kindern, manchmal nur bei einigen, manchmal werden mehr die Söhne, manchmal mehr die Töchter befallen, kurzum es kommen hier die größten Verschiedenheiten vor. Als familiäre Vererbung bezeichnet man das Auftreten einer Abnormität bei mehreren Nachkommen derselben, von normalen Eltern abstammenden Generation, als kollaterale Vererbung das Auftreten einer Abnormität, die sonst nur bei Aszendenten in der Seitenlinie zu beobachten ist. Primäre Bildungsanomalien.

Hierher gehören alle Deformitäten, die durch das Fehlen einzelner Knochen, durch die mangelhafte oder nur teilweise Entwicklung solcher, durch doppelte Anlage einzelner Teile und noch manches andere mehr bedingt sind. Durch Traumen erworbene pathologische Zustände sind nicht vererbbar.

Gehen wir nun zu den sekundären angeborenen Deformitäten über, so sind hier von den äußeren Ursachen, welche diese erzeugen, in erster Linie mechanische Einwirkungen zu nennen. Daß Erschütterungen oder auch heftigere Traumen, die den schwangeren Uterus treffen und die so häufig und gern für angeborene Deformitäten verantwortlich gemacht werden, gelegentlich einmal zu solchen führen können, ist ohne Sekundäre angeborene Deformitäten.

weiteres zuzugeben, meist aber wird die Folge solcher ein Abort sein und nicht eine Deformität. In erster Linie sind es krankhafte Veränderungen des Amnion, die hier in Betracht kommen, Verwachsungen desselben mit dem Embryo, die oft bei neugeborenen Kindern in Form von Strängen und Fäden noch sichtbar sind und die mitunter ganze Teile von Extremitäten abschnüren, sogenannte Selbstamputationen herbeiführen bzw. die abgeschnürten Teile in ihrer weiteren Entwicklung erheblich behindern und hemmen können, wie wir es auch bei Nabelschnurumschlingungen sehen. Weiter kann dann eine mangelhafte Ausdehnungsfähigkeit des Amnion den für die Entwicklung des Fötus nötigen Raum einengen und zu Zwangshaltungen des ganzen Embryo oder einzelner Gliedabschnitte desselben führen, die dann die Ursache für die Deformität bilden. Die häufigste Veranlassung hierzu ist der Mangel an Fruchtwasser, der die freie Beweglichkeit des Fötus, die er sonst im Uterus hat und zu seiner normalen Entwicklung auch haben muß, behindert. Auch pathologische Neubildungen der Gebärmutter und ihrer Adnexe, gelegentlich auch Zwillingsschwangerschaften können unter Umständen eine Raumbeengung in derselben bedingen und dann jene gleichen Schädigungen des Fötus herbeiführen.

Intrauterine Belastungsdeformitäten.

Alle diese durch derartige Schädlichkeiten hervorgerufenen Deformitäten nennt man intrauterine Belastungsdeformitäten.

Ist der Fötus erkrankt, so werden sich solche Deformitäten noch eher entwickeln können als bei einem gesunden, der noch seine volle Widerstandskraft besitzt. An erster Stelle stehen hier die Erkrankungen und Anomalien des fötalen Zentralnervensystems, sodann die fötalen Knochenerkrankungen, unter denen früher besonders die sogenannte fötale Rachitis eine große Rolle spielte. Wie Kaufmanns Untersuchungen aber ergeben haben, handelt es sich dabei gar nicht um eine Rachitis im eigentlichen Sinne des Wortes, sondern um eine andere Krankheitsform, der er den Namen der Chondrodystrophia foetalis gab und deren Wesen in einer Hemmung des Längenwachstums der Knochen besteht. Ist dasselbe gleichmäßig am ganzen Skelett behindert, so kommt es zu einem allgemeinen Zwergwuchs. Daneben kennen wir dann noch die Osteogenesis imperfecta oder Osteopsathyrosis congenita, deren Wesen nach Wollenberg in einer durch mangelhafte Verkalkung oder in einer durch mangelhafte Ausbildung von Knochengewebe bedingten abnormen Knochenbrüchigkeit besteht. Auch die fötale Syphilis der Knochen kann den Ausgangspunkt später sich entwickelnder Deformitäten bilden.

II. Erworbene Deformitäten.

Während der Geburt erworbene Deformitäten.

Auch bei den erworbenen Deformitäten unterscheidet Hoffa zwei Gruppen; zu der ersteren rechnet er die während der Geburt entstandenen und zur zweiten die nach der Geburt erworbenen. Die Ursache für jene bildet eine Verletzung des Kindes während der Geburt. Muskelrisse, Gehirnblutungen kommen hier in Betracht, ferner Brüche an den Extremitäten, Epiphysenlösungen, Distorsionen der Gelenke und noch manches andere mehr.

Nach der Geburt erworbene Deformitäten.

Weit häufiger als diese sind die post partum erworbenen Deformitäten, bei denen wir auch wieder am besten einen Unterschied zwischen primären und sekundären machen. Jene schließen sich unmittelbar an eine einmalige äußere Gewalteinwirkung an, diese entstehen dagegen erst durch deformierende Kräfte, allmählich und nach Abschluß der ersten Heilungsperiode als Folge des ursächlichen Leidens. Sie sind nach Ledderhose Spätfolgen der Verletzungen, die meist durch ein symptomloses Intervall von deren nächsten Wirkungen getrennt sind.

Primäre Deformitäten nach Fakturen und Luxationen.

Letztere sind die häufigsten, erstere sind seltener; bei ihnen kommen eigentlich nur die frischen Verletzungen in Betracht, in der Hauptsache die Frakturen und Luxationen. Sie treten sofort nach dem erlittenen Trauma deutlich in die Erscheinung, sie sind ein typisches Symptom der Fraktur bzw. der Luxation und werden natürlich nur so lange bestehen bleiben, bis die Fraktur bzw. die Luxation wieder in der richtigen Weise eingerenkt ist; sie werden um so schlimmer sein, je länger dies nicht geschieht, weil sich ja so die Muskeln und Sehnen, die Faszien und Bänder der falschen Stellung der Knochen anpassen müssen.

Sekundäre Deformitäten nach Frakturen und Luxationen.

Die sekundären Deformitäten kommen nicht unmittelbar durch die Verletzung zustande, sondern werden erst unter dem Einfluß späterer Belastung auf den gebrochen gewesenen oder auf einen benachbarten Knochen hervorgerufen, namentlich bei längerem Weichbleiben des Callus und seiner Umgebung bzw. bei verzögerter Sklerosierung derselben oder verlangsamter Konsolidation des Knochens. Sie können weiter ihre Ursache in Erkrankungen der Knochen und auch der Weichteile haben und je nachdem sprechen wir von Belastungsdeformtäten oder Kontrakturen.

1. Belastungsdeformitäten.

Belastungsdeformitäten.

Unter diesem Namen fassen wir mit Hoffa alle diejenigen Deformitäten zusammen, die unter der mechanischen Einwirkung der Körperlast, des Zuges der Muskeln und Bänder oder anderer von außen kommenden Zug- und Druckwirkungen zustande kommen. Betreffen sie die Kontinuität der langen Röhrenknochen, so sprechen wir von osteopathischen, betreffen sie die Gelenkenden, so kommt es zu arthropathischen Belastungsdeformitäten. Hübscher nennt sie Überlastungsdeformitäten, ein Name, der nach Lange das Wesen dieser Deformitäten besser wiedergibt, von denen es feststeht, daß zu ihrer Ausbildung stets ein Mißverhältnis zwischen Last und Festigkeit des Knochens da sein muß, und daß entweder die Last absolut zu groß ist oder nach Dauer und Richtung abnorm wirkt, oder daß bei normaler Belastung die Widerstandsfähigkeit der Knochen eine verminderte ist. Die Belastungsdeformitäten können demnach einmal bei einem scheinbar gesunden, das andere Mal bei einem erkrankten Knochen entstehen, wobei der Ausdruck „gesund“ nur ein relativer ist. Es müssen nach Lange und anderen immerhin gewisse prädisponierende Momente da sein, da es sich ja sonst nicht erklären ließe, warum wir solche Deformitäten nur bei einzelnen Individuen finden und nicht auch bei allen anderen, die den gleichen Schädlichkeiten ausgesetzt sind und die unter denselben Bedingungen arbeiten und schaffen müssen.

Habituelle Belastungs-deformitäten.

Wir sprechen von habituellen Belastungsdeformitäten, wenn dieselben durch das Einnehmen sogenannter habitueller Haltungen zustande kommen, durch Ermüdungshaltungen, bei denen die betreffenden Individuen die ermüdeten Muskeln instinktiv ausschalten und den fraglichen Gelenken die Stellungen geben, die die physiologischen Bewegungshemmer, die Gelenkkapsel und Gelenkbänder zulassen. Letztere müssen eine Dehnung und Verlängerung erfahren, werden nun aber nicht dünner und schlaffer, sondern meist beträchtlich verdickt infolge der an sie gestellten erhöhten Anforderungen, die eine gesteigerte Ernährungszufuhr bedingen.

Dem Nachlassen des Muskelwiderstandes folgt der Belastungsdruck auf die Knochen, die sich dieser „habituellen" Stellung des Gelenks, die für die Entstehung der Deformität den Ausschlag gibt, anpassen müssen.

Solche Ermüdungsstellungen können den ganzen Körper befallen, aber auch nur einzelne Skelettabschnitte. Ist der ganze Körper betroffen, so sucht er auch außerhalb des Skelettsystems Stützpunkte. Das beste Beispiel hierfür ist wohl nach Spitzy das in der Schulbank sitzende und ermüdete Kind.

Diese habituellen Belastungsdeformitäten entstehen besonders in den Zeiten des vermehrten Knochenwachstums, also in der Adoleszenz, bei blutarmen, anämischen, schlecht ernährten Individuen, bei Kindern mit exsudativer Diathese oder lymphatischen Habitus, nach überstandenen Infektionskrankheiten und manchem anderen mehr. Auch kongenitale Anlagen können hier natürlich eine gewisse Rolle spielen.

Professionelle Deformitäten.

Beispiele solcher Deformitäten sind gewisse Skoliosenarten, das X-Bein, der Plattfuß, und Hoffa rechnet auch zu diesen die sogenannten „professionellen Deformitäten", die sich bei Leuten ausbilden, welche gezwungen sind, ihre Arbeit in einer dauernden bestimmten Haltung des Körpers zu verrichten. Ich erinnere hier nur an die Schusterbrust, an das Bäckerbein, an die Plattfüße der Kellner, alles Deformitäten, deren Entstehung gewöhnlich in die Zeit vor dem 20. Lebensjahr fällt, meist in die Lehrzeit, in der an den immerhin noch nicht kräftigen Körper vermehrte Anforderungen gestellt werden, denen er aus irgendwelchen Gründen noch nicht gewachsen ist.

Wenn wir uns fragen, wie diese Umformung der normalen Formen unter dem Einflusse der Belastung vor sich geht, so können wir trotz mannigfacher Untersuchungen, die nach dieser Richtung hin angestellt sind, auch heute immer noch keine genaue Antwort geben. Die Meinungen darüber sind immer noch geteilt. Volkmann und Hüter nahmen an der Stelle des vermehrten Druckes Knochenschwund an, an Stelle der Druckverminderung dagegen vermehrtes Knochenwachstum, Julius Wolff vertrat gerade die entgegengesetzte Ansicht. Vermehrter Druck bringt seiner Meinung nach keine Atrophie, keine Resorption des Knochens, sondern vielmehr eine Verdichtung, eine Anbildung von Knochensubstanz, ebenso wie ein vermehrter Zug. Jede Änderung der statischen Beanspruchung eines Knochens führt nach seiner Ansicht zunächst infolge der „Transformationskraft" zu einem Umbau der inneren Architektur, der dann notgedrungenerweise eine Umgestaltung der äußeren Form folgen muß. Diese Deformitäten sind also nach Wolff funktionelle Anpassungen der Knochenform an pathologisch veränderte statische Verhältnisse, so daß also die Funktion das formbildende Element ist, unter deren Einfluß sich erst sekundär die Form ändert.

Nach Wollenberg, dessen Ansicht auch die meinige ist, liegt die Wahrheit wahrscheinlich in der Mitte der divergierenden Anschauungen, und er pflichtet Riedinger bei, wenn er den Namen „Transformationskraft" dahin eingeschränkt wissen will, daß man darunter die wiedererlangte Fähigkeit der elastischen Akkomodation auf Druck- und Zugwirkung versteht.

Ich will hier auf alle diese verschiedenen Theorien nicht weiter eingehen; das Gesagte wird für den Praktiker genügen.

Statische Belastungsdeformitäten.

Zu diesen Deformitäten gehören auch die sogenannten statischen Belastungsdeformitäten, die dadurch entstehen, daß die Statik des Körpers durch irgendwelche pathologische Zustände verändert wird und daß sich diesen veränderten statischen Verhältnissen entsprechend Deformitäten ausbilden müssen. So wird bei ungleicher Länge der Beine ein Tiefertreten des Beckens auf der erkrankten Seite in die Erscheinung treten, dem sich die Wirbelsäule mit einem Ausschlagen nach der tiefer gestellten Seite hin anpassen muß, mit einer nach dieser Richtung hin konvexen Skoliose im Lendenteil, die einen weiteren Ausgleich erfahren muß durch eine entgegengesetzte Krümmung in einem weiter oben gelegenen Wirbelsäulenteil.

Weiter gehören auch hier alle die Deformitäten her, die sich bei schon vorhandenen Deformitäten entwickeln müssen, wenn anders die Funktion und der Gebrauch des betreffenden Gliedes überhaupt erst ermöglicht werden soll. Der Klumpfuß, der bei starkem X-Knie nie zu fehlen pflegt, möge für diese Art als Beispiel dienen.

Vestimentäre Belastungsdeformitäten.

Wenn schon bei dauernder bzw. bei sich oft wiederholender Innehaltung einer bestimmten Körperlage sich dieser Lage entsprechende Deformitäten entwickeln können, so wird dies natürlich im gleichen Maß der Fall sein, wenn mechanische Einflüsse in Gestalt von Druck auf den Körper von außen her wirken, wie wir sie z. B. beim gewohnheitsmäßig oder öfter wiederholtem Tragen von Gegenständen, die nicht einmal schwer zu sein brauchen, sehen. Auch hierbei wird schließlich der Muskelwiderstand ausgeschaltet und die Gesetze der Schwere zur Erhaltung des Gleichgewichts des Körpers machen sich mehr und mehr geltend. Die Kleidungsstücke kommen hier in erster Linie in Betracht als sogenannte akzidentelle Lasten, und deshalb hat man solchen Deformitäten auch den Namen der vestimentären Belastungsdeformitäten gegeben.

Osteopathische Belastungsdeformitäten.

Während wir bisher von Belastungsdeformitäten bei gesunden Knochen in dem Sinne, wie wir es oben näher ausgeführt haben, sprachen, kommen wir jetzt zu denen, die sich bei primär erkrankten Knochen entwickeln, zu den osteopathischen Belastungsdeformitäten.

Rachitis

Rachitis.

Die häufigste der hierher gehörenden Knochenerkrankungen ist die Rachitis, jene allen Ärzten nicht nur, sondern auch allen Laien bekannte Erkrankung, die auch mit dem Namen der englischen Krankheit belegt ist, und bei der es sich um eine mangelhafte Kalkablagerung in den wachsenden Knochen handelt und um eine gesteigerte Resorption des bereits gebildeten Knochens, durch die eine abnorme Weichheit desselben bedingt wird. Sie ist die Krankheit des frühesten und frühen Kindesalters, kann aber auch als sogenannte Spätrachitis, wenn auch seltener in den Entwicklungsjahren zur Beobachtung kommen und hier wie dort zu einer Reihe Deformitäten den Anlaß abgeben.

Wenn man früher annahm, daß diese Krankheit allein das Produkt einer fehlerhaften, schlechten und mangelhaften Pflege sei und wenn man sie früher als eine Morbus pauperum ansah, als eine Erkrankung, die nur die ärmeren Volksschichten befiel, so ist man jetzt auf Grund der so häufig gemachten Beobachtungen zu einer etwas anderen Ansicht gekommen, auch bei Laien, die es heute nicht mehr übelnehmen, wenn man ihnen sagt, daß ihr Kind rachitisch sei.

Die meisten Autoren fassen die Rachitis als eine allgemeine Ernährungsstörung auf; auf welche Ursache sie selbst zurückzuführen ist, ist noch nicht aufgeklärt. Ich bin mit Riedinger der Ansicht, daß diese nicht in einer einzigen Noxe zu suchen ist, sondern daß eine Anzahl gleichwertiger Bedingungen zusammentreten müssen, um die Krankheit zu erzeugen. Überfüttern der Kinder, zu langes Stillen, Feuchtigkeit der Wohnung, Kellerluft, mangelhafte Hautpflege, Unsauberkeit in jeder Beziehung, vorangegangene Brechdurchfälle und noch manches andere mehr kommen hier in Frage. Nach Baginsky sind es hauptsächlich drei Punkte, die zur Erklärung der Kalkverarmung herangezogen worden sind, nämlich die zu geringe Zufuhr von Kalksalzen mit der Nahrung, die ausreichende Zufuhr von solchen, aber ungenügende Resorption derselben und schließlich noch die abnorme Ausscheidung der Kalksalze aus dem Körper infolge erhöhter Azidität des Blutes.

Das charakteristische der rachitischen Knochen ist ihre Weichheit, die zu den mannigfachsten Deformitäten führt, nicht nur an den unteren Extremitätenknochen, die sich ja unter der Körperlast und unter dem durch diese bedingten dauernden Druck nach allen möglichen und unmöglichen Richtungen hin ausbiegen können, sondern auch am Thorax, an der Wirbelsäule, ja bei hochgradigen Fällen auch an den oberen Extremitäten, trotzdem doch bei diesen jeder ungünstig wirkende Druck fehlt. Hier ist dem Muskelzug die Ursache zuzuschreiben.

Der Verlauf der Erkrankung ist stets ein chronischer. Das erste Stadium kann schon wenige Wochen nach der Geburt einsetzen in Form allgemeiner Ernährungs- und Verdauungsstörungen, mit entsprechenden Störungen des Allgemeinbefindens, die sich in auffallender Blässe, Schlaffheit der Haut, Muskeln und Gelenkbänder u. a. m. bemerkbar machen. Die ersten Knochenveränderungen finden wir gewöhnlich am Kopf oder am Thorax und meist erst nach Vollendung des ersten Lebensjahres zeigen sich dann die Deformitäten an den Extremitäten, die sich, wenn es sich um leichte Grade handelt, bei Ausheilung der Erkrankung erheblich verringern oder sogar ganz verschwinden können. Oft genug aber bleiben Spuren das ganze Leben hindurch bestehen. Je nach der Ausbreitung des Prozesses erstreckt sich die Rachitis bis in das zweite und dritte, sogar bis ins vierte Lebensjahr hinein. Nach diesem ist sie in der Regel erloschen.

Spätrachitis.

Über die sogenannte Spätrachitis sind die Akten noch nicht abgeschlossen. Ich stehe mit Wollenberg, Schulteß und noch vielen anderen auf dem Standpunkt, daß es eine solche gibt, da im adoleszenten Alter tatsächlich oft genug Erkrankungen mit Auftreibung, leichter Schmerzhaftigkeit und abnormer Nachgiebigkeit der Epiphysenlinien vorkommen, die zu einer Reihe von Deformitäten führen können. Nach Riedinger wird eine Beteiligung des Gesamtskeletts bei der Spätrachitis seltener beobachtet, während einzelne Skelettabschnitte häufiger befallen werden, und zwar werden jedesmal diejenigen Teile des Skeletts am intensivsten ergriffen, die sich zur Zeit des Eintritts des rachitischen Prozesses im raschesten Wachstum befinden.

Ähnlich wie die Rachitis kann auch die

Osteomalazie

Osteomalazie.

zu Knochendeformitäten führen. Durch Rarefizierung der Spongiosabalken, durch Schwund der Kalksalze wird der Knochen geschwächt und verbiegt sich unter dem Einfluß seiner mechanischen Beanspruchung je nach dem Grad der Erkrankung. Die alte Ansicht, auf die man auch heute noch immer wieder stößt, daß diese Erkrankung nur bei Schwangeren und Wöchnerinnen vorkommt, ist sicherlich nicht richtig, da neue Beobachtungen gezeigt haben, daß sie auch das wachsende Skelett befallen kann. Diese nicht puerperale Form beginnt meist an den unteren Extremitäten und kann ganz erhebliche Grade annehmen, ihre Dauer erstreckt sich auf Jahre, und erst jüngst hatte ich wieder Gelegenheit, einen solchen Fall bei einem zwölfjährigen Mädchen zu sehen, bei dem fast das ganze Skelettsystem in erheblichster Weise ergriffen war und sich schwere und schwerste Deformitäten an den unteren Extremitäten und der Wirbelsäule ausgebildet hatten. Zu der nicht puerperalen Form gehört auch die senile Osteomalazie.

In den Anfangsstadien der Osteomalazie ist der Knochen noch brüchig; es kommt dann leicht zu Frakturen, die im Beginn der Erkrankung knöchern, später dagegen meist nur fibrös verheilen, wenn überhaupt Neigung zur Heilung besteht. Sind die Knochen mit dem Fortschreiten der Erkrankung biegsamer und weicher geworden, treten an Stelle der Frakturen Verbiegungen ähnlicher Art, wie wir sie schon oben bei der Rachitis kennen gelernt haben.

Knochenweiche. In der letzten Zeit konnten wir gehäuft Fälle von Knochenweiche sowohl in Österreich wie auch bei uns in Deutschland beobachten, von denen die einen im klinischen Bilde sich der Osteomalazie anreihen ließen, die anderen der Rachitistarda, jene ältere Leute, meist Frauen befielen, diese wieder nur Adoleszenten, männliche mehr als weibliche; andere wieder stellten zwischen beiden Formen Übergangsfälle dar, die darauf hinweisen, daß es sich bei allen diesen Fällen um dieselbe Krankheitsursache handeln dürfte, um eine Kalkarmut des Knochengerüstes, die durch die jetzt herrschende Unterernährung, durch die Hungerblockade unserer Feinde bedingt war und nun in dem einen Falle das noch im Wachstum stehende Skelett betraf, im anderen wieder das in seinem Ausbau bereits vollendete. Man gab dieser Erkrankung den Namen der Hungerosteopathie, bei der nach Wittek und allen anderen Autoren nicht nur der Kalk und Phosphor, sondern sicherlich auch die Nahrungsergänzungsstoffe, die sogenannten Vitamine, eine wichtige Rolle spielen.

Neben dieser direkten Hungerschädigung des Knochengerüstes werden dann auch noch indirekte Schädigungen angenommen, besonders solche der endokrinen Drüsen; wie ja schon längst ein Zusammenhang der Ovarienfunktion mit der Osteomalazie allen Ärzten bekannt ist, so fand auch ich unter meinen vielen Beobachtungen dieser Erkrankungsform bei Adoleszenten bei der Mehrzahl der Fälle ein starkes Zurückbleiben der Genitalien in ihrer Entwicklung. Achtzehnjährige Jünglinge und Mädchen zeigten einen infantilen Habitus, das Fehlen aller Geschlechtshaare und Genitalien, wie wir sie sonst bei zehn- und zwölfjährigen Jungen und Mädchen zu finden pflegen.

Auch bei unsern Fällen sahen wir sich hochgradige Deformitäten ausbilden, Scoliosen, Plattfüße, namentlich aber hochgradige X- und O-Beine und anderes mehr. Was nun die Behandlung anlangt, so kam ich in den allermeisten Fällen mit Kalk und Phosphor und reichlichen Zusatznahrungsmitteln aus, auch von der Höhensonne sahen wir gute Erfolge und nur in vereinzelten Fällen nahmen wir unsere Zuflucht zu dem von Simon und andern empfohlenen Suprarenininjektionen.

Auch die

Osteomyelitis

Osteomyelitis. spielt bei der Bildung von osteopathischen und arthrogenen Deformitäten eine Rolle, wenn auch eine nicht so große, wie die zuerst erwähnten Erkrankungen des Knochensystems.

Die entzündliche Osteoporose führt zu Erweichung der Knochen und es können dann, wenn die Patienten das Bett wieder verlassen, infolge der Belastung durch das Körpergewicht sich Deformitäten an den befallenen Knochen ausbilden, der aber auch oft genug schon durch den einfachen Muskelzug bedeutende Verbiegungen und auch Achsendrehungen erfahren kann. Auch das Sitzen kann zur Ausbildung einer Deformität beitragen, und nach Oberst entstehen auf diese Weise die typischen bogenförmigen Verkrümmungen des Oberschenkels mit der Konvexität nach vorn.

Zu noch größeren Verunstaltungen wird der Krankheitsprozeß führen, wenn er sich in der Nähe der Gelenke abspielt oder die Epiphysen befällt.

Es wäre dann noch kurz die

Lues

zu erwähnen, bei der in der Tertiärperiode häufig genug die Knochen befallen werden, und zwar finden wir nicht nur Zerstörungsvorgänge in Form der Caries syphilitica oder gummosa, sondern auch Knochenneubildungen infolge ossifizierender Periostitis, die besonders an der Tibia zu diffusen, spongiösen Hyperostosen führen, fast stets ohne Eiterung auftreten und sehr schmerzhaft verlaufen. Besonders charakteristisch sind ja die Nachtschmerzen. Lues.

Auch bei der kongenitalen Lues spielen sich an den Knochen oft starke Veränderungen ab und zwar meist an der Grenze von Diaphyse und Epiphyse. Der Krankheitsprozeß kann zu einer spontanen Epiphysenlösung führen und beim Neugeborenen gilt diese nach Riedinger als ein wichtiges Zeichen der kongenitalen Syphilis. Die Osteochondritis syphilitica kommt nach genanntem Autor an den Epiphysen aller Röhrenknochen vor und sieht, namentlich beim Auftreten von Eiterungen, der Tuberkulose sehr ähnlich, kann auch wie diese bei der Zerstörung der Epiphysenknorpel zu erheblichen Wachstumsstörungen führen. Kongenitale Lues.

Ferner treten bei der ererbten Lues im Kindesalter auch mehr oder weniger hochgradige Verkrümmungen der langen Röhrenknochen, hauptsächlich an den unteren Extremitäten auf, und hier sind es wieder in erster Linie die Schienbeine, die bogenförmig nach vorn verkrümmt werden und oft genug daneben auch noch verlängert erscheinen und somit in keinem richtigen Größenverhältnis zum Rumpf und zu den oberen Extremitäten stehen.

Neben diesen Knochenerkrankungen sind es dann noch die Tuberkulose und die Pagetsche Knochenkrankheit oder Ostitis deformans, die zu Deformitäten führen und neben ihren sonstigen schädigenden Einflüssen auf die Knochen selbst auch einen störenden Einfluß auf die Epiphysen, auf die Wachstumslinien ausüben können, so daß dann neben den eigentlichen Deformitäten auch noch oftmals mehr oder weniger erhebliche Wachstumsstörungen der befallenen Gliedmaßen vorhanden sein können. Ostitis deformans.

Schulteß rechnet zu den Deformitäten dieser Art auch das abnorme Offenbleiben und das abnorme Verwachsen dieser Linie, wie wir es beim Zwergwuchs beobachten können, wenn auch hierbei heredi- Zwergwuchs.

täre Einflüsse eine nicht unbedeutende Rolle spielen, so daß wir also die Vorgänge noch nicht ohne weiteres als krankhafte Prozesse betrachten dürfen, die sich nur in den Epiphysen abspielen und dadurch die Entwicklung des Knochens stören.

Hierher gehören weiter noch eine Reihe von Wachstumsstörungen, speziell der langen Extremitätenknochen, welche bei sonst völlig normalen Individuen auftreten und nur durch asymmetrisch erfolgende, zu frühe Epiphysenverwachsung zu erklären sind.

Ebenso wie an den Knochen kann nun auch eine Reihe der genannten Erkrankungen Veränderungen in den Gelenken hervorrufen, die dann den Anlaß zu den sogenannten arthropathischen Belastungsdeformitäten abgeben.

Arthropathische Belastungsdeformitäten.

In erster Linie wäre hier die

Tuberkulose

Tuberkulose.

zu nennen, von der die Diaphysen der langen Röhrenknochen seltener befallen werden, öfter die kurzen Röhrenknochen und am meisten die kurzen Knochen, die Wirbelkörper und die Karpal- und Tarsalknochen. Die Knochentuberkulose kann eine Zeit lang völlig symptomlos verlaufen und keinerlei Erscheinungen machen, zumal wenn es sich nicht um oberflächliche Knochen handelt, die befallen sind. Anschwellungen, Schmerzen, Fieber können fehlen und das einzige, was oft allein auf einen Krankheitsprozeß, wenn sich derselbe an den unteren Extremitäten abspielt, hinweist, ist das „freiwillige Hinken", freiwillig deshalb genannt, weil die äußere Untersuchung keinerlei objektiv nachweisbare Veränderungen zeigt, die für dieses Hinken verantwortlich zu machen wären, hinter dem nach Ludloffs Ansicht, die ich nach meinen Erfahrungen nur voll bestätigen kann, fast stets ein verborgener Knochenherd zu stecken pflegt. In solchen Fällen sollte man nie versäumen, eine Röntgenuntersuchung vorzunehmen, mit deren Hilfe es uns oft allein nur gelingt, das Richtige zu finden. Alle die erwähnten Schwierigkeiten der Diagnose mindern sich natürlich oder fallen bzw. ganz fort, wenn der Knochenherd im Innern des Knochens sich mehr der Oberfläche nähert, ja schon in die Weichteile durchgebrochen ist. Dann bilden sich Rötungen, Anschwellungen, Abszesse u. dgl. m., kurzum die allen Ärzten bekannten Entzündungserscheinungen, die uns sofort auch schon bei der äußeren Untersuchung die richtigen Wege weisen werden.

Isolierte tuberkulöse Knochenherde.

Vor allen Dingen haben wir bei solch unsicheren Fällen unser Hauptaugenmerk auf die Prädilektionsstellen der Erkrankung zu richten, auf die Epiphysen der langen Röhrenknochen, und hier haben wir in dem Perkussionshammer oft genug ein ausgezeichnetes Mittel, auf das Ludloff aufmerksam machte und mit dem wir imstande sind, manchmal einen versteckten Herd aufzufinden. Selbst wenn Druck und Stauchung keine Empfindung hervorrufen, löst oft ein kurzer Schlag mit dem Hammer einen intensiven Schmerz in der Tiefe aus. Auch am Ton soll man mitunter nach Bades Beobachtungen die kranke Stelle entdecken können, der am gesunden Knochen ein harter, am kranken ein dumpfer und weicher ist.

Haben wir einen isolierten Knochenherd festgestellt, der fern vom Gelenk liegt, so ist jedes längere Zuwarten verkehrt, dann kann nur ein operativer Eingriff, eine radikale Entfernung des Knochenherdes, die im Anfang der Erkrankung gewöhnlich keine große Schwierigkeiten bietet, schnelle und gründliche Heilung herbeiführen. Liegen solche Herde in der Nähe des Gelenks, dann können sie leicht auf dasselbe übergreifen, das aber häufiger noch primär befallen wird, und zwar kann der Krankheitsprozeß sowohl von der Synovia wie auch vom Knochen selbst ausgehen.

Primäre tuberkulösen Gelenkentzündungen.

Auch die primären tuberkulösen Gelenkentzündungen zeigen in der weitaus größten Mehrzahl der Fälle einen schleichenden Verlauf. Es brauchen nicht immer Kinder mit anderen tuberkulösen Erscheinungen, Kinder tuberkulöser Eltern zu sein, die von der Knochen- und Gelenktuberkulose befallen werden, nein wir sehen oft genug sonst ganz gesunde Kinder gesunder Eltern mit tuberkulösen Gelenkentzündungen, wenn auch die Heredität keineswegs dabei eine geringe Rolle spielt.

Symptome der tuberkulöse Gelenkentzündungen.

Auch hier bestehen die Anfangssymptome in leichter Ermüdung, an den unteren Extremitäten in unbedeutendem Hinken und Nachziehen des Beines beim Gehen, das intermittierend auftreten kann. Beim längeren Gebrauch der Extremität treten auch Schmerzen auf, geringe, allmählich zunehmende Bewegungsstörungen der befallenen Gelenke, denen sich mäßige Schwellungen hinzugesellen können. Bei letzteren handelt es sich zumeist nicht um einen Erguß, sondern um die verdickte, geschwollene Synovia, die sich schwammig anfühlt und oft genug das Gefühl der Pseudofluktuation hervorrufen kann, einen Befund, der schon manchen Untersucher veranlaßte, eine Punktion vorzunehmen, die dann negativ ausfiel und nichts zutage förderte. Als Fungus, als Tumor albus pflegen wir diese Schwellungen zu bezeichnen, die erhebliche Grade annehmen können und trotz ihres charakteristischen Aussehens oft nach meinen Erfahrungen von dem Praktiker verkannt werden. Man sollte doch stets bei Kindern, bei denen wir derartige Veränderungen an einem Gelenk vorfinden, in erster Linie an Tuberkulose denken und nicht, wie man es immer wieder erleben muß, an einen Rheumatismus, der mit Massage und anderen schädlichen Maßnahmen behandelt wird, da es sich sicherlich in 90 von 100 Fällen um eine Tuberkulose und um nichts anderes handelt. Je nach dem Bau der Gelenke sind die erwähnten Veränderungen mehr oder weniger deutliche, am stärksten am Knie, am Ellenbogen, an der Hand und am Fuß, weniger ausgeprägt an der Hüfte und Schulter, wo sie oft ganz fehlen können. Auf der Höhe der Erkrankung sind sie meist am stärksten; sie können zur Eiterung führen, sich aber auch manchmal verringern und in bindgewebige Schrumpfung übergehen.

Ehe diese deutlich sichtbaren Veränderungen auftreten, können uns schon andere Symptome auf den rechten Weg verweisen, wenn wir uns nur daran gewöhnen, genau zu untersuchen und stets die gesunde Extremität zum Vergleich heranzuziehen. Ganz geringe Funktionsstörungen, manchmal auch atrophische Zustände der Muskulatur, und vor allen Dingen die Röntgenaufnahme können uns hier wertvolle Aufschlüsse und Anhaltepunkte geben, wenn auch nicht unerwähnt bleiben darf, daß das Röntgenbild trotz vorhandener Tuberkulose nicht immer „positiv" zu sein braucht, und daß solche doch vorliegen kann, selbst wenn im Röntgenbild Veränderungen nicht nachzuweisen sind, was ja meist dann der Fall zu sein pflegt, wenn es sich um eine Synovialtuberkulose handelt.

Zu jenen oben erwähnten Veränderungen gesellt sich im weiteren Verlauf der Erkrankung die Kontraktur hinzu, eine Winkelstellung der Gelenke.

Kommt es in solchen tuberkulös erkrankten Gelenken zur eitrigen Einschmelzung und zum Durchbruch des Eiters nach außen, so bieten auch diese tuberkulösen Fisteln ein typisches Aussehen; sie zeigen blasse, schlaffe Granulationen und sondern ein trübes seröses Sekret ab. Im weiteren Fortschreiten kommt es zu mehr oder weniger erheblichen Zerstörungen der knöchernen Gelenkteile, zu Destruktionsprozessen, die einen erheblichen Umfang annehmen und schließlich das ganze Gelenk zerstören können.

Behandlungen der tuberkulösen Gelenkentzündungen.

Was die Behandlung anlangt, so werden wir in den Frühstadien der Erkrankung es stets mit der konservativen Behandlung versuchen und erst beim Fehlschlagen dieser zu operativen Maßnahmen übergehen. Das ist wohl der heutige Standpunkt aller Orthopäden und auch der meisten Chirurgen. Daß die Behandlung der Knochen- und Gelenktuberkulose eine langwierige ist, dürfte ja ohne weiteres klar sein, und doch verlieren die Eltern gerade hierbei so häufig die Geduld und wandern von Arzt zu Arzt zum Schaden ihrer Kinder. Gerade bei dieser Erkrankung ist der Hausarzt der Berufene, den Eltern und Angehörigen immer wieder Geduld zu predigen und denselben immer und immer wieder zu sagen, daß es sich um ein tuberkulöses Leiden handelt, das nicht in 4—6 Wochen ausheilen kann, sondern daß zur Ausheilung mindestens Monate, wenn nicht Jahre gehören, genau so wie bei der Lungentuberkulose auch, falls sie überhaupt noch heilbar ist.

Von den konservativen Maßnahmen steht an erster Stelle die Ruhe und die Entlastung der befallenen Gelenke durch Gipsverbände, die später durch portative Apparate ersetzt werden können. Daneben kommen Injektionen mit Jodoformglyzerin, Kampfernaphthol in Betracht und die neuerdings empfohlenen mit Alkohol, Trypsin und Jothion, auch mit der Beckschen Wismuthpaste, dann weiter die noch später zu erwähnende Schmierseifenbehandlung, die in mir nun schon seit meiner Hoffaschen Assistentenzeit einen warmen Fürsprecher gefunden hat und die ich auf Grund meiner zahlreichen Erfahrungen allen Kollegen aufs angelegentlichste empfehlen kann. Auch die Biersche Stauung hat viele Anhänger. Neu hinzugekommen ist die Behandlung mit Röntgenstrahlen und die Heliotherapie, namentlich die Bestrahlung mit Höhensonne, von deren vorzüglichen Erfolgen ich mich noch kurz vor Ausbruch des Krieges an Ort und Stelle in Leysin bei Rollier an unzähligen Fällen von Knochen- und Gelenktuberkulose überzeugen konnte. Hoffentlich wird sich diese Behandlung immer mehr und mehr einbürgern, nachdem Bardenheuer, Witteck, Vulpius u. a. m. uns gezeigt haben, daß man auch in geringeren Höhen, ja sogar in der Niederung mit Erfolg die Sonnenbehandlung verwenden und die natürliche Sonne gegebenenfalls durch sog. „künstliche Höhensonne" in Gestalt der bekannten Quarzlampen ersetzen kann, die wir bei der Behandlung der Knochen- und Gelenktuberkulose heute nicht mehr missen möchten.

Daß natürlich neben allen diesen auch noch ein allgemeines, antituberkulöses Verfahren eingeleitet werden muß, das bedarf ja wohl kaum der Erwähnung.

Müssen wir zum Messer greifen, dann sollen wir es gründlich tun. Jede Operation soll radikal sein oder sonst lieber ganz unterlassen werden, da auch ich mit Ludloff und vielen anderen mehr die Erfahrung machen konnte, daß „anoperierte" Fälle meist eine wesentlich ungünstigere Prognose zeigen als gar nicht operierte.

Wir kommen nun zu der

Arthritis deformans,

einem so häufig vorkommenden und gerade in seinen Anfangsstadien so oft verkannten Gelenkleiden. Arthritis deformans.

Der Standpunkt, daß es sich hierbei um ein „Malum senile" handelt, ist verlassen; das Leiden beginnt meist in dem mittleren Alter und befällt in zunehmender Häufigkeit meist die größeren Körpergelenke oft auch in symmetrischer Weise und Stärke. Charakteristisch ist der sehr langsame, von Stillständen, ja sogar vorübergehenden Besserungen unterbrochene Verlauf. Wenn auch der Streit über die Ätiologie des Leidens immer noch hin und her tobt und wenn ich auch deshalb diese noch unentschiedene Frage hier nicht näher erörtern will, so steht es doch sicherlich fest und wird auch von allen Seiten zugegeben, daß es im Anschlusse an Verletzungen und an Überanstrengungen entstehen kann, daß in der überwiegenden Mehrzahl der Fälle das männliche Geschlecht und die schwer arbeitende Bevölkerung betroffen ist. Meist finden wir diese Erkrankung an den großen Gelenken, und zwar an den unteren Extremitäten. Hüfte und Knie stehen hier an erster Stelle. Oft genug sehen wir derartige Gelenkerkrankungen auch nach einem Trauma in Gelenken bei Leuten mit arthritischer Disposition auftreten, die gar nicht selbst von diesem betroffen wurden. Nehmen wir am besten ein Beispiel: Ein Arbeiter erleidet bei völliger Arbeitsfähigkeit und ohne daß ihm jemals irgendwelche krankhaften Veränderungen an seinem Körper zum Bewußtsein gekommen waren, einen Radiusbruch, der eine längere Ruhigstellung des Armes erfordert. Ist der Bruch geheilt, und will er seine Arbeit wiederaufnehmen und zum Gebrauch des verletzten Gliedes übergehen, dann findet er plötzlich eine nicht unerhebliche Steifigkeit und Schmerzhaftigkeit bei Bewegungen in dem sicher nicht vom Trauma betroffenen Schultergelenk, die lediglich als eine Folge der Ruhe, des Nichtgebrauchs der Extremität anzusehen ist. „Ruhe ist Gift für solche Gelenke“ pflegte mein Lehrer Hoffa zu sagen und so war es auch hier. Ein vor dem Unfall als gesund angesprochenes Schultergelenk, in dem die allerersten Anfänge einer deformierenden Gelenkentzündung vielleicht schon da, aber dem Träger nicht zum Bewußtsein gekommen waren beim regelmäßigen Gebrauch des Armes, zeigte nach verhältnismäßig kurzer Frist nicht unerhebliche und deutliche Zeichen einer Arthritis deformans, die nie und nimmermehr in derselben Zeit auch nur annähernd solche Fortschritte gemacht haben würde, wenn der Patient bei seiner regelmäßigen Arbeit verblieben wäre und den Arm weiter so gebraucht hätte wie vor dem Unfall auch.

Verlauf und Symptome der Arthritis deformans.

Schleichend, ja sehr schleichend beginnt auch diese Erkrankung mit einem gewissen Müdigkeitsgefühl in der betreffenden Extremität, mit geringen, oft anfallsweise auftretenden Schmerzen bei bestimmten Bewegungen, denen sich dann bald auch Bewegungsbeschränkungen hinzugesellen, die zunächst oft nur geringer Art sind. Bei den Bewegungen machen sich mehr oder minder ausgeprägte Krepitationsgeräusche knirschender, meist knackender Art bemerkbar, die manchmal auch die ersten krankhaften Erscheinungen sein können, die dem Patienten auffallen. Gelegentlich werden auch leichte Gelenkergüsse gefunden; in den meisten Fällen aber bietet das erkrankte Gelenk selbst bei der äußeren Untersuchung keinerlei Abweichungen von der Norm dar. Immer mehr und mehr nehmen dann die Bewegungsbehinderungen zu, die aber nur in seltenen Fällen zu einer vollständigen Versteifung des Gelenks führen; meist bleibt wenigstens noch ein geringer Grad von aktiver und passiver Beweglichkeit bestehen.

In erster Linie werden die Knorpel befallen, die je nach dem Grade der Erkrankung usuriert, zerklüftet und durchgerieben erscheinen; wir sehen im Röntgenbilde Veränderungen an den Gelenkflächen, Inkongruenzen dieser, Ausziehungen an den Gelenkkanten, Auflagerungen, kleine Randwülste und schmale Verdichtungen in der Linie der Knochenknorpelgrenze, die für das Leiden sprechen, das im weiter fortgeschrittenem Stadium keine Schwierigkeiten bei der Röntgenuntersuchung mehr machen wird, da die Veränderungen derartig typische und charakteristische sind, daß sie eine andere Deutung gar nicht zulassen.

Behandlung der Arthritis deformans.

Leider stehen wir dieser Erkrankung so gut wie machtlos gegenüber. Ich muß auf Grund meiner Erfahrungen Ludloff vollkommen recht geben, wenn er sagt, daß eine vollständige Wiederherstellung mit keinem Mittel möglich ist und daß das Leiden vielleicht aufgehalten, in den meisten Fällen aber nur durch Schmerzherabsetzung erträglich gemacht werden kann. Heißluftbäder, Moorbäder, Thermen, Radiumkuren, Diathermie und sachgemäße Massage- und Gymnastikkuren, das sind alles palliative Maßnahmen, die wir anwenden können, wobei wir nicht zu erwähnen vergessen möchten, daß letztere nie übertrieben werden dürfen. Auch eine zu kräftige Medikomechanik kann schädigend wirken, ebenso wie die vollständige Ruhe der Gelenke, von der wir schon oben sprachen. Auf die in manchen Fällen gute Wirkung der entlastenden Schienenhülsenapparate kommen wir noch im speziellen Teil zurück; zu operativen Eingriffen wird man nur selten seine Zuflucht nehmen. Von den in neuester Zeit so oft empfohlenen Sanarthritinjektionen habe ich nennenswerte Erfolge bisher nicht gesehen.

Als eine Unterart der Arthritis deformans bezeichnet Wollenberg die

neuropathischen Gelenkaffektionen,

Neuropathische Gelenkaffektionen.

die von Volkmann u. a. sogar als eine reine Arthritis deformans angesprochen wurden, die lediglich infolge des bestehenden zentralen Nervenleidens und der dadurch bedingten weiteren Störungen erheblichere Grade anzunehmen pflegen, als wir sie bei der reinen Arthritis deformans finden. Ich teile diesen Standpunkt nicht, sondern halte dies Leiden für einen Morbus sui generis, dessen Verlauf und dessen Symptome sich erheblich von denen der deformierenden Gelenkentzündung abheben.

Es gibt kaum eine Rückenmarksaffektion, zu der sich nicht auch gelegentlich eine Gelenkaffektion als echtes Symptom hinzugesellen könnte; in der Hauptsache aber sehen wir derartige Arthropathien bei der Tabes und der Syringomyelie, die bei beiden Erkrankungen die gleichen pathologisch-anatomischen Veränderungen zeigen.

Mir ist es wie Ludloff u. a. ergangen; auch bei meinen vielen Patienten, die mir mit solchen Gelenkerkrankungen überwiesen wurden, war vom Praktiker nur in einer verschwindend kleinen Anzahl die richtige Diagnose gestellt, die gerade hier so wichtig ist in bezug auf den Verlauf der Erkrankung und der Behandlung, so daß es wohl am Platze sein dürfte, sich mit diesen unter den Praktikern immer noch so wenig bekannten Gelenkaffektionen etwas eingehender zu befassen.

Zunächst möchte ich darauf hinweisen, daß die Ansicht, der man heute immer noch begegnet, daß nämlich derartige Leiden nur vorkommen, wenn ausgesprochene Symptome der Rückenmarkserkrankung vorhanden sind, eine durchaus falsche ist. Ich bin auf Grund meiner vielen Beobachtungen zu der Ansicht gekommen und fand diese auch von der Mehrzahl der Autoren bestätigt, daß z. B. die meisten Fälle der tabischen Arthropathien, ich betone noch einmal die meisten Fälle, gerade im Prodromalstadium der Tabes auftreten und daß man erst geraume Zeit später die ersten Anzeichen dieser konstatieren kann.

Diagnose der neuropathischen Gelenkentzündungen.

Sobald diese Gelenkaffektionen in späteren Stadien der Rückenmarkserkrankung in die Erscheinung treten, zu einer Zeit, wo diese klar zu erkennen ist, wird natürlich ihre Diagnose mit Leichtigkeit zu stellen sein, wenn man nur stets daran denkt, daß es eben bei zentralen Nervenleiden Gelenkerkrankungen spezifischer Art gibt. Anders verhält es sich aber, wenn sie gleichsam als Frühsymptom auftreten, zu einer Zeit, in der uns noch jegliche Anhaltspunkte für eine Rückenmarkserkrankung fehlen. Und dennoch ist das Bild dieser Gelenkleiden so typisch, daß sie, fast möchte ich sagen, überhaupt nicht mit anderen

Gelenkerkrankungen verwechselt werden können, selbst wenn auch mitunter Fälle zur Beobachtung kommen, die gewisse Abweichungen von dem sonst so charakteristischen Bilde zeigen.

Das Leiden entsteht in den allermeisten Fällen sehr plötzlich und schnell, oft über Nacht ohne Schmerzen für den Patienten und ohne daß dieselben einen Grund für die so plötzlich und in so hohem Grade aufgetretene Schwellung anzugeben wissen und ohne daß etwas vorher auf eine Gelenkaffektion hingewiesen hätte. In manchen Fällen soll ein Trauma, ein leichter Fall oder Stoß das veranlassende Moment gewesen sein, in manchen Fällen wird ein leichtes Umknicken, ein leichtes Fehltreten für die Affektion beschuldigt, deren Größe und Ausdehnung niemals in Einklang zu bringen ist mit den geringfügigen äußeren Veranlassungen, die zwar als Ursache beschuldigt werden, aber oft genug gar nicht die Ursache waren, sondern vielmehr die Folge der spontan eingetretenen Gelenkfraktur, die ihrerseits erst das Umknicken und den Fall bedingt hatte. In wenigen Tagen, ja oft genug in wenigen Stunden kann die Gelenkschwellung ganz erhebliche Grade annehmen und sich nicht nur über das ganze Gelenk selbst, sondern auch auf die parartikulären Weichteile, ja manchmal auch auf die ganze Extremität erstrecken.

Die erwähnte Schwellung ist aber nicht in allen Fällen das erste, dem Patienten auffallende Symptom, sondern es können dieser auch knarrende, knackende Geräusche vorausgehen, die die auf das Gelenk aufgelegte Hand bei Bewegungen zufällig verspürt, die aber auch mitunter so deutlich und laut sein können, daß sie selbst fern von dem Patienten stehenden Personen auffallen können. In anderen, wenn auch selteneren Fällen sind auch Dislokationen, Subluxationen, ja sogar Luxationen als erstes Symptom beobachtet worden.

Im Gelenk fühlt man oft genug eine ganze Anzahl kleinerer und größerer Gelenkkörper, Stücke losgebrochener Teile der Gelenkenden u. dgl. m. Die Haut über dem geschwollenen Gelenk ist blaß und kühl; es fehlen alle Zeichen der akuten Entzündung, es ist keine Rötung der Haut, keine Schmerzhaftigkeit bei Bewegungen, keine Temperaturerhöhung über dem befallenen Gelenk, kein Fieber zu konstatieren, auch keine Bewegungsstörung.

Zu all diesen Veränderungen, die meist an Hochgradigkeit nichts zu wünschen übriglassen, stehen die subjektiven Beschwerden in gar keinem Verhältnis. Dieselben sind meist gering; in vielen Fällen sind überhaupt keine vorhanden, so daß die Patienten trotz der erheblichen Veränderungen ruhig herumgehen und trotz dieser den Arzt in der Sprechstunde aufsuchen. Das einzige, was sich mitunter feststellen läßt, ist eine gewisse Schwere und ein gewisses Ermüdungsgefühl in der betroffenen Extremität.

Nach Ablauf einer nicht allzu langen Zeit tritt eine immer mehr zunehmende Lockerung der Gelenke ein und eine abnorme Beweglichkeit in denselben, die sich schnell zu dem hochgradigsten Schlottern ausbilden kann, wie wir es sonst bei keinen anderen Gelenkaffektionen jemals wieder finden werden. Es sind dann die ausgiebigsten Bewegungen nach allen Seiten hin möglich, Bewegungen, die zu den fabelhaftesten Gliederstellungen führen können, zu den sog. Hampelmannsgliedern, ohne daß den Patienten dadurch die geringsten Schmerzen und Beschwerden verursacht werden. Laufen die Patienten mit derartig erkrankten Gelenken herum, — und das tun sie fast alle wegen der bestehenden Analgesie —, so werden sich ganz erhebliche Deformitäten ausbilden.

Erwähnen möchte ich noch, daß bei der Syringomyelie zumeist die oberen Extremitäten befallen werden, bei der Tabes dagegen die unteren, was fast alle Autoren mit dem Sitz der ursächlichen Erkrankung im Rückenmark in Zusammenhang bringen, die ja bei der Syringomyelie meist die oberen Partien des Rückenmarks befällt, bei der Tabes mehr die unteren.

Behandlung der neuropathischen Gelenkentzündungen.

In den meisten Fällen werden uns die Hessingschen Schienenhülsenapparate gute Dienste leisten, in manchen Fällen sind auch operative Eingriffe indiziert und mit gutem Erfolge ausgeführt, in manchen wird die Amputation das einzige Mittel sein, um dem Patienten wieder das Gehen zu ermöglichen.

2. Kontrakturen und Ankylosen.

Kontrakturen und Ankylosen.

Mit dem Namen der Kontraktur bezeichnen wir denjenigen Zustand eines Gelenks, in welchem dasselbe durch Verkürzung und Schrumpfung seiner Muskeln oder anderer benachbarter Weichteile verhindert ist, seine normalen Bewegungen nach einer oder mehreren Richtungen hin in vollem Umfange auszuführen. Sind diese ganz aufgehoben, so sprechen wir von Ankylosen, bei denen wir zwischen falschen und wahren Ankylosen zu unterscheiden haben, je nachdem die vollkommen aufgehobene Beweglichkeit lediglich durch Veränderungen der Weichteile bedingt ist oder durch knöcherne Vereinigung der das Gelenk bildenden Knochen, die wir auch mit dem Namen der Synostose bezeichnen.

Je nach ihrer Entstehungsursache und dem Sitz der primären Erkrankung haben wir bei den Kontrakturen einzelne Gruppen zu unterscheiden, die wir jetzt gesondert durchsprechen wollen.

a) Dermatogene Kontrakturen.

Dermatogene Kontrakturen.

Bei diesen handelt es sich um eine Schädigung der Haut, die in einer mehr oder weniger großen Ausdehnung durch Verbrennungen, Erfrierungen, Verätzungen, Hautabreißungen u. dgl. m. ausgedehnte Substanzverluste erlitten hat. Diese führen zu Geschwürs- bezw. Granulationsflächen, zu Narbenbildungen und zu Schrumpfungen des neugebildeten Narbengewebes und rufen, namentlich, wenn sich dieses in der Nähe der Gelenke selbst befindet, Kontrakturen derselben hervor. Richtung und Stärke der Kontraktur kann je nach dem Sitz der Hautbeschädigung eine sehr verschiedene sein und derartige Narbenschrumpfungen können so fest werden, daß sie allen orthopädischen Maßnahmen erhebliche Hindernisse bereiten.

b) Desmogene Kontrakturen.

Desmogene Kontrakturen.

Bei diesen handelt es sich um Schädigungen des Unterhautzellgewebes, vor allem der Faszien und Bänder, zu denen Verletzungen gleicher Art wie die oben aufgezählten, daneben aber auch noch Vereiterungen und entzündliche Erkrankungen der betreffenden Gewebe die Veranlassung abgeben. Als typisches Beispiel für die letzteren erwähne ich die bekannte Dupuytrensche Fingerkontraktur, die durch entzündliche Veränderungen der Palmaraponeurose am Handteller hervorgerufen wird. Weiterhin kann auch die Schrumpfung eine sogenannte nutritive sein, die dadurch veranlaßt wird, daß die betreffenden Körperteile dauernd in abnormer Winkelstellung zueinander gehalten werden, wie wir es z. B. bei der Kontraktion der Fascia lata im Gefolge der Coxitis beobachten, die bei Abheilung der Gelenkentzündung das Haupthindernis für die Gelenkstreckung abgibt.

Den Prozeß der Vernarbung des subkutanen und faszialen Bindegewebes bezeichnen wir auch als Induration oder Sklerose. Derartige Kontrakturen sind selten isoliert und meist mit krankhaften Veränderungen der Muskeln vereint, so daß Riedinger sie auch als eine Unterabteilung der myogenen Kontrakturen betrachtet wissen will, zu denen wir jetzt übergehen.

c) Myogene Kontrakturen.

Myogene Kontrakturen.

Diese Kontrakturen können auf mehrfache Weise entstehen, meist wohl nach Verletzungen oder nach Entzündungen einzelner Muskeln oder Muskelgruppen; in anderen Fällen kann auch die Ursache in dem freien Willen der betreffenden Patienten gelegen sein, in einer prophylaktischen Zusammenziehung der Muskulatur der Umgebung, wie Riedinger sagt. Die Kontrakturen, die auf diese Weise entstehen, nennen wir auch aktive oder spontane im Gegensatz zu den passiven oder symptomatischen myogenen Kontrakturen.

Es handelt sich bei jenen um nutritive Verkürzungen, die dadurch entstehen, daß der Patient aus bestimmten Gründen die betreffenden Muskeln dauernd anspannt, kontrahiert, so daß also diesem Kontraktionszustand der sonst normalerweise auftretende Erschlaffungszustand nicht folgt und so der Muskel schließlich seine Dehnbarkeit verliert, weil eben seine Ansatzpunkte dauernd einander genähert bleiben. Je länger ein solcher Kontraktionszustand anhält, um so stärker muß die Schrumpfung ausfallen und um so fester die Kontraktur, da ja neben den Muskeln auch schließlich die Gelenkbänder, Faszien und Haut der Schrumpfung anheimfallen werden. Es bedarf nach Vulpius hierzu nicht einmal der Fixation in einem festen Verband, sondern die Ruhigstellung einer der Eigenschwere überlassenen Extremität, die dauernd eingenommene Entspannungshaltung, der Druck der Bettdecke u. a. m. genügen, um nicht nur an der Verletzung benachbarten Gliedabschnitten, sondern selbst an unverletzten Gliedern Schrumpfungskontrakturen auch hohen Grades herbeizuführen.

Anders verhält es sich mit den passiven oder symptomatischen myogenen Kontrakturen, die aus einer Erkrankung der Muskeln selbst resultieren und auf eine Schrumpfung dieser zurückgeführt werden müssen. Hierher gehört die narbige Muskelschrumpfung nach Quetschungen oder anderen Verletzungen der Muskeln, hierher gehört der Muskelrheumatismus.

Akuter Muskelrheumatismus.

Der akute Muskelrheumatismus führt sehr oft zu Kontrakturen, die aber meist nur vorübergehende sind und mit dem Abklingen der eigentlichen Erkrankung, vor allen Dingen der Schmerzen von selbst wieder verschwinden. Ich glaube, jeder von uns wird wohl schon einmal an sich selbst eine derartige Kontraktur kennengelernt und eine Schiefhaltung des Kopfes beim Rheumatismus der Hals- und Nackenmuskeln oder eine Schiefstellung des Rumpfes bei einer Lumbago gehabt haben.

Chronischer Muskelrheumatismus.

Auch der chronische Muskelrheumatismus kann zu Kontraktionen führen, vor allem dann, wenn sich bei demselben sog. rheumatische Schwielen in den Muskeln entwickeln, die als harte, unnachgiebige Stränge dieselben durchziehen und die nach Hoffa schon den Übergang zu jenen entzündlichen Muskelprozessen bilden, ja schon von manchen Autoren zu diesen hinzugerechnet werden, die wir als Myositis zu bezeichnen pflegen und die so häufig sowohl in ihrer akuten, wie auch in ihrer chronischen Form zu Kontrakturen führt.

Akute Myositis.

Akute Myositiden sehen wir z. B. nach Kontusionen entstehen; weit schlimmer als diese sind aber die schweren eitrigen und jauchigen Entzündungen der Muskeln, da sie meist einen Zerfall von Muskelsubstanz und damit auch Defekte im Muskel selbst hinterlassen, die bei narbiger Schrumpfung zu Kontrakturen führen. Solche Muskelvereiterungen finden wir namentlich nach Phlegmonen, nach Abszessen, nach infizierten komplizierten Frakturen und anderen eitrigen Knochenprozessen, die schließlich auf die Weichteile übergreifen.

Chronische Myositis.

Dieser akuten Myositis steht die chronische gegenüber in Form der am häufigsten beobachteten Myositis fibrosa, einer Erkrankung, bei der es sich im wesentlichen um eine Bindegewebsvermehrung zwischen den Muskelfasern mit entsprechender Atrophie der letzteren handelt, so daß schließlich eine völlige Induration und Sklerose des Muskels entstehen kann. Diese Bindegewebswucherung kann eine diffuse, aber auch eine lokal beschränkte sein; eine diffuse ist sie meist bei der tertiären Lues, bei der es auch zur Bildung von Gummata im Muskel kommen kann, die zerfallen, Narben bilden und zu Kontraktionen führen können.

Ischämische Myositis.

Die schwersten Kontrakturen sehen wir bei den sog. ischämischen Muskelentzündungen, die infolge von Zirkulationsstörungen entstehen, die aber keineswegs immer durch äußere Konstriktion, etwa durch feste Verbände herbeigeführt zu werden brauchen, wenn wir sie auch meist nach solchen, vor allem nach Gipsverbänden beobachten. Es kann daher der Praktiker nicht genug gewarnt werden und namentlich der Landarzt, der infolge großer Entfernungen nicht täglich seine Patienten sehen und besuchen kann. Ist er gezwungen, bei

Knochenbrüchen oder anderen Verletzungen feste Verbände anzulegen, vor allen Dingen zirkuläre Gipsverbände, dann soll er ja in den ersten Tagen täglich nachsehen und kontrollieren, ob nicht irgendwelche Schädigungen und nachträgliche Schwellungen im Anzuge sind und ob nicht der Verband abschnürend und zirkulationshemmend wirkt, der dementsprechend gelockert bzw. am besten ganz entfernt wird. Oft schon nach wenigen Stunden kann der Schaden für spätere Zeiten ein derartig schwerer sein, daß er sich überhaupt nicht wieder gut machen läßt. Es wäre nicht die erste Schadenersatzklage, die nach dieser Richtung hin gestellt würde, und ein gerecht urteilender ärztlicher Sachverständiger würde nicht umhin können, dem Arzt, der seinen Gipsverband nicht nachgeprüft hätte, daraus einen Vorwurf zu machen. Ist der Arzt nicht in der Lage, den von ihm angelegten Gipsverband am folgenden und den nächstfolgenden Tagen nachzuprüfen, so rate ich vom Anlegen zirkulärer Gipsverbände überhaupt ab und empfehle Gipsschalen- und Gipsschienenverbände, wie wir sie später noch kennenlernen werden.

d) Tendogene Kontrakturen.

Tendogene Kontrakturen.

Anlaß zu diesen geben Verwachsungen und Nekrosen der Sehnen. Letztere treten auf, wenn Eiter in die Sehnenscheiden eindringt und die Sehnen gefährdet, die sich ganz oder teilweise als nekrotische Fetzen abstoßen können. In leichteren Fällen kommt es nur zu Verwachsungen der Sehnenscheiden mit den Sehnen, die auch die Haut mit einbeziehen können. Meist werden zu solchen Veränderungen tiefer gehende Phlegmonen die Ursache abgeben.

e) Neurogene Kontrakturen.

Neurogene Kontrakturen.

Mit dem Namen der neurogenen Kontraktur bezeichnen wir alle diejenigen Kontrakturen, deren primäre Ursache in Veränderungen des Nervensystems zu suchen ist, die ihrerseits wieder eine Schrumpfung der betreffenden Muskeln bedingen. Diese Muskelschrumpfung ist demnach als eine sekundäre aufzufassen und kann durch Schädigung der peripheren Nerven wie auch durch eine solche des zentralen Nervensystems bedingt sein.

Die neurogenen Kontrakturen zerfallen in reflektorische, spastische und paralytische.

Reflektorische Kontrakturen.

Die reflektorischen lassen sich nach Hoffa alle von dem Bestreben des Kranken ableiten, bestehende Schmerzen durch Kontrakturen der das schmerzhafte Gebiet entlastenden Muskeln nach Möglichkeit zu vermindern. Je größer dabei die Empfindlichkeit des betreffenden Individuums ist, um so länger und stärker wird er die Muskeln in dem Kontraktionszustand erhalten, so daß sich auch solche Kontrakturen fixieren können, wenn sie auch zumeist nur als vorübergehende beobachtet werden.

Die Schmerzen selbst können auf die mannigfachste Weise ausgelöst werden. Es seien hier nur Druck auf sensiblen Nerven von seiten knöcherner Veränderungen, von Fremdkörpern wie z. B. Geschoßstücken u. dgl. m. erwähnt, Druck von festen, derben Narben, Verwachsungen mit solchen, entzündliche Prozesse in der Nachbarschaft und noch vieles andere mehr.

Die spastischen Kontrakturen sind zurückzuführen auf direkte Reizungen motorischer Nervenbahnen oder -zentren; sie sind also zentralen Ursprungs und beruhen auf einem erhöhten Muskeltonus oder auf einem erhöhten Spannungszustand der Muskulatur. Sie lassen sich passiv oft ausgleichen, treten aber sofort wieder auf, wenn die ihnen entgegenwirkende Kraft nachläßt, sie „federn“. Bei längerem Bestand kann aber eine derartige Fixation eintreten, daß ein Ausgleich nicht mehr möglich ist. Charakteristisch für die spastischen Kontrakturen ist eine reflektorische Neigung der Spannung, des Spasmus, die bei jedem Bewegungsversuch auftritt. Spastische Kontrakturen.

Wir finden sie bei Verletzungen des Gehirns, so vor allen Dingen nach Kopfschüssen, dann auch bei Erkrankungen desselben, beim Hydrocephalus, bei der multiplen Hirnsklerose, bei der Hirnlues, bei Tumoren und Erweichungsherden, bei Apoplexie, wir finden sie aber auch bei Erkrankungen des Rückenmarks, von denen wir die Myelitis, die multiple Sklerose, und die spastische Spinalparalyse nennen.

Besonders wären noch anzuführen die sog. infantilen Zerebrallähmungen, die Hoffa vom praktischen Standpunkt aus in zwei Hauptgruppen teilt, in die zerebralen Diplegien und in die zerebralen Hemiplegien. Zu den ersteren gehört die Littlesche Erkrankung, jene angeborene Gliederstarre, deren Ursache in frühzeitiger, schwerer oder aspyktischer Geburt zu suchen ist, bei der es zu traumatischen Meningealblutungen kommt. Zerebrale Kinderlähmung.

Häufiger ist die zerebrale Hemiplegie, die angeboren, in weitaus der Mehrzahl der Fälle aber post partum erworben ist, und zwar meistens in den drei ersten Lebensjahren, während sie später seltener zur Beobachtung kommt.

Die pathologisch-anatomischen Veränderungen sind die gleichen wie bei der angeborenen Gliederstarre; als Ursachen werden Infektionskrankheiten angesprochen.

Vollkommen gesunde, muntere, frische Kinder erkranken plötzlich mit Erbrechen, Fieber und Krämpfen, die meist nur kurze Zeit anhalten und oft, auch von Ärzten, als „Zahnkrämpfe“ gedeutet und mit dem Zahnen in Zusammenhang gebracht werden, was natürlich nicht der Fall ist.

Nach diesen oft stürmischen Erscheinungen findet man dann eine hemiplegische Lähmung, oft genug auch Sprach- und Intelligenzstörungen, kurzum es zeigt sich ein ähnliches Bild wie bei den apoplektiformen Anfällen der Erwachsenen, das ja jedem Praktiker zur Genüge bekannt sein dürfte.

Im Gegensatz zu diesen spastischen krampfartigen Formen der neurogenen Kontrakturen stehen die schlaffen, paralytischen Kontrakturen. Sie entstehen in der Regel an den unteren Extremitäten Paralytische Kontrakturen.

nach schlaffer Lähmung von Muskeln, deren Antagonisten sich willkürlich kontrahieren und das Übergewicht über die gelähmten Muskeln gewinnen. Sie schrumpfen und diese Kontraktion kann so stark sein, daß sie selbst die Schwerkraft des Gliedes überwindet, wie wir es z. B. bei der Lähmung der Wadenmuskulatur sehen, bei der sich oft genug sog. Hackenfüße ausbilden.

Bei der Entstehung dieser Deformitäten fällt in vielen Fällen auch der Schwere des Gliedes und seiner Belastung eine Rolle zu.

Sind alle das Gelenk bewegenden Muskeln gelähmt, so entsteht ein Schlottergelenk, bei dem es nur zu Kontrakturstellungen kommen wird, wenn mechanische Einwirkungen der soeben erwähnten Art stattfinden. Nicht zu vergessen ist auch hierbei das normalerweise stets vorhandene Übergewicht der Beuger über die Strecker, die bei längerem Gebrauch des erkrankten Gliedes nicht den Widerstand leisten können wie jene, so daß wir also in derartigen Fällen sich in der Regel Beugekontrakturen ausbilden sehen.

Die Lähmung kann in den einzelnen Muskelgruppen eine vollständige oder unvollständige sein, eine Paralyse oder eine Parese, auch eine dauernde oder nur vorübergehende, und zwar handelt es sich dabei um eine Schädigung des motorischen Nervenapparates der Muskeln, die nun wieder ihre Ursache auch hier in einer Erkrankung des Zentralnervensystems haben kann oder auch in einer Läsion der peripheren Nerven, so daß wir zwischen zentralen und peripheren Lähmungen unterscheiden müssen.

Periphere Lähmungen.

Die wesentlichen Ursachen der letzteren sind Kontinuitätstrennung, Quetschung und traumatische Entzündung von Nervenwurzeln und Nervenstämmen, Einbettung und Einschnürung in Narbenmassen, in Callus, gelegentlich auch reine molekulare Erschütterungen der betreffenden Nerven.

Zentrale Lähmungen.

Die zentralen Lähmungen können entweder zerebraler oder spinaler Natur sein, und zwar führen die Gehirnerkrankungen weit seltener zu solchen paralytischen Kontrakturen als die Erkrankungen des Rückenmarks, die für solche zumeist verantwortlich gemacht werden müssen und vor allen Dingen ist es die spinale Kinderlähmung, die Poliomyelitis anterior acuta, die, wie ja auch schon ihr Name sagt, in der weitaus überwiegenden Mehrzahl Kinder befällt und gelegentlich nur Erwachsene.

Spinale Kinderlähmung.

Es handelt sich fast ausnahmslos um schlaffe atrophische Lähmungen, die die höchsten Grade annehmen können. Die gelähmten Muskeln zeigen eine ausgesprochene Entartungsreaktion, die Sehnen- und Hautreflexe fehlen. Die gelähmten Teile sind cyanotisch und kühl, ihre Sensibilität ist erhalten, öfter zeigt auch die Haut trophische Störungen. Im weiteren Verlauf bilden sich dann die erwähnten Kontrakturen aus. Sehr häufig bleibt die befallene Extremität im Wachstum zurück; diese Wachstumsverkürzungen halten nun aber nicht immer gleichen Schritt und Tritt mit der Ausdehnung der Lähmung. Wir finden bei Fällen sehr ausgedehnter Muskellähmung oft genug verhältnismäßig unbedeutende Verkürzungen der Knochen und umgekehrt bei verhältnismäßig geringfügiger Lähmung eine sehr bedeutende Verkürzung.

Ehe wir das Kapitel der neurogenen Kontrakturen beschließen, müssen wir noch der hysterischen Kontrakturen gedenken, die wir in Friedenszeiten verhältnismäßig selten sahen, während der Kriegsjahre aber in ungezählten Mengen. Es handelt sich bei ihnen um aktive Kontrakturen, die den spastischen ähnlich sind; sie schließen sich oft an einen hysterischen Krampf an, können aber auch ohne einen solchen auftreten. Sie entstehen viel akuter als die organisch bedingten Kontrakturen, bleiben auch während des Schlafes bestehen, lösen sich aber in Narkose. Beim Versuch, durch passive Dehnung die Kontraktur zu überwinden, wächst der Spasmus gewöhnlich und das Zunehmen der Spannung kann bei der Diagnose wichtig sein, die manchmal nicht leicht ist, namentlich, wenn mit diesen Kontrakturen gewisse organische krankhafte Veränderungen vergesellschaftet sind. Sie zeigen meist eine weit stärkere Spannung und weit erheblichere Stellungsanomalien, neben denen uns dann auch noch andere hysterische Stigmata die rechten Wege weisen können. Eine orthopädische Behandlung führt nur selten zum Ziel, die einzig richtige Behandlung ist die suggestive. Welche Methode man anwendet, bleibt sich gleich und Runge hat sicherlich recht, wenn er sagt: „Nicht die Methode, sondern die Persönlichkeit des Arztes, der mit Einsetzen seiner ganzen Energie und Willenskraft den Erfolg erzwingen muß, ist das Wichtige und für die Größe der Erfolge Maßgebende.“ Hysterische Kontrakturen.

f) Arthrogene Kontrakturen.

Zum Schluß kommen nun noch die arthrogenen Kontrakturen an die Reihe, die im Anschluß an Verletzungen der knöchernen Gelenkenden entstehen und durch eine Dislokation der Fragmente oder durch Zwischenlagerungen im Gelenk unterhalten werden. Auch bei längerer Fixation der Gelenke nach Verletzungen werden sie beobachtet; hier ist die Ursache der Bewegungsstörungen hauptsächlich in Veränderungen der Gelenkkapsel und Gelenkbänder zu suchen. Die Gelenkkapseln verlieren ihre Elastizität, die Falten der Synovialis verkleben, die derberen Gewebe der Kapsel nebst ihren Verstärkungsbändern schrumpfen und so bilden sich dann Kontrakturen in den Gelenken aus. Arthrogene Kontrakturen sind ferner die Folge von Gelenkentzündungen und nach Riedinger und anderen ist es in erster Linie wohl immer der Schmerz, den die entzündliche Infiltration der Gelenkweichteile und der Weichteile der Umgebung, sowie die Füllung der Gelenkhöhle mit Blut, serösem Exsudat oder mit Eiter verursacht und der nun den ersten Anlaß zur Kontrakturstellung abgibt. Nach dieser Auffassung sind alle arthrogenen Kontrakturen entzündlichen Ursprungs im Beginn reflektorische Kontrakturen. Aber auch äußere Einflüsse, die auf das Gelenk einwirken, so z. B. einfache Lageveränderungen, helfen die Kontraktur selbst und die Richtung derselben bestimmen, und wir müssen König beistimmen, wenn er die Ansicht ausspricht, daß die Stellung, welche ein entzündetes Gelenk der unteren Extremitäten einnimmt, davon abhängig ist, ob das erkrankte Glied zum Gehakt benutzt worden ist oder nicht.

Ankylosen. Streng zu unterscheiden von diesen sind die Ankylosen, bei denen stets die knöchernen Gelenkenden durch zwischen- oder übergelagertes Gewebe unverschieblich miteinander verwachsen sind. Da es sich bei diesen zunächst immer nur um Bindegewebe handelt, sprechen wir von einer fibrösen Ankylose, die wir in diesem Stadium als unvollständige, inkomplette bezeichnen. Sie kann in eine knorpelige übergehen und, wenn der Knorpel ganz verlorengeht, verwachsen schließlich die Gelenkenden knöchern miteinander. Dann haben wir das Bild der wahren Ankylose, der knöchernen.

Einer anderen Art von Ankylosen müssen wir noch gedenken und das sind die, bei denen die Gelenkflächen durch ossifizierende Wucherungen stark deformiert werden, die die normale Beweglichkeit der Gelenke ganz aufheben können, wie wir es namentlich bei fortgeschrittenen Fällen der Arthritis deformans finden. Seltener als diese sind die sog. Knochenbrückenankylosen, bei denen, wie schon der Name sagt, Knochenspangen und Knochenmassen von einem Gelenkende zum anderen ziehen. Dieselben entstehen meist durch Verknöcherungen von Bändern, Sehnen und Muskeln, manchmal sieht man sie auch nach Gelenkfrakturen als Folge abnormer Kallusbildung.

Die äußere Untersuchung allein läßt es meist nicht zu, die einzelnen Formen der Ankylose von einander zu unterscheiden; wir müssen es aber im Hinblick auf die einzuschlagende Behandlung wissen, was für eine Art vorliegt. Hier wird und kann nur das Röntgenbild Klarheit schaffen. Nach Gelenkeiterungen werden wir oft eine knöcherne Ankylose finden, während nach traumatischen Gelenkaffektionen eher bindegewebige Verwachsungen zurückbleiben werden.

III. Die Behandlung der Deformitäten.

Behandlung der Deformitäten. Prophylaxe der Deformitäten. Unsere erste Aufgabe bei der Behandlung der Deformitäten wird gemäß dem Grundsatz, daß es leichter ist, Deformitäten zu verhüten als zu heilen, immer die Prophylaxe sein und hier findet der Praktiker eine dankbare Aufgabe, hier liegt das eigentliche Feld seiner Tätigkeit, während bei ausgebildeten Deformitäten oft genug seine Kunst und seine Kräfte versagen werden und auch versagen müssen, da zur Behandlung dieser meist das gesamte umfangreiche Rüstzeug eines Orthopäden gehört, über das ja der Praktiker aus begreiflichen Gründen nicht verfügen kann.

Wir wissen, daß eine Anzahl Deformitäten nach Knochenbrüchen und Verrenkungen entsteht, wenn dieselben nicht richtig erkannt oder richtig erkannt nicht richtig behandelt werden, d. h. wenn dem verletzten Glied nicht die rechte Stellung gegeben und wenn nicht dafür gesorgt wird, daß diese auch bis zur vollendeten Ausheilung durch gut fixierende Verbände aufrecht erhalten wird. Man soll deshalb bei einigermaßen zweifelhaften Fällen nie versäumen, eine Röntgenuntersuchung vorzunehmen, vor allen Dingen auch nach der Reposition der Fraktur und nach der Verbandanlegung, da man sich nur so vor unangenehmen Überraschungen schützen und noch rechtzeitig eingreifen und Änderungen treffen kann, wenn es not tut. Neben der richtigen Form und Stellung der verletzten Extremität ist aber zum mindesten ebenso wichtig, ja in einer Reihe von Fällen sicherlich noch wichtiger, ihre gute Funktion, die nur allzu oft nach Brüchen und Verrenkungen mehr oder weniger Schaden und Einbuße erfahren kann, vor allen Dingen bei Gelenkbrüchen, bei denen wir uns hauptsächlich vor allzu langer Fixation zu hüten haben und frühzeitig Massage und Bewegungsübungen anwenden müssen selbst auf die Gefahr hin, daß die anatomische Ausheilung des Bruches keine ideale ist Denn mir ist ein Handgelenk, das nach einem Radiusbruch trotz geringer Verschiebung der Bruchenden gegeneinander nach allen Seiten hin frei bewegt werden kann, tausendmal lieber als ein versteiftes, bei dem die Bruchstücke tadellos aneinanderliegen und das trotzdem vollkommen funktionsuntüchtig ist. Jeder von uns kennt ja dies Kapitel zur Genüge aus der Unfallpraxis und weiß auch über hohe und höchste Renten zu berichten, die bezahlt werden müssen und die sich in so manchen Fällen hätten vermeiden lassen, wenn von vornherein eine sachgemäße Behandlung eingesetzt hätte.

Das gleiche gilt auch für die Gelenkerkrankungen, bei denen wir zunächst unser Hauptaugenmerk auf die Ausheilung des Krankheitsprozesses zu richten haben Diese gelingt mitunter nur bei striktester Ruhigstellung und so müssen wir oft genug — ich erinnere hier nur an die tuberkulösen Gelenkentzündungen — Versteifungen mit in Kauf nehmen. In solchen Fällen muß man dafür Sorge tragen, daß das Glied in derjenigen Stellung versteift, die für den Patienten die brauchbarste ist.

Bei den bettlägerigen Patienten mit Verletzungen der unteren Extremitäten wird man möglichst lange von Schienen Gebrauch machen und nicht nur bei Knochenbrüchen, sondern auch bei Weichteilverletzungen die Glieder so lagern, daß sich keine Kontrakturstellungen entwickeln können Ich habe nach meiner Zurückkommandierung aus dem Felde in meinem orthopädischen Heimatlazarett mehr als hundert Spitzfüße mit Tenotomien und Sehnenverlängerungen behandeln müssen, die sich alle hätten vermeiden lassen, wenn man nur darauf geachtet hätte. Spitzys Worte, daß wir uns so manche Nachbehandlung ersparen könnten, wenn eine richtige Nachbehandlung schon während der Behandlung selbst eingesetzt hätte, können nicht genug beherzigt werden.

Frühzeitige Bewegungsübungen.

Ich habe auf meinen häufigen Inspektionsreisen durch die Lazarette meines Korpsbezirkes bis in die allerletzte Kriegszeit hinein immer noch die Erfahrung machen müssen, daß man viel zu wenig Gewicht auf frühzeitige Bewegungsübungen legt, daß man ängstlich jede Bewegung der der Verletzung benachbarten Gelenke zu vermeiden sucht, sei es aus falscher Rücksichtnahme auf etwa auftretende Schmerzen oder sei es auch aus meist falscher Besorgnis darüber, daß durch solche Bewegungen der benachbarten Gelenke, die selbst gar nicht einmal erkrankt sind, der Heilungsverlauf der Wunde ungünstig beeinflußt werden könnte. Wir dürfen auf keinen Fall erst die Ausheilung der Wunden abwarten und dann erst mit Bewegungsübungen beginnen, nein, wir sollen von vornherein bei jedem Verbandwechsel mindestens, später mehrmals am Tage die betreffenden Gelenke, wenn auch vorsichtig, so doch nie zu zaghaft und ängstlich bewegen. Ich gebe ohne weiteres zu, daß manchmal derartige passive Bewegungen dem Patienten Schmerzen verursachen werden, aber das soll uns keineswegs davon abhalten, solche Bewegungen vorzunehmen; mit dem Mitleid an verkehrter Stelle tun wir unsern Patienten keinen Gefallen, bringen ihnen keinen Nutzen, wohl aber oft genug reichlich Schaden. Zudem sind ja die Schmerzen bei solchen passiven Bewegungen anfangs weit geringer als später, wenn sich erst Kontrakturen und Versteifungen ausgebildet haben und wenn es nun gilt, mit kräftigen und kräftigsten manuellen und maschinellen Bewegungen dieser Herr zu werden.

Verbandtechnik. Auch mit der Verbandtechnik können wir schon Prophylaxe treiben insofern, daß wir nicht zu große Verbände anlegen und daß wir sie nicht länger tragen lassen, als unbedingt erforderlich ist. Vor allen Dingen möchte ich vor dem Armtuch, der Mitella warnen, mit der so manches Unheil angerichtet wird, wenn sie zu lange getragen wird, und die Vulpius mit Recht das „Leichentuch des Armes" nennt, weil sie einen ganz typischen „Mitellaarm", den Schrecken jedes Orthopäden zu erzeugen pflegt. Adduktions- und Innenrotationskontraktur der Schulter, Flexionskontraktur des Ellenbogen- und Handgelenks, Versteifung sämtlicher Finger, das sind die charakteristischen Zeichen eines solchen Armes.

„Mit der Ruhigstellung wird ein furchtbarer Unfug getrieben", sagt Bier, der es für einen großen Kunstfehler hält, ein Gelenk festzustellen, das nicht der Feststellung dringend bedarf, für einen groben Kunstfehler, der immer und immer wieder gemacht wird.

Bei Narbenbildungen wird man die Kontrakturen dadurch vermeiden können, daß man das betreffende Gelenk grade in der der Narbenschrumpfung entgegengesetzten Stellung so lange fixiert, bis eine möglichst ausgiebige Narbenbildung stattgefunden hat und eine Narbenschrumpfung nicht mehr zu befürchten ist.

Für die Entstehung der Belastungsdeformitäten ist oft genug ein zu frühes Aufstehen verantwortlich zu machen. Rachitische Kinder dürfen nicht zu früh und zu lange auf die Beine gestellt werden oder sitzen und namentlich müssen wir auch bei den Schulkindern oft genug ein energisches „Veto!" einlegen, wenn es sich um schwächliche Kinder handelt und wenn wir es nicht für das beste halten, sie überhaupt noch etwas länger der Schule fernzuhalten. Hier bietet sich vor allen Dingen ein Feld für die Tätigkeit der Schulärzte, die ja jetzt wohl in allen größeren Städten vorhanden sind, eine Einrichtung, die aber noch mehr als bisher zur Geltung kommen muß. Keine Schule sollte ohne Schularzt sein, der vor allen Dingen auch auf dem Gebiete der Orthopädie bewandert und vorgebildet sein muß.

Das Turnen in den Schulen.

Die körperliche Erziehung muß noch mehr Feld gewinnen, dem Turnen muß noch mehr Beachtung geschenkt werden, vor allen Dingen auch in den Mädchenschulen, in denen mehr die Freiübungen, Marsch- und Haltungsübungen, Keulenschwingen u. a. m. berücksichtigt werden müssen als die Geräteübungen. Es soll keineswegs vergessen werden, daß wir nach dieser Richtung hin schon gute Fortschritte gemacht haben; immer und immer müssen wir aber von neuem betonen, daß noch längst nicht alles geschehen ist, was in dieser Beziehung hätte geschehen können, und wir sollten nicht eher ruhen, als bis in allen Schulen die tägliche Turnstunde eingeführt ist, die wir Ärzte immer und immer wieder im Verein mit den Turnlehrern und Turnlehrerinnen als Hauptforderung auf unsere Fahnen schreiben müssen. Ein gesunder Geist kann nur in einem gesunden Körper wohnen; passende Abwechslung zwischen geistiger und körperlicher Arbeit, zwischen dem Schulsitzen und fröhlichen, lustigen Bewegungsspielen und Turnübungen muß dafür sorgen, daß der Körper gesund und kräftig bleibt. Daß daneben Licht und Luft in den Schulstuben, kräftige Nahrung in regelmäßigen Mahlzeiten, fleißiges Baden und Schwimmen, passende und zweckmäßige Kleidung und Beschuhung und noch vieles andere mehr nicht fehlen dürfen, liegt wohl für jeden Einsichtigen klar auf der Hand und hier kann gerade der Hausarzt gutes stiften, der als Berater der Familie den größten Einfluß auf Eltern und Erzieher haben dürfte und als solcher in erster Linie dafür Sorge tragen müßte, daß auch alles dies nicht durch eine allzu angestrengte geistige Tätigkeit in den Hintergrund tritt, damit nicht überreife, schwächliche Jungens und „höhere Töchter" erzogen werden, sondern, wie Hoffa ganz richtig sagt, Kinder heranwachsen, die auch ihrem dereinstigen Beruf gewachsen sind, bei dessen Auswahl der Schularzt und Hausarzt den Ausschlag geben müssen, damit schwächliche Jünglinge und Mädchen nicht einen Beruf ergreifen, aus dem sie bald wieder ausscheiden müssen, wenn anders sie nicht an ihrem Körper Schaden nehmen sollen, und den sie nie und nimmermehr ausüben können, wenigstens nicht in dem Maße, daß sie in ihrem späteren Leben als konkurrenzfähig gegenüber dem gesunden und kräftigen Mitarbeiter angesehen werden können.

Berufswahl.

Am Ende dieser meiner Ausführungen möchte ich nicht versäumen, die zwölf Gebote wörtlich wiederzugeben, die Ritschl zur Verhütung des Krüppeltums bei unseren Kriegsverwundeten aufgestellt hat, und die jeder Arzt genau sich einprägen sollte, da sie auch bei der Prophylaxe aller Friedensdeformitäten die gleiche Beherzigung finden müssen.

Zwölf Gebote zur Verhütung der Deformitäten.

1. Sei eingedenk, daß Ruhe der Gelenke (Steifigkeit und Muskelabmagerung und -schwäche) schädlich ist.

2. Verlaß dich nicht darauf, daß, nachdem die Gewebstrennungen geheilt sind, die Bewegungsstörungen durch eine orthopädische oder mediko-mechanische Nachbehandlung bekämpft werden können, sondern suche sie mit allen Mitteln vom Kranken fernzuhalten. Weise aber in schweren Fällen die Kranken der Nachbehandlung sobald als möglich zu, damit Zeit, Mühe und Geld erspart werden.

3. Beschränke die Ruhigstellung der Gelenke auf das geringste Maß und suche sie häufig, sobald es die Heilung der Wunden und Knochenbrüche zuläßt, zu unterbrechen (veränderte Winkelstellung, Bewegungen).

4. Erhalte die kostbare Kraft in den durch Ruhe gefährdeten Muskeln nach Möglichkeit durch frühzeitig einsetzende regelmäßige Massage, Elektrisierung und unter deiner Aufsicht vom Kranken auszuführende Eigenbewegungen (aktive) ohne und mit äußeren Widerständen.

5. Gedenke, daß die Streckmuskeln dem Schwunde weit schneller anheimfallen als die Beugemuskeln. Suche vor allem dem Arm seine Heber (Deltamuskel) und dem Knie seine Strecker (Quadriceps femoris) leistungsfähig zu erhalten, denn ihre Schwächung macht das betreffende Glied in hohem Grade minderwertig.

6. Stelle die Gelenke auf längere Zeit, falls dieses der Gewebstrennungen wegen nicht zu vermeiden ist, in solchen Stellungen fest, daß deren Versteifung gegebenenfalls dem Gliede es möglichst wenig erschwert, sich zu betätigen, und zwar:

- das Schultergelenk in der üblichen durch ein Tragetuch (Mitella) gesicherten Ruhelage;
- das Ellenbogengelenk rechtwinklig;
- das Vorderarmgelenk in Einwärtsdrehung (Pronation);
- das Handgelenk überstreckt in der beim Schreiben und der beim festen Schließen der Faust sich von selbst ergebenden Stellung;
- die Fingergelenke leicht gebeugt;
- das Hüftgelenk leicht gebeugt und abgespreizt;
- das Kniegelenk leicht gebeugt;
- das Fußgelenk etwa rechtwinklig und leicht einwärts gedreht (supiniert).

7. Verhüte, daß die Hand eines in der Schlinge ruhenden Armes durch ihre Schwere in Beugestellung sinke, denn diese Lage begünstigt Versteifungen der Finger in Strecklage und beeinträchtigt den Faustschluß.

8. Erhalte den Fingern ihre Beweglichkeit. Schließe sie nicht unnötig in Verbände mit ein und vergiß nie, den Kranken zu ermahnen, seine Finger durch fortgesetztes ausgiebiges Bewegen vor Versteifung zu bewahren.

Erhalte den Verwundeten nach Möglichkeit eine natürliche Greifzange, denn eine künstliche Hand ist gefühllos und dadurch einem lebenden Handrest gegenüber minderwertig.

9. Rege den Blutumlauf besonders bei bettlägerigen Kranken durch Bewegungsübungen der Glieder, auch Tiefatmungen an, denn eine gesteigerte Blutbewegung verleiht den inneren Organen wohltuende Anregungen und steigert die Ernährung und Regenerationskraft der Gewebe.

10. Beseitige frühzeitig in die Gewebe ergossenes Blut durch Aufsaugung befördernde Mittel (Hochlagerung, Massage, Wärme, Wechselduschе usw.); denn das geronnene Blut übt Dauerreizungen aus, die zu Verklebungen der Bewegungsorgane und bei reichlicher Anwesenheit zur Bildung schwartiger Bindegewebsmassen führen. Die letzteren aber können nachträglich vollständig nicht mehr entfernt werden. Erinnere dich, daß die Blut- und Lymphbewegung und demgemäß die spontane Aufsaugung hier unter allen Umständen durch Kunsthilfe gesteigert werden muß.

11. Halte es nicht deiner für unwürdig, in zweifelhaften Fällen, und falls deine eigenen technischen Fähigkeiten dir nicht genügend erscheinen, den Rat und die Hilfe eines erfahrenen Fachkollegen frühzeitig nachzusuchen, denn du lernst dabei, dem Verletzten aber gereicht es zum Vorteil.

12. Verachte nicht das Mechanische, denn unser Bewegungsapparat ist ein mechanisches Wunderwerk. Nur der aber ist imstande, eine komplizierte Maschine wieder in Gang zu bringen, der ihren Mechanismus kennt und selbst ein guter Mechaniker ist.

Es hieße das in diesen zwölf Geboten in seiner Kürze und dabei doch so trefflichen Klarheit Gesagte abschwächen, wollten wir noch Weiteres hinzufügen, nur in dem einen Punkt kann ich mich mit Vulpius und gewiß den meisten Orthopäden nicht ganz einverstanden erklären und das ist die Ruhigstellung des Armes bei drohender Schulterversteifung in der Mitella, gegen die ich mich ja schon weiter oben ganz entschieden ausgesprochen habe. Der Arm muß im Schultergelenk in leichter Abspreizstellung versteifen, da er nur so noch einigermaßen funktionstüchtig bleibt.

Frühzeitige Behandlung der Deformitäten.

Handelt es sich um angeborene Deformitäten, bei der ja von einer Prophylaxe nicht viel zu erwarten ist, dann muß wenigstens der Praktiker dafür Sorge tragen, daß die Behandlung so früh als möglich einsetzt, sobald es sich zeigt, daß das betreffende Kind lebensfähig ist. Man soll nicht mit unnützen Maßnahmen die Zeit vertun, man soll nicht mit Vertröstungen, daß sich die Deformität schon von selbst verwachsen werde oder daß man sie später erst angreifen müsse, wenn die Kinder älter geworden seien, kommen, das ist grundfalsch. Zugegeben, daß spätere Eingriffe auch noch in manchen Fällen mit Erfolg angewandt werden können, nun so wird die Behandlung durch ein solches Zuwarten eine schwierigere werden, eine langdauerndere und eine kostspieligere, und oft genug werden die Erfolge bei späterer Behandlung alter Deformitäten, mögen sie angeboren oder erworben sein, hinter denen zurückbleiben, die man bei möglichst früh behandelten Patienten erzielt. Ich kann ein X-Knie in seinen allerersten Anfängen mit zweckmäßigen Schuhen und Einlagen beseitigen, muß aber schon Schienen bei weiter fortgeschrittenen Fällen anwenden, die im weiteren Verlauf dieser Deformität auch nichts mehr nützen werden; unblutige Operationen müssen dann vorgenommen werden und sogar blutige mit nachfolgender längerer Nachbehandlung müssen an derer Stelle treten, wenn das X-Knie erheblichere Formen angenommen hat.

Frühdiagnose der Deformitäten.

Die Frühdiagnose einer Deformität, die Feststellung und Erkennung derselben in ihren allerersten Anfängen ist deshalb das Wichtigste bei der Behandlung, da ja gerade die beginnenden Deformitäten die dankbarsten Fälle für die Behandlung sind. Wollen wir diese Frühdiagnose stellen, so ist eine genaue

Untersuchung

unter allen Umständen erforderlich.

Untersuchung.

Inspektion des Körpers.

Das erste bei jeder Untersuchung ist eine gute Anamnese, die uns oft genug schon wertvolle Fingerzeige geben kann, sodann die Inspektion, die Besichtigung des erkrankten Körperteils und dann bei den Extremitäten vor allem der Vergleich derselben mit der gesunden Seite, die beide in ihrer ganzen Ausdehnung entblößt werden müssen. Nur so werden wir genaue Vergleiche anstellen können zwischen beiden Seiten und auch geringe Abweichungen von der Norm finden, die uns andernfalls entgangen wären. Man muß den beiden Körperteilen die gleiche Lage geben und den Körper in verschiedenen Stellungen und Haltungen besichtigen, nicht nur im Liegen, sondern auch im Gehen und Stehen. Eine möglichst weitgehende Entkleidung des Körpers ist bei jeder Untersuchung unbedingt notwendig. Daß man dabei, namentlich wenn es sich um weibliche Patienten handelt, Rücksicht auf das Schamgefühl derselben zu nehmen hat, soweit es angängig ist und soweit durch diese Rücksichtnahme nicht etwa die Untersuchung selbst leidet, versteht sich von selbst; man muß es schon in manchen Fällen deshalb tun, weil es auch nach Lange insofern eine praktische Bedeutung hat, daß oft durch Schonung des Schamgefühls eine ungezwungene Haltung bei der Untersuchung begünstigt wird. Immer und immer wieder muß man sehen, daß bei der Untersuchung von Hüft- und Kniegelenkaffektionen nicht einmal die Beinkleider abgelegt werden. Wie will man so die Bewegungen und anderes mehr prüfen können?

Palpation. Der Inspektion folgt dann die Palpation, bei der man zunächst auf die Temperaturunterschiede zu achten hat, die uns oft wichtige Fingerzeige bei allen Gelenk- und Knochenentzündungen geben können. Man vermeide jedes feste, hastige und plötzliche Zufassen und Drücken, mit dem man dem Patienten nur unnötige Schmerzen bereitet; man schleiche sich gleichsam mit einem vorsichtigen Abtasten des erkrankten Gliedes ein und fühle auch das gesunde Glied in gleicher Weise ab, dann wird man auch die kleinsten Veränderungen und Abweichungen von der Norm weit besser erkennen.

Prüfung der Bewegungen. Nach der Palpation soll man die Prüfung der aktiven und passiven Bewegungen vornehmen, bei der ich auch vor jedem brüsken Vorgehen warnen möchte, namentlich in solchen Fällen, wo wir es mit eitrigen Gelenkentzündungen und ihren Folgeerscheinungen zu tun haben; es macht nicht nur unnötige Schmerzen, sondern es kann auch die Ursache für eine Verschlimmerung des Leidens abgeben. Auf die größten Schwierigkeiten bei der Prüfung der Bewegungen können wir an der Schulter und Hüfte stoßen, weil bei jener das Schulterblatt und bei dieser das Becken den Bewegungen des Armes und Beines folgen und dadurch Bewegungsmöglichkeiten der Extremitäten vorgetäuscht werden können, die in Wirklichkeit gar nicht vorhanden sind. Wir müssen deshalb bei allen Schultergelenkuntersuchungen immer darauf achten, daß das Schulterblatt der kranken Seite genau die gleiche Stellung einnimmt wie das der gesunden Seite, und wir müssen ferner darauf achten, daß eine exakte Fixierung des zentralen Gelenkteiles der Schulter vorgenommen wird, die wir bei manchen Bewegungen schon dadurch, bis zu einem gewissen Grade wenigstens, erreichen können, daß wir mit beiden Armen die Bewegungen gleichzeitig und gleichmäßig ausführen lassen, was vor allen Dingen auch bei der Prüfung der Hüftgelenkbewegungen anzuraten ist, da auf diese Weise ein Mitgehen des Beckens mit dem kranken Bein viel eher erkannt und auch verhindert wird.

Wichtig ist es auch bei den Bewegungen festzustellen, ob pathologische Geräusche zu hören oder durch die aufgelegte Hand zu fühlen sind, wichtig auch, festzustellen, welcher Art sie sind, ob knirschend, knackend oder anders geartet.

Messung der Gliedmaßen. Sind wir nun mit der Prüfung der Bewegungen, der aktiven zunächst und sodann der passiven, fertig, so gehen wir zur Messung über und können durch diese wichtige Aufschlüsse erhalten durch die gefundenen Maßunterschiede in dem Umfang der Extremitäten, die für eine bestehende Atrophie der Muskulatur zu verwerten sind. Wenn ein Mensch schwer hinkend und stark klagend in das Sprechzimmer tritt, oder wenn ein anderer vorgibt, seinen Arm überhaupt nicht gebrauchen zu können, der mehrere Wochen vorher einen Unfall erlitten hatte, und wenn man dann bei diesem keine krankhaften Veränderungen finden, vor allem aber kein Zurückbleiben der verletzten Extremität in ihrem Umfang gegenüber der anderen feststellen kann, nun dann wird es wohl mit den Schmerzen nicht ganz so schlimm sein, wie er es glauben zu machen versucht. Wo Schmerzen, da Schonung, wo Schonung, da Atrophie, der Satz besteht ohne Zweifel zu Recht.

Daß man bei diesen Messungen genau darauf zu achten hat, daß das nicht zu breite Bandmaß in gleicher Höhe angelegt und hüben wie drüben gleich stark angezogen werden muß, ist wohl selbstverständlich. Bei Rechtshändern übertrifft der rechte Arm den linken normalerweise gewöhnlich um einen Zentimeter, bei Linkshändern ist das umgekehrte der Fall; bei manchen Berufsarten finden wir auch ähnliche Unterschiede an den Beinen, so beim Tischler und Schmied, die beim Hobeln und Draufschlagen am Amboß das eine Bein ständig mehr in Anspruch nehmen und mehr belasten als das andere. Alles das sind natürlich Dinge, die man wissen und berücksichtigen muß, wenn anders man nicht zu Trugschlüssen kommen will.

Und nun auch noch zum Schluß ein Wort über die Längenmessung der Beine, bei der man so häufig ganz erhebliche Schwankungen zwischen den Resultaten der einzelnen Untersuchungen finden kann. Lange hat wiederholt darauf hingewiesen, daß die vielfach geübte Messung von der Spina ilei anterior superior bis zur Spitze des äußeren Malleolus nicht zuverlässig und im allgemeinen auch deshalb nicht zu empfehlen ist, weil diese Maße sich nur dann vergleichen lassen, wenn beide Beine im Hüftgelenk genau die gleiche Stellung einnehmen. Viel sichere Resultate erhält man, wenn man von der obersten Spitze des großen Rollhügels bis zum äußeren Kniegelenkspalt und von dort bis zur untersten Spitze des äußeren Knöchels mißt und wenn man sich vor der Messung dieser Punkte genau aufsucht und sie mit einem Fettstift bezeichnet. Für die Veränderungen, die oberhalb des großen Rollhügels liegen, ist diese Meßmethode nicht zu gebrauchen. Hierbei spielte früher die bekannte Roser-Nélatonsche Linie, die Verbindungslinie zwischen dem oberen, vorderen Darmbeinstachel und dem Tuber ischii, eine große Rolle, in die unter normalen Verhältnissen die Spitze des Trochanter major fallen sollte, wenn man das Bein in eine Beugestellung von ungefähr 135° brachte.

Diese Methode ist trotz ihres ehrwürdigen Alters nicht gut, sagt Lange, und ich kann ihm hierin nur voll und ganz zustimmen, da abgesehen von den Preiserschen Beobachtungen, der nur bei 43% der von ihm untersuchten Becken das Pfannenzentrum in dieser Linie stehend fand, noch eine ganze Reihe anderer Dinge für ihre Unzuverlässigkeit sprechen, auf die ich hier nicht näher eingehen will. Lange mißt deshalb den Abstand der Trochanterspitze von der Darmbeinhorizontale; er legt einen Bleidraht fest oberhalb des Darmbeinkamms an, bezeichnet jene Spitze mit Blaustift und bestimmt nun rechts und links bei völlig gleicher Beinstellung den Abstand der Trochanterspitze von dieser Linie.

Röntgenuntersuchung. Das Röntgenbild soll immer erst den Schluß der Untersuchung machen, niemals den Anfang. Wer mit dem Röntgenbild beginnt, sagt Lange, und sich dadurch schnell die Diagnose sichert, wird nie ein guter Untersucher werden; er wird das viele und wichtige, was das Röntgenbild nicht zeigt, übersehen und seinen Kranken kein gewissenhafter und treuer Helfer sein.

Die elektrische Untersuchung der gelähmten Gliedmaßen, die Prüfung der Reflexe und andere in das Gebiet der Neurologie fallenden Untersuchungsmethoden übergehe ich, da sie bereits in dem ersten Band dieser Fachbücher für Ärzte von Lewandowsky eingehend besprochen und erörtert sind.

Eigentliche Behandlung der Deformitäten. Wenden wir uns nun der eigentlichen Behandlung der Deformitäten zu, so kann ich es mir hier wohl versagen, von der allgemeinen Behandlung des Organismus und der solche Deformitäten erzeugenden Erkrankungen zu sprechen. Ich will deshalb sogleich zur lokalen Behandlung übergehen, die in erster Linie die Wiederherstellung der normalen statischen Verhältnisse anzustreben hat. Hat man diese erreicht, so zwingt die Transformationskraft, über die wir bereits gesprochen haben, schon allein die Weichteile und die Knochen wieder in ihre richtigen Formen hineinzuwachsen, die Transformationskraft, in deren vollen bewußten Ausnutzung nach Hoffas Ansicht die Hauptaufgabe der orthopädischen Chirurgie zu suchen ist. Nach Wiederherstellung der Form haben wir dann auch für die Wiederherstellung der Funktion der betreffenden Glieder zu sorgen.

Redressement der Deformität. Die Wiederherstellung der Form erreichen wir durch das sog. Redressement der Deformität, das wir auf unblutigem und blutigem Wege erreichen können und zwar werden wir stets dasjenige Verfahren zu wählen haben, das uns am schnellsten und sichersten zum Ziele führt.

Zu den

unblutigen Methoden

Unblutige Methoden. rechnen wir die Massage, die Gymnastik und die redressierenden Manipulationen, die wir alle unter dem Sammelnamen der

Mechanotherapie

Mechanotherapie. zusammenfassen.

Betrachten wir zunächst das Gebiet der

Massage,

Massage. derjenigen Behandlungsmethode, die ja genugsam in ihrem Wert bekannt sein dürfte und deren Handgriffe man als Streichen, Kneten, Klopfen, Reiben und Erschütterung bezeichnet. Ich gehe hier auf die Technik und

Ausführung aller dieser Handgriffe nicht näher ein; kurzgefaßte Anleitungen haben wenig Wert und ich kann deshalb nur auf die guten Handbücher der Massage, die wir besitzen, verweisen. Zudem stehe ich auf dem Standpunkte, daß sich diese Handgriffe aus einem Buch allein, und mag es auch noch so gut und ausführlich geschrieben sein, nicht erlernen lassen, sondern daß dies nur möglich ist durch praktische Anleitung, durch praktische Arbeit, durch praktische Übungen in praktischen Kursen.

Zwischen Massage und Massage ist ein gewaltiger Unterschied zu machen, das kann man immer und immer wieder an Fällen sehen, mit denen sich die sogenannten „Streichfrauen“ und auch die ärztlich und nicht ärztlich geprüften Masseure und Masseusen, von denen es leider nur allzuviele gibt, vergeblich lange Zeit abgemüht hatten, ohne einen nennenswerten Erfolg zu erzielen, und die dann schon nach wenigen wirklich sachgemäß vom Arzt durchgeführten Massagesitzungen zur Ausheilung kamen.

Hoffa war ein Feind jeder Laienmassage, die wir aber meines Erachtens nicht ganz entbehren können. Wir müssen einen Teil der Massagen wenigstens dem Heilpersonal überlassen, aber nur einem gut geschulten Heilpersonal. Der Titel „ärztlich geprüft“, den sich so viele Masseure und Masseusen zulegen, besagt oft nichts, denn ich habe Ärzte kennengelernt, die derartige Atteste ausstellten, obwohl sie selbst nicht einmal mit der Technik der einzelnen Handgriffe vertraut waren. Das ist, gelinde gesagt, ein grober Unfug, ebenso, wie wenn der Arzt die Massage durch die Angehörigen oder durch den Patienten selbst ausführen läßt, das ist nach Liniger der beste Beweis dafür, daß der Arzt selbst die kunstgerechte Massage nicht versteht und auch nicht schätzt. Eine Massage durch den Verletzten oder dessen Angehörige, also durch Leute, die weder von den einzelnen schwierigen Massagegriffen, noch von der Anatomie des Körpers, noch von der besonderen Art der Verletzung irgendeine Ahnung haben, ist nach genanntem Autor weiter nichts als ein sinn- und zielloses Streichen und Reiben, das in den meisten Fällen die Heilung zum mindesten nicht richtig fördert, ja oft genug erheblich verzögert.

Die Massage ist kein indifferentes Heilmittel und es kann nicht genug gewarnt werden vor einer kritiklosen Anwendung derselben. Jedem von uns werden wohl Fälle genugsam bekannt sein, bei denen eine falsch angewandte Massage nicht wieder gut zu machenden Schaden angerichtet hat. Nur auf Grund einer sicheren Diagnose sollen wir massieren und niemals aufs Geratewohl lediglich eines „ut aliquid fiat“ wegen. Wir müssen uns immer darüber klar sein, was wollen und was können wir in dem jeweiligen Fall mit derselben erreichen.

Wir können durch die Massage die arterielle Blutzufuhr steigern, den Rückfluß der Lymphe und des venösen Blutes beschleunigen und zwar erreichen wir dies am besten durch das Streichen und das Kneten, dessen physiologische Wirkung ja nur die eines verstärkten Streichens ist, aber nur dann, wenn diese Handgriffe auf anatomischer Basis ausgeführt, d. h. wenn die einzelnen Muskelgruppen für sich vorgenommen werden. Wir werden sie deshalb in erster Linie da anwenden, wo es gilt, atrophischen Zuständen der Muskulatur entgegen zu arbeiten und für die geschädigten Muskeln bessere Ernährungsverhältnisse zu schaffen. An erster Stelle stehen hier die Lähmungen, bei denen die Muskeln nicht mehr imstande sind, zu agieren, zu arbeiten; sie müssen immer mehr und mehr degenerieren und nur die Massage, die die Arbeit bis zu einem gewissen Grade ersetzen soll, wird hier zum allermindesten Einhalt gebieten können, wenn mit einer Besserung des Zustandes nicht mehr gerechnet werden kann. Sie sorgt bei den gelähmten Gliedern für bessere Zirkulation und damit wenigstens für die Beseitigung der Cyanose und des Kältegefühls.

Weiter wird sie dann in Frage kommen bei solchen Patienten, die orthopädische Apparate tragen müssen und bei denen wir oft hochgradige Atrophien der Muskeln entstehen sehen infolge des schädlichen Einflusses eben dieser Apparate auf die Zirkulation und den Stoffwechsel der betreffenden Glieder, Schädigungen, die nur durch die Massage ausgeglichen werden können.

Neben der Kräftigung der Muskeln lassen sich dann weiter auch noch durch die Massage, und zwar am besten durch das Reiben, Überbleibsel chronischer Entzündungen beseitigen, pathologische Produkte zerdrücken und die zerteilten Massen in die benachbarten Lymphgefäße und von hier aus in die Zirkulation bringen, wo sie dann, wie Mosengeil sich so treffend ausdrückt, „verstoffwechselt" werden. So lassen sich auch Ergüsse aus den Gelenken fortschaffen, Narben lockern, geschmeidiger und dehnbarer machen, schon organisierte Entzündungsprodukte zur Resorption bringen und noch manches andere mehr erreichen.

Die Wirkung des Klopfens ist eine mehrfache, einmal eine stärkere Blutansammlung in den betreffenden Teilen und damit eine bessere Ernährung derselben, sodann auch eine Auslösung von Zuckungen in den geklopften Muskeln, wie sie auch durch den Induktionsstrom hervorgerufen werden. Es übt also einen Einfluß auf die Nervenendigungen als mechanischer Reiz aus und setzt die Erregbarkeit derselben herab; auch durch die Erschütterung wird ein erregender Einfluß auf die Muskeltätigkeit ausgeübt und ein herabsetzender auf die gesteigerte Nervenerregbarkeit.

Man soll niemals rohe Kraft bei der Massage anwenden und am besten trocken massieren; die angenehmste Massage für den Arzt sowohl wie auch für den Patienten ist stets die Trockenmassage mit Puder und Talkum. Alle neuen Mittel dürften ebenso wie das Fett auch bei der Massage das überflüssigste sein, was es gibt. Bei reichlichem Einfetten verliert man jedes Gefühl und jeden Halt an der Haut und macht dadurch die Wirkung der Handgriffe illusorisch, ganz abgesehen davon, daß eine solche Massage oft genug zur Furunkelbildung führen kann, namentlich wenn der betreffende Körperteil stark behaart und nicht rasiert ist. Eine Massage bei bedeckter Haut halte auch ich nicht für zulässig, sie ist nach Hoffa keine Massage, sondern Scharlatanerie, der auch über die immer wieder aufs neue empfohlenen Massageinstrumente und -apparate ein vernichtendes Urteil abgibt. Die zahlreichen Muskelklopfer, Massierrollen und Massierkugeln gehören seiner Meinung nach in die Rumpelkammer, da eine sachgemäße Ausführung der Massage nur durch die Hand möglich ist, die allein imstande ist, sich den lokalen, anatomischen wie pathologischen Verhältnissen jederzeit in der richtigen Weise anzupassen und genau dem lokalen wie dem Allgemeinzustand entsprechend, das richtige Maß von Kraft und Zeit abzuwägen, was für die möglichst rasche Erzielung guter Resultate unerläßliche Vorbedingung ist. Nur für die Erschütterungen will er die Apparate gelten lassen, zumal da die Technik der Vibrationsapparate in den letzten Jahren große Fortschritte gemacht hat.

Meist wird die Massage auf dem orthopädischen Gebiet in Verbindung mit der

Gymnastik

in Anwendung kommen. Wir haben bei derselben zwischen manueller und maschineller Gymnastik zu unterscheiden und bei beiden Arten wieder in gleicher Weise zwischen aktiven und passiven Bewegungen. **Gymnastik.**

Aktive Bewegungen sind solche, die der Patient selbst ohne jede Hilfe durch eigene Muskelinnervation ausführt. Zur aktiven Gymnastik gehört auch das Turnen, dem leider immer noch nicht das nötige Verständnis von seiten so mancher Ärzte entgengengebracht wird, die sich auf Zureden der Eltern nur allzuoft und allzuleicht bewegen lassen, Befreiungsatteste, sog. „Gefälligkeitsatteste" auszustellen, gegen die nicht genug gewettert werden kann. Man sollte dem Drängen der Eltern, die für ihre Kinder freie Stunden zu Klavier- und anderen Unterricht haben wollen, nicht nachgeben, sondern ihnen vielmehr klarzumachen versuchen, daß es weit besser für ihre Kinder sei, wenn sie am Körper zunächst kräftiger würden als an Geist bei schwächlichem Körper. Auch die Zimmer- und Hausgymnastik muß hier erwähnt werden; auch sie kann namentlich bei älteren Leuten, die schon im Beruf stehen und namentlich in einem sitzenden Beruf, nicht genug empfohlen werden, wenn auch vor einer Überschätzung derselben unbedingt gewarnt werden muß, da sie nur den kleinsten Bruchteil der orthopädischen Behandlungsmethode ausmacht und es muß mit allen Mitteln dem Übel gesteuert werden, das sich jetzt in letzter Zeit immer mehr breit zu machen scheint insofern, daß allerorten „Orthopädinnen" und „Gymnastinnen" auftauchen und nun „ihr System" anpreisen und mit und ohne Musik, bekleidet und unbekleidet turnen lassen, und nicht nur „ihr System" für sonst gesunde Kinder anpreisen, sondern auch für kranke. So ein warmer Anhänger ich auch für jedes Turnen, für jede Gymnastik bin, so ein energischer Gegner bin ich auch allen solchen Gymnastinnen gegenüber, sobald sie auf eigene Faust handeln und auch Deformitäten mit ihrer Gymnastik heilen zu können vorgeben. **Aktive Bewegungen.**

Es kommt bei der Gymnastik nicht auf die Menge der Übungen an, sondern vielmehr auf ihre exakte Ausführung. Der Arzt muß dafür

Sorge tragen, daß hierbei kein Schaden entsteht; er muß die Auswahl der Übungen und die Dauer je nach der individuellen Veranlagung der Patienten bestimmen, sie gegebenenfalls überwachen und regeln, um Ermüdungszuständen vorzubeugen, die nur Schaden bringen können.

Widerstandsbewegungen mit und ohne Apparate.

Wir können aktive Bewegungen auch mit und ohne Apparate als sog. Widerstandsbewegungen ausführen lassen, bei denen es darauf ankommt, dem arbeitenden Muskel noch eine Kraft überwinden zu lassen, die wir am besten in Form von über Rollen gleitenden Gewichten oder auch in Form von elastischen Zügen und Federn wirken lassen, wie es z. B. an den bekannten Sandowschen und anderen „Muskelstärkern" der Fall ist. Einfache Behelfsvorrichtungen, die sich leicht und für billiges Geld überall anbringen lassen, leisten hier gute Dienste. (Abb. 1.)

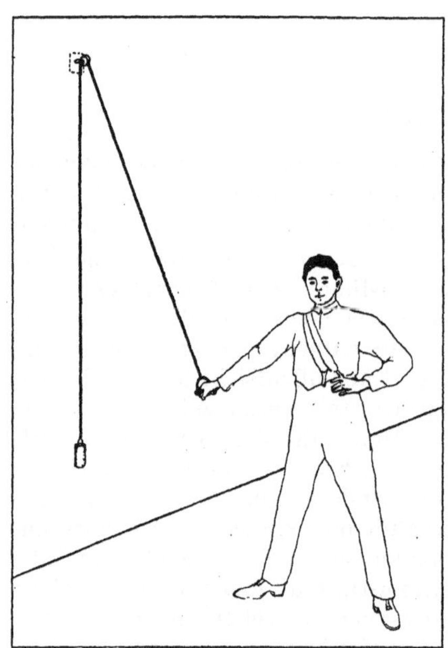

Abb. 1. Rollenzuggewichte nach Spitzy.

Arbeiten wir ohne Apparate, dann kann entweder der Patient dem Arzt oder auch der Arzt dem Patienten bei diesen Bewegungen Widerstand entgegensetzen; beide Arten können auch miteinander abwechseln. Am besten können wir uns das an einem Beispiel klarmachen. Nehmen wir eine Schwäche im Oberschenkelstreckmuskel, im Quadriceps an, wie wir sie so häufig nach Knieverletzungen finden, so werden wir den sitzenden Patienten auffordern, das im Knie gebeugt gehaltene Bein zu strecken; dieser Streckung leisten wir dadurch Widerstand, daß wir den Unterschenkel über der Knöchelgegend umfassen und die Streckung zu verhindern, vielmehr zu erschweren suchen; da es ja keine Kraftprobe zwischen Arzt und Patient sein soll, so muß ersterer den Widerstand so dosieren, daß er eben überwunden werden kann. Ist das Bein im Knie gestreckt, kommt sofort der zweite Teil, bei dem der Patient das Bein gestreckt halten, also seinen Quadrizeps anspannen und somit einen Widerstand schaffen muß, den nun der Arzt in derselben Weise zu überwinden sucht wie es beim ersten Akt der Patient dem Arzt gegenüber tat. Hoffa unterscheidet je nachdem zwischen exzentrischen und konzentrischen Widerstandsbewegungen, deren Unterschied also darin zu suchen ist, daß im ersten Fall der Muskel verkürzt, im letzten verlängert wird, die aber hinsichtlich ihrer Natur und ihrer physiologischen Wirkung unter sich nicht verschieden sind.

Ling war der erste, der sich mit diesen Dingen eingehender beschäftigte und seine Gymnastik der Widerstandsbewegungen aufbaute, die auch heute noch unter den allgemein bekannten Namen der „schwedischen Heilgymnastik“ große Triumphe feiert.

Passive Bewegungen.

Allen diesen aktiven Bewegungen stehen die passiven gegenüber, die ohne eigentliche Muskelinnervation durch eine von außen kommende Kraft ausgeführt werden, die die bewegungsgebende ist und von einer anderen Person oder von einer Maschine ausgeübt wird, also auch wieder eine manuelle oder maschinelle Gymnastik sein kann.

Manuelle passive Bewegungen.

Erstere wird vom Arzt, bzw. von einer anderen Person ausgeübt; alle die Übungen müssen gleichmäßig, stetig und nicht ruckweise vor sich gehen; die aufgewandte Kraft darf keine zu große sein, sie muß dem Kraftmaß der Patienten angepaßt werden und man muß vor allen Dingen dabei anfangs recht vorsichtig sein und darf die angewandte Kraft immer nur allmählich anschwellen lassen, man muß sich gleichsam mit dieser einschleichen; rohe Kraft kann nur Schaden stiften, zum mindesten unnötige Schmerzen machen, die den Patienten nur vor weiteren Sitzungen und Versuchen abschrecken. Wir können bei dieser Art der Behandlung den „guten Willen“ der Patienten nicht entbehren und wir müssen ihnen deshalb eine Behandlung zuteil werden lassen, die schonend ist und keinen Muskelwiderstand bei dem Patienten hervorruft, der, wie Bum ganz richtig hervorhebt, anstatt mitzuhelfen, und die Bewegung zu fördern, bestrebt ist, sie zu hindern. Er verlangt deshalb auch mit Recht, daß namentlich die ersten Bewegungsversuche von geübter ärztlicher Hand in schonender Weise ausgeübt werden und nicht von Masseuren und Masseusen, die da meinen, mit Gewalt möglichst schnell zum Ziele kommen zu müssen. Himmelangst ist mir manchmal geworden, wenn ich bei meinen vielen Lazarettbesuchen nicht nur ärztliche Hilfskräfte, sondern auch Ärzte selbst derartig brüske Bewegungen bei den Patienten vornehmen sah, die laut aufschrieen, sich vor Schmerzen krümmten und sicherlich nun alles mögliche versuchten, um sich von ferneren derartigen Sitzungen zu drücken.

Trübe Erfahrungen können wir nach dieser Richtung hin auch bei unseren Unfallpatienten machen, weil solchen Leuten oft genug jeder Wille der Mitarbeit bei der Behandlung fehlt, der nicht fehlen darf, wenn anders wir gute Erfolge erzielen wollen, und zwar deshalb fehlt, weil es ihnen nicht darauf ankommt, wieder ihre gesunden, zur Arbeit kräftigen und brauchbaren Glieder zu bekommen, sondern vielmehr eine möglichst hohe Rente. Daß eine solche bei weitem nicht die Höhe des früheren Arbeitsverdienstes erreicht, spielt dabei für solche Leute keine Rolle.

Solche passiven Bewegungen werden wir da anwenden, wo es gilt, versteifte Gelenke wieder beweglich zu machen, Kontrakturen auszugleichen, Verwachsungen in den Sehnen und Muskeln zu verhindern, bzw. zu beseitigen. Haben wir erst eine gewisse Beweglichkeit auf diese Weise erreicht, werden wir auch hier zu den Widerstandsbewegungen übergehen.

Solche Behandlung erfordert aber Zeit und oft genug große Geduld nicht nur von seiten des behandelnden Arztes, sondern auch von seiten des behandelten Patienten. Der viel beschäftigte Praktiker wird deshalb meist nicht in der Lage sein, sie selbst auszuüben; Hilfspersonal muß hier helfend einspringen, aber nur gut ausgebildetes und zuverlässiges können wir dazu gebrauchen. Der Arzt sollte sich stets bei der Auswahl solcher Helfer und Helferinnen zunächst darüber vergewissern, ob die von ihm zu solcher Behandlung herangezogenen Personen auch wirklich den an sie zu stellenden Anforderungen gerecht werden können und selbst dann soll er ihnen nicht die Behandlung allein überlassen, nein er soll sie von Zeit zu Zeit immer wieder kontrollieren und überwachen; er allein ist der Behandelnde und muß es auch bleiben und der Helfer hat nur das auszuführen, was ihm vorgeschrieben ist, er hat nicht seine eigenen Wege zu gehen, wie man es so oft sieht; nur allzu leicht und allzuoft wird er vergessen, daß er zwar die Manipulationen und Handgriffe beherrscht, damit aber noch lange nicht die Krankheit und den Zustand der Patienten selbst kennt.

Maschinelle Gymnastik.

Die Hand des Gymnasten kann auch durch Apparate ersetzt werden, durch sog. medikomechanische Apparate, von denen wohl die Zanderapparate die bekanntesten sein dürften, keineswegs aber die allein seligmachenden, da wir auch in Deutschland genug Ärzte und Firmen haben, die ähnliche und sicher gleichwirkende Apparate konstruiert haben. Ich erinnere hier nur an die Apparate von Bumm, Krukenberg, von Rossel und Schwarz in Wiesbaden, vom medizinischen Warenhaus in Berlin und andere mehr.

Bei all diesen Apparaten müssen wir zwischen solchen unterscheiden, die durch die eigene Muskelkraft der Patienten selbst in Bewegung gesetzt werden, und solchen, bei denen irgendein Motor ein Pendel oder sonst dergleichen die treibende und bewegende Kraft ist. Nach der Beschaffenheit ihrer physiologischen Wirkung und ihrer Anwendung zerfallen sie nach Schultheß in drei Gruppen, in Führungs-, Widerstands- und in passive Förderungs- und redressierende Bewegungsapparate.

Die Führungsapparate dienen in erster Linie zur normalen Ausbildung der Gelenke, sie machen die von den Patienten ausgeführte Bewegung mit, während der Körper selbst sich am Apparat hält oder an demselben mehr oder weniger fixiert ist.

Die Widerstandsapparate sollen der Bewegung des sich in seinen Bahnen bewegenden Körpers einen Widerstand entgegensetzen, der sich bei den meisten der heute vorhandenen Systeme dosieren läßt, gegebenenfalls auch während der Ausführung der Bewegungen wechselt. Sie leisten uns besonders gute Dienste bei der Ausbildung der Muskulatur im allgemeinen oder auch einzelner Muskeln und Muskelgruppen.

Die passiven Apparate werden durch die Hand einer Hilfsperson oder durch Maschinenkraft bewegt und dienen hauptsächlich zur Mobilisierung von Gelenken, also zur Ausführung des passiven Redressements.

Zwischen den Widerstandsapparaten und passiven Apparaten stellt Schultheß die Förderungsapparate, die die vom Patienten ausgeführte aktive Bewegung weiter treiben, meist durch die Schwungkraft eines Pendels, die den bewegten Teil immer ein Stück über die ihm intentierte Bewegungsexkursion hinaus führt und das Gelenk durch Summierung der kleinen aktiven Bewegungen in größere, passive versetzt. An Stelle des Pendels können auch Schwungräder treten.

Die redressierenden Bewegungsapparate redressieren die Deformität und gestatten in dieser Stellung Bewegungen auszuführen; sie können auch während der Bewegung das Redressement zustandebringen. Bei diesen Apparaten ist exakteste Fixation notwendig, desgleichen auch eine weitgehende Verstellbarkeit der einzelnen Teile. Das Beste und Vollkommenste, was auf diesem Gebiet geleistet ist, sind die Schultheßschen Apparate für die Behandlung der Skoliose, bei der wir auch noch Lagerungs- und Reduktionsapparate zur allmählichen Mobilisierung anwenden, die aber streng genommen nicht zu den eigentlichen Gymnastikapparaten gehören.

Daß es nicht immer der kompliziertesten und zahlreicher Apparate bedarf, um Erfolge zu erzielen, soll nicht unerwähnt bleiben; wir können auch mit einfachen, improvisierten Apparaten und Vorrichtungen, wie sie z. B. von Thilo und Lange angegeben sind, zum Ziele kommen. (Siehe Abb. 1.) Ich habe gerade während der Kriegszeit Lazarette inspiziert und gesehen, die mit wenigen und einfachen Apparaten viel erreichten und ich kann über große Gymnastiksäle berichten, in denen nichts oder nur wenig erreicht wurde, weil die Aufsicht eine ungenügende war und weil die Aufsichtführenden auch noch nicht einmal die allereinfachsten Grundbegriffe der Medikomechanik kannten und beherrschten. Es genügt nicht, solche Apparate aufzustellen und nun daran die Patienten lustig darauf „lospendeln" zu lassen, nein die Überwachung und die Aufsicht ist die erste Hauptbedingung und weiter dann auch die richtige Auswahl der Fälle. Jeder einzelne Fall muß eingehend vor der Einleitung eines medikomechanischen Heilverfahrens geprüft und daraufhin untersucht werden, ob bei ihm auch eine derartige Behandlung am Platze ist. Man muß sich Klarheit über die Ursache der Bewegungshemmungen verschaffen und sei es auch mit Hilfe der Röntgenstrahlen. Viel Zeit und Unkosten könnten auf diese Weise erspart werden.

Knöcherne Verwachsungen eignen sich nicht für eine solche Behandlung, auch nicht dislozierte Bruchstücke, starke Kallusbildung u. dgl. m., die den Grund für die vorhandenen Bewegungsstörungen abgeben können. Gerade für solche und ähnliche Fälle muß, darin kann ich nur Ledderhose voll und ganz zustimmen, jeder energische Versuch einer Mobilisierung unterbleiben, um nicht das Gelenk in seinem Bandapparat zu lockern, da ein in seiner Bewegung beschränktes, dagegen in seinem Kapsel- und Bandapparat festes Gelenk funktionell erheblich wertvoller ist als ein Gelenk mit etwas größerer Exkursion, aber gelockerten Bändern. Das gilt namentlich für das Kniegelenk, bei dem jedes Schlottern eine schwere funktionelle Störung bedeutet, die durch dauernde Belastung zunehmen muß, und ich habe Fälle genug gesehen, bei denen durch unzweckmäßige, forcierte Bewegungskuren oder durch unzweckmäßige, gewaltsame Mobilisierungsversuche in Narkose infolge Dehnung der seitlichen und der Kreuzbänder sich eine derartige abnorme Beweglichkeit und ein derartiger mangelhafter Halt im Kniegelenk herausgebildet hatten, daß nur noch ein Stützapparat dem Bein den zum Gehen nötigen Halt zu geben vermochte.

Weitere Mißerfolge in der Medikomechanik sind auch oft genug auf die Anwendung unsachgemäß gearbeiteter Apparate zurückzuführen, unzureichender „Surrogatapparate", wie sie Schütz so treffend bezeichnet und wie sie in ungezählten Mengen gerade während der Kriegszeit auf der Bildfläche erschienen. Sie zeigten meist nicht einmal die Hauptsache aller medikomechanischen Apparate, die absolute Fixation des betreffenden Gliedes, die unbedingt notwendig ist, wenn die benachbarten Gelenke nicht Mitbewegungen mitmachen und so die in dem versteiften Gelenk gewünschten und erforderlichen Bewegungen erheblich verringern, wenn nicht gar ganz aufheben und ausschalten sollen.

Eine medikomechanische Behandlung kann nicht früh genug einsetzen. Gerade diejenigen Ärzte, die die Patienten meist zu spät einer solchen zuführen, sind es gewöhnlich, die ein absprechendes Urteil über die Erfolge dieser Behandlungsart abgeben. Nicht dieser war aber die Schuld für den Mißerfolg zuzuschreiben, sondern vielmehr jenen, die sich doch wohl eigentlich selbst hätten sagen müssen, daß Verwachsungen und Versteifungen mit der Zeit fester und schwerer lösbar werden müssen, daß die Atrophie der Muskulatur mit der Länge der Zeit zunehmen muß und schließlich einen solchen Grad annehmen kann, der überhaupt einer Besserung nicht mehr zugänglich ist, gar nicht einmal zu reden von dem Mehr an Zeit, Kosten und Schmerzen, das aus einer zu spät begonnenen medikomechanischen Behandlung erwachsen muß.

Selbst längeres Pendeln an guten und zweckmäßigen Apparaten unter sorgfältigster Aufsicht ist nicht der gesamte Inbegriff einer medikomechanischen Behandlung, wie es von manchen Seiten immer noch angenommen wird, nein es gehört auch noch die Behandlung mit Heißluft und Diathermie, die Anwendung der Massage und Elektrizität, die Stauungstherapie und noch vieles andere mehr dazu, vor allen Dingen die aktive Betätigung, der aktive Gebrauch der versteiften Gelenke. Gerade hierauf wird oft zu wenig Wert gelegt. Die übertriebene Schonung der verletzten Glieder, übertrieben nicht nur von dem Patienten selbst, sondern oft genug auch von dem Arzt und seinem Hilfspersonal, aus Furcht, der Gebrauch des Gliedes könnte der Ausheilung schaden, muß unter allen Umständen vermieden werden. Ledderhose hat sicherlich recht, wenn er sagt, daß die wirksamste Bekämpfung dieser Schonungsvorurteile und die Anleitung zum zweckmäßigen Gebrauch der Glieder allen physikalischen Behandlungsmethoden an Bedeutung und Erfolg überlegen sind, derartig überlegen sind, daß Linnartz und andere rieten, das gesunde Glied zu fixieren, um so das kranke zur Bewegung zu zwingen. Es muß noch darauf hingewiesen werden, daß wir die medikomechanische Behandlung ebensowenig wie die mit passiven manuellen Bewegungen nicht zu heftig und mit nicht zu großer Gewalt betreiben dürfen, um auf diese Weise möglichst schnell zum Ziele zu kommen. Dadurch bleibt eine Schmerzhaftigkeit der verletzten Teile noch längere Zeit nach den einzelnen Sitzungen bestehen, und der Verletzte schont dann eben dieser Schmerzen wegen das betreffende Glied ängstlich bis zur nächsten Sitzung, statt es möglichst ausgiebig zu bewegen. So wird kein Fortschritt erreicht, da man dann in der Regel am nächsten Tage wieder da anfangen muß, wo man am Tage vorher angefangen hatte, während es doch wohl richtiger und zweckmäßiger wäre, am nächsten Tage da anzufangen, wo man am Tage vorher aufgehört hatte.

Eins darf aber bei der medikomechanischen Behandlung nicht fehlen, und das ist der gute Wille des Patienten, den wir leider, namentlich bei Unfallkranken, nur allzu oft vermissen. Wenn der da ist, nun dann ist oft genug die beste medikomechanische Behandlung für eine ganze Reihe von Fällen der regelmäßige Gebrauch des Gliedes und die regelmäßige Arbeit.

Wir müssen noch kurz derjenigen Behandlungsmethoden gedenken, die wir oft genug bei einer medikomechanischen zur Unterstützung heranziehen, auch für sich allein mitunter in der Orthopädie anwenden.

Hydro- und Elektrotherapie.

In erster Linie ist es die Hydrotherapie und die Elektrotherapie, die uns recht gute Dienste leisten können, letztere vor allen Dingen bei der Behandlung der Lähmungen, wobei Haudeck mit Recht als wichtigste Regel die aufstellt, daß die Einwirkung des Stromes bei normaler und noch besser bei überkorrigierter Stellung des gelähmten Gliedabschnittes erfolgt, damit die ganze Energie des elektrischen Stromes für die Erzeugung der Muskelkontraktion zur Anwendung kommt. Befolgt man diese Regel nicht, so geht der größte Teil der Stromwirkung dadurch verloren, daß durch die mit dem elektrischen Strom ausgelösten Muskelkontraktionen erst die Schwere des Gliedes überwunden werden muß.

Sind die Muskeln faradisch erregbar, so sollen sie auch faradisch gereizt werden, sind sie nur galvanisch erregbar, dann dürfen wir natürlich nur den galvanischen Strom anwenden und Stromwendungen vornehmen, um Zuckungen auszulösen und den Muskel so arbeiten zu lassen. Ist er unerregbar, dann kommt allein die stabile Galvanisation in Frage. Aus alledem ersehen wir, daß nur der Arzt diese Behandlungsart richtig anwenden kann, zumal oft stärkere Ströme notwendig sind und meist auch eine große Energie und Ausdauer, die die Eltern oft nicht haben; will man Erfolg erzielen, so muß man den Verlauf der wichtigsten Extremitätennerven und Muskeln kennen, auch die Reizpunkte beider, auf die ich hier nicht näher eingehen will, da man sich über dieselben in jedem Handbuch der Elektrotherapie aufs genaueste unterrichten kann an Hand der wohl allgemein bekannten Erbschen Schemata.

Weiter kommt dann noch die Wärmeanwendung in Frage, zunächst in Gestalt der strahlenden Wärme. Sonnenbäder, elektrische Glühlichtkästen und noch manches andere mehr wären hier zu erwähnen.

Heißluftanwendung. Die bekannteste und am meisten geübte Anwendung der Thermotherapie ist die Heißluft, durch die eine aktive Hyperämie erzeugt wird, die vor allen Dingen schmerzstillend und schmerzheilend wirkt. Es gibt eine ganze Reihe Systeme von Heißluftkästen mit mehr oder weniger guten Modifikationen der seinerzeit von Bier angegebenen, die aus einem möglichst schlechten Wärmeleiter bestehen und in die das erkrankte Glied hineingebracht wird. Eine Heizvorrichtung, die reguliert werden kann, erzeugt die heiße Luft, die das ganze Glied gleichmäßig umfluten muß, das dementsprechend gelagert werden muß. Man fängt mit 15 Minuten an und kann dann die Einwirkung steigern bis zu einer Stunde und bis zu einer Höhe, die die Patienten vertragen können.

Jeder Wärmeanwendung hat eine genaue Untersuchung der Patienten auf Sensibilitätsstörungen voranzugehen, wenn anders man oft recht unangenehme Verbrennungen mit all ihren schädlichen Folgen vermeiden will. Auch die bekannte Heißluftdusche „Föhn", die auch als Wechseldusche Verwendung finden kann, leistet uns in manchen Fällen recht gute Dienste, ebenso wie die Thermophore und die heißen Sandbäder, bei denen nach Hecht neben der Wärmewirkung auch noch der mechanische Reiz des großen Gewichts und der Hautreiz der unregelmäßigen Sandkörner wirkt. Am besten werden sie bei 45—50° C in Arm- oder Fußwannen, in Holzkisten oder großen Waschbecken verabreicht mit nachfolgender kalter Abwaschung oder Übergießung.

Diathermie. Bei der Anwendung der Heißluft handelt es sich um Oberflächenwirkungen; wollen wir tiefere Wirkungen erzielen, so steht uns in der Diathermie ein sehr gutes Mittel zur Verfügung, in der elektrischen Durchwärmung, in dem Hindurchleiten eines hochfrequenten elektrischen Stromes, mit dem wir die Temperatur auch im Innern auf ziemlich hohe Grade bringen können und bei dem nur das Wärmegefühl zum Bewußtsein kommt, während der elektrische Strom selbst infolge der hohen Frequenzzahl seiner Schwingungen nicht als Reiz wirkt.

Stauungshyperämie. Auch der Stauungshyperämie wäre noch zu gedenken, bei der wir bekanntermaßen oberhalb des betreffenden Gliedabschnittes eine Gummibinde so fest anlegen, daß sie den Rückfluß des venösen Blutes erschwert und so eine venöse Hyperämie entsteht, die sich in einer lividen Färbung der Haut bemerkbar macht und die wir auch in Form der Dauerstauung bis zu 24 Stunden anwenden können. Wir machen von derselben ausgiebigen Gebrauch bei passiven Bewegungsversuchen an versteiften Gelenken, die sich nach dem Liegen der Stauungsbinde von $^3/_4$ bis einer Stunde viel leichter und schmerzloser ausführen lassen als ohne dieselbe.

Redressierende Manipulationen. Wir kommen nunmehr zu den redressierenden Manipulationen, zu denen alle die passiven Bewegungen zu rechnen sind, die man an dem deformierten Körperteil im Sinne der Korrektion desselben anwendet. Wir müssen bei diesen stets eine gewisse Gewalt ausüben, die sich aber immer in den richtigen Grenzen halten muß.

Auch diese redressierenden Manipulationen können manueller und maschineller Art sein. Letztere bieten den manuellen gegenüber vor allen Dingen den nicht zu unterschätzenden Vorteil, daß sie längere Zeit im Sinne der Korrektion auf die betreffende Deformität einwirken können, als die nur allzu leicht bei solchen Bewegungen ermüdende Hand des Arztes, zumal da nach jeder solchen Bewegung auch noch der deformierte Körperteil in der möglichst durch jene erreichten Korrekturstellung gehalten werden muß.

Jedoch alle solchen redressierenden Manipulationen dürften wohl in den allermeisten Fällen nicht genügen, eine ausgebildete Deformität vollständig zu beseitigen; sie bilden meist nur den vorbereitenden Akt, das Einleitungsverfahren, dem noch ein weiteres folgen muß, sobald wir durch jenes die Weichteile genügend vorbereitet haben und das deformierte Glied dauernd in der korrigierten Stellung halten und die richtigen statischen Verhältnisse herstellen müssen.

Dies erreichen wir durch mechanische Vorrichtungen, durch die sog.

mechanische Chirurgie.

Solche mechanischen Vorrichtungen werden einmal orthopädische Verbände und das andere Mal orthopädische Apparate sein. Befassen wir uns zunächst mit den Mechanische Chirurgie.

orthopädischen Verbänden.

Die einfachste Art der orthopädischen Verbände ist der Bindenverband, bei dem nur feste, wie Flanell-, Cambric- und ähnliche Binden, aber keine Mullbinden Verwendung finden können. Sie kommen nach den Prinzipien der Verbandlehre zur Verwendung, haben aber so mancherlei Nachteile. Besser sind die Heftpflaster- und sonstigen Klebeverbände, die höchstens beim Abnehmen gewisse Unannehmlichkeiten bereiten können. Sehr zu empfehlen sind die sich dachziegelförmig deckenden Heftpflasterstreifen, die namentlich bei verletzten Gelenken einen guten Halt geben. Als Beispiel möchte ich den Gibneyschen Verband anführen, der trotz Hoffas wiederholter Empfehlung immer noch nicht bei Fußverstauchungen und ähnlichen Verletzungen die Verbreitung erfahren hat, die ihm unter allen Umständen gebührt wegen seiner guten Wirkung auch bei frischen Verletzungen. Ich bin nach meinen Erfahrungen fest davon überzeugt, daß der Arzt, der einmal einen Versuch mit ihm gemacht hat, nicht wieder von diesem Verband lassen wird. (Abb. 2.) Orthopädische Verbände.

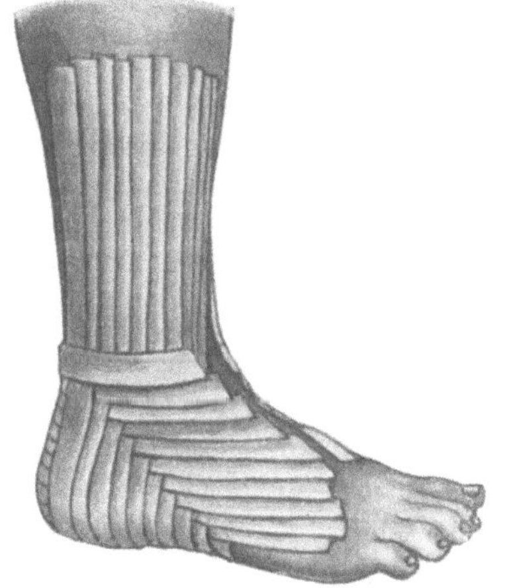

Abb. 2. Gibneyscher Heftpflasterverband.

Extensionsverbände.

Zu den korrigierenden Verbänden haben wir auch die Extensionsverbände zu rechnen, deren Anlegung ich natürlich voraussetze. Nur auf ein Verfahren möchte ich aufmerksam machen, das ich kaum jemals trotz seiner Güte von dem Praktiker in Anwendung bringen sah, und zwar deshalb aufmerksam machen, weil ich so oft von Kollegen in der Praxis über schlecht sitzende Heftpflasterextensionsverbände, über Hautreizungen bei solchen u. a. m. klagen hörte. Es ist das von Heusner angegebene Verfahren, der Filzstreifen und eine aufgelöste Klebemasse verwendet, die folgendermaßen zusammengesetzt ist:

Cerae flav.
Resin. Damar.
Colophon $\overline{aa}$ 10,0
Terebinth. 1,0
Aeth. Spirit.
Ol. Terebinth. $\overline{aa}$ 25,0
Filtra!

Die Flüssigkeit kann beliebig lange aufbewahrt werden und wird mit Hilfe eines Zerstäubungsröhrchens auf der Extremität zu beiden Seiten ganz leicht aufgetragen, auf die man einen genügend breiten Filzstreifen legt, der an seiner Außenseite mit fester Leinwand übernäht ist und mit einer Mullbinde fest angewickelt wird, über die dann noch eine steife Gazebinde recht fest und gleichmäßig gelegt wird. Die Extension kann sofort nach Anlegung des Verbandes in Anwendung gebracht werden. Dieser Verband ist ein sehr guter in seiner Wirkung, sitzt unverschiebbar fest und ist außerdem auch noch billiger, da ja die Filzstreifen nach ihrer Abnahme, die leicht vor sich geht, immer wieder Verwendung finden können. Auch der von Müller angegebene Extensionsverband ist für manche Fälle sehr für den Praktiker zu empfehlen. Müller überzieht die gesamte Wadengegend mit einem Trikotschlauch, den er fest mit einer schmalen Flanellbinde umwickelt, über die eine Gazebinde gelegt wird, darüber kommt dann ein zweiter Trikotschlauch, der nochmals mit einer Gazebinde überwickelt wird.

Gipsverbände.

Die wichtigste Rolle spielen in der orthopädischen Verbandtechnik die erhärtenden Kontentivverbände und unter diesen wieder der Gipsverband, den Hoffa die Seele der Orthopädie nennt und durch den wir allein imstande sind, die redressierte Extremität in der korrigierten bzw. überkorrigierten Stellung zu halten, und zwar so lange zu halten, wie wir es für nötig befinden. Gelingt es uns nicht, die bestehende Deformität mit einem Male zu beseitigen, so fixieren wir zunächst das erreichte Resultat in einem solchen Verband, lassen ihn für kürzere oder längere Zeit liegen und nehmen nach seiner Abnahme ein erneutes Redressement vor, das uns wieder ein Stück weiter bringt, wir gehen demnach in Etappen vor, bis wir zum Ziele gelangen, weshalb man auch den Namen der Etappengipsverbände geprägt hat. Andere wieder nehmen den ersten Verband nicht ganz ab, sondern schneiden nur einen Keil auf der einen Seite aus demselben heraus, redressieren dann weiter, wickeln in der erreichten Stellung neue Gipsbinden über und kommen so auch zum Ziel. Namentlich in der ärmeren und in der poliklinischen Praxis, wo es darauf ankommt, mit wenigen Mitteln zu arbeiten, spielt der Gipsverband eine große Rolle; hier kann er uns in vielen Fällen die oft teueren orthopädischen Apparate ersetzen, auf die wir noch später zu sprechen kommen.

Wir haben bei den Gipsverbänden zwischen dem zirkulären Gipsverband und dem Gipsschienen- oder -schalenverband zu unterscheiden.

Wollen wir gute Gipsverbände machen, so müssen wir gute Gipsbinden haben, am besten Stärkegazebinden, in die nicht zu wenig, aber auch nicht zu viel Gips eingestrichen sein darf und die nicht zu fest, aber auch nicht zu locker gewickelt sein dürfen. Immer und immer wieder muß man Klagen hören von seiten der Praktiker, daß die sog. „Apothekergipsbinden“ nichts taugen. Ich kann solchen Kollegen nur beistimmen. Auch ich habe mit diesen Binden oft genug, wenn ich gezwungen war, sie aus irgendwelchen Gründen anzuwenden, trübe Erfahrungen machen müssen, und deshalb möchte ich raten, sich selbst einige Gipsbinden anzufertigen, was noch den großen Vorteil hat, daß man breitere und schmalere zur Hand hat, je nachdem es sich um Verbände bei Erwachsenen oder Kindern handelt. Die kleine Mühe der Selbstanfertigung, die ja nur wenig Zeit in Anspruch nehmen dürfte, da es sich ja nur um einen kleinen Vorrat handeln soll, der nach jedesmaligem Verbrauch wieder zu ersetzen ist, wird reichlich belohnt werden und all den Ärger und Verdruß vermeiden, den man nicht nur beim Anlegen des Verbandes hat, sondern oft genug auch später noch, wenn der Verband trotz der Menge der Binden nicht fest werden und halten will und somit auch den Erfolg in Frage stellen muß. Ich möchte die Fälle nicht zählen, in denen noch ein zweiter Verband nötig wurde und somit noch mehr Zeit verlorenging, als die Anfertigung einiger Gipsbinden erfordert hätte. Man verschafft sich guten Alabastergips, den man an einem durchaus trockenen Ort aufbewahrt. Derselbe wird sorgfältig, am besten durch Überstreichen mit der Ulnarseite der Hand in Gazebinden eingerieben, die nach Fertigstellung in einem Blechkasten aufgehoben werden, für den schon noch ein Plätzchen in der Küche in der Nähe des Herdes oder auf der Grude übrig sein wird. Daß mit diesem Kasten vorsichtig umgegangen und daß er nicht hin und her geschüttelt werden darf, ist wohl ebenso selbstverständlich wie, daß man beim Gebrauch der Binden diese vorsichtig herausnehmen muß. Am besten legt man sie auf die flache Hand und senkt sie, auf dieser liegend, in warmes Wasser ein, dem eine Hand voll Alaun zugesetzt wird und das in reichlicher Menge vorhanden sein muß. Solange noch Luftblasen aufsteigen, bleibt die Binde im Wasser, wird dann erst herausgenommen, und nun legt sich die andere flache Hand auf die in der einen Hand liegende Binde, die vorsichtig dieselbe ausdrückt. Das Ausdrücken der Binden mit einer oder mit beiden zur Faust geballten Händen ist unbedingt zu verwerfen, da dadurch der Gips auf beiden Seiten der Binde leicht herausgepreßt wird. Nunmehr wird die

Gipsbinde angelegt, und zwar ohne Umschlag, nachdem vorher das betreffende Glied mit einer Flanellbinde, mit einem Trikotüberzug oder auch mit einer leichten dünnen Wattepolsterung versehen ist. Man soll sich namentlich bei Kindern und vor allen Dingen bei Knochenbrüchen vor einer zu dicken Polsterung hüten, die später zusammengedrückt dazu führen muß, daß das gebrochene Glied einen zu großen Spielraum im Verband bekommt und daß trotz des anfangs gut sitzenden Verbandes nicht unerhebliche Verschiebungen der Bruchstücke vorkommen können.

Beim Anlegen des Verbandes muß das betreffende Glied richtig gehalten werden. Das wird in der Klinik und im Krankenhaus keine nennenswerten Schwierigkeiten machen, wo geübte Assistentenhände und zweckmäßige Lagerungsvorrichtungen stets zur Hand sein werden, anders aber sieht es draußen in der Praxis aus. Hier müssen auch in solchen Dingen unerfahrene und ungeübte Personen zufassen, und der Arzt hat deshalb während der Verbandanlegung stets auch noch auf diese zu achten, damit sie die Extremität in der gleichen Stellung weiterhalten, wie sie ihnen vom Arzt anfangs in die Hand gegeben wurde. Ich erinnere hier vor allen Dingen an jene Spitzfußstellungen, die man immer und immer wieder in Gipsverbänden zu sehen bekommt, namentlich bei Verletzungen, bei denen von der Assistenz ein Zug am Bein ausgeübt werden mußte. Man zieht dabei nicht nur mit der Hand, die die Ferse hält, sondern auch mit der anderen, die den Vorderfuß hält und so muß dann eine Spitzfußstellung eintreten, die sich nur vermeiden lassen wird, wenn man es der Assistenz immer wieder durch Zurufe klarmacht, daß sie nur mit der die Ferse haltenden Hand zu ziehen hat, nicht aber mit der anderen, die nur den Fuß in rechtwinkliger Stellung halten darf. Haben wir gute Gipsbinden, so wird der Verband auch schnellstens erhärten, so daß ein längeres Halten in der korrigierten Stellung nicht nötig sein wird. Wenige Binden werden genügen, um mit diesen die Festigkeit des Verbandes zu erreichen, die wir brauchen. Daß der Verband bei wenigen Binden ein leichterer, gefälligerer werden wird als bei vielen Binden, liegt klar auf der Hand und ist gewiß ein keineswegs gering einzuschätzender Vorteil.

Nicht vergessen soll auch werden, daß die Gipsbinden nie zu fest angezogen werden dürfen. Über die Schäden, die durch zu fest angelegte Verbände entstehen können, haben wir ja bereits früher gesprochen. Anhaltende Blässe oder Zyanose, Schwellung der vom Verband frei bleibenden Teile der Extremitäten, umschriebene starke und andauernde Schmerzen sind die Anzeichen eines zu festen Verbandes.

An den Stellen, an denen wir gegebenenfalls einen Bruch des Gipsverbandes zu befürchten haben oder an denen wir eine besondere Festigkeit von diesem verlangen müssen, können wir ihn durch Schusterspan oder durch mit Gipsbrei getränkten Sackleinenstücken verstärken; auch läßt er sich nach dem Trockenwerden durch Wasserglas- oder Schellacküberstrich dauerhafter machen und vor allen Dingen vor Nässe, namentlich bei kleinen Kindern, schützen.

Haudeck empfiehlt bei zirkulären Gipsverbänden den Verband, ehe er vollkommen hart wird, der Länge nach aufzuschneiden und durch Überwickeln mit einer Stärkebinde wieder gut zu schließen, ein Verfahren, das den Vorteil hat, daß der Verband, ohne an Exaktheit einzubüßen, etwas lockerer wird und daß man, wenn nötig, das Innere des Verbandes leicht kontrollieren kann, ohne denselben zu zerstören.

Abnehmen des Gipsverbandes.

Große Schwierigkeiten macht in der Praxis häufig genug das Abnehmen eines Gipsverbandes, namentlich wenn er etwas stark geraten ist. Wer nicht im Besitz einer Stilleschen Gipsschere (Abb. 3) ist, deren Anschaffung ich nur empfehlen kann, und eines sog. Wolfsmauls (Abb. 4) zum Aufbiegen der Ränder, der muß dem Gipsverband mit Messer und Schere zu Leibe rücken und hat oft schwere Arbeit, die er sich dadurch erleichtern kann, daß er den abzunehmenden Verband einige Stunden vorher mit Schwämmen oder Tüchern bedeckt, die in konzentrierte Kochsalzlösung eingetaucht waren.

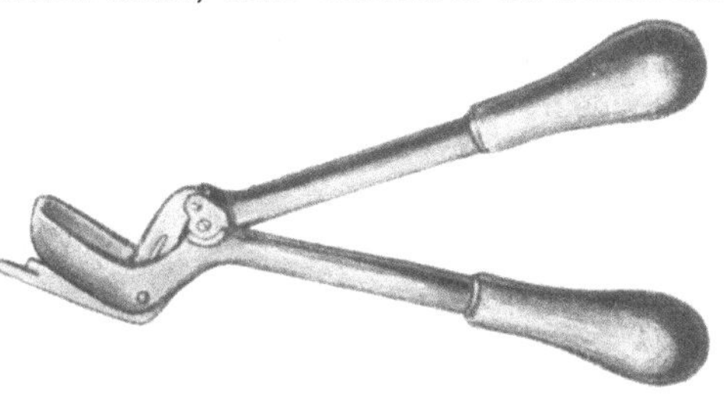

Abb. 3. Stillesche Gipsschere.

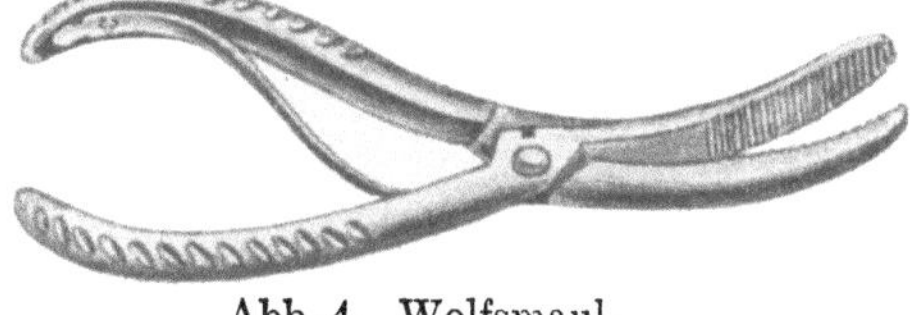

Abb. 4. Wolfsmaul.

Brückengipsverbände.

Neben diesen einfachen zirkulären Gipsverbänden gibt es auch noch unterbrochene oder überbrückte Gipsverbände, bei denen es sich gleichsam um zwei Verbände handelt und die Kontinuität durch je nach dem Fall gegebene Schienen aus Bandeisen oder Aluminium hergestellt wird. (Abb. 5). Derartige Gipsverbände wird man in der Hauptsache bei vorhandenen Wunden anwenden, oft genug auch bei Gelenkerkrankungen, bei denen man die betreffenden Schienen mit Scharnieren versehen kann, die eine Bewegung jener Gelenke zulassen.

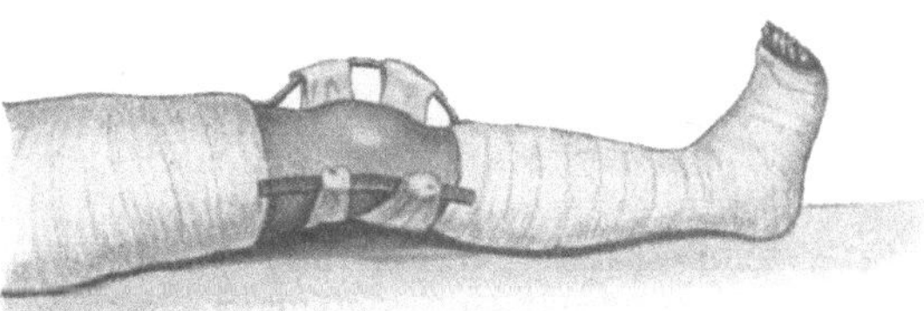

Abb. 5. Brückengipsverband für das Knie.

Abnehmbare Gipsverbände.

Haben wir es mit einem Fall zu tun, bei dem lange Zeit hindurch ein Kontentivverband getragen werden muß und der auch noch sonst eine andere Behandlung mit Bädern, Massage u. dgl. m. erfordert, dann können wir den Verband auch abnehmbar machen, falls er nicht zu dickwandig und genügend nachgiebig und dehnbar ist, so daß er auseinandergebogen werden kann. Hier lassen sich dann Vorrichtungen zum Schnüren oder Schnallen leicht anbringen, die man noch dadurch entbehrlich machen kann, daß man den Verband jedesmal wieder mit einer festen Flanell- oder Cambricbinde befestigt. Am häufigsten bedienen wir uns des Gipskorsettes, das in seiner primitivsten Form nichts anderes als ein abnehmbarer Gipsverband ist.

Gipsschalenverbände. Auch mit dem Gipsschalen- oder Gipsschienenverband wollen wir uns noch etwas näher beschäftigen; ich bin ein großer Freund desselben und möchte ihn auch dem Praktiker aufs angelegentlichste empfehlen, da er gegenüber dem zirkulären Gipsverband den großen Vorteil hat, daß er nie einschnürend an der Extremität wirken kann und daß der Praktiker nach Anlegen eines solchen nicht die Gefahren zu fürchten braucht, von denen ich oben sprach. Er läßt sich auch leicht abnehmen und wieder erneut anlegen.

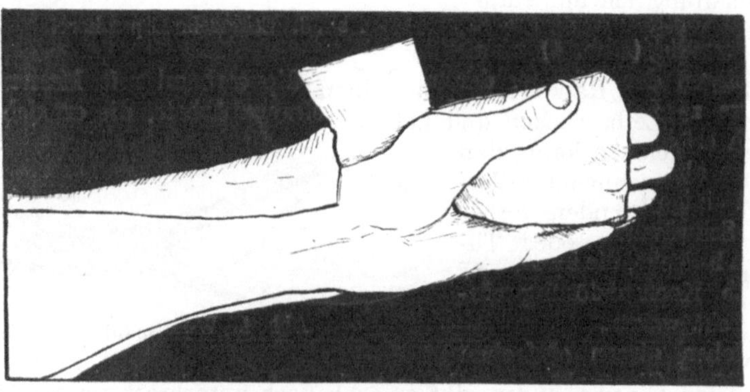

Abb. 6. Gipsschalenverband nach Spitzy.

Beely rät, zu derartigen Verbänden mit Gipsbrei durchtränkten Hanf zu nehmen, der sich dem Körper gut anschmiegt; ich mache es wie Albert und stelle derartige Verbände aus einfachen Gipsbinden her; ich führe die nassen Binden längs der Extremität hin und zurück, bis die gut miteinander verklebten und der Extremität gut anmodellierten Lagen zusammen eine genügende Dicke der Schienen ausmachen, lege dann eine Mullbinde darüber, nehme die Schiene nach dem Hartwerden ab, beschneide sie und lege sie nun wieder an. Hoffa machte derartige Gipsschienen in Form von sog. Gips-Stärkebinden-Longuetten, die er so herstellte, daß er einfachen, gestärkten Gazebindenstoff in 3—4 Lagen kravattenförmig in entsprechender Breite und Länge zusammenlegte und diese Longuetten durch angesetzten Gipsbrei hindurchzog. Den überflüssigen Brei strich er zwischen den Fingern ab und legte sie dann auf den betreffenden Körperteil in der gewünschten Stellung auf, dem sie gut anmodelliert wurden. (Abb. 6.)

Wasserglasverbände. Von den Kontentivverbänden möchte ich dann noch den Wasserglasverband erwähnen, bei dem die Binden an Stelle des Gipses mit

Wasserglas, einer Lösung von kieselsaurem Natron imprägniert werden. Der Wasserglasverband hat den Nachteil, daß er sehr langsam, oft erst nach Tagen erstarrt, dagegen den Vorteil, daß er eine außerordentliche Festigkeit besitzt und doch leicht und elastisch ist. Die Verbände bröckeln nicht und lassen sich leicht abnehmbar machen.

Leim-, Zelluloid- u. Filzverbände.

Auf die Leim-, Zelluloid-, Filz- und andere Verbände, deren es noch eine ganze Reihe gibt, einzugehen, dürfte in einem für den Praktiker geschriebenen Buch wenig Zweck haben, da er doch nicht dazu kommen wird, sie anzuwenden; sie werden wohl nur in der Hand des Spezialisten eine Rolle spielen.

Wir kommen nunmehr zu den

orthopädischen Apparaten,

Orthopädische Apparate.

über die der Praktiker doch auch Bescheid wissen muß, wenn er nicht ganz und gar von dem Bandagisten abhängig sein will. Immer wieder muß man es erleben, daß Ärzte die Kranken zur Behandlung direkt an den Bandagisten verweisen und es jenem vollständig überlassen, ob und was für einen orthopädischen Apparat er für richtig und praktisch hält. Wenn es unter den Bandagisten auch noch so glänzende und ausgezeichnete Techniker gibt, so bleibt ihre Behandlungsmethode doch immer dieselbe, einseitig im Rahmen ihrer technischen Fertigkeiten, wie Wittek ganz richtig sagt. Sie haben keine gründliche medizinische Ausbildung, sie kennen nicht die verschiedenen Ursachen der Erkrankung und sie wissen deshalb nicht immer, ob Apparate in dem jeweiligen Falle nötig sind oder nicht, ob nicht andere Behandlungsmethoden weit besseres leisten, andere Behandlungsmethoden allgemeiner und lokaler Natur, die oft genug neben dem Tragen von Apparaten angewandt werden müssen, wenn anders wir etwas erreichen wollen, ganz einmal zu schweigen von Eingriffen unblutiger und blutiger Art, mit denen wir oft so vorzügliches leisten und früher nie geahnte, glänzende Erfolge erzielen können, weit bessere, als wie sie jemals durch das Tragen orthopädischer Apparate, auch wenn sie Jahre hindurch benutzt würden, erreichen würden.

Die orthopädischen Apparate sollen immer nur ein Notbehelf sein; wir sollen uns möglichst von ihnen frei zu machen suchen; ich muß Schanz recht geben, wenn er verlangt, mit der Verordnung solcher Apparate recht sparsam zu sein; auch ich habe, wie er, die Beobachtung an mir machen können, daß man, je mehr man sich mit der Orthopädie und ihren Hilfsmitteln, vor allen Dingen mit den chirurgischen Maßnahmen vertraut gemacht hat, sich um so mehr sträubt gegen die Verordnung dieser Apparate, die wir aber nicht ganz entbehren können. Ich erinnere nur an die tuberkulösen Gelenkentzündungen, bei denen sich auch der Gebrauch der Apparate auf die Dauer billiger stellt als der Gebrauch von Verbänden.

Man soll nie zu große Erwartungen auf Schienen und orthopädische Apparate setzen, wie das von manchen Ärzten immer noch geschieht, man soll den oft in alle Welt gesandten Reklameschriften von kurpfuschenden Bandagisten und anderen Leuten nicht allzuviel Glauben schenken, da man sonst leicht doch seinen Patienten Schaden bringen könnte, Schaden nicht nur an seinem Geldbeutel, sondern auch Schaden an seinem Körper.

Der orthopädische Apparat muß möglichst einfach sein; er soll nicht zu schwer sein, jedoch auch nicht zu leicht gearbeitet, sondern immer den Körperverhältnissen, den Anforderungen des Berufes und ähnlichem mehr angemessen, damit nicht auf Kosten der Leichtigkeit die Haltbarkeit leidet und fortwährend Reparaturen notwendig werden. Er muß dem Gliede gut anliegen, darf nirgends einschnürend wirken und so die Zirkulation hemmen, er darf an hervorspringenden Stellen und Knochen nicht drücken. Macht er beim ersten Anlegen und Tragen große Unannehmlichkeiten, was sich in manchen Fällen auch trotz sachgemäßester Ausführung aus begreiflichen Gründen nicht immer vermeiden lassen wird, dann sollen wir allmählich vorgehen, den Apparat erst kürzere Zeit tragen lassen und nachgerade die Zeit verlängern, um so den Patienten nach und nach an ihn zu gewöhnen. Mindestens einmal am Tage verlangt Hoffa seine Abnahme, wenn sonst nichts dagegen spricht, damit das erkrankte Glied gebadet, gewaschen und, wenn nötig, bewegt werden kann, damit auch Massagen vorgenommen werden können, die das Gegengewicht bilden insofern, daß sie die beim Tragen eines Apparates stets auftretende Muskelatrophie verhindern, zum mindesten wenigstens teilweise hinanhalten können.

Reduktionsapparate.

Man teilt die orthopädischen Apparate in Reduktions-, Retentions- und Ersatzapparate ein. Mit den Reduktionsapparaten suchen wir die deformierten Körperteile durch allmählichen Zug oder Druck in die normale Stellung oder Form zurückzubringen; sie müssen sich zunächst der Deformität anpassen, nicht aber diese von vornherein dem Apparat, wie man das leider immer wieder sehen muß. Erst allmählich sollen wir durch die Apparate die Deformitäten redressieren und sie dann in der richtigen Stellung durch Retentionsapparate halten, woraus schon hervorgehen dürfte, daß Retentions- und Reduktionsapparate in vielen Fällen dieselben Apparate sein können und durch Lösen einzelner Schrauben, Federn, Zügen oder durch Ansetzen dieser als Reduktions- und Retentionsapparate Verwendung finden können. Die Retentionsapparate sollen aber auch noch die Glieder stützen, sie beim Gebrauch entlasten und sollen drohende Form- und Lageabweichungen verhindern. Bei den Ersatzapparaten unterscheidet Schanz zwei Gruppen; zur ersten Gruppe gehören die, welche den Ersatz verlorengegangener Funktionen erstreben, und zur zweiten, die dem Ersatz verlorengegangener Körperteile dienen sollen und die wir als Prothesen im engeren Sinne bezeichnen.

Retentions- und Reduktionsapparate.

Portative und Lagerungsapparate.

Alle diese Apparate sind entweder portative, d. h. solche, die beim Umhergehen getragen werden und so ihre Wirkung entfalten können, oder Lagerungsapparate, die nur in Ruhelage in Anwendung gebracht werden können. Daß wir natürlich in einer Reihe von Fällen die Patienten anfangs mit einem portativen Apparat in Bettruhe halten und ihn erst später mit demselben umhergehen lassen, soll nicht unerwähnt bleiben. Sie müssen individuell gearbeitet und dem jeweiligen Fall aufs genaueste angepaßt werden, am besten nach einem Gipsabdruck, der die Konturen des betreffenden Körperteiles genau wiedergeben muß.

Man fettet oder ölt das betreffende Glied gut ein, legt eine feste, aber nicht zu dicke Schnur genau in der Mittellinie desselben und umgibt es mit einigen Gipsbinden derart, wie wir es beim Anlegen eines Gipsverbandes kennengelernt haben; sie müssen faltenlos und gut auf der bloßen Haut den Konturen angelegt werden. Ist dieser Gipsverband so weit erhärtet, daß ein Zusammenfallen nach seiner Abnahme nicht mehr zu befürchten ist, so schneidet man ihn an der untergelegten Schnur mit scharfem Messer auf, und zwar schräg zu dieser Schnur, die an dem einen Ende festgehalten werden muß, während das andere Ende, Gipsabguß.

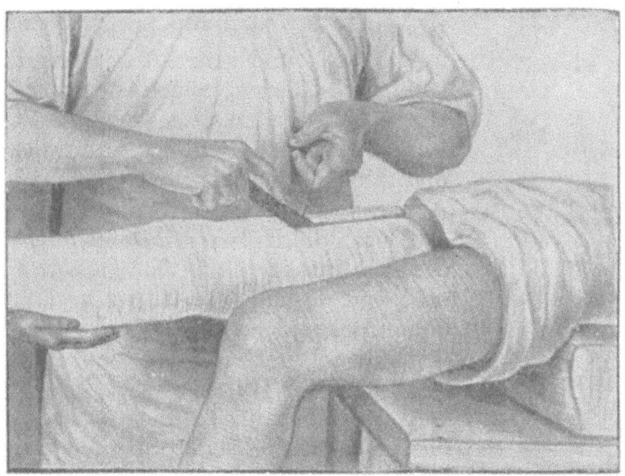

Abb. 7. Aufschneiden der Gipsmodellhülse.

an dem man den Verband aufschneiden will, vom Arzt erfaßt und fest abgezogen wird. (Abb. 7.) Ist die Hülse aufgeschnitten, so wird sie vorsichtig auseinandergebogen, vom Körper abgenommen und wieder mit einer neuen Gipsbinde oder auch Stärkebinde zusammengefügt, wobei genau darauf zu achten ist, daß die Kongruenz der Hülsenteile am aufgeschnittenen Teil genau erhalten bleibt. Einige Blaustiftstriche auf dem Verband vor dem Aufschneiden werden dafür sorgen, daß dies leicht möglich ist. Das Negativ ist fertig und damit auch die Arbeit des Praktikers meist beendet, der die Herstellung des Positives dem Verfertiger des Apparates überlassen kann, da dieses für den Nichtfachmann schon mehr Schwierigkeiten bereiten dürfte. Man erhält es, indem man das Negativ mit Gipsbrei ausgießt und wartet, bis dieser erstarrt ist, um dann jenes abnehmen und an das Ausmodellieren des Positives herangehen zu können.

Ich will hier nicht auf einzelne Apparatarten eingehen, zumal da ich noch im speziellen Teil des öfteren darauf zurückkommen werde;

wer sich damit näher befassen will, der möge die großen Lehrbücher zur Hand nehmen oder noch besser die Bücher von Gocht und Schanz, in denen er alles Wissenswerte über die orthopädischen Apparate finden kann und wird.

Hessingsche Apparate.

Die vollkommensten portativen Apparate sind die Hessingschen Schienenhülsenapparate (Abb. 8), die den einfachen Schienenapparaten, die mittels Gurten und Riemen am Körper befestigt werden, gegenüber so mancherlei Vorteile bieten. Ein solcher Apparat besteht, wie schon sein Name sagt, aus Hülsen und Schienen, von denen jene aus Leder genau nach einem Gipsabguß des betreffenden Gliedes hergestellt werden. Sie gewähren einen festen, unverrückbaren und sicheren Sitz am Körper, weil sie das Bein oder den Arm ganz umschließen und genau nach der Form des betreffenden Gliedes gearbeitet sind, während die Gurte, selbst wenn sie so fest zusammengezogen werden, daß sie tiefe Schnürfurchen in Haut und Muskulatur erzeugen, doch niemals den Apparat so sicher am Körper fixieren.

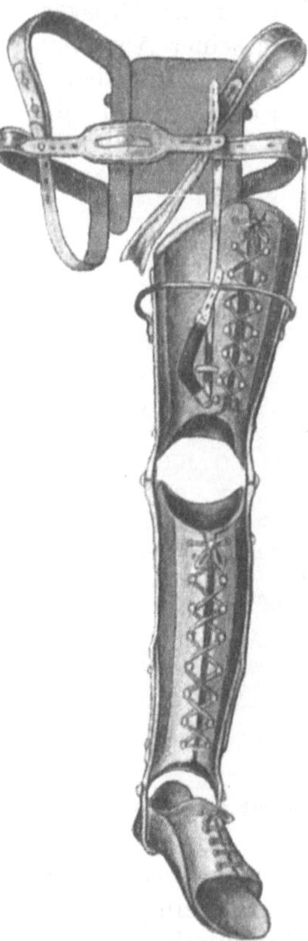

Abb. 8. Hessingscher Schienenhülsenapparat für das Bein mit Beckenkorb.

Durch die Hülsen wird außerdem der Druck des Apparates auf eine viel größere Fläche verteilt und deshalb viel besser vertragen als bei den einschneidenden Gurten, und endlich leidet der Blutkreislauf und die Ernährung der Muskulatur unter den Hülsen viel weniger als unter den Gurten. Völlig unschädlich sind auch sie nicht, das haben wir ja schon oben hervorgehoben.

Wenn immer noch von mancher Seite behauptet wird, daß es nur in den Hessingschen Anstalten allein möglich sei, derartige Apparate wirklich exakt und gut sitzend zu arbeiten, so soll dem auch an dieser Stelle hier noch einmal ganz energisch widersprochen werden. Die Konstruktion und Herstellung dieser Apparate ist kein Geheimnis und Lange-München hat recht, wenn er sagt: „Die Apparate Hessings werden heute in allen guten deutschen orthopädischen Werkstätten hergestellt.“

Künstliche Glieder.

Künstliche Glieder.

Während in früheren Zeiten der praktische Arzt wohl kaum jemals in die Lage kam, sich mit künstlichen Gliedern befassen zu müssen, so sind die Zeiten jetzt durch den Krieg doch andere geworden. Die Zahl der Amputierten ist Legion geworden und deshalb muß auch der praktische Arzt heutzutage wenigstens etwas auf diesem Gebiet beschlagen und mit den Neuerungen wenigstens etwas vertraut sein, um dem Amputierten in seiner Klientel Rede und Antwort stehen zu können, wenn er nach diesem oder jenem gefragt wird.

Das Feld ist natürlich viel zu groß, als daß man es in einem für den Praktiker geschriebenen Buch auch nur annähernd beackern könnte; nur in großen Zügen will ich es tun, und ich will vor allem dem Arzt eine Handhabe geben, damit er die Spreu von dem Weizen sondern kann, denn auch auf diesem Gebiet hat sich jetzt schon eine Reklame breit gemacht, die oft genug die Grenze des Erlaubten übertrifft, und diese Reklame wird sich mit der Zeit sicherlich noch steigern.

Reklame mit künstlichen Gliedern.

Es ist nur zu begreiflich und verständlich, daß sich die Amputierten mit Hast auf solche Veröffentlichungen stürzen und auf Grund des Gesehenen und Gelesenen annehmen zu dürfen glauben, daß jetzt das richtige Ersatzstück gefunden sei, das ihr verlorenes Glied voll und ganz ersetzen könne. Sie kommen zum Arzt, sie wenden sich an die Berufsgenossenschaften, an die Militärbehörde, an Fürsorgestellen, mehr oder weniger unterstützt von Leuten, die zwar Gutes wollen, aber Böses schaffen, weil sie sich in Dinge mischen, von denen sie so gut wie nichts verstehen, und wenn man ihnen dann sagen muß, daß es noch gute Weile mit solchen und ähnlichen Erfindungen habe und daß keineswegs alles das zutreffe, was sie in den Anpreisungen gelesen hätten, ja, daß es wohl niemals dahin kommen werde und könne, dann gehen sie gedrückt und wieder um eine Hoffnung ärmer von dannen, falls sie den Worten glauben. Es gibt aber auch genug, die diesen nicht glauben und die denken, daß man ihnen diese neue Erfindung, dieses vorzügliche „beste Bein der Welt" nur deshalb nicht geben wolle, weil es zu teuer sei. So wird dann unnötigerweise böses Blut gemacht. Daß man nicht jedem persönlichem Wunsche gerecht werden kann, zumal, wenn es sich um Dinge handelt, die längst noch nicht spruchreif und ausgeprobt, die noch nicht einmal über das Stadium eines ersten Versuches hinausgekommen sind, nun, das müßte doch wohl jeder einigermaßen vernünftige Amputierte einsehen, zumal wenn es sich noch dazu um Dinge handelt, von denen es offensichtlich für den Fachmann feststeht, daß sie zwar nicht den Amputierten, wohl aber ihren Verfertigern Nutzen bringen und die Taschen füllen können.

Solchen Anpreisungen sind meist Zeugnisse beigegeben, in denen mit zum Teil überschwenglichen Worten ein Kunstbein über alles gelobt wird. Wie derartige Zeugnisse entstehen und was sie oft genug für Wert haben, weiß ja jeder mit solchen Dingen Vertraute und jede Firma, die viele Beine anfertigt, könnte auch jederzeit mit der gleichen Anzahl guter Zeugnisse aufwarten, da auch mit ihren künstlichen Beinen, auch wenn sie nicht so teuer sind, viele Amputierte gut laufen können. Tagtäglich kann sich der, der auf diesem Gebiet arbeitet, davon überzeugen, daß dies der Fall ist, ja, daß Leute mit sog. einfachen Behelfsprothesen, die aus mit Stahlschienen versehenen Gipshülsen angefertigt werden und nur wenige Mark kosten, ganz erstaunliche Leistungen vollbringen, sicherlich die gleichen, wie jene Zeugnisaussteller auch. Und trotzdem wird man derartige Prothesen nicht als „die besten der Welt" bezeichnen.

Ich habe nicht einen, nein, ich habe schon eine ganze Reihe Amputierter gesehen, die sich teure Beine beschafft hatten und mit diesen gar nicht oder nur sehr wenig zufrieden waren und dann mit einem billigeren Bein einfacher Konstruktion sehr gut laufen konnten und nunmehr das teure Bein in die Ecke stellten. Hiervon erfährt der Leser solcher Kataloge und Prospekte nichts. Ihre Briefe fliegen in den Papierkorb. Auch der Professor der Chirurgie Riedel in Jena, selbst ein Amputierter, konnte seine technisch ausgezeichnet gearbeitete Prothese, die viel Geld gekostet hatte, nicht tragen, stellte sie beiseite und ging mit seiner billigeren und einfacheren auf die Jagd, erstieg Berge und machte noch vieles andere mehr. Auch hatte er es am eigenen Leibe erfahren müssen, wie er selbst schrieb, daß die einfachsten Apparate meist auch die besten und brauchbarsten sind, wenn man einmal ganz von den Reparaturen absehen will, die sich selbstverständlich mit der zunehmenden Kompliziertheit der künstlichen Glieder mehren und häufen werden.

Auch den Angaben seiner Leidensgenossen soll der Amputierte nicht blindlings Glauben schenken, wenn jene ihr künstliches Glied als das beste anpreisen. Sie haben ja meist gar kein Urteil über die Beine anderer Firmen, da sie nur das eine Bein tragen, das allerdings gut paßt und mit dem sie gut gehen können, womit aber noch längst nicht gesagt ist, daß auch alle anderen Amputierten ebensogut mit diesem Bein gehen können.

Immer und immer wieder müssen wir unseren Amputierten vorhalten, daß die teuersten künstlichen Glieder durchaus nicht immer die „besten" zu sein brauchen, daß die meisten Bandagisten ihr künstliches Bein für das „beste" halten und anpreisen, immer und immer müssen wir ihnen vorhalten, daß es ein „bestes" Kunstbein für alle Fälle überhaupt nicht gibt. Das „beste künstliche Glied" ist für den Träger immer das, das er selbst durch seine Energie und Geschicklichkeit zum „besten für sich" macht. Was für den einen Amputierten das „beste" Ersatzglied sein kann, kann vielleicht ein anderer gar nicht oder nur schlecht gebrauchen.

Ist der Amputierte aber mit seinem künstlichen Glied zufrieden, dann soll er ja bei der betreffenden Firma, die dasselbe geliefert hat, bleiben und dieselbe, wenn nicht dringende Gründe vorliegen, unter keinen Umständen wechseln, lediglich etwa auf den Rat von guten Freunden, Leidensgenossen oder anderen Leuten, die dabei oft genug eigene Vorteile oder solche anderer verfolgen. Der erste Hersteller ist schon auf den jeweiligen Fall eingearbeitet, ist vertraut damit und kann auf etwaige Sonderwünsche weit eher Rücksicht nehmen und sie beachten, als ein neuer Lieferant, der sich erst wieder darauf einarbeiten muß, was oft genug erhebliche Schwierigkeiten machen kann, namentlich wenn schwierige Stumpfverhältnisse vorliegen.

Ein jeder Amputierte hat seine Eigenheiten, auf die dann der betreffende Bandagist, der das erste Bein geliefert hat, schon eingestellt und eingearbeitet ist. Es sind manchmal nur Kleinigkeiten in den Augen des neuen Bandagisten, die der Amputierte vorbringt und die der Bandagist nicht berücksichtigen zu müssen glaubt, obwohl sie für den Träger von größter Wichtigkeit sind.

Nicht jedes künstliche Glied, mag es nun ein künstlicher Arm oder ein künstliches Bein sein, das tadellos und sauber in seinem Äußeren hergestellt und gearbeitet ist, dessen Ränder mit dem schönsten blauen und roten Glacéleder eingefaßt sind, und das womöglich auf irgendeiner Ausstellung eben wegen dieser guten äußeren Ausführung den ersten Preis erhalten hat, ist zweckmäßig und zum Gebrauch geeignet. Man verlangt von einem künstlichen Gliede mehr als ein schönes Aussehen, auf das jeder Prothesenträger gern verzichten wird, wenn er es nur sonst gut gebrauchen kann. Nicht das gute Aussehen eines künstlichen Gliedes macht seinen Wert allein aus, auch nicht seine durchaus sachgemäße Ausführung, sondern eine Hauptbedingung für die Leistungsfähigkeit des Amputierten ist ein guter Amputationsstumpf. Guter Stumpf und gute Prothese. Beides muß da sein, um die höchste Leistungsfähigkeit bei einem Amputierten zu erzielen, vorausgesetzt, daß nicht ein drittes im Bunde fehlt, und das ist die Energie und der eiserne Wille des Amputierten, der manchmal sogar auch bei schlechtem Stumpf und schlechter Prothese Schwierigkeiten zu überwinden vermag, die ein energieloser, willenloser Amputierter auch bei bestem Stumpf und bei bester Prothese zu überwinden nicht imstande ist.

Stumpf und Prothese.

Das „Ich will“ spielt hierbei eine gewaltige Rolle. Ich habe Leute gesehen, die mit einem unzweckmäßig gearbeiteten Bein tadellos fertig wurden, und auch andere wieder, die mit einem durchaus zweckmäßig und gut gearbeiteten Bein gar nichts leisteten. Es liegt nicht immer an dem betreffenden künstlichen Gliede, sondern meist an den Trägern derselben selbst, unter denen es auch „Künstler“ gibt, die gewisse Höchstleistungen mit ihren künstlichen Gliedern vollbringen, die aber keineswegs dafür beweisend sein dürfen, daß nun alle, die das gleiche künstliche Glied bekommen, auch dieselben Leistungen vollbringen werden, wie jene, die es eben durch ihre Anlage, ihre Geschicklichkeit, ihren Eifer, ihre Energie, ihren Fleiß und ihre Übung bis zu jenen Leistungen gebracht haben.

Immer wieder müssen es sich die Amputierten klarmachen, daß ein künstliches Glied nie ein vollwertiger Ersatz für das verlorene Glied sein kann, und daß einem künstlichen Gliede aus begreiflichen Gründen stets gewisse Mängel anhaften werden, die auch der beste Orthopädiemechaniker nie und nimmermehr beseitigen kann, auch wenn er noch so gut sein Fach versteht, ja der beste in seinem Fache ist.

Leistungsfähigkeit der künstlichen Glieder.

Die Leistungsfähigkeit des künstlichen Gliedes vermindert sich mit der Abnahme der Stumpflänge, so daß wir zunächst einen großen Unterschied zu machen haben zwischen Unter- und Oberschenkelamputierten und zwischen Unter- und Oberarmamputierten, gar nicht einmal zu reden von denen, bei denen das ganze Glied im Schulter- oder Hüftgelenk ausgelöst werden mußte. Ein im Unterschenkel Amputierter wird besser gehen, da er noch mit dem erhaltenem Kniegelenk sein künstliches Bein steuern kann, als ein im Oberschenkel Amputierter, bei dem erst wieder am Kunstbein selbst Vorrichtungen anzubringen sind, die eine Beweglichkeit im künstlichen Kniegelenk ermöglichen. Daß diese Vorrichtungen nicht so gut wirken werden wie die erhaltenen natürlichen Kräfte, das dürfte wohl auch der Dümmste einsehen. Genau so ist es bei dem im Unterarm Amputierten, der bei erhaltenem, frei beweglichem Ellbogengelenk mit seinem künstlichen Gliede mehr leisten wird als ein im Oberarm Amputierter oder gar einer, dem der ganze Arm fehlt.

Selbst bei den einzelnen Unterschenkel- und Oberschenkelamputierten, bei den einzelnen Unterarm- und Oberarmamputierten ist ein großer Unterschied zu machen, je nach der Güte und Beschaffenheit und der Länge der Amputationsstümpfe. Ein Amputierter mit langem Oberschenkelstumpf wird besser gehen können als ein solcher mit einem kurzen, da jener einen längeren Hebelarm zum Steuern der Prothese besitzt und derselben außerdem auch noch einen festeren Halt und Sitz am Körper gewährt. Aber neben der Länge des Stumpfes sprechen auch noch viele andere Dinge mit, von denen wir nur die Art und Beschaffenheit der Narben und Muskeln, die Empfindlichkeit des Stumpfes und noch vieles andere mehr erwähnen möchten. Amputierte mit langen Stümpfen, die feste, derbe, gut liegende Narben und kräftig erhaltene Muskulatur haben und die auf Druck, Stoß und auch sonst unempfindlich sind, werden mehr leisten können als Amputierte mit kurzen lappigen Stümpfen, deren Muskulatur schlaff ist und die mit dünner Haut und zarten Narben bedeckt und daher sehr, oft schon bei leisestem Druck und Stoß, empfindlich sind. Beinamputierte mit sog. tragfähigen Stümpfen, d. h. mit solchen Stümpfen, die infolge ihrer Beschaffenheit die Körperlast ganz oder wenigstens teilweise mit ihrem Stumpfende tragen können, werden meist besser gehen als Amputierte mit nicht tragfähigen Stümpfen, bei denen die Körperlast an höher gelegenen Stellen des Stumpfes abgefangen werden muß. Es gibt genug Stümpfe, die infolge ihrer Beschaffenheit dem Amputierten mancherlei Schmerzen und Unannehmlichkeiten beim Tragen der Ersatzglieder bereiten, die aber durch operative Eingriffe beseitigt werden können. Es sind nur in seltenen Fällen Reamputationen nötig, in den meisten werden kleinere Eingriffe — ich erinnere nur an die Entfernung der Stumpfneurome — vollauf genügen.

Zweckmäßige Beschaffenheit der künstlichen Glieder.

Die Anforderungen, welche Hoffa schon vor dem Kriege in seinem Lehrbuch an ein künstliches Glied stellte, bestehen auch heute noch zu Recht. Es soll in Größe und Form mit dem noch vorhandenen gesunden übereinstimmen, es soll leicht aber dauerhaft sein. Genügende Haltbarkeit ist eine Hauptbedingung und in zweiter Linie kommt erst das Gewicht. Manche Bandagisten möchten geradezu einen Leichtigkeitsrekord aufstellen, um damit Reklame zu machen. Aber auch hier heißt es individualisieren und nicht schematisieren. Es ist nicht das gleiche, ob ich einen Amputierten vor mir habe, der nur geistige Arbeit verrichtet oder einen Amputierten, der schwere körperliche Arbeiten mit seinem künstlichen Bein machen will. Nach der Art der Beanspruchung muß sich die Stärke der Einzelteile richten und mithin auch das Gesamtgewicht.

Weiter soll sich dann ein künstliches Glied einfach und bequem, dabei aber doch sicher am Stumpf befestigen lassen und soll eine dem Natürlichen nahekommende, leichte, möglichst vielseitige, der Art und dem Grade nach zu modifizierende Bewegungsmöglichkeit der Gelenke und dabei doch einen einfachen, zuverlässigen und leicht zugänglichen Mechanismus für die Bewegungen besitzen. Schließlich soll es die Funktionen des Gliedes möglichst vollständig gestatten und in bezug auf Anschaffung und nötig werdende Reparaturen nicht zu teuer sein.

Die genannten kosmetischen Forderungen können leicht erfüllt werden, sowohl beim künstlichen Bein und Arm, die Forderungen der Funktion aus begreiflichen Gründen leichter am Bein als am Arm, weil bei diesem weit kompliziertere Verhältnisse vorliegen als bei jenem, dem ja nur die Funktion des Gehens und Stehens zufällt. Je mehr wir bei dem Arm die Funktion berücksichtigen, je mehr wir also einen wirklichen Arbeitsarm schaffen wollen, um so mehr wird der kosmetische Punkt in den Hintergrund treten müssen.

Arbeitsarme.

Der Krieg hat den Markt, fast möchte ich sagen, mit solchen Arbeitsprothesen überschwemmt. Was heute in den Himmel gehoben wurde, wanderte morgen wieder in die Hölle und machte etwas Neuem Platz, dem es dann bald auch wieder so erging. Es würde viel zu weit führen, wollte ich auch nur die gebräuchlichsten der Arbeitsarme hier anführen; nur das eine möchte ich erwähnen, daß die anfangs auf diese Arbeitsarme, namentlich von solchen Leuten, die sich bisher auf diesem Gebiet noch nicht betätigt hatten, gesetzten Hoffnungen zum allergrößten Teil zunichte geworden sind. Auf Grund meiner Erfahrungen, die ich als leitender Arzt eines großen Amputiertensammellazaretts mit 200 Betten während einer zweijährigen Tätigkeit machen konnte, kann ich nur Horion, v. Eiselsberg u. a. darin beistimmen, daß die Amputierten, abgesehen von ganz vereinzelten Fällen, ihre Arbeitsarme, die sie bekommen hatten, nach ihrer Entlassung aus dem Heeresdienst nicht benutzten und nach einfachen Schmuckarmen verlangten, da sie „draußen mit den Arbeitsarmen nichts hätten anfangen können", oder nach solchen mit beweglichen Händen, die wir selbsttätige Kunstarme nennen. Bei ihnen können nach Biesalski einzelne Abschnitte durch Muskelwirkung des Trägers mit einer von seinem Willen abhängigen Kraft so geführt und bewegt werden, daß sie physiologische Bewegungen nachahmen, daß also das Kunstglied zu einem Teil des vom Gehirn durch Vermittlung der Muskulatur bewegten menschlichen Körpers wird, wenn auch seine Leistungen naturgemäß weit hinter den physiologischen zurückbleiben müssen.

Selbsttätige Kunstarme.

Hier können wir nun verschiedene Kräfte wirken lassen, solche die außerhalb des Stumpfes liegen, wie z. B. Brust-, Schulterzug u. a. m. und auch solche, die den Stumpf selbst bewegen. An dritter Stelle steht dann die Ausnutzung der dem Stumpf noch verbliebenen Muskelreste und zwar kann man sie nach Biesalski ausnützen, ohne daß man ihnen mit dem Messer zu Leibe geht, aber auch durch nachträgliche Operation. Ich erinnere hier nur an die Vanghetti-Sauerbruchsche Methode, durch die Muskelkanäle gebildet werden, von denen aus die Bewegung der Finger in die Wege geleitet wird. Auch der Krukenbergschen Methode soll hier gedacht werden, der den Unterarmstumpf spaltet und so eine lebendige Schere bildete, die mit Gefühl ausgestattet ist und eine ganz außerordentliche Kraft entwickeln kann, so daß man, wie Biesalski ganz richtig sagt, froh ist, wenn man seine eigene Hand aus dieser Schere wieder heraus hat, mit der der Amputierte nicht nur schwerere Gegenstände erheben und festhalten, sondern auch feinere Hantierungen machen kann. Auf die anderen operativen Verfahren zur Stumpfumwertung will ich hier nicht näher eingehen.

Die besten selbsttätigen Arme, die wir zur Zeit haben und die keine Stumpfoperation notwendig machen, sind der Langesche, der Hirsch-Arm und der Carnes-Arm, von deren Zweckmäßigkeit und Brauchbarkeit ich mich nun schon in vielen Fällen persönlich überzeugen konnte, namentlich bei Doppelamputierten, die mit diesen Armen sehr zufrieden waren und unabhängig von anderen sich nach dem Anlegen dieser wieder im Leben betätigen und bewegen konnten.

Noch einmal möchte ich aber am Schluß dieses Abschnittes auf das eine hinweisen, daß wir wie überall in der Medizin, so auch hier bei der Auswahl der Prothesen nicht schematisieren, sondern individualisieren sollen, daß wir nicht nur die Beschäftigung, den Stand und den Beruf berücksichtigen dürfen, sondern auch den Bildungsgrad, die Intelligenz und Geschicklichkeit des einzelnen, denn auch in der Handhabung und in dem Gebrauch derselben sehen wir erhebliche Unterschiede. Daß der Amputierte natürlich genau mit der Konstruktion und dem Gebrauch seines künstlichen Gliedes vertraut sein muß, ist unerläßlich. Von der Übung wird es abhängen, wie er später mit seiner Prothese fährt. Die Prothesen arbeiten nun einmal nicht von selbst, auch wenn sie noch so gut durchdacht und ausgeführt sind, und deshalb müssen wir immer wieder unsere Patienten darauf aufmerksam machen, daß nur dauernde Übung verbunden mit großer Geduld und Energie zu einem guten Endergebnis im Gebrauch dieser führen kann.

Es bleibt uns nun noch übrig, die

operative Orthopädie

Operative Orthopädie.

zu besprechen. Wenn auch der praktische Arzt selbst wohl nie in die Lage kommen wird, größere orthopädische Operationen auszuführen, so muß er doch wenigstens etwas damit vertraut sein. Wie oft schlägt der Spezialist dem ihm überwiesenen Patienten eine Operation vor und wie oft geht dieser nicht sogleich auf diese ein. Er fordert Bedenkzeit und Überlegung; er geht meist zu seinem Hausarzt, um von diesem Rat und Hilfe zu holen, ob er sich der Operation unterziehen soll oder nicht. Ein Kopfschütteln dieses und eine Antwort, daß er mit diesen Dingen nicht Bescheid wisse, können und müssen ihn aber in den Augen seiner Schutzbefohlenen herabsetzen, können nud müssen Zweifel an seinem Können und Wissen auch auf anderen ärztlichen Gebieten aufkommen lassen, die vermieden wären, wenn er Rede und Antwort gestanden hätte. Er braucht ja über die Einzelheiten der Operation selbst nicht unterrichtet zu sein, das wird Sache des Spezialisten sein und bleiben, er muß aber wissen, daß solche Operationen möglich sind, und er muß ferner wissen, was man von ihnen erwarten kann und was nicht.

Orthopädische Weichteiloperationen.

Die chirurgischen Eingriffe in der Orthopädie sind unblutiger und blutiger Natur und zwar betreffen sie nur die Weichteile allein oder auch den Knochen.

Wir wollen uns zunächst mit den orthopädischen Operationen befassen, die an den Weichteilen, also an der Haut, an den Faszien und an den Sehnen und Muskeln, ferner an den Gelenkbändern und -kapseln vorgenommen werden. Erstere kommen hauptsächlich nur bei Narbenkontrakturen in Betracht, bei denen wir es zunächst mit einer Dehnung der Narben versuchen werden und, wenn wir mit dieser nicht zum Ziele kommen, dann bleibt uns nichts anderes übrig, als das Messer in die Hand zu nehmen und die Narbe, wenn sie günstig liegt und nicht allzu groß ist, am besten auszuschneiden und die Wunde wieder exakt zu vernähen. Gelingt die Naht wegen eines allzu großen Defektes nicht, so haben wir immer noch ein Mittel für die Deckung in Gestalt der Thierschschen Pfropfungen oder der gestielten Lappen in der Hand. Mit der Operation und Ausheilung der Wunde sind wir aber meist noch nicht fertig und eine Nachbehandlung ist hier oft ebenso wichtig wie die Operation selbst, mit der wir nicht zu früh aufhören dürfen, wenn wir nicht mit Rezidiven rechnen wollen, da ja auch nach eingetretener Heilung die Neigung zur Narbenschrumpfung oft genug noch eine große ist. Auch von seiten sonst tüchtiger Chirurgen wird dieser Nachbehandlung manchmal zu wenig Bedeutung beigelegt, die hauptsächlich in Massage und Gymnastik besteht.

Bei geschrumpften Faszien und Aponeurosen wird man die lineäre Durchschneidung vornehmen, mit der man nicht immer auskommen wird, namentlich bei schwereren Kontrakturen, bei denen eine wirkliche Faszioplastik an ihre Stelle tritt.

Orthopädische Operationen an den Sehnen.

Öfter als die erwähnten Eingriffe kommen solche an den Sehnen und Muskeln vor. Auch hier werden wir erst wieder in geeigneten Fällen den Versuch der unblutigen Dehnung machen mit nachfolgendem Gipsverband, der unbedingt notwendig ist und nicht zu früh abgenommen werden darf. Dieselbe kann in einem Akt erfolgen oder auch in Etappen, wie wir es ja schon früher erörtert haben. Kein zu brüskes Vorgehen, sondern langsam und bedächtig, das muß immer wieder betont und beherzigt werden, um Nebenverletzungen auszuschließen, die wieder zu neuen Schädigungen führen können. Sieht man, daß man auf unblutigem Wege nicht gut weiter kommt, oder muß man sich auf Grund einer genauen Untersuchung und reiflicher Überlegung von vornherein sagen, daß eine Beseitigung der Deformität auf unblutigem Wege nicht möglich ist, so muß man die Sehne oder den Muskel durchschneiden, also die Teno- oder Myotomie ausführen, was subkutan oder in offener Wunde möglich ist. In ersterem Falle bedient man sich der Tenotome, mit denen wir von einem kleinen Einstich aus die Sehne vollständig oder unvollständig durchschneiden können. Sie wird wohl am häufigsten an der Achillessehne vorgenommen, weil hier unangenehme Folgezustände und Nebenverletzungen der Gefäße usw. selten vorkommen werden. Daß natürlich auch diese kleinen Operationen streng aseptisch ausgeführt werden müssen, ist selbstverständlich. Ein kleiner aseptischer Verband deckt die meist kaum sichtbare Einstichwunde und darüber kommt der Gipsverband oder ein anderer fixierender Verband in korrigierter, manchmal auch in überkorrigierter Stellung des Gliedes, der so lange liegen bleiben muß, bis sich eine vollkommen sehnige Verbindung zwischen den durchschnittenen Enden gebildet hat und somit eine Verlängerung der früher verkürzten Sehne eingetreten ist.

Subkutane Tenotomie.

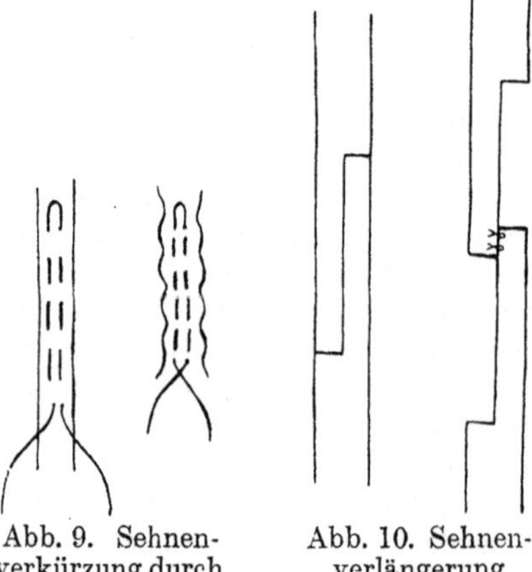

Abb. 9. Sehnenverkürzung durch Raffung.

Abb. 10. Sehnenverlängerung durch Z-Schnitt.

Einen großen Nachteil hat das subkutane Verfahren und das ist der, daß man „im Dunklen" arbeitet. Man wird es also nicht an solchen Stellen anwenden, an denen in der Nähe der zu durchschneidenden Sehnen Gefäße und Nerven liegen, die leicht dabei verletzt werden können. Deshalb ziehen die meisten Operateure die offene Durchschneidung vor, legen die Sehne oder den Muskel an der Stelle frei, wo er durchschnitten werden soll und vernähen den kleinen Hautschnitt wieder, mit dem man in der Regel auskommen wird.

Offene Tenotomie.

Operationen an den Bändern und Kapseln der Gelenke werden, abgesehen von einer Raffung oder Teilexzision der letzteren bei Schlaffheit derselben, nur in Verbindung mit der Durchschneidung aller Weichteile, die sich der Korrektur einer Deformität entgegensetzen, ausgeführt.

Sehnenverlängerungen und -verkürzungen

Neben diesen einfachen Tenotomien müssen wir noch weiterer Operationen an den Sehnen gedenken und das sind die Sehnenverlängerungen und Sehnenverkürzungen. Letztere kann man durch Exzision und Naht, durch Faltung oder Raffung ausführen (Abb. 9), erstere am besten durch einen Z-förmigen Schnitt, wie es die beigegebene Skizze zeigt. (Abb. 10). Daß bei größerem Klaffen der Sehnenenden der entstehende Defekt auch mit mehreren nebeneinanderliegenden oder durchschlungenen Seidenfäden gedeckt werden kann, soll nicht unerwähnt bleiben.

Sehnentransplantationen.

Ganz erhebliche Fortschritte haben wir in der Neuzeit mit den Sehnentransplantationen gemacht. Nicoladoni war der erste, der sie empfahl und Francke, Vulpius, Hoffa, Lange, Spitzy, Stoffel, Biesalski und noch viele andere mehr haben dann Baustein auf Baustein zusammengetragen und so ein Gebäude aufgeführt, das mit zu den glänzendsten in der Orthopädie gehört. Namentlich an gelähmten Gliedern haben wir mit dieser Operation Erfolge erzielen können, an die wir früher auch nicht im entferntesten gedacht hatten.

Man spricht von einer totalen Überpflanzung, wenn der Kraftspender ganz durchschnitten und auf den gelähmten Muskel überpflanzt wird (Abb. 11), von einer partiellen, wenn vom Kraftspender nur ein Teil bis in die Muskulatur hinein abgespalten und auf den Kraftnehmer überpflanzt wird (Abb. 12), man spricht von einer absteigenden oder aktiven Überpflanzung, wenn der durchschnittene oder abgespaltene Kraftspender auf die Sehne des Kraftnehmers genäht wird, von einer aufsteigenden oder passiven dagegen, wenn der durchtrennte Kraftnehmer an die intakte Sehne des Kraftspenders angeheftet wird. Alle diese erwähnten Methoden sind tendinöse, denen die von Lange angegebene periostale Methode gegenübersteht, bei der man nicht Sehne auf Sehne näht, sondern die kraftspendende Sehne direkt an dem Periost befestigt, sodaß sie einen neuen Ansatzpunkt am Skelett bekommt, den man natürlich möglichst günstig für die auszuübende Funktion wählen muß. Erweist sich die betreffende Sehne dafür zu kurz, so muß sie in der Weise verlängert werden, wie wir es oben bereits gehört haben.

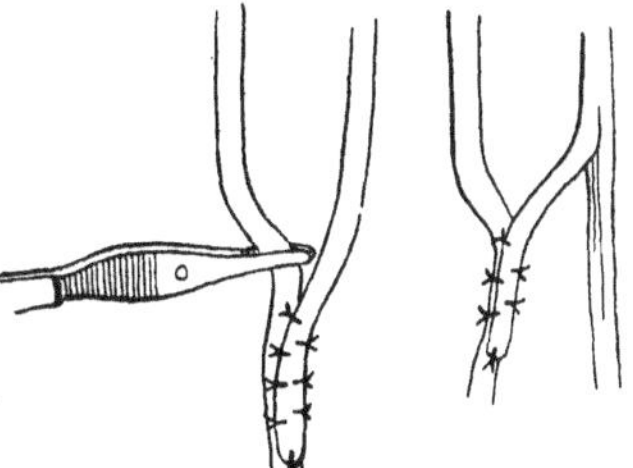

Abb. 11. Totale Sehnenüberpflanzung. Abb. 12. Partielle Sehnenüberpflanzung.

Auf die Technik der Sehnentransplantationen und auf die vielen Modifikationen bei ihrer Ausführung will ich hier nicht näher eingehen. Es sind immerhin schwierige Operationen, bei denen vorher der Operationsplan reiflich überlegt und gut ausgearbeitet sein muß und die auch nachher oft genug noch einer langwierigen Nachbehandlung bedürfen, mehr noch als andere orthopädische Operationen.

In der Hauptsache werden wir diese Operationen bei Lähmungen anwenden und am meisten wohl bei den Folgen der spinalen Kinderlähmung, die ein dankbares Feld für diese Operationen darbieten. Aber auch bei Lähmungen peripherischen Ursprungs sehen wir recht gute Erfolge, wenn eine Operation am Nerven selbst aus irgendwelchen Gründen nicht möglich ist.

Operationen an den peripheren Nerven.

Wie bei der Sehnenplastik, so unterscheiden wir auch bei der Nervenplastik partielle und totale, aufsteigende und absteigende Überpflanzungen. Es kommen dann noch weiter Nervenlösungen aus Narben- und Kallusmassen in Betracht und Nervennähte, Operationen, die wir gerade während der Kriegszeit in ungezählten Mengen ausführen mußten, wobei wir nicht zu erwähnen vergessen wollen, daß wir bei den Nervennähten oft recht lange auf die Erfolge warten müssen. Ich sah bei meinen ungezählten Nervenoperationen meist erst nach 7—8 Monaten die ersten Anzeichen einer wiederkehrenden Funktion, und ich kann nach meinen Erfahrungen Heile nur zustimmen, wenn er sagt, daß wir für die Regel damit rechnen müssen, daß die Wiederherstellung quer resezierter und genähter Nerven bis zu einem Jahr, über ein Jahr, auch zwei Jahre dauern kann. Diese lange Zeit, die zwischen der Operation und dem Wiederauftreten der ersten Funktion der gelähmten Muskeln liegt, ist wohl in der Hauptsache Schuld daran, daß immer noch eine ganze Anzahl Ärzte sich diesen Nervenoperationen mit einem „das hilft ja doch nichts" gegenüber passiv verhalten, weil wir eben nicht sogleich mit in die Augen springenden Erfolgen aufwarten können.

Tenodese und Arthrodese.

Handelt es sich um so ausgedehnte Lähmungen, daß wir von all den erwähnten Operationsmethoden keinen Erfolg mehr erwarten können, und wollen wir in solchen Fällen von den orthopädischen Apparaten loskommen, so können wir noch eine künstliche operative Fixierung eines oder mehrerer Gelenke in günstiger Stellung, natürlich unter Ausschaltung jeder Bewegungsfähigkeit vornehmen und zwar erreichen wir dies durch die Tenodese, durch eine Verkürzung sämtlicher Sehnen, die das Gelenk beherrschen und durch ihre Lähmung die fehlerhafte Stellung und das Schlottergelenk veranlassen, besser aber noch durch Arthrodese, durch die Verödung des Gelenks, mit der man eine absolute Fixation des Gelenks in denkbar bester Stellung erreichen kann, während bei der Tenodese die Fixierung natürlich nur eine relative, federnde sein kann. Die Arthrodese ist und bleibt aber eine verstümmelnde Operation, da sie das Gelenk für alle Zeit vernichtet und muß deshalb immer eine „Ultima refugio" bleiben. Die Hauptschwierigkeit für das Gelingen dieser Operation bildet das Erreichen einer Synostose der Gelenkenden, was nicht immer gelingt, da ja paralytische Knochen mit ihren schlechten Ernährungsverhältnissen oft geringe Neigung dazu zeigen. Deshalb wurden auch die verschiedensten Methoden ersonnen und ausgeführt.

Erwähnen möchten wir noch, daß alle die soeben erwähnten Sehnen- und Gelenkoperationen bei Lähmungen nicht zu früh ausgeführt werden dürfen, sondern erst dann, wenn der Zustand stationär geworden ist.

Brisement forcé.

Wir kommen jetzt zu einer Operation, die ich schon öfter vom praktischen Arzt ausgeführt sah, zum sog. Brisement forcé, sei es nun, um einem versteiften Gelenk die Beweglichkeit wieder oder dem in falscher, die Funktion hindernder Stellung versteiften Gelenk, eine bessere Stellung zu geben. Dieses Verfahren ist nicht so ganz ungefährlich, wie das manche Ärzte annehmen. Es sind schon häufig Frakturen in der Nähe der Gelenke beobachtet, namentlich bei Kniegelenken im unteren Teil des Femur, wenn es sich um atrophische Knochen handelte, dann aber auch Subluxationen, sogar Luxationen der Gelenke, Gefäßzerreißungen mit nachfolgender Gangrän der Extremität und endlich auch ein Wiederaufflackern der scheinbar ausgeheilten, aber nur latenten Entzündungsprozesse, namentlich nach Osteomyelitis und Tuberkulose, bei letzterer wiederholt auch ein Ausbruch einer akuten Allgemeintuberkulose. Auch Todesfälle durch Fettembolie sind bei diesem Verfahren beobachtet, so daß größte Vorsicht geboten ist. Tiefe Narkose, exakte Fixation des zentralen Gliedabschnittes, Erfassen des peripheren nahe dem Gelenk, um mit kurzem Hebel zu arbeiten, kein brüskes Vorgehen, alles das ist wohl zu bedenken. Je nach der Absicht dessen, was wir mit dem forcierten Redressement erreichen wollen, müssen wir den Gipsverband kürzere oder längere Zeit liegen lassen und in solchen Fällen, bei denen wir eine Beweglichmachung der Gelenke erzielen wollen, bald mit Massage und Gymnastik beginnen, mit Manipulationen, die natürlich stets mit Schmerzen verbunden sein werden, ohne die es nicht abgeht und die man gegebenenfalls durch Injektionen einer Schleichschen Novokainlösung in das Gelenk mildern kann, von denen ich Nachteile nie gesehen habe.

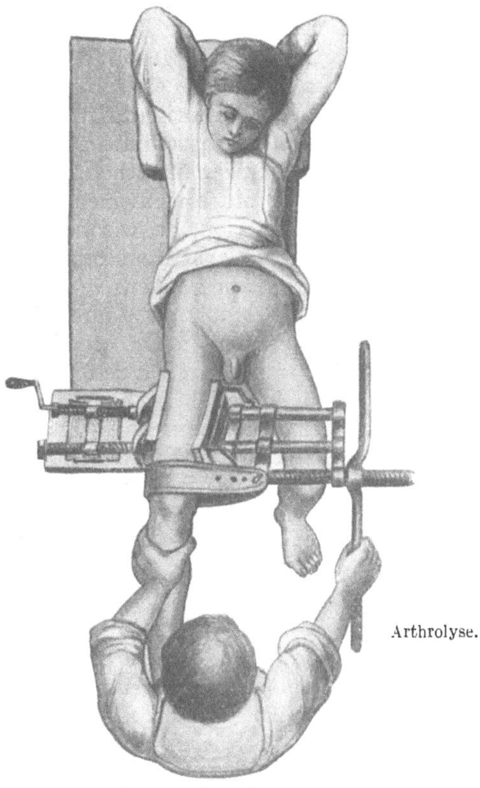

Abb. 13. Lorenzscher Osteoklast.

Wir können auch auf blutigem Wege versteifte Gelenke wieder beweglich machen durch die sog. Arthrolyse, bei der das betreffende Gelenk freigelegt und eine ausgedehnte Skelettierung der Gelenkenden vorgenommen wird, deren Wiederverwachsung man durch zwischengelagerte Fett-, Faszien- oder Muskellappen zu verhindern sucht. Arthrolyse.

Wollen wir einen deformen Knochen gerade richten, so können wir dies durch die Osteoklase erreichen, durch ein gewaltsames Zerbrechen des Knochens, der nach erfolgter Osteoklase in seiner geraden Form dann in einem Gipsverband fixiert wird. Sie kommt in Anwendung bei schlecht geheilten Frakturen, bei rachitischen Verkrümmungen, bei Gelenkdeformitäten u. a. m. Osteoklase.

Handelt es sich dabei um kindliche und noch weiche und zarte Knochen, so kann man sie mit der Händekraft allein vornehmen. Diese manuelle Osteoklase hat aber den Nachteil, daß man niemals weiß, ob die Fraktur auch wirklich an der Stelle eintritt, an der man es wollte, daß man auch die Richtung des Bruches oft genug nicht in der Hand hat, und schließlich ist sie überhaupt nicht anwendbar bei festen Knochen und bei Knochen der Erwachsenen. Das waren die Gründe, die dazu führten, die arbeitende Hand durch Maschinen zu ersetzen, d. h. also aus der manuellen Osteoklase eine maschinelle zu machen. Es sind eine ganze Reihe derartiger Osteoklasten, die als ein- und auch als zweiarmige Hebel wirken, erfunden worden, von denen ich nur den wohl am meisten gebrauchten Lorenzschen abbilden möchte, dessen Anwendungsweise im Bilde zu erkennen ist (Abb. 13). Mit solchen Apparaten gelingt es, selbst die härtesten Knochen zu durchbrechen.

Wird die Kontinuitätstrennung nicht im Knochen selbst, sondern in seiner Epiphysenlinie ausgeführt, so spricht man von einer Epiphyseolyse, die namentlich zur Beseitigung des Genu valgum verwendet wird. Ich bin mit meinem Lehrer Hoffa u. a. kein großer Freund dieser Operation, da wir bei derartigen Verletzungen der Epiphysenlinien mit Wachstumsstörungen rechnen müssen, die sich späterhin noch ausbilden können.

Osteotomie. Besser als alle diese unblutigen Knochenoperationen ist die blutige Durchtrennung, die Osteotomie, die oft schon von einem derartig kleinen Schnitt ausgeführt werden kann, daß man sogar von einer subkutanen Osteotomie spricht. Die Wunde ist nur so groß, daß gerade das den Knochen durchtrennende Instrument, der Meißel eingeführt werden kann. In der Regel durchmeißelt man den Knochen nicht ganz, sondern läßt, um Nebenverletzungen zu vermeiden, einige Knochenlamellen stehen, die man leicht vollends mit den Händen durchbrechen kann. Die Wunde wird aseptisch verbunden und die Extremität in korrigierter Stellung in einem Gipsverband fixiert, der bis zur Ausheilung des künstlich erzeugten Knochenbruches liegen bleibt. Die lineäre Osteotomie kann den Knochen gerade oder schräg durchtrennen; letztere werden wir in solchen Fällen anwenden, bei denen es gilt, starke Verkürzungen wenigstens zum Teil auszugleichen, indem wir die schräg durchmeißelten Bruchstücke bei permanenter kräftiger Extension aneinander vorbeiziehen.

Als dritte gesellt sich die keilförmige Osteotomie hinzu, die Wegnahme von Knochenteilen aus der Kontinuität, die wir bei hochgradigen Verkrümmungen anwenden, natürlich bei jugendlichen Personen unter Schonung der Wachstumslinien, damit später nicht noch Störungen im Wachstum der Knochen eintreten. Wir wenden sie auch häufig bei winkligen knöchernen Ankylosen an, bei denen sie gegebenenfalls durch die bogenförmige Osteotomie ersetzt werden kann, die am besten mit der Säge ausgeführt wird.

Auf andere Künsteleien, wie sie z. B. die Herausnahme eines Knochenstückes und das Wiedereinsetzen desselben in umgekehrter Richtung darstellt, will ich hier nicht näher eingehen. Derartige Operationen können uns noch manchmal bei den schwierigsten Fällen gute Erfolge bringen. Es bedarf natürlich vorher einer gründlichen Überlegung, wie die Operation am besten auszuführen ist, und hierbei mache ich wie bei allen anderen Knochenoperationen auch in der ausgiebigsten Weise von Röntgenaufnahmen Gebrauch. Den Knochenkonturen entsprechend werden Pappmodelle ausgeschnitten und mit Hilfe dieser wird die beste Operationsmethode für den jeweiligen Fall herausgesucht und zugleich auch die Größe des etwa herauszunehmenden Knochenkeils bestimmt. Bildhauer muß man sein und den Meißel gut führen können, sagt Hoffa; auch eine ausgiebige Freilegung des Knochens ist erforderlich, um eine möglichst gute Übersicht zu gewinnen.

Resektionen der Gelenke.

Zu erwähnen wären dann noch die typischen Resektionen, über die ich ja kein Wort weiter zu verlieren brauche, da sie dem praktischen Arzt zur Genüge bekannt sein dürften. Dieselben kommen in der Orthopädie bei veralteten Luxationen in Frage, die nicht mehr zu reponieren sind, bei durch Arthritis deformans und andere Erkrankungen zerstörten Gelenken und dann auch, um Ankylosen bei Schlottergelenken zu erzeugen und so die Extremität überhaupt erst in manchen Fällen wieder gebrauchsfähig zu machen.

Knochenexstirpationen.

Weiter kommen dann noch die Totalexstirpationen einzelner Knochen in Betracht zur Beseitigung hochgradiger Fußdeformitäten und die verschiedenen Arten der plastischen Knochenoperationen, die aber immer nur in der Hand eines geübten Orthopäden oder Chirurgen Erfolge bringen werden, Implantationen von Knochen, ja von ganzen Gelenken, Ersatz des Daumens durch die Großzehe und vieles andere mehr.

Das müssen wir uns aber am Schluß noch einmal sagen, daß wir niemals allzu schnell mit dem Messer bei der Hand sein und immer erst genau abwägen und überlegen sollen, ob man mit einem unblutigen Verfahren nicht das gleiche erreicht wie mit einem blutigen, das trotz strengster Asepsis doch einmal mißglücken kann. Es handelt sich ja in der Orthopädie um eine Indicatio orthopaedica, um funktionelle oder kosmetische Gründe, die dem Operateur das Messer in die Hand drücken, nicht aber um eine Indicatio vitalis, da ja das Leben des Patienten durch die Deformität niemals selbst bedroht ist.

Daß unter Umständen auch die sozialen Verhältnisse bei der Auswahl der Operation ein Wort mitzureden haben, soll nicht unerwähnt bleiben. Wir werden uns bei den Leuten, bei denen es darauf ankommt, ihre Arbeitsfähigkeit möglichst schnell wieder herzustellen, eher zu einer blutigen Operation entschließen, die keine lange Nachbehandlung erfordert und mit der wir schneller zum Ziele gelangen, als mit einer lange dauernden, kostspieligen unblutigen Behandlung.

Spezieller Teil.

I. Der Schiefhals.

Schiefhals. Mit dem Namen Schiefhals, Torticollis oder Caput obstipum bezeichnet man eine abnorme Kopfhaltung, die durch Veränderungen des Musculus sternocleidomastoideus, des sog. Kopfnickers, der aber in Wirklichkeit gar kein eigentlicher Kopfnicker ist, hervorgerufen wird. Entsprechend der Wirkung dieses Muskels wird der Kopf nach der Schulter gesenkt, während das Kinn nach der entgegengesetzten Seite gerichtet und gleichzeitig etwas erhoben ist (Abb. 14). Anfangs ist die seitliche Neigung des Kopfes stärker, und erst später gesellt sich die Drehung nach der gesunden Seite hinzu.

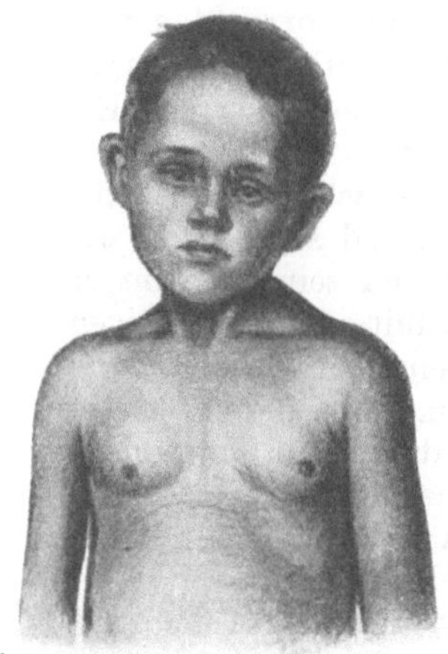

Abb. 14. Schiefhals.

Wir unterscheiden:

1. Angeborene Schiefhälse.
2. Intra partum erworbene Schiefhälse.
3. Nach der Geburt erworbene Schiefhälse.

Bei der ersten Gruppe haben wir zwei Arten zu unterscheiden, den muskulären und den ossären Schiefhals.

Angeborener Schiefhals. Für das Angeborensein der Deformität sprechen das Zusammentreffen mit andern angeborenen Mißbildungen, vor allen Dingen die Erblichkeit, weiter die Sektionsbefunde bei ganz jung verstorbenen Kindern und bei extrauterinen Föten. Die Kopfnicker waren bei solchen derartig sehnig verändert und verkürzt, daß diese Veränderungen nur intrauterin entstanden sein konnten.

Als Grund für dieselben nehmen die einen eine habituelle Schieflage des Kopfes im Uterus an, bei der die Ansatzpunkte des Muskels dauernd einander genähert lagen, andere wieder eine durch intrauterine Raumbeengung entstandene Ischämie infolge Druckes der Schulter auf den Kopf, eine intrauterin verlaufende Entzündung des Muskels, amniotische Verwachsungen mit der Gesichtshaut und noch andere wieder eine primäre Entwicklungshemmung des Sternocleidomastoideus. Ich glaube, auch hier dürfen wir uns nicht auf eine Ursache für alle Fälle festlegen, sondern es gibt auch hier wieder mehrere Ursachen, von denen einmal der einen, das andere Mal wieder der anderen die Schuld für die Deformität zugeschoben werden muß.

Neben diesen muskulären Schiefhälsen sehen wir auch solche, bei denen es sich um angeborene Anomalien des Skeletts handelt in Form von Verwachsungen einzelner Halswirbel, von rudimentärer Ausbildung dieser, von sog. Übergangs- und Schaltwirbeln der Hals- und obersten Brustwirbel, von Halsrippen und ähnlichen Veränderungen mehr.

Intra partum erworbener Schiefhals.

Wir kommen nunmehr zu dem intra partum erworbenen Schiefhals, der nach unseren Erfahrungen, die auch mit denen vieler anderer sich decken, der am häufigsten beobachtete ist. Die meisten Fälle entstehen im Anschluß an schwere Geburten, namentlich an Steißgeburten; es sind aber auch sicherlich Fälle genug nach spontanen, leichten Geburten beobachtet. Im allgemeinen werden die Verletzungen des Kopfnickers nach Hoffa durch direkten Druck eines Teiles der Geburtswege, der evtl. gebrauchten Instrumente oder der Hand verursacht, oder sie entstehen auch durch die Dehnung, die der Kopfnicker bei gewissen, auch spontan eingenommenen Kopfstellungen ausgesetzt ist. Besonders groß soll die Gefahr des Reißens des Kopfnickers bei denjenigen Kindern sein, welche schon während der Austrittsperiode forzierte Atembewegungen machen, weil dabei die Kopfnicker als Hilfsatemmuskeln angespannt werden.

Hämatom des Kopfnickers.

Klinisch sind derartige Verletzungen des Muskels meist an einer Anschwellung am Halse zu erkennen, an einem Hämatom, das aber mitunter auch fehlen kann, dem sich eine sekundär auftretende Myositis anschließt, eine diffuse interstitielle Entzündung, als deren Ursache nach Kader eine Infektion des verletzten Muskels mit pathogenen Mikroorganismen anzusehen ist, die bei Säuglingen auf hämatogenem Wege vom Darm aus erfolgen soll.

Nach der Geburt erworbener Schiefhals.

Auch bei den nach der Geburt erworbenen Schiefhälsen spielen verschiedene Ursachen eine Rolle, auf Grund deren folgende Einteilung die beste sein dürfte:

1. Der dermatogene Schiefhals.
2. Der myogene Schiefhals.
3. Der neurogene Schiefhals.
4. Der habituelle Schiefhals.
5. Der arthrogene Schiefhals.
6. Der osteogene Schiefhals.

Dermatogener Schiefhals.

Bei dem ersten handelt es sich um eine Narbenkontraktur, die einer primären Schädigung der Haut, der Faszien und des Unterhautzellgewebes folgt und nun die Veranlassung für die Deformität abgibt. Narben nach Verbrennungen, nach Lupus, nach Phlegmonen, nach Vereiterung der Halsdrüsen, nach Karbunkeln, kommen hier in Frage.

Myogener Schiefhals

Weitaus mehr Interesse beanspruchen die myogenen Formen, da sie nach Schulteß das größte Kontingent Kranker liefern, die einer orthopädischen Behandlung bedürftig sind. An erster Stelle dürfte hier wohl der rheumatische Schiefhals stehen, der dem Praktiker häufiger zu Gesicht kommt als dem Orthopäden, da er meist nur eine vorübergehende Affektion ist, die bald auf antirheumatische Mittel wieder verschwindet und keine Neigung zu einer dauernden Versteifung zeigt.

Der akute Beginn und die heftigen Schmerzen sind das Charakteristische und die Ursache ist meist eine Erkältung. Die Kopfhaltung ist nicht immer die anfangs beschriebene typische, da neben dem Sternocleidomastoideus auch noch andere Hals- und Nackenmuskeln von dem Rheuma befallen sein können.

Ernsterer Natur sind entzündliche Vorgänge im Muskel, welche zu bleibenden Veränderungen im Gewebe Veranlassung geben können und von denen vor allem die luetischen und ossifizierenden Myositiden zu erwähnen sind.

Auch nach Infektionskrankheiten, wie z. B. nach Typhus, Scharlach, Masern, Diphterie usw. sehen wir manchmal einen Schiefhals sich ausbilden infolge einer Entzündung im Muskel, die bald wieder ausheilen, oft genug aber auch chronisch werden und dann durch eine fibröse Entartung des Muskels zu einem dauernden Schiefstand des Kopfes führen kann.

Neurogener Schiefhals. Reflektorischer Schiefhals. Bei dem neurogenen Schiefhals unterscheidet Hoffa den reflektorischen, den spastischen und den paralytischen. Der erste dürfte wohl der häufigste und bekannteste sein, und ich glaube, daß ihn manche von uns schon selbst gehabt haben. Karbunkel und Furunkel, Entzündungen, der Halsdrüsen, Abzedierungen in den tieferen Schichten des Halses, Vereiterungen des Mittelohres und Warzenfortsatzes, alles das kann bekanntlich erhebliche Schmerzen machen und, um diese zu mildern, wird dann häufig der Kopf in eine Stellung gebracht, in der am wenigsten Schmerzen vorhanden sind und die auch ängstlich für längere oder kürzere Zeit innegehalten wird, bis sie meist von selbst mit dem Nachlassen der krankhaften Erscheinungen und Schmerzen wieder verschwindet.

Spastischer Schiefhals. Der spastische Schiefhals, der früher zu den Seltenheiten gehörte, hat jetzt aber wohl während des Krieges den reflektorischen an Häufigkeit übertroffen und ich glaube, es gibt kaum einen unter den Ärzten, der in größeren Heimatlazaretten tätig war, der ihn nicht in mehreren Fällen gesehen hätte, sowohl in Form des klonischen Krampfes, der ruckweise zuckenden Bewegung des Kopfes, wie auch der reinen hysterischen Kontraktur, des eigentlichen Caput obstipum spasticum. Da es sich um eine rein psychische Erkrankung handelt, muß er auch dementsprechend behandelt werden.

Paralytischer Schiefhals. Der paralytische Schiefhals ist eine Folge der Lähmung des Nervus accessorius, die mancherlei Ursachen haben und die Folge einer direkten Schädigung der Nerven durch ein Trauma oder Kompression durch Geschwülste usw. oder auch die eines zentralen Nervenleidens sein kann. Das Kinn ist nach der kranken Seite gedreht und etwas gehoben; der Kopf kann selbsttätig nicht nach der entgegengesetzten Seite gedreht werden, fremdtätig aber leicht, und charakteristisch ist vor allen Dingen das Fehlen des sonst sich stark abzeichnenden Muskelvorsprunges, wenn man die durch den Kopfnicker hervorgerufenen Bewegungen bei einigem Widerstand ausführen läßt. Man sieht dann nur den Muskelbauch der gesunden Seite.

Habitueller Schiefhals.

Den habituellen Schiefhals beobachten wir als Gewohnheitskontraktur z. B. bei Kindern, die dauernd von ihrer Wärterin auf einem Arm getragen wurden, bei Leuten, die auf einer Schulter oder auf dem Kopf fortgesetzt schwere Lasten tragen, vor allen Dingen aber bei Patienten mit Augenerkrankungen. Gerade auf diesen „Torticollis oculaire" möchte ich den Praktiker besonders aufmerksam machen. Meist kommt als Ursache hier ein Strabismus in Frage, mit dessen Heilung auch der Schiefhals verschwindet. An diese Ursache soll man immer bei solchen Kindern denken, bei denen man sonst keinen anderen Grund für die Deformität findet.

Arthrogener und ossärer Schiefhals.

Zu erwähnen wäre dann noch der arthrogene und ossäre Schiefhals im Anschluß an Erkrankungen und Verletzungen der Wirbelsäule. Die Spondylitis, die Skoliose, ferner auch Frakturen und Luxationen der Halswirbelsäule kommen hier in Betracht.

Sekundäre Veränderungen beim Schiefhals.

Als sekundäre Veränderungen im Gefolge des Caput obstipum zeigen sich nicht nur Skoliosen der Halswirbelsäule mit der Konvexität nach der gesunden Seite, sondern auch solche der Brust- und Lendenwirbelsäule mit entgegengesetzten Krümmungen, ferner Schädel- und Gesichtsasymmetrien und schließlich auch Einschränkungen des Gesichtsfeldes.

Diagnose.

Die Diagnose des Schiefhalses ist leicht; Schwierigkeiten kann nur manchmal die Differentialdiagnose zwischen den einzelnen Arten bereiten. Bei schwereren Fällen erfährt der schief gehaltene Kopf eine Verschiebung in toto nach der gesunden Seite; die Schulter der kranken Seite steht höher; der Muskel, den man bei der Palpation als festen, derben Strang fühlt, ist meßbar kürzer, als auf der gesunden Seite. Neben der abnormen Kopfhaltung fehlt bei ausgebildeten Fällen nie die Asymmetrie des Gesichts und Schädels. Die aktive Beweglichkeit ist behindert, namentlich die Drehung des Kopfes nach der kranken Seite, die auch passiv nur in geringem Grade möglich ist. Zu diesen Symptomen kommen dann noch die oben erwähnten sekundären Veränderungen hinzu.

Bezüglich der Differentialdiagnose wird der zikatrizielle Schiefhals keine Schwierigkeiten bereiten, auch der rheumatische nicht, der meist plötzlich auftritt und bei dem alle Bewegungen des Kopfes mit großen Schmerzen verbunden sind. Beim traumatischen, muskulären Schiefhals werden auch kaum diagnostische Irrtümer vorkommen, da wir ihn sofort nach der Geburt finden; ein Schiefhals infolge von Myositis nach vorausgegangenen Infektionskrankheiten läßt sich stets durch die Anamnese feststellen und beim reflektorischen Schiefhals werden uns Drüsenschwellungen oder andere lokale Krankheitserscheinungen schon auf den rechten Weg führen.

Von dem Schiefhals auf neurogener Basis ist der spastische leicht zu unterscheiden, beim paralytischen fehlt der sonst sich scharf, namentlich bei Bewegungen abzeichnende Muskelvorsprung. Das Vorhandensein anderer Lähmungen und die Anamnese bieten dann noch weitere Anhaltspunkte.

Das spondylitische Caput obstipum, das sich meist langsam zu entwickeln pflegt, werden wir später noch kennen lernen.

Prognose.

Die Prognose des Schiefhalses hängt von seiner Ursache ab; die beste bietet die Torticollis rheumatica, auch die reflektorische verschwindet mit der Beseitigung des auslösenden Erkrankungsprozesses, und die hysterische wird sich auch leicht auf suggestivem Wege beseitigen lassen. Der paralytische Schiefhals ist in der Regel unheilbar, namentlich wenn er auf zentraler Basis beruht, der gewöhnliche muskuläre ist selbst noch in schweren Fällen vollends zu beseitigen, wenn eine zweckmäßige Behandlung einsetzt; es vermögen sich sogar die sekundären Veränderungen mit der Zeit zurückzubilden, wenn wir es mit Personen zu tun haben, bei denen das Wachstum noch nicht abgeschlossen ist.

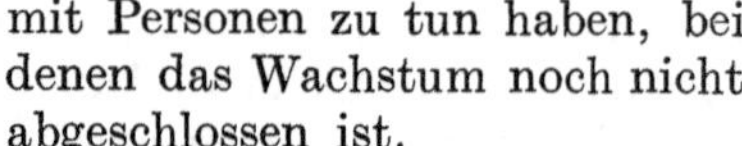

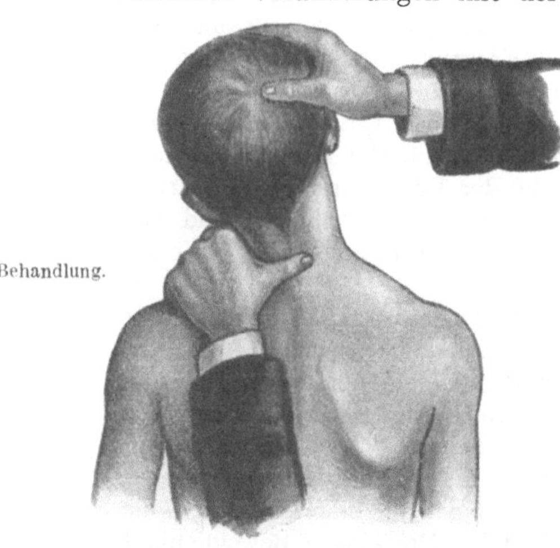

Abb. 15. Redressement des Schiefhalses nach Hoffa.

Der spondylitische Schiefhals hat die schlechteste Prognose, wie die Wirbelkaries auch, auf die wir ja später noch zu sprechen kommen.

Behandlung.

Mein Behandlungsplan beim Schiefhals ist heute immer noch der, wie ich ihn bei meinem verehrten Lehrer Hoffa gelernt habe. Bekomme ich Kinder mit muskulärem Schiefhals bald nach der Geburt zur Behandlung, so versuche ich es zunächst mit konservativen Maßnahmen; ich massiere die kranke Halsseite vorsichtig und redressiere den Schiefhals in der Weise, wie es die Abbildung zeigt, täglich mehrere Male (Abb. 15). Die Eltern werden in diesen Maßnahmen instruiert und führen sie später selbst aus, sobald wir die Gewißheit erlangt haben, daß sie damit vertraut sind. In der Zwischenzeit wird eine einfache Papp- oder Lederkrawatte angelegt, deren unterer Rand sich gegen das Schlüsselbein und deren oberer sich gegen den Unterkieferrand stützt, oder eine Bandage, die aus einem etwas breiten Brustgürtel und einem mit Schnallen versehenen Stirnreifen besteht, der noch durch einen Kinngurt festgehalten wird, damit er nicht abrutscht. An seiner Stelle kann man auch eine Kopfhaube verwenden. Durch zwei schmale Gummigurte, die von dem Brust- zum Stirngürtel ziehen und an beliebiger Stelle und in beliebiger Spannung fixiert werden können, kann man dann leicht dem Kopf die gewünschte Stellung geben. Gut wirkt auch eine entsprechende Lagerung des Kindes; Lorenz empfiehlt eine Gipslade, Lange ein Zelluloidstahldrahtbett mit überkorrigiertem Kopfteil.

Sieht man, daß man damit nicht zum Ziele kommt, dann soll man die Tenotomie des Kopfnickers ausführen. Die früher vielfach ausgeübte subkutane Tenotomie, die den Nachteil hat, daß man gelegentlich die großen Gefäße verletzen kann, und daß man vor allen Dingen kaum jemals alle verkürzten Weichteile treffen wird, hat wohl jetzt allenthalben der offenen Tenotomie Platz machen müssen, die gründlicher arbeitet, aber gewissermaßen nur den ersten Akt der Operation darstellt, dem dann noch der zweite, ebenfalls sehr wichtige Akt folgen muß, nämlich das modellierende Redressement der doch meist bereits vorhandenen Zervikalskoliose, auf das Lorenz den Hauptwert legt. Er will die Tenotomie nur als vorbereitende Operation angesehen wissen, die man bei leichteren Fällen im kindlichen Alter überhaupt vermeiden und durch die subkutane Zerreißung des Muskels, durch die Myorrhexis ersetzen kann oder bei älteren Fällen durch die nur teilweise Durchschneidung des Muskels. Jedes brüske Vorgehen ist hierbei zu vermeiden, ja man kann auch, wie Bade es empfiehlt, in Etappen vorgehen.

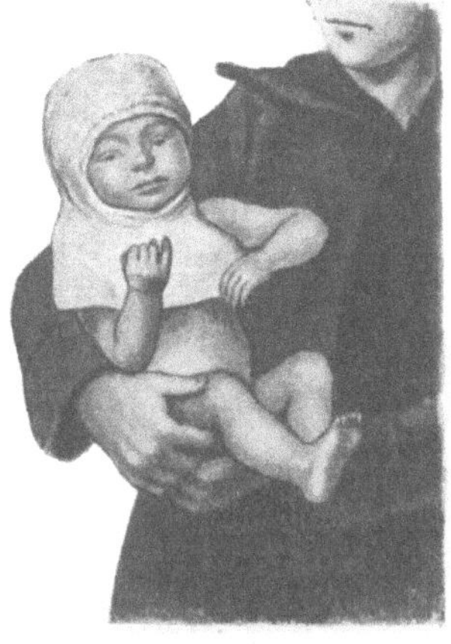

Abb. 16. Gipsverband bei Schiefhals.

Um den Kopf in der überkorrigierten Stellung gut zu fixieren, kann man einen Gipsverband, der den Kehlkopf frei läßt, anlegen (Abb. 16). Recht zweckmäßig hat sich auch der von Schanz empfohlene, leicht anzulegende Watteredressionsverband erwiesen, der 4—6 Wochen liegen bleibt (Abb. 17). Dann folgt die Nachbehandlung, die ebenso wichtig ist wie die Operation selbst, wenn man Rezidive vermeiden will. Redressierende Manipulationen, Suspensionsübungen in einer Kopfschwinge, Lagerung auf einer schiefen Ebene, aktive gymnastische Übungen sind hier am Platze. Bei den aktiven Übungen empfiehlt es sich, die Hand der gesunden Seite mit einem schweren Gewicht zu belasten, damit die Schulter dem sich neigenden Kopfe nicht entgegengeführt werden kann. In der Zwischen-

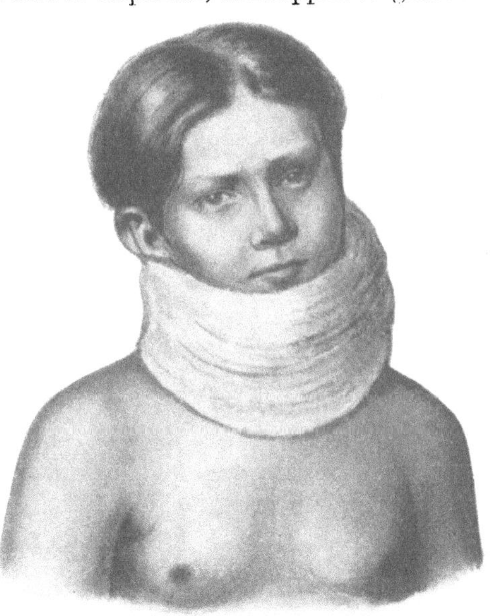

Abb. 17. Schanzscher Watteredressionsverband.

zeit bekommen die Patienten noch Korrektionsbandagen, wie ich sie oben beschrieben habe.

Ein Schiefhals ist nach Hoffa erst dann als geheilt zu betrachten, wenn der Patient imstande ist, den Kopf aus eigener Kraft so weit konträr anzulegen, daß hierdurch auch die Halsskoliose umgekrümmt wird, während bei aufrechter Kopfhaltung die seitliche Verschiebung des Kopfes dauernd behoben wird.

Mittels dieser geschilderten Behandlung gelingt es sicherlich in der weitaus größten Mehrzahl der Fälle den Schiefhals dauernd zu heilen und alle jene Operationsmethoden zu vermeiden, die wir uns nur für schwerere und schwerste Fälle aufbewahren sollen. Es sind dies die partielle und totale Exstirpation des Kopfnickers nach Mikulicz, die Verkürzung seines Antagonisten nach Wullstein, die plastische Verlängerung des kontrakten Muskels und noch andere mehr, auf die ich hier nicht näher eingehen will, nur möchte ich die neuerdings von Hohmann wieder beschriebene Operationsmethode Langes empfehlen, der unter besonderer Rücksicht auf die kosmetischen Verhältnisse den Muskel nicht unten an seinem Ansatzpunkt am Sternum und der Clavicula durchschneidet, sondern oben am Warzenfortsatz, die Operationsnarbe also an eine Stelle legt, wo sie durch Ohr und Haar leicht verdeckt wird. Ein weiterer kosmetischer Vorteil ist dann auch noch der, daß das Halsrelief erhalten bleibt, da der untere Teil des Muskels mit samt seinen Verwachsungen verschont wird.

Was die Behandlung der übrigen Formen des Caput obstipum anlangt, so werden beim zikatriziellen Schiefhals plastische Operationen zum Ziele führen, beim rheumatischen die Behandlung mit antirheumatischen Mitteln, mit vorsichtiger Massage und die Applikation von Wärme, beim hysterischen einzig und allein die Suggestivbehandlung und beim paralytischen neben der kausalen Behandlung die elektrische, die nach den allgemeinen bekannten Grundsätzen zu leiten ist.

II. Deformitäten des Thorax.

Deformitäten des Thorax.

Die Thoraxdeformitäten sind abgesehen von den Fällen angeborener Defekte einzelner Rippen, des Sternums, des großen Brustmuskels u. a. m meist erworbene, und zwar spielt als Ursache bei ihnen die Rachitis die Hauptrolle.

Bekannt ist ja der rachitische Rosenkranz, bekannt ist auch die so häufig vorkommende rachitische

Hühnerbrust,

Hühnerbrust.

das Pectus carinatum, jenes kielartige Vorspringen des Sternums. Ritter vergleicht den Querschnitt einer solchen Brust mit dem einer Birne, deren Stiel am Sternum zu denken ist. Die Seitenpartien des Thorax erscheinen abgeflacht, die unteren Rippen sind nach außen umgebogen. Daß bei stärkerer Deformität die Atmungstätigkeit der Lungen leiden wird, liegt wohl klar auf der Hand.

In leichten Fällen wird die Behandlung der Rachitis allein genügen, um die Deformität aufzuhalten, in schwereren kommen mechanische Maßnahmen in Betracht, wie manuelles Redressement und Lagerung in Reklination. Wollenberg verwendet ein Gipsbett mit durch Gummizüge federnder Druckpelotte. Atmungsübungen spielen auch hierbei eine große Rolle, die ich nach Hoffas Vorschriften ausführen lasse. Während beide Hände von hinten und von vorn her das Brustbein und die Wirbelsäule gegeneinander drängen, müssen die Kinder tief einatmen; man sieht dabei eine mächtige Entfaltung der verbogenen Rippen. Den gleichen Zweck haben auch entsprechende Übungen an Apparaten.

Seltener als die Hühnerbrust ist die sog.

Trichterbrust,

bei der sich an der medialen Partie der vorderen Brustwand und des oberen Teiles der vorderen Bauchwand eine trichterförmige Vertiefung befindet, die mit dem Wachstum des Patienten zunimmt und in hochgradigen Fällen manchmal den Anschein erweckt, als ob sie bis dicht an die Wirbelsäule reichte. Der Thorax erscheint von vorn nach hinten abgeplattet, die Wirbelsäule zeigt meist eine Verminderung der anteroposterioren Krümmungen, so daß der Rücken flach ist. Trichterbrust.

Die Deformität kann angeboren sein, ist aber in den meisten Fällen sicher erworben. Jene Fälle hat man auf mechanischem Wege durch Druck von kindlichen Teilen, namentlich des Unterkiefers auf die Brust zu erklären gesucht und bei diesen sind wohl meist die Rachitis die Ursache oder auch Respirationsstörungen. Als professionelle Deformitäten finden wir die Trichterbrust öfter bei Schuhmachern und Töpfern.

Die Therapie ist ziemlich machtlos. Atemgymnastik, Trompetenblasen, das Aufsetzen einer Saugglasglocke auf die eingesunkene Partie und noch manches andere mehr wird empfohlen.

Nach Erkrankungen der Lunge und Pleura kann es durch Narbenschrumpfung zur Verkleinerung und Einziehung der kranken Brustseite kommen, zu Thoraxdeformitäten, die unter dem Namen des

Rétrécissement thoracique

zusammengefaßt werden und die oft auch noch mit Wirbelsäulenverkrümmungen vergesellschaftet sind. Die Diagnose ist meist durch Anamnese gesichert und die Behandlung besteht hauptsächlich nach Ausheilung des ursächlichen Krankheitsprozesses in einer zweckmäßigen Lungengymnastik; die Ausbildungen von Wirbelsäulenverkrümmungen verhütet oder korrigiert man am besten durch zweckmäßige Stützapparate, wie wir sie im nächsten Abschnitt des Buches noch kennen lernen werden. Rétrécissement thoracique.

III. Deformitäten der Wirbelsäule.

1. Anteroposteriore Krümmungen.

Wenn wir die Wirbelsäule in ihrer Gesamtheit betrachten, so werden wir finden, daß sie nicht in gerader Richtung verläuft, sondern verschiedene Krümmungen zeigt. Zwei von diesen liegen mit ihrer Deformitäten der Wirbelsäule. Anteroposteriore Krümmungen.

Anatomie der normalen Wirbelsäule.

Konvexität nach vorn, die obere im Halsteil, die untere im Lendenteil, die dritte mit der Konkavität nach vorn, im Brustteil mit ihrer tiefsten Stelle etwa in der Gegend des 4. bis 6. Brustwirbels.

Als vierte Krümmung, auch mit der Konkavität nach vorn, rechnen manche noch die Ausbiegung hinzu, die sich am unteren Teile des Kreuzbeines befindet. Alle diese Krümmungen werden als anteroposteriore bezeichnet.

Diese Krümmungen sind bei Neugeborenen noch nicht deutlich ausgeprägt und so unbedeutend, daß die Wirbelsäule fast gerade erscheint. Mit der Zeit, wenn die Stellung des Körpers eine aufrechte wird, also zu Ende des ersten Lebensjahres, bilden sich dann die erwähnten Krümmungen aus. Sie sind die Folge der Belastung insofern, als nunmehr die Wirbelsäule den Kopf und die Arme zu tragen hat, während das Gewicht der Eingeweide einen Zug nach vorn und unten ausübt.

In diesen Krümmungen können unter vollständig normalen Verhältnissen in den verschiedenen Lebensaltern ziemlich erhebliche Veränderungen vorhanden sein, je nach der Entwicklung der Muskulatur, je nach der Art der Beschäftigung und aus noch anderen Gründen mehr.

Auf keinen Fall sind es die natürlichen Hemmungen der Knochen selbst und der Bänder, welche die Grenze der normalen Krümmungen abgeben. Dafür spricht die Vermehrung der Krümmungen bei vollständig schlaffer Haltung, wenn die Muskeln entspannt werden, die nach ihrer Anspannung sofort die Form „der schön gebauten Wirbelsäule“ wieder herstellen, dafür spricht die Vermehrung der Krümmungen bei Ohnmächtigen, Bewußtlosen oder gar Verstorbenen, also bei solchen Fällen, bei denen jede Anspannung der Muskulatur ausgeschlossen ist.

Hoffa vergleicht die Wirbelsäule mit einem gegliederten elastischen Stabe, dessen einzelne Glieder, die Wirbel, von oben nach unten in ihrer Dimension zunehmen, durch feste Bänder verbunden und durch elastische Scheiben voneinander getrennt sind. Gerade der Bau der letzteren, sowie die Gestaltung der einzelnen Gelenkfortsätze der Wirbel gestatten dieser ganzen Säule, diesem gegliederten Stabe eine gewisse Beweglichkeit, die, wenn sie auch zwischen den einzelnen Wirbeln keine sehr große ist, so doch durch die Summierung dieser einzelnen geringen Bewegungen zu einer sehr ausgiebigen der gesamten Wirbelsäule führt, die in den einzelnen Abschnitten eine sehr verschiedene ist, je nach der Art der Verbindung der Wirbel untereinander und je nach dem Bau derselben.

Die Bewegungen, die mit der ganzen Wirbelsäule ausgeführt werden können, sind die Beugung nach vorn oder hinten, die seitliche Beugung und die Drehung um eine senkrechte Achse, auch Torsion genannt.

Die größte Beweglichkeit besitzt die Hals- und Lendenwirbelsäule, während der Brustteil die geringste zeigt, infolge der geringen Ausdehnung der Zwischenwirbelscheiben und der dachziegelförmigen Ausdehnung der Wirbelbogen und Dornfortsätze.

Alle diese Bewegungen kommen durch die Muskeln zustande, denen zugleich auch noch die Hauptaufgabe zufällt, die aufrechte Haltung des Menschen zu bewerkstelligen. Die auf die Wirbelsäule einwirkenden Muskeln sind direkt oder vermittels anderer Skeletteile mit der Wirbelsäule in Verbindung.

Bei der aufrechten Haltung haben wir zwischen einer ungezwungenen Haltung ohne Spannung der Muskeln und zwischen einer „militärisch straffen" Haltung zu unterscheiden, bei der die Muskeln angespannt werden. Bei der letzteren wird der Schwerpunkt des Körpers nach hinten verlegt und die Lendenwirbelsäule stärker nach vorn ausgebogen. Aufrechte Haltung.

Wir haben es also bei dieser Haltung nicht mit einem eigentlichen Haltungstypus zu tun, sondern mit einer durch Muskelanspannung für kurze Zeit hervorgerufenen Haltung, die, länger eingenommen, zu einer Ermüdung führen muß und der dann die Haltung des Ausruhens, eben jene schlaffe Haltung, folgt, bei der das Becken nur wenig geneigt, die Krümmung der Lendenwirbelsäule nach vorn gering, die der Brustwirbelsäule nach hinten dagegen stärker ausgesprochen ist. Die Schwerlinie fällt hierbei hinter die Fußmitte, mehr nach der Ferse zu. Schlaffe Haltung.

Zwischen beiden Haltungen liegt als wirklicher Haltungstypus die Normalhaltung. Gehen wir von dieser aus, so treffen wir Menschen genug, welche Abweichungen von dieser zeigen, ohne daß diese schon als krankhaft bezeichnet werden können.

Neben dieser Normalhaltung kennen wir dann weiter noch den flachen und den hohlrunden Rücken.

Ersterer zeigt eine auffallend gering entwickelte Ausbiegung der Lendenwirbelsäule nach vorn und der Brustwirbelsäule nach hinten, so daß der Rücken in der Tat so „platt wie ein Brett" ist. Die Schulterblätter hängen nach hinten, die Brust ist flach, die Rippenbogen springen auffallend vor und der Bauch tritt etwas mehr zurück. Flacher Rücken.

Die Ursache dieses Haltungstypus ist manchmal eine hereditäre Anlage, öfter aber ein zu frühes Sitzen bei zu nachgiebiger Wirbelsäule und schließlich eine zu geringe Muskelenergie. Häufig sind dabei gleichzeitig Spuren überstandener Rachitis, der wir ja noch öfter bei der Entstehung von Wirbelsäulendeformitäten begegnen werden, zu finden.

Der flache Rücken ist außerordentlich günstig für die Entwicklung der seitlichen Wirbelsäulenverkrümmungen.

Das Gegenteil von diesem Haltungstypus ist der hohlrunde Rücken. Er zeigt im Gegensatz zu jenem, bei dem die physiologischen Krümmungen vermindert erscheinen, eine Vermehrung dieser, namentlich in der Lendenwirbelsäule, die tief eingesattelt ist, während die Brustwirbelsäule stark nach hinten hervorspringt. Der Kopf ist etwas vorgeschoben, der Bauch ist mäßig gewölbt, die Taille ist kurz und gedrungen und das Gesäß springt stark hervor. Hohlrunder Rücken.

Rassenunterschiede, familiäre Anlagen spielen bei der Entstehung dieses Haltungstypus, der in hohem Maße gegen die Entstehung seitlicher Rückgratsverkrümmungen schützt, eine Rolle; nach Schultheß ist er auch der direkte Ausdruck einer Insuffizienz, einer Schwäche der Knochen im heranwachsenden Alter.

Man muß genanntem Autor ohne weiteres recht geben, wenn er sagt, daß es oft sehr schwer fällt, zu bestimmen, ob eine solche Variation noch in den Bereich des Normalen gehört, oder ob sie schon zu den wirklichen Wirbelsäulendeformitäten zugezählt werden muß, weil eben diese physiologischen Krümmungen selbstverständlich innerhalb gewisser Grenzen wechseln, für welche meßbare Werte nicht angegeben werden können. Daß dadurch bei der Diagnose solcher Haltungsfehler der individuellen Auffassung des untersuchenden Arztes ein gewisser Spielraum gelassen wird und daß so der eine einen Fall noch als normal bezeichnet, den der andere schon zu den Haltungsfehlern rechnen würde, liegt wohl klar auf der Hand.

Runder Rücken. Den runden Rücken, auch Kyphose genannt, findet man häufig bei jugendlichen Individuen im Alter von 7—16 Jahren, und zwar bei Knaben und Mädchen, bei letzteren nach meiner Erfahrung entschieden häufiger. Er stellt nach Hoffa oft eine sich forterbende Eigentümlichkeit ganzer Familien, ja ganzer Rassen dar, wie z. B. der jüdischen.

Schlaffer Rundrücken. Der Rücken ist hierbei in einem großen Bogen nach hinten gewölbt, rund im wahren Sinne des Wortes; der Kopf ist vornüber geneigt, die Brust eingesunken, die Schultern sind vorgefallen und die Schulterblätter stehen flügelförmig vom Rücken ab. Das Becken ist nach vorn geschoben und horizontal gestellt, kurzum, der ganze Aufbau des Körpers macht den Eindruck einer gewissen Schlaffheit und Energielosigkeit. Wir finden deshalb diese schlaffen, vornübergeneigten Haltungen infolge mangelhafter geistiger Energie größtenteils bei schwachsinnigen Kindern, bei Idioten.

Wenn auch in vielen Fällen eine wirkliche Muskelschwäche die Ursache dieser Haltungsanomalie ist, so braucht eine solche doch nicht immer vorhanden sein. Im Gegenteil, es kann sich um Individuen mit gut entwickelter Muskulatur handeln. Ich erinnere nur an den runden Rücken der Athleten, auch an manchen „runden Turnerrücken".

Es spielt bei dieser Haltungsanomalie neben manchmal vorhandener Muskelschwäche auch die Willensschwäche eine gewisse Rolle. Anstatt mit Hilfe ihrer Muskeln die Wirbelsäule aufrecht zu tragen, überlassen die Kinder — um solche wird es sich meist handeln — es ihrer Wirbelsäule, sich so weit zu krümmen, bis es durch das Eingreifen der natürlichen Hemmapparate nicht mehr weiter geht. Wir können die Ursache leicht herausfinden. Letztere können auf Aufforderung hin eine völlig stramme Haltung einnehmen und sie auch für längere Zeit innehalten, jene bringen dies aber nicht fertig.

Diese Willensschwäche wird oft durch andere akzidentelle Schädlichkeiten, die im gleichen Sinne wirken, noch unterstützt. Als solche kommen in Betracht schlechte Schulbänke, schlechte und zu niedrige Arbeitstische, mangelhafte Beleuchtung bei der Arbeit, Kurzsichtigkeit, Überarbeitung durch zu langes Sitzen, z. B. bei häuslichen Arbeiten, kurzum alle solche Momente, die ein Erschlaffen der an sich sonst kräftigen Muskulatur veranlassen können (Abb. 18).

In den meisten Fällen wird sich der runde Rücken noch durch Anspannung der Muskeln selbst ausgleichen lassen, wenn nicht so, doch noch oft passiv durch die Hand des Untersuchenden. Es gibt auch Fälle genug, wo dies nicht mehr gelingt, wo es sich also im Gegensatz zu einer mobilen, noch leicht auszugleichenden Deformität um eine sog. fixierte Deformität handelt, die weder aktiv noch passiv ausgeglichen werden kann. Hier liegen dann nachweislich krankhafte Veränderungen vor, die wir aber nur bei länger bestehender Deformität finden werden. Die vorderen Längsbänder schrumpfen, die Zwischenwirbelbandscheiben und unter Umständen auch die Wirbelkörper selbst werden in ihren vorderen Abschnitten zusammengepreßt, wodurch wieder ein Auseinanderweichen der Dornfortsätze bedingt ist, die Weichteile, Haut und Muskeln passen sich den veränderten Verhältnissen an und schließlich ist das betreffende Individuum nicht mehr imstande, die Deformität auszugleichen.

Fixierter Rundrücken.

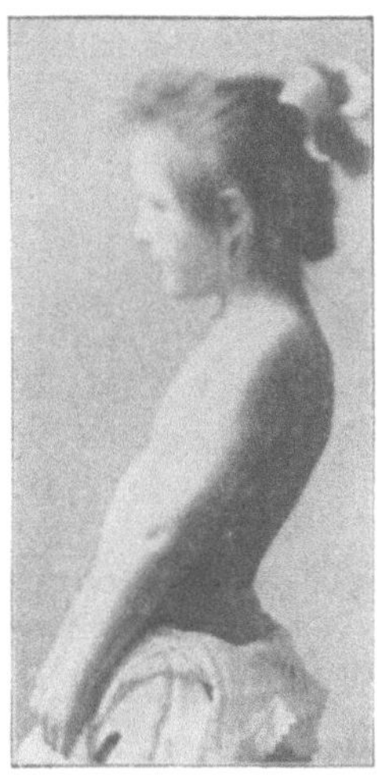

Abb. 18. Schlaffer Rundrücken nach Spitzy.

Hierher gehört z. B. der runde Rücken, den wir so häufig bei schwer arbeitenden Männern antreffen, ferner der runde Greisenrücken, bei dem es gelegentlich zu einem vollständigen Schwund der Zwischenhandscheiben und zu einer knöchernen Verwachsung der Wirbel kommen kann, so daß die Wirbelsäule gleichsam als ein Ganzes erscheint, als ein fester Stab, der überhaupt keine Beweglichkeit mehr zeigt oder nur noch eine minimale.

Rachitische Kyphose.

Eine besondere Besprechung verdient noch die rachitische Kyphose. Sie äußert sich anfangs als gleichmäßige Rückbeugung der Brust- und Lendenwirbelsäule, indem der schwere Kopf und die oberen Extremitäten die Wirbelsäule im Sinne der Beugung herabziehen. Später fällt besonders ein Hervortreten des unteren Brust- und oberen Lendenteils auf, zumal wenn das Kind auf einer horizontalen Unterlage sitzt. Die rachitische Kyphose ist die Folge übermäßig langen Sitzens, während die Rückenmuskeln noch zu schwach sind, um den Rumpf dauernd aufrecht zu erhalten. Die höchste Prominenz der Wirbelsäule stellt meist eine gleichmäßige Kurve dar, nur selten springt sie scharf, winkelförmig hervor, wie der Buckel bei der Pottschen Kyphose. Die Wirbelsäule ist beweglich, so daß sich die Krümmung ausgleicht, wenn man die Kinder auf den Bauch legt und das Becken durch Aufheben der Beine nach rückwärts beugt. Gelegentlich kann sie aber auch versteifen, und dann kann die Differentialdiagnose zwischen rachitischer und spondylitischer Kyphose mitunter recht schwierig sein. Dabei ist zu berücksichtigen, daß bei Kindern in den ersten beiden Lebensjahren die Rachitis unendlich viel häufiger ist als die Spondylitis. Nachweisbare pathologische Veränderungen finden sich nur bei länger bestehender Deformität.

Behandlung des Rundrückens mit Gymnastik.

Die Prognose des Rundrückens ist eine relativ günstige, falls es sich nicht um fixierte Deformitäten handelt. Die Behandlung hat in erster Linie gegen die Energielosigkeit der Patienten anzukämpfen. Dazu eignet sich am besten eine geeignete Gymnastik. Rumpfübungen mit freischwebendem Oberkörper, Haltungsübungen, dann

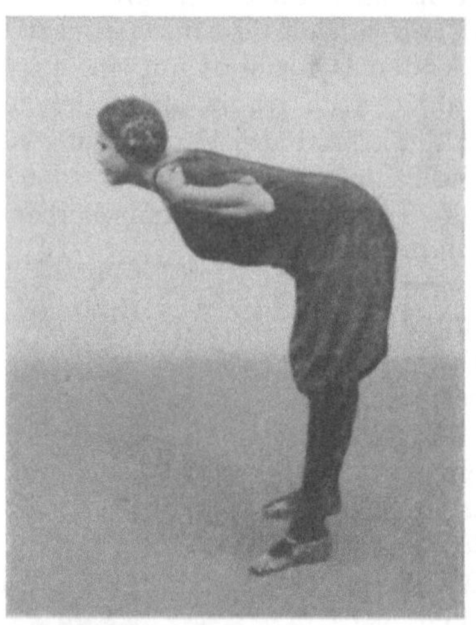

Abb. 19.

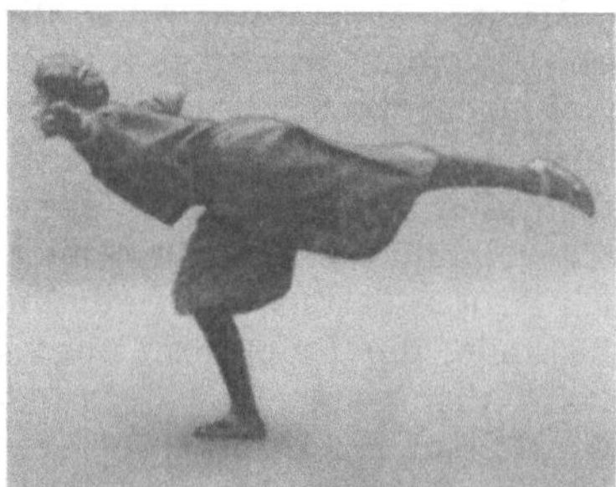

Abb. 20.

Gang- und Marschübungen sind zu empfehlen. Es kommt nicht so sehr auf die Menge der Übungen an, als vielmehr auf ihre exakte Ausführung (Abb. 19—21). Am besten werden sie noch mit zweckmäßigen Ein- und Ausatmungsübungen verbunden, und zwar verfährt man dabei am besten nach Spitzys Angaben, daß alle Rumpfstreckübungen, alle Übungen, welche eine Erweiterung des Thoraxraumes bewirken, von Einatmung begleitet sein müssen, alle Rumpfbeugeübungen dagegen, sowie alle Übungen, die eine Verkleinerung des Brust- und Bauchraumes erzielen, von Ausatmung.

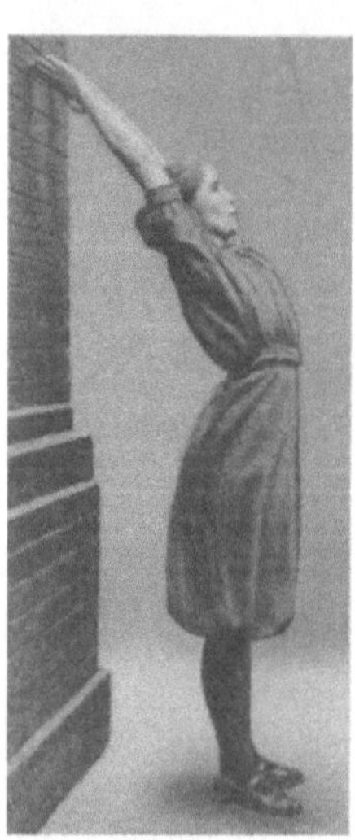

Abb. 21.

Alle diese Übungen sollen natürlich einfacherer Art sein, zumal wenn sie für eine Massenverwendung in Betracht kommen sollen, wie z. B. in den Sonderturnkursen, die jetzt allerorten in den Schulen eingerichtet werden und die gerade bei der Behandlung des schlaffen Rundrückens recht Gutes leisten können. Kompliziertere Übungen können nur bei Einzelbehandlung in Frage kommen unter strengster Individualisierung des jeweiligen Falles. Daß die Patienten bei allen diesen Übungen nicht durch beengende Kleidungsstücke in der Ausführung derselben behindert werden dürfen, soll nicht unerwähnt bleiben.

Mit allen diesen Übungen müssen wir aber vorsichtig sein, wenn, wie es so häufig der Fall ist, der Rundrücken mit einer Lordose im Lendenteil kombiniert ist. Wenn in solchen Fällen der Körper rückwärts gebeugt wird, so geschieht diese Rückneigung ausschließlich unter stärkerer Lordosierung der schon an und für sich lordotischen Lendenwirbelsäule, während der eigentliche Rundrücken, namentlich wenn er noch dazu ein starrer ist, sich nicht ausgleicht und nicht durch die Übungen beeinflußt wird.

Hier muß deshalb unser Augenmerk darauf gerichtet sein, die Lendenlordose zunächst abzuflachen und bei abgeflachter Lordose jene Übungen ausführen zu lassen, was ohne Apparate oft nur schwer möglich ist. Der schiefe Sitz und andere Apparate leisten hierbei sehr gute Dienste, die noch wertvoller werden, wenn wir an Stelle der einfachen Übungen Widerstandsübungen treten lassen, die am besten mit einfachen Rollen- und Gewichtsapparaten vorgenommen werden, wie sie von Thilo und Lange angegeben sind (Abb. 1).

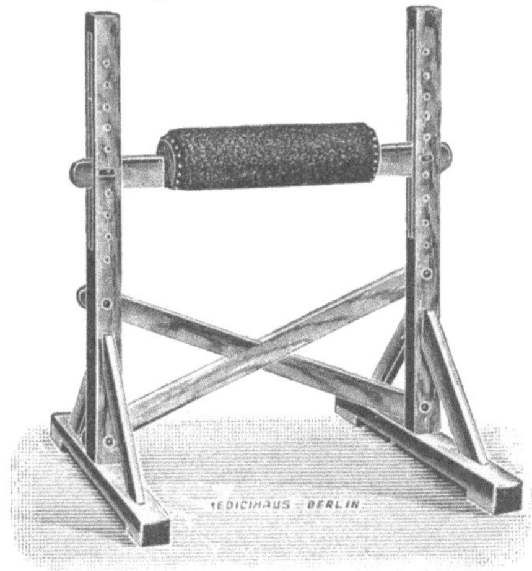
Abb. 22. Lorenzscher Wolm.

Unterstützt werden alle diese gymnastischen Übungen am besten noch durch eine zweckmäßige Massage. Gymnastik und Massage können aber für sich allein in der angegebenen Weise nur dann Verwendung finden, wenn die Kinder bei der ersten Untersuchung auf eine dahin gerichtete Aufforderung sich ganz gerade stellen und ihre Schultern völlig zurücknehmen können. Kann dies nicht geschehen, liegen also schon Kontrakturen der Weichteile an der vorderen Seite der Wirbelsäule vor, so müssen diese gedehnt und die Wirbelsäule erst mobilisiert werden, ehe die gymnastischen Übungen erfolgreich vonstatten gehen können.

Mobilisation des fixierten Rundrückens.

Die Mobilisation der Wirbelsäule ist weit schwieriger, und für solche Fälle, bei denen dieselbe nötig ist, ist das beste eine Behandlung in einem orthopädischen Institut, da es uns meist hierbei nicht gelingt, ohne Apparate schnell und sicher in der Mobilisation voranzukommen. Ich will hier nicht näher auf diese Behandlung eingehen, da sie ja nur eine spezialistische sein kann. In schwereren Fällen muß man noch weit kräftigere Redressionsvorrichtungen anwenden, wenn man zum Ziele kommen will, so z. B. den Lorenzschen Wolmapparat (Abb. 22), über den die Kinder hinübergelegt werden müssen, und noch viele andere Apparate mehr. In den Pausen zwischen allen diesen aktiven und passiven Redressionsübungen, die natürlich keine Übermüdung der Kinder herbeiführen dürfen, läßt man die Patienten am besten auf einer einfachen, aus festem Holz hergestellten, schiefen Ebene liegen, auf der sie am Kopfe suspendiert sind (Abb. 23).

Die Ausübung eines gesunden Sports, insbesondere des Schwimmens und Schlittschuhlaufens, ist daneben bei allen diesen Formen des Rundrückens noch zu empfehlen, während Rodeln und insbesondere Radfahren am besten unterlassen werden, weil hierbei meist eine schlechte Haltung im Sinne der Deformität selbst eingenommen wird. Auch der Ansicht Spitzys wird man ohne weiteres beipflichten müssen, daß der Kleidung solcher Kinder eine gewisse Aufmerksamkeit zugewendet werden muß, deren Last nicht einzig und allein dem schwachen Schultergürtel übertragen werden darf. Durch anschließende, den Körper nicht einengende Leibchen soll die Last verteilt, die schweren Kleider der unteren Körperhälfte, dem Beckengürtel, nur die leichteren Jäckchen dem Schultergürtel zugeteilt werden. Neue Kleider sollen nicht in schlechtester, sondern in möglichst guter Haltung angemessen werden, sonst wirken sie im entgegengesetzten Sinne wie ein Geradehalter, mit dem wir uns jetzt noch etwas näher befassen müssen.

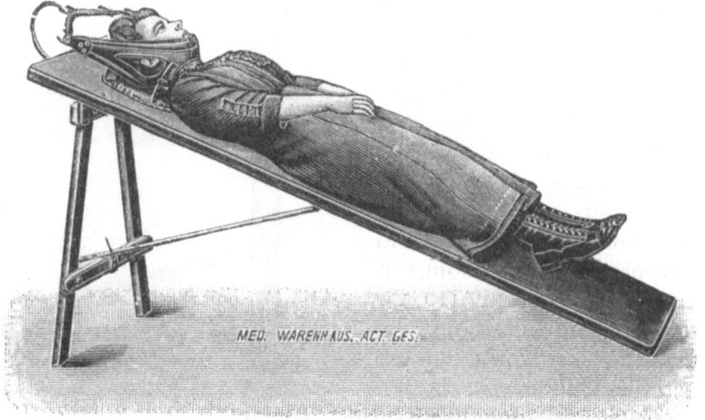

Abb. 23. Rückenlage auf der schiefen Ebene.

Geradehalter und Korsetts.

Es sind eine Unzahl derartiger Apparate angegeben und konstruiert worden, der beste Beweis dafür, daß allen gewisse Mängel anhaften. Ein Blick in Schanz' Handbuch der orthopädischen Technik gibt uns leicht Aufschluß über die Menge dieser Apparate und ihre mehr oder weniger gute Wirkung.

Bandagen, die nur die Schultern allein zurückziehen, halte ich mit Spitzy für durchaus unzweckmäßig, weil bei diesem Zurückziehen der Schulterblätter der Kopf und mit ihm auch die obere Brustwirbelsäule ebenso leicht als ohne Apparat nach vorn ausweicht und dadurch der Zweck derselben fraglich wird. Fast alle auf den Markt geworfenen und meist mit großer Reklame angepriesenen Fabrikerzeugnisse erfüllen — auch darin müssen wir Spitzy unbedingt recht geben — die gemachten Versprechungen nicht und sind deshalb von jedem ernstdenkenden Arzt abzulehnen, sei es, daß sie in Form von miederartigen, die Schultern umgreifenden Schlingen, Rückenplatten mit Armschlingen oder in Hosenträgerform hergestellt sind.

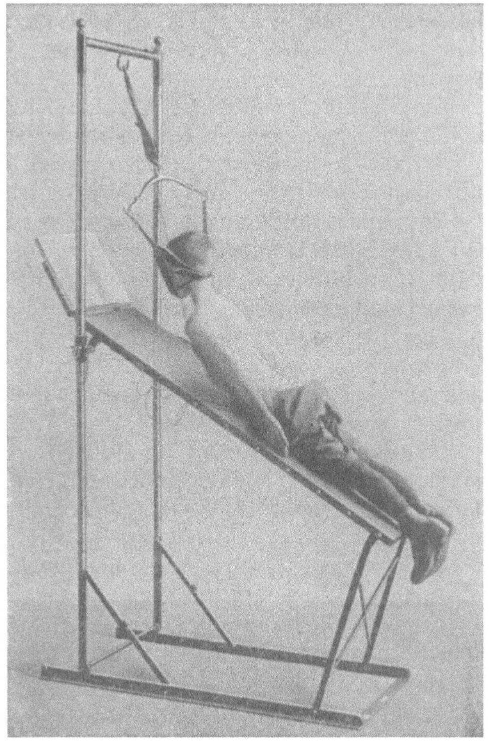

Abb. 24. Bauchlage auf der schiefen Ebene.

Am besten wirkt noch immer die sog. Nyropsche Feder mit ihren mehr oder weniger guten Modifikationen (Abb. 25). Dieselbe besteht aus einem Beckengurt mit nach hinten federnder Rückenstange, welche an einem oberen Querstabe zwei gebogene Schulterhalter trägt. Angelegt drängt die Feder die Schultern kräftig zurück, ohne dabei die Brust zu beengen oder unter der Kleidung aufzufallen.

Wenn die Wölbung des Rückens bis tief in die Lenden herabreicht, gibt man am besten ein Hessingsches Stoffkorsett. Alle Geradehalter, die ihren Stützpunkt nicht an einem ordentlichen Beckengurt finden, sind absolut verwerflich.

In leichteren Fällen, bei denen solche Stützapparate nicht notwendig sind, muß man dafür Sorge tragen, daß solche Kinder wenigstens beim Arbeiten gerade sitzen, vor allen Dingen beim Lesen, Schreiben und Handarbeiten daheim. Das beste ist es natürlich, das Sitzen überhaupt möglichst einzuschränken. Wenn die Kinder aber sitzen müssen, schnallt man sie am besten mit einem Becken- und Schultergurt am Stuhl fest.

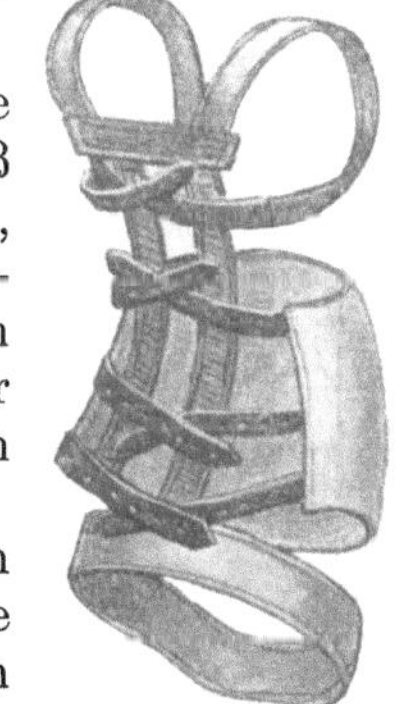

Abb. 25. Modifizierte Nyropsche Feder

Bekämpfung der rachitischen Kyphose.

Zur Bekämpfung der rachitischen Kyphose ist neben der antirachitischen Diät die Hauptsache einmal die Stärkung der Rückenmuskulatur durch Massage derselben und zweitens eine passende Lagerung der Kinder. Dieselben dürfen nicht auf dem Arme getragen werden, sondern müssen Tag und Nacht auf einer festen Roßhaarmatratze liegen. Bei hochgradigerer Kyphose ist die Lagerung der Kinder in einem Gipsbett das beste; in ihm liegen sie bequemer als in allen anderen angegebenen Lagerungsapparaten, die, wenn sie nicht eine absolute Fixation ermöglichen, zwecklos sind, ja sogar noch Schaden stiften können. Wir werden das Gipsbett später noch bei der Spondylitis kennen lernen.

Auch bei der rachitischen Kyphose spielt die Prophylaxe eine große Rolle. Die Eltern müssen immer wieder vor einem zu frühen Aufsetzen der Kinder gewarnt werden, sie müssen unbedingt die aktive Körperaufrichtung abwarten und die Kriechperiode der Kinder begünstigen.

Hohlkreuz oder Lordose.

Von einem Hohlkreuz, einer Lordose sprechen wir, wenn die Wirbelsäule in ihrem Lendenteil mit ihrer Konvexität stark nach vorn gewölbt ist, während das Gesäß nach hinten, der Bauch nach vorn vorspringt und der ganze Oberkörper zurückgelagert erscheint.

Dieselbe kommt in hohem Grade nur als Folgeerscheinung anderer Erkrankungen vor, z. B. bei der doppelseitigen angeborenen Hüftluxation und bei zentralen Nervenleiden, namentlich bei der progressiven Muskelatrophie.

Charakteristisch für die paralytischen Lordosen ist es, daß die Vorwölbung der Wirbelsäule sofort schwindet, wenn man die Patienten horizontal hinlegt; die Wirbelsäule schmiegt sich dann glatt der Unterlage an.

Zu erwähnen wäre noch das häufige Auftreten von orthotischen Albuminurien bei solchen ausgesprochenen Lendenlordosen, bei denen wir zweckmäßige Stützapparate am besten in Form von festen oder Stoffkorsetten geben müssen.

2. Seitliche Wirbelsäulenverkrümmungen.

Seitliche Wirbelsäulenverkrümmungen.

Wir kommen nunmehr zu den seitlichen oder lateralen Verbiegungen der Wirbelsäule, die wir unter dem Namen der Skoliose zusammenfassen, unter der man jede permanente seitliche Abweichung der Wirbelsäule von ihrer normalen Mittelstellung versteht.

Schlechte Haltung der Rückenschwächlinge.

Ich betone noch einmal jede permanente seitliche Abweichung, im Gegensatz zu der „vorübergehenden“, die keine Skoliose ist, sondern nur eine schlechte Haltung, die nicht zu verwechseln ist mit Rückgratsverkrümmung. Schlechte Haltung ist nach Schultheß etwas wirklich Veränderliches; sie beruht auf mangelhafter Muskelanspannung.

Uns Ärzten werden von den Eltern oft Kinder vorgeführt, die bei der ersten Untersuchung, sagen wir einmal, eine linksseitige Ausbiegung der Wirbelsäule zeigen, und einige Tage später, bei einer zweiten dann eine rechtsseitige. Diese Ausbiegungen gleichen die betreffenden Kinder meist auf unsere Aufforderung hin aus. Das sind eben keine wirklichen Skoliosen, sondern das sind Kinder mit schwachen Rückenmuskeln, Rückenschwächlinge, das sind Kinder mit sog. Haltungsanomalien, die sich, wenn die Rückenmuskeln nicht genügend gekräftigt und gestärkt werden, mitunter zu einer wirklichen Skoliose ausbilden, aber niemals in dem erwähnten Stadium den Skoliosen zugerechnet werden dürfen. Solche Fälle sind es auch, die zu der weit verbreiteten Ansicht führen,

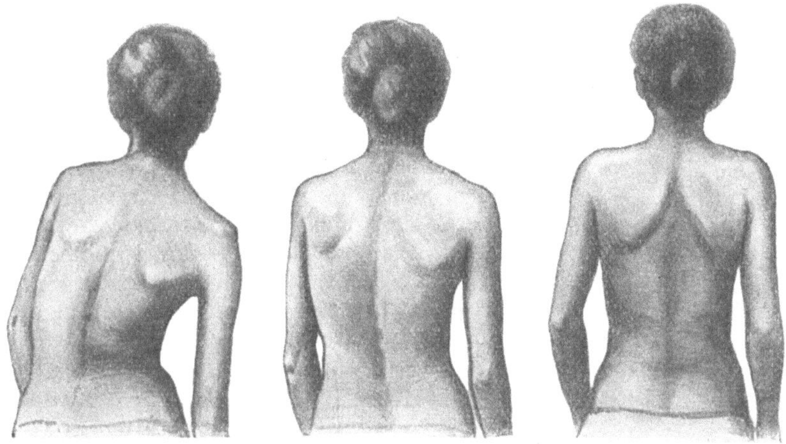

Abb. 26. Denkbar schlechteste und denkbar beste Haltung. Reklamebilder aus einer nicht ärztlich geleiteten orthopädischen Heilanstalt.

daß Skoliosen spontan ausheilen können. Die Ansicht, daß derartige unsichere Haltungen beim Rumpfvorwärtsbeugen verschwinden, wirkliche Skoliosen aber nicht, ist nicht für alle Fälle zutreffend. Auf die nicht strenge Scheidung dieser beiden Krankheitsbilder sind auch sicherlich die großen Schwankungen in den einzelnen Skoliosestatistiken zurückzuführen.

Skoliose.

Wir können demnach nur solche Fälle zu den Skoliosen rechnen, bei denen sich die Wirbelsäule stets in demselben seitlichen Bogen bei allen Untersuchungen zeigt, wenn natürlich auch graduelle Unterschiede vorkommen und die Krümmung manchmal stärker, manchmal auch weniger stark erscheint, je nachdem die Kinder sich straff und stramm unter Anspannung der gesamten Rückenmuskulatur hinstellen, d. h. die denkbar beste Haltung einnehmen oder ermüdet sind und die denkbar schlechteste Haltung zeigen. (Abb. 26.)

Man unterscheidet einfache und zusammengesetzte Skoliosen. Einfache sind solche, bei denen nur eine Krümmung besteht, die die ganze Wirbelsäule (Abb. 27)

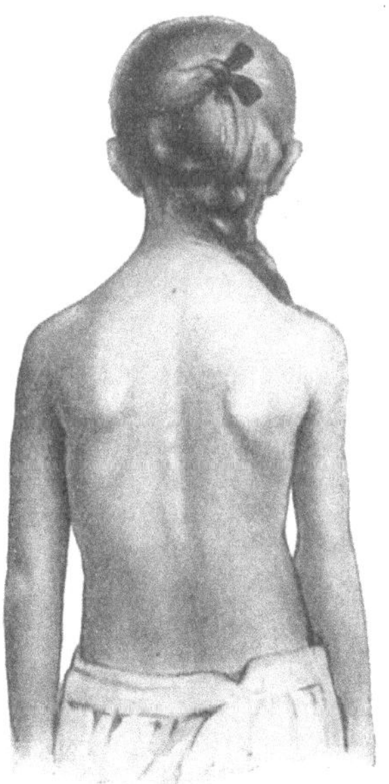

Abb. 27. Linksseitige Totalskoliose.

oder nur einen Teilderselben befällt. (Abb. 28.) In jenem Fall spricht man von einer Totalskoliose, in diesem von einer partiellen, und zwar, je nachdem sie den Hals-, Brust- oder Lendenwirbelteil befällt, von einer Zervikal- oder Halsskoliose, von einer Brust- oder Dorsalskoliose und von einer Lenden- oder Lumbalskoliose.

Wir bezeichnen die Skoliose als rechtsseitige, wenn die Konvexität der Krümmung nach rechts, und als linksseitige, wenn dieselbe nach links gerichtet ist.

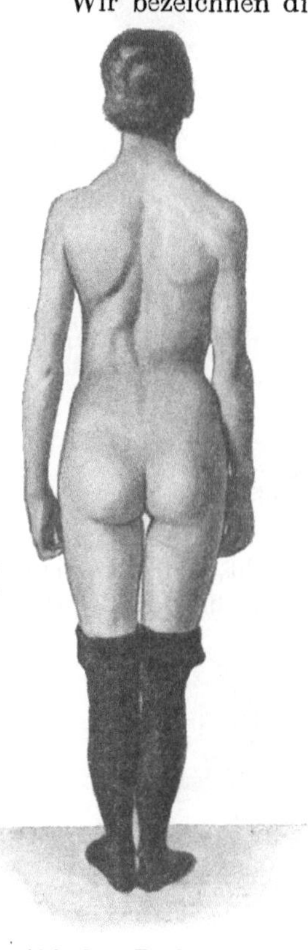

Abb. 28. Rechtsseitige Brust- und linksseitige Lendenskoliose.

Gesellt sich zu einer bestehenden partiellen Skoliose noch eine Gegenkrümmung hinzu, so haben wir es mit einer zusammengesetzten Skoliose zu tun, mit einer S-förmigen, da selbstverständlich immer je zwei aufeinanderfolgende Abschnitte in entgegengesetzter Richtung gekrümmt sein müssen. Zu einer oberen rechtsseitigen Krümmung wird sich eine untere linksseitige hinzugesellen, ja es kann vorkommen, wenn auch seltener, daß zu diesen beiden Krümmungen noch eine dritte hinzutritt, deren Konvexität mit der oberen übereinstimmt, während sie der mittleren entgegengesetzt gerichtet ist.

Torsion der Wirbelsäule.

Zu diesen rein seitlichen Ausbiegungen tritt im weiteren Verlauf eine Drehung, eine Torsion der Wirbelsäule hinzu, die um so stärker zu sein pflegt, je beträchtlicher die Seitenkrümmung ist. (Abb. 29.) Die skoliotische Wirbelsäule schlingt sich, um ein Gleichnis von Hoffa zu gebrauchen, wie eine Rebe um einen aufrechtstehenden Stab, um eine senkrechte Achse und, im einzelnen genommen, macht auch jeder Wirbel eine Drehung um seine Achse, und zwar die stärkste Achsendrehung jener Wirbel, der den höchsten Punkt der seitlichen Ausbiegung bildet.

Diese Drehung des Wirbels machen auch die mit demselben verbundenen Rippen mit, die auf der einen Seite sich stärker hervorwölben und einen Rippenbuckel bilden, während sie auf der anderen Seite einsinken. Vorn am Brustkorb haben wir dieselben Erscheinungen im umgekehrten Sinne, so daß der hinteren Einsenkung der Rippen die vordere Vorbuchtung derselben entspricht und umgekehrt. Auch er erfährt also eine wirkliche Drehung und Deformierung in sich selbst, in seinem ganzen Gefüge, wobei das Brustbein, wenn die Skoliose nicht außerordentlich hochgradig ist, im allgemeinen wenig von seiner normalen Richtung und Stellung abweicht.

Solche Niveaudifferenzen zwischen den beiden Hälften, wie wir sie eben erwähnt haben, sind bei der beginnenden Skoliose kaum sichtbar und unter Umständen nur bei genauester Visierung festzustellen, nehmen aber allmählich mit Zunahme der seitlichen Krümmung zu und können zu erheblichen, firstartigen Rippenbuckeln führen. (Abb. 30.) Auch auf die Form des Beckens wirken hochgradige Skoliosen ein.

Wenn auch an der Einteilung der Skoliosen in drei verschiedene Grade von vielen Orthopäden heute nicht mehr festgehalten wird, so wollen wir doch aus rein praktischen Gründen bei dieser hier bleiben und als ersten Grad der Skoliose den Zustand der Verkrümmung bezeichnen, der durch die eigene Bewegung der Skoliotischen oder durch Druck mit der Hand des Untersuchenden momentan noch völlig aufgehoben werden kann, als zweiten Grad den, bei dem sich bereits deutliche Niveaudifferenzen zeigen und weder aktive noch passive Bewegungen die Skoliose völlig ausgleichen, jedoch noch verbessern können, und als dritten Grad den der starr gewordenen Skoliosen mit ihren mächtigen Rippenbuckeln und ihrer starken Umformung des ganzen Brustkorbes.

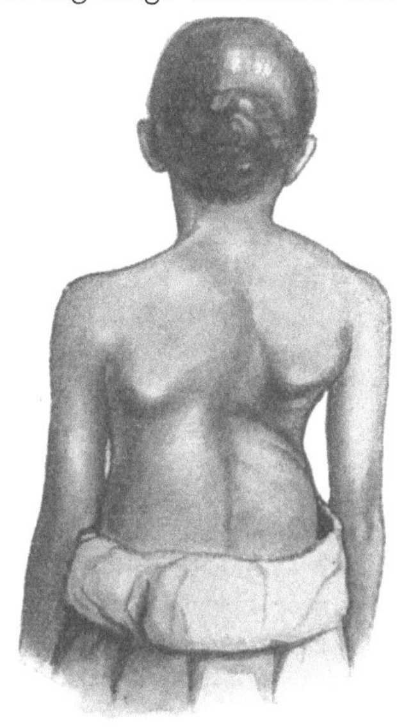

Abb. 29. Skoliose mit Drehung der Wirbelsäule.

Schädigungen der inneren Organe bei der Skoliose.

Daß bei diesen schweren Verkrüppelungen die inneren Organe geschädigt werden und leiden müssen, und daß dadurch nicht nur die Arbeitsfähigkeit, sondern auch die Lebensdauer dieser armen Geschöpfe wesentlich vermindert werden kann, das bedarf wohl kaum der Erwähnung. Aus diesem Grunde unterliegen auch Skoliosen höheren Grades besonderen Bedingungen bei den Lebensversicherungen.

Vor allen Dingen sind es die schweren Lendenbrust- und Brustskoliosen, welche auf die Funktion der inneren Organe den größten Einfluß haben, weil sie eine erhebliche Verkürzung des ganzen Rumpfes herbeiführen und dadurch nicht nur auf die inneren Brustorgane allein, sondern auch auf einzelne Bauchorgane, vor allen Dingen auf die Leber, die sich den veränderten Raumverhältnissen anzupassen sucht, schädigend einwirken müssen.

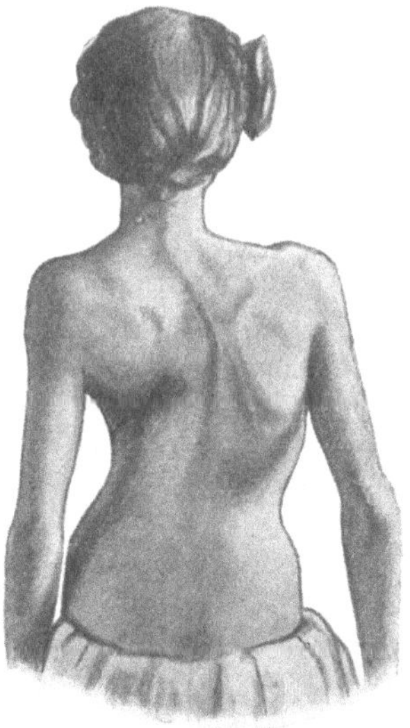

Abb. 30. Skoliose mit firstartigem Rippenbuckel.

Auch neuere Arbeiten von Tuberkuloseforschern heben immer und immer wieder die außerordentliche Bedeutung des Thoraxbaues für die körperliche Hygiene des betreffenden Individuums hervor; ich möchte nur Spitzy erwähnen, der es für unumstritten hält, daß Individuen, die mit solchen Thoraxanomalien, wie wir sie bei hochgradigen Skoliosen finden, behaftet sind, gegen die Tuberkulose weniger widerstandsfähig sind.

Unter den Komplikationen der Skoliose muß auch noch der Kompressionsmyelitis gedacht werden, jener durch Druck der deformierten Wirbelsäule hervorgerufenen Entzündung des Rückenmarkes, welche sich natürlich nur bei schweren Skoliosenarten in der Form von Lähmungen der unteren Extremität bemerkbar machen kann. Wenn diese Fälle auch nicht allzuoft vorkommen, so wollen wir sie doch nicht unerwähnt lassen.

Pathologische Anatomie der Skoliose.

Mit diesen Ausführungen sind wir schon unbemerkt auf das Gebiet der pathologischen Anatomie der Skoliosen hinübergelangt, mit der wir uns noch näher befassen müssen.

Betrachten wir zunächst einmal die skoliotischen Wirbel, so erscheinen sie da, wo die seitlichen Krümmungen am ausgebildetsten sind, besonders im Brust- und Lendenteil, wie gedreht, was ja bereits angedeutet war, und außerdem auch noch schief gestellt.

Die Wirbelkörper sind nach der Seite der Konkavität hin mehr oder weniger keilförmig zusammengepreßt, aber nicht etwa rein seitlich, sondern diagonal, von der Konvexität vorn außen nach der Konkavität hinten unten zu. Diese diagonal keilförmige Abschrägung der Wirbel ist die größte am sog. Scheitelwirbel, als den wir denjenigen Wirbel bezeichnen, der auf der Höhe der Krümmung liegt, die geringste bzw. kaum angedeutete an den sog. Übergangswirbeln.

Die gegeneinander stoßenden Flächen erscheinen an der konkaven Seite und besonders an den Rändern oft so gepreßt, daß hier die Knochenmasse breit nach der Konkavität zu vortritt in Gestalt von Knochenplatten.

Die erwähnte keilförmige Abschrägung bzw. Zusammenquetschung der Wirbel nach der Konkavität zu betrifft indes nicht nur die Wirbelkörper, sondern wir finden auch an den anderen Teilen, an den Bogen, an den Gelenkfazetten usw. typische Veränderungen, auf die ich hier nicht näher eingehe.

Das Gesagte mag und wird auch genügen, um zu zeigen, wie hochgradig die Veränderungen an den einzelnen Teilen der Wirbel sind, es wird auch genügen, um klar zu machen, daß es unmöglich ist, derartige Veränderungen an den Knochen wieder zur Norm zurückzuführen und so eine Heilung der Deformität herbeizuführen.

Über die Veränderungen, die die Rippen in ihrer Form erleiden, war schon vorher die Rede gewesen, nicht aber über die Veränderungen in ihrer Stellung. Sie erscheinen meist auf der konvexen Seite etwas gesenkt, an der konkaven etwas gehoben, und zwar in ihrem hinteren dorsalen Abschnitt, wo sich auch die stärksten Veränderungen ihrer Form finden, während sie an dem vorderen nicht so erheblich sind.

Wie bereits angedeutet, kann das Brustbein auch selbst bei hochgradigen Fällen durchaus in der normalen Richtung von oben nach unten verlaufen, wenn es auch vielleicht etwas mit dem ganzen Thorax seitlich verschoben wird. Es kann aber auch in manchen Fällen einen leicht schrägen Verlauf nach der Seite der Konkavität zeigen; ferner kann auch seine Spitze nach der konkaven Seite hin leicht abgewichen sein.

Stellung der Schulterblätter.

Für die Stellung der Schulterblätter, welche für die Skoliose diagnostisch so außerordentlich wichtig ist, sind die Krümmungs- und Stellungsverhältnisse der Rippen grundbedingend. So steht z. B. bei einer rechtskonvexen Dorsalskoliose das linke Schulterblatt, entsprechend dem mehr frontalen Verlauf der konkavseitigen Rippen, mehr frontal; seine untere Spitze ist der Dornfortsatzlinie mehr zugeneigt und seine Konturen sind etwas undeutlich. Das rechte steht dagegen mehr saggital auf der erhöhten Unterlage der Rippen; seine untere Spitze steht etwas entfernter von der Dornfortsatzlinie und es weist schärfere Konturen auf.

Dieses Hervortreten des Schulterblattes bezeichnen wir mit dem Namen der „hohen Schulter".

Daß auch die in Frage kommenden Weichteile je nach Gestalt und Lageveränderung ihrer knöchernen Ursprungs- und Ansatzstellen ebenfalls Veränderungen erfahren werden, das bedarf wohl kaum der Erwähnung.

Diagnose der Skoliose.

Wir wollen nunmehr in großen Zügen die Diagnose der seitlichen Wirbelsäulenverkrümmung besprechen und uns hierbei an eine Arbeit Wollenbergs halten, die alles bringt, was nach dieser Richtung hin für den Praktiker zu wissen notwendig ist.

Daß eine ausgeprägte Rückgratsverkrümmung zu erkennen keine Schwierigkeiten machen dürfte, das steht wohl zweifelsohne fest. Schwierigkeiten kann dagegen die Frühdiagnose der Skoliose machen.

Wir müssen eine strenge, systematische Untersuchung vornehmen und wir müssen das Kind, dessen Rumpf bis zur Gesäßfalte entblößt ist, vor uns hinstellen und den nackten Rücken auf das eingehendste auf seine Symmetrieverhältnisse betrachten, nicht nur aber den nackten Rücken, nein, wir müssen auch eine Inspektion der Kinder von vorn her vornehmen, da man von hier aus manche Verschiebungen und Verdrehungen des Rumpfes viel besser erkennen kann als von hinten.

Es ist nicht immer leicht, eine ruhige Untersuchung vorzunehmen, da nur allzu oft die Kinder eine sog. Zwangshaltung annehmen, oder ihre Haltung beständig wechseln. (Abb. 31 u. 32). Wir müssen sie beruhigen und durch Ablenkung dafür sorgen, daß sie ihre gewöhnliche Haltung einnehmen. Ist dieses geschehen, dann haben wir folgende Verhältnisse besonders zu berücksichtigen:

1. Die Stellung des Rumpfes zum Becken.
2. Die Halsnackenkonturen.
3. Die Stellung der Schulterblätter.
4. Die Niveaudifferenzen korrespondierender Rumpfabschnitte.
5. Die Richtung der Dornfortsatzlinie.

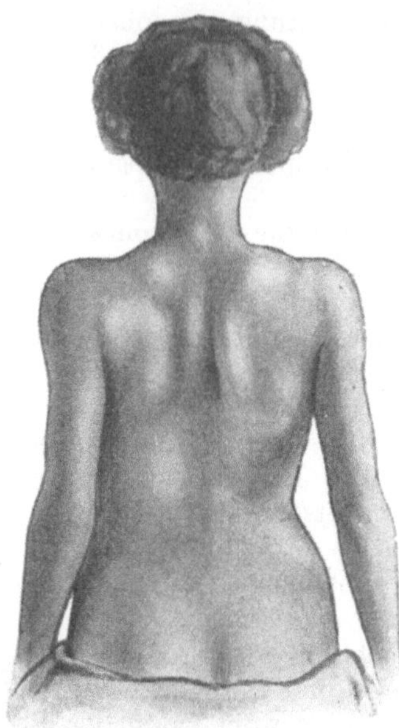

Abb. 31. Zwangshaltung bei Skoliose.

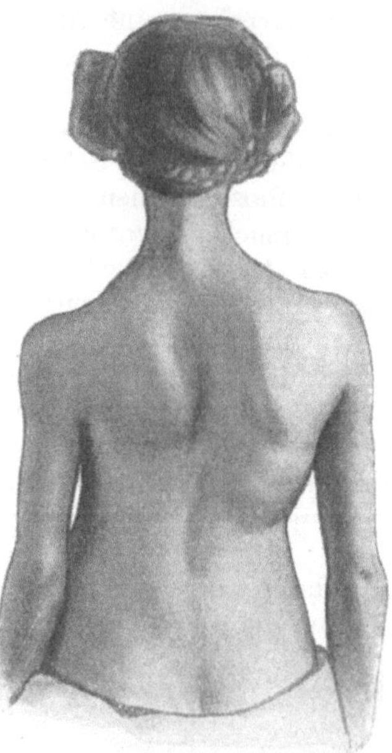

Abb. 32. Gewöhnliche Haltung bei Skoliose.

Gehen wir zum ersten Punkt über, so ruht bekanntlich normalerweise der Rumpf derart über dem Becken, daß die zu beiden Seiten der in der medianen Saggitalebene befindlichen Wirbelsäule gelegenen Teile in allen korrespondierenden Abschnitten symmetrisch sind, deren seitliche Konturen auch symmetrisch sein müssen.

Einen genaueren Anhaltspunkt für die normale Stellung des Rumpfes über dem Becken kann man dadurch gewinnen, daß man ein an eine Schnur befindliches Gewicht von dem vorspringenden Halswirbel nach unten hängen läßt. Bei normalem Verhalten müssen zu beiden Seiten dieses Lotes, das unten die Gesäßfalte treffen muß, gleiche Rumpfanschnitte liegen.

Diese symmetrische Stellung des Rumpfes zum Becken erfährt schon bei sehr geringen seitlichen Verkrümmungen, die sich nach Wollenberg durchaus nicht immer sogleich an der Dornfortsatzreihe zu zeigen brauchen, eine mehr oder weniger deutliche Abweichung, eine Verschiebung des ganzen Rumpfes zum Becken nach der Seite hin, nach welcher die Konvexität der primären oder Hauptkrümmung gerichtet ist. Das erwähnte Lot teilt den Rumpf in zwei ungleiche Hälften, eine größere und eine kleinere, von denen jene auf der Seite der Konvexität der Krümmung zu suchen ist.

Neben diesem Ausloten haben wir noch andere Anhaltspunkte, die uns auf solche Verschiebungen des Rumpfes hinweisen, zunächst das Symptom der sog. „hohen Hüfte“, die mit Recht in vielen Fällen als ein Frühzeichen für eine beginnende Skoliose angesehen wird. Es pflegt nämlich die Beckenseite, welche der Konkavität der Hauptkrümmung entspricht, vorzuspringen, mit dem Rumpf einen scharfen Knickungswinkel zu bilden, während die Hüftgegend, welche der Konvexität der Hauptkrümmung entspricht, verstrichen ist. Als Frühsymptom gilt diese Erscheinung besonders bei den primären Lendenskoliosen.

Taillendreiecke und ihre Veränderung.

Am schönsten kann man die Erscheinungen, welche aus der Verschiebung des Rumpfes zum Becken resultieren, beurteilen, wenn man die sog. „Taillendreiecke", die normalerweise ebenfalls symmetrisch sein müssen, betrachtet und miteinander vergleicht. Als Taillendreiecke bezeichnen wir die freien Räume, welche bei ruhigem Herabhängenlassen der Arme durch die seitlichen Rumpfkonturen begrenzt werden und durch die mediane Kontur der Arme; diese freien Räume haben die Form eines Dreiecks, dessen Basis die Armkontur und dessen Schenkel die seitlichen Rumpfkonturen bilden, und zwar handelt es sich um ein stumpfwinkliges Dreieck, dessen Spitze der Taille entspricht.

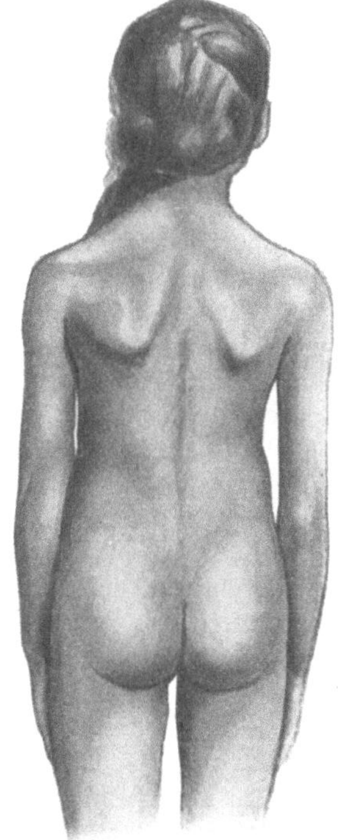

Abb. 33. Verschiedenheit der Taillendreiecke bei beginnender Skoliose.

Sobald eine Verschiebung des Rumpfes zum Becken eintritt, verändert sich die Gestalt des gesamten Taillendreiecks. (Abb. 33.) Die beiden Dreiecke sind nicht mehr gleich und kongruent, sondern werden ungleich und inkongruent, ja können auf der einen Seite sogar ganz verschwinden, so daß dann Becken- und Rumpfkontur, ohne daß noch ein Winkel in der Höhe der Taille nachzuweisen wäre, annähernd eine gerade Linie bilden, während der untere Basiswinkel ebenfalls fehlt, weil der betreffende Arm frei zur Seite herunterhängt, ohne sich noch an der Hüfte anzulegen. Es ist hier also aus einer geschlossenen dreieckigen Figur ein nach unten offener, seitlich von zwei Graden begrenzter Raum geworden (Abb. 30).

Die Veränderungen der Taillendreiecke verlaufen bei den Lenden- und Brustskoliosen in verschiedener, meist aber durchaus typischer Weise, wenn auch ihre Asymmetrie in erster Linie für die Erkennung der primären Lendenverkrümmungen in Betracht kommt.

Asymmetrie der Hals-Schulter-Nackenkonturen.

Für die primären Brustverkrümmungen haben wir hauptsächlich die Symmetrie der Hals-Nacken-Schulterkonturen zu prüfen und den symmetrischen Stand der Schulterblätter.

Normalerweise stellen die Konturen des Halses und der Schulter offene Winkelfiguren dar, von denen der von der Halskontur gebildete Schenkel ziemlich steil nach oben zieht, während der vom Nacken bzw. von der Schulter gebildete Schenkel leicht schräg nach unten abfällt. Bei dorsalen Haupt- oder auch sekundären Gegenkrümmungen der Wirbelsäule pflegt die der Konvexität der Ausbiegung entsprechende

Schulter höher zu stehen als auf der Seite der Konkavität. Wir haben dann die von den Laien als „hohe Schulter“ gekennzeichnete Anomalie vor uns, die oft genug das erste Anzeichen für eine Brustskoliose darstellt, wie die hohe Hüfte dasjenige einer Lendenskoliose.

An dem Verlauf der Dornfortsatzlinie sieht man, daß der Grad des Schulterhochstandes oft scheinbar in keinem Verhältnis zum Grade des Bogens zu stehen braucht, welchen die Dornfortsatzreihe beschreibt.

Die hohe Schulter äußert sich auch in der Größe des Winkels, welchen die Halskontur mit der Schulterkontur bildet. Während der untere Schenkel des Winkels auf der Seite der Konkavität abnorm steil nach unten abfällt, verläuft derselbe auf der Seite der Konvexität mehr der Horizontalen entsprechend. Der Winkel, welchen die Halskontur und die Nackenschulterkontur bildet, ist also auf der Seite der Konkavität vergrößert, auf der Seite der Konvexität verkleinert.

Asymmetrische Stellung der Schulterblätter.

Ein nicht minder wichtiges Erkennungszeichen der Brustskoliosen bildet die asymmetrische Stellung der Schulterblätter, die normalerweise gleich hoch und gleich weit entfernt von der Wirbelsäule selbst stehen. Ein verschiedener Hochstand, ein verschiedener Abstand der unteren Winkel oder der ganzen inneren Seite der Schulterblätter von der Wirbelsäule sind oft die ersten Anzeichen für eine beginnende Wirbelsäulenverkrümmung in ihrem Brustteil (Abb. 27).

Diese erwähnten Stellungsveränderungen der Schulterblätter sind auf der einen Seite eine Folge der seitlichen Ausbiegung der Wirbelsäule, sodann aber auch besonders eine Folge der durch diese bedingten Drehung, der „Torsion“ derselben, die bekanntlich die Veranlassung zur Bildung des Lendenwulstes auf der Seite der Konvexität der Lendenskoliose und zur Bildung des Rippenbuckels auf der Seite der Konvexität der Brustskoliose abgibt.

Wollenberg hat ganz recht, wenn er sagt, daß diese soeben erwähnten Erscheinungen bei ausgeprägten Skoliosen so in die Augen fallend sind, daß sie einer besonderen Besprechung kaum noch bedürfen, daß es aber unter Umständen sehr schwierig ist, sie in ihren ersten Anfängen zu erkennen. Manchmal werden sie kenntlich infolge eines flügelförmigen Abstehens des Schulterblattes auf der konvexen Seite der Verkrümmung, ein Symptom, das in vielen Fällen aber auch fehlen kann. Hier müssen wir das Kind gleichmäßig sich nach vorn beugen lassen, da so oft erst eine deutliche Niveaudifferenz in den Konturen des Brustteiles hervortritt, die bei aufrechter Haltung nicht zu sehen war.

Richtung der Dornfortsatzlinie.

Als letzten Punkt der Untersuchung führt Wollenberg die genaue Prüfung der Dornfortsatzreihe an, die in ausgeprägten Fällen allein genügt, um die Diagnose zu sichern. Die Verhältnisse liegen hierbei so klar, daß es sich erübrigen dürfte, näher auf dieselben einzugehen. Zur besseren Orientierung kann man die einzelnen Dornfortsätze noch mit einem Farbstift kenntlich machen.

Wenn sich auch meistens die aufgeführten einzelnen Symptome der Skoliose kombinieren werden, so müssen wir uns doch stets vor Augen halten, daß dies nicht immer der Fall zu sein braucht.

Kommen Fälle vor, bei denen wir auf Grund einer einmaligen Untersuchung keine sichere Diagnose stellen können, so müssen wir wiederholte Kontrolluntersuchungen vornehmen, die uns bald Aufschluß geben werden, ob eine wirkliche Skoliose vorliegt oder nicht.

Frühdiagnose der Skoliose.

Wie wichtig die Frühdiagnose einer Skoliose ist, liegt klar auf der Hand, weil es uns nur in leichten Fällen gelingt, eine vollständige Heilung herbeizuführen, nicht aber in schon weiter fortgeschritteneren, die auch dem Auge des Laien nicht mehr entgehen.

Hier liegt die Haupttätigkeit des praktischen Arztes und vor allen Dingen der Schulärzte, auf Grund systematischer und exakter Untersuchungen die ersten Anfänge der Deformität festzustellen und die Kinder einer geeigneten Behandlung zuzuführen.

Jede, auch die leichteste Abweichung der Wirbelsäule ist als ein ernstes Leiden aufzufassen, da wir es nie dem einzelnen Fall von vornherein ansehen können, ob er sich nicht früher oder später verschlimmern kann. Eine schwere Verkrümmung der Wirbelsäule ist aber nicht nur ein bloßer Schönheitsfehler, nicht nur, wie Hübscher ganz richtig sagt, eine Verunstaltung des menschlichen Ebenmaßes, sondern sie birgt für dessen Träger die unheilvollsten Gefahren in sich, da ja auch, wie wir ja schon erwähnten, die inneren lebenswichtigen Organe, die Lungen und das Herz, in Mitleidenschaft gezogen werden und in ihrer Widerstandsfähigkeit leiden können.

Vorkommen der Skoliose.

Die Skoliose ist eine überaus häufige Deformität und nicht nur eine Erkrankung bestimmter Stände, sondern wir finden sie in allen Schichten der Bevölkerung.

Die ätiologischen Momente und die Formen der Skoliosen sind nach Schultheß dagegen bei den verschiedenen Volksklassen nicht dieselben. Während wir aus der bäurischen Bevölkerung meistens nur rachitische Skoliosen zu sehen bekommen, liefert uns die städtische Schuljugend das Hauptkontingent zu den leichteren Formen.

Mädchen werden häufiger befallen als Knaben; in den meisten Statistiken kommen etwa auf 5—6 skoliotische Mädchen ein skoliotischer Knabe, wobei hervorzuheben ist, daß die hochgradigsten Formen der Skoliose häufig bei Knaben angetroffen werden, was Kölliker damit zu begründen sucht, daß die Deformität in ihren Anfangsstadien bei Knaben noch weniger beachtet wird als bei Mädchen. Auch Schreiber sucht dieses Verhältnis, das zwischen Knaben und Mädchen besteht, dadurch wenigstens etwas zu klären, daß man bei Mädchen betreffend des Wuchses ängstlicher ist und diese eher zum Arzt bringt als die Knaben. Ganz Unrecht haben genannte Autoren damit sicherlich nicht.

Die vorhandenen Schulstatistiken ergeben sehr verschiedene Zahlen; die Angaben schwanken zwischen 3—4 und 86%. Schultheß' Ansicht über die Häufigkeit der Skoliose ist die, daß nur in 8% unbestreitbare Verkrümmungen vorhanden sein dürften, die sich während der Schulzeit nicht wesentlich vermehren, ein Prozentsatz, der auch ungefähr mit dem von dem Amerikaner Orthopäden Bradfort gefundenen übereinstimmt, nach dem etwa 10% aller amerikanischen Schulkinder mit Rückenverkrümmungen behaftet sind, von denen 3% dringend der orthopädischen Behandlung bedürfen. Die erheblichen Differenzen, die wir in den Statistiken finden, erscheinen durchaus nicht wunderbar, wenn man bedenkt, daß es sehr schwer ist, bei den Untersuchungen nach einem einheitlichen Prinzip vorzugehen und daß die verschiedenen Untersucher ganz verschiedenes als Deformität und Nichtdeformität angesehen haben; vor allen Dingen müssen wir den Statistiken mit größtem Mißtrauen begegnen, die nicht von orthopädisch ausgebildeten Ärzten aufgestellt wurden.

Staffel hat mit einem Wiesbadener Stadt- und Schularzt Mädchenklassen von Volksschulen auf Rückgratsverkrümmung untersucht und stellte solche, die man ehrlicherweise so nennen darf, in 2—3% der Fälle fest. Das andere, was für verdächtig gehalten wurde, waren harmlose Varietäten innerhalb der Breite des Normalen oder Krumm- und Schiefhaltungen ohne jede Abnormität im Skelett.

Genannter Autor würde es deshalb für recht nützlich halten, wenn die Schulärzte durch praktische Kurse, die in jeder größeren Stadt ein erfahrener Orthopäde erteilen könnte, in den Stand gesetzt würden, die Haltung und Gestalt der zu untersuchenden Kinder richtig zu beurteilen. Dann würden seiner Meinung nach die fabelhaften Zahlen bald auf das richtige Maß zusammenschrumpfen.

Über das Vorkommen der einzelnen Skoliosenarten möchte ich noch einige Daten bringen.

Nach Schultheß' Untersuchungen standen in bezug auf häufiges Vorkommen die komplizierten, rechts konvexen Dorsalskoliosen an erster Stelle, denen dann die einfachen Dorsal- und Lumbodorsalskoliosen folgten, sodann die Totalskoliosen und endlich die Lumbalskoliosen; die geringste Frequenz wiesen die dorso-zervikalen Formen auf.

Er konnte auf Grund seiner untersuchten und behandelten Fälle die Beobachtung machen, daß die Lendenskoliose im allgemeinen in einem späteren Alter auftritt als die Totalskoliose; ich kann diese Beobachtung auf Grund meines Materials nur voll und ganz bestätigen.

Ursachen der Skoliose.

Skoliosen können verschiedene Ursachen haben. Bei der Aufzählung dieser wollen wir der von Schultheß gegebenen Einteilung folgen, der als erste Kategorie die Verkrümmungen aufzählt, die durch primäre Formstörungen der Wirbelsäule entstanden sind, als zweite die, die durch Erkrankungen und erworbene Anomalien der Wirbelsäule verursacht werden, und schließlich als dritte die, die ihre Ursache in sekundären Formstörungen der Wirbelsäule haben.

Zu der ersten gehört

Die angeborene Skoliose,

Die angeborene Skoliose.

die auf Grund neuerer Forschungen, namentlich von Böhm, dessen unschätzbares Verdienst es ist, unsere Aufmerksamkeit darauf hingelenkt zu haben, sicher weit öfter vorkommt, als man früher angenommen hatte.

Zunächst sind sie als intrauterine Belastungsdeformität aufzufassen, als Folge einer Zwangstellung, die dann vorliegt, wenn wir noch andere Deformitäten vorfinden, die für eine Raumbeengung in utero sprechen.

Häufiger als diese sind die, bei denen andere angeborene Anomalien zu dieser Deformität führten, die nach Böhm in erster Linie in einer sog. numerischen Varietät der Wirbelsäule zu suchen sind.

Bei einer solchen kann es sich um Differenzen in der Wirbelsäule im ganzen oder auch in einzelnen Segment handeln, so das z. B. 6 Lendenwirbel und nur 4 Kreuzbeinwirbel oder 6 Lendenwirbel und nur 11 Brustwirbel vorhanden sind, oder um das Einsetzen eines Wirbeltypus an einer höheren oder tieferen Stelle, als es normalerweise der Fall sein dürfte. Fassen wir z. B. den 7. Halswirbel ins Auge, so kann es vorkommen, daß dieser bereits den Charakter der Brustwirbel trägt, ebenso daß dieser Charakter der Brustwirbel auch noch beim ersten Lendenwirbel zu finden ist.

Findet eine solche Variation im asymmetrischen Sinne statt, d. h. tritt die Umwandlung des Wirbeltypus nur einseitig oder auch auf der einen Seite mehr als auf der anderen auf, so können diese Veränderungen die Ursache für eine Skoliose abgeben, die wir demnach zumeist an den Übergängen zwischen den verschiedenen Segmenten der Wirbelsäule finden werden. Eine Stelle, die am häufigsten asymmetrisch angelegt ist, ist der 5. Lendenwirbel, und darauf ist nach Schultheß auch die Tatsache zurückzuführen, daß man öfters Skoliosen ganz besonders des Lendensegmentes in Behandlung bekommt, welche trotz verhältnismäßig leichter Abweichungen aller Therapie trotzen, weil hier Wachstumsstörungen tiefgreifender Natur vorhanden sind, welche auf die mechanische Beeinflussung viel weniger reagieren als die normal gebildete Wirbelsäule.

Daß derartige geringe Veränderungen zunächst dem untersuchenden Auge auch des nach dieser Richtung hin geschulten Arztes in frühester Jugend entgehen können, das dürfte ohne weiteres klar sein, ebenso wie der Umstand, daß diese geringfügigen Veränderungen erst bei der Inanspruchnahme der Wirbelsäule und beim Einsetzen stärkeren Wachstums in die Erscheinung treten und bei der äußeren Untersuchung sichtbar werden, die wir nunmehr als spätkongenitale zum Unterschied von der frühkongenitalen bezeichnen müssen.

Neben dieser Variation der einzelnen Wirbel findet man auch noch gröbere Veränderungen, wie z. B. eine mehr oder weniger vollkommene Verschmelzung einzelner Wirbel, ein Ausbleiben der Entwicklung wichtiger Wirbelelemente, keilförmige Verbildung eines oder zweier Wirbelkörper, das Vorhandensein eines keilförmigen, überzähligen Knochenstückes zwischen zwei Wirbeln, Anomalien an den Rippen und dergleichen mehr.

Wie groß die Zahl der kongenitalen Skoliosen ist, werden wir erst dann erfahren, wenn alle Skoliosen einer genauen Röntgenuntersuchung unterzogen werden, sagt Lange, dem wir aber schon jetzt ohne weiteres darin beistimmen müssen, wenn er annimmt, daß eine nicht geringe Anzahl von seitlichen Rückgratsverkrümmungen, die bisher der Gruppe der habituellen, konstitutionellen, rachitischen Skoliose zugezählt wurden, künftig unter die Rubrik der angeborenen Skoliosen eingereiht werden müssen.

Die Diagnose dieser Skoliose ist oft sehr schwierig; diagnostisch verwertbar ist die plötzliche Abbiegung der Wirbelsäule am Sitze der Krümmung, ferner der Umstand, daß die Dornfortsätze statt nach der Konkavität der Krümmung nach der Konvexität schauen; auch ist an eine kongenitale Skoliose zu denken, wenn anamnestisch eine Verkrümmung in frühester Jugend angegeben wird, ohne daß sich am Körper rachitische Veränderungen finden.

Zu den angeborenen Skoliosen gehört auch die Form der Skoliose, deren Entstehung auf eine überzählige Halsrippe zurückzuführen ist, bei denen man nach Drehmann meist auch noch asymmetrisch gebaute rudimentäre Halswirbel findet, die man wohl in erster Linie mit für die Entstehung der Skoliose verantwortlich zu machen hat.

Das beste diagnostische Hilfsmittel bei der Erkennung der angeborenen Skoliosen haben wir in den Röntgenstrahlen, die uns allein genauen Aufschluß über die wahre Ursache der Deformität geben können.

Zu der zweiten Kategorie rechnet Schultheß die Skoliosen infolge allgemeiner Schwäche des Knochengerüstes, die sog. konstitutionellen Verkrümmungen, zu denen das Hauptkontingent

die rachitische Skoliose

stellt.

Die rachitische Skoliose.

Alle Skoliosenforscher neueren Datums sind sich wohl ohne jede Ausnahme darüber einig, daß es in allererster Linie diese Erkrankung ist, die als Ursache der meisten Skoliosen angesehen werden muß und die nach Dolega den zweifelhaften Vorzug hat, die allerschwersten Formen skoliotischer Verkrümmungen der Wirbelsäule und der mit dieser in direktem Zusammenhang stehenden Thoraxdifformitäten aufzuweisen, die nach Abschluß des eigentlichen rachitischen Knochenprozesses irreparable Skelettdeformitäten darstellen.

Rupprecht konnte bei sorgfältigster Untersuchung für 90% seiner Skoliosenfälle unzweifelhaft Rachitis nachweisen, eine Zahl, die sicherlich zu hoch gegriffen ist, wenn auch Spitzy auf dem Orthopädenkongreß im Jahre 1908 bereits schon auf die überaus große Häufigkeit der rachitischen Skoliosen aufmerksam gemacht hat, die man bei kleinen Kindern findet, wenn man danach sucht.

Wer über ein reiches Skoliosenmaterial verfügt, sagt er, der wird es beurteilen können, daß es oft nicht so leicht ist und daß dazu ein geschultes Auge gehört, um leichte, eben beginnende Asymmetrien zu erkennen, zumal da ja nicht immer eine etwa, wenn auch noch so leichte Abweichung der Dornfortsätze da zu sein braucht, sondern nur Niveaudifferenzen leichtester Art, die nur allzuoft auch von Ärzten übersehen werden, manchmal noch eher, als von dem wachsamen Auge der sorgsamen Mutter, die das Kind immer vor Augen hat. Auch in solchen Fällen zeigen uns oft genug die Röntgenstrahlen im Bilde das, was das bloße Auge noch nicht sehen konnte.

Daß Rachitis und Skoliose zwei Begriffe sind, die eng zueinander gehören, beweisen auch die Herzschen Ausführungen, der bei seinen Schulkinderuntersuchungen auf Neuseeland äußerst wenig Rachitisfälle fand und auch äußerst wenig Skoliosen. Von Nordamerika, wo gleichfalls die Rachitis eine verhältnismäßig seltene Erkrankung ist, kann Böhm aus eigener Erfahrung das gleiche mitteilen.

Daß bei den rachitischen Skoliosen das Moment der Knochenerweichung noch nicht allein genügt, um eine Skoliose zu erzeugen, liegt klar auf der Hand, da wir ja trotz schwerster Rachitis tausende von Wirbelsäulen solcher Kinder gerade bleiben sehen. Es müssen noch andere Schädigungen hinzutreten, wie das zu frühe Aufsitzen der Kinder, das schiefe Tragen derselben auf dem Arm der Wärterin, die gekrümmte Lage im Bette und noch vieles andere mehr, was Abweichungen vom normalen Haltungstypus bedingt.

Bei den rachitischen Skoliosen kann es sich nach Schultheß um streng lokalisierte, in der Zeit der floriden Rachitis entstandene Deformitäten eines umschriebenen Segmentes oder einzelne Elemente der Wirbelsäule handeln oder auch um ein gleichmäßiges Befallensein der ganzen Wirbelsäule. Unter den erstgenannten Fällen spielt die rachitische Deformität dieselbe Rolle wie die erwähnte kongenitale Mißbildung einzelner Wirbel. Auch hier entstehen, veranlaßt durch Asymmetrien einzelner Skeletteile, entweder durch größere Intensität und Extensität der Bewegungen oder durch zunehmendes ungleiches Wachstum ber beiden Wirbelhälften im späteren Kindesalter Skoliosen.

Es ist nicht immer nötig, daß solche mitunter äußerst geringfügige Veränderungen in dem eigentlichen floriden Stadium der Rachitis bereits sichtbar sind; es handelt sich eben um sehr geringfügige Veränderungen asymmetrischer Art, die sich zunächst dem untersuchenden Auge entziehen werden und die sich erst geltend machen im späteren Alter. Sie wachsen nach Schulteß mit den Individuen allmählich weiter, und erst, wenn an das Skelett, an die mechanische Leistungsfähigkeit der Wirbelsäule größere Anforderungen und größere Ansprüche gestellt werden, wenn die Bewegungen intensiver werden, wenn durch langes Sitzen zeitweise ungleichmäßige Belastung stattfindet, dann machen sich derartige ungefügige Bausteine in der Entwicklung der Gesamtform der Wirbelsäule geltend und zwar in derselben Weise, wie leichtere angeborene Fehler der Wirbelsäule, die sich auch, wie wir bereits gesehen haben, zunächst dem untersuchenden Auge entziehen können und erst später dann in die Erscheinung treten, wenn sie nicht zufällig schon früher durch eine wegen anderer Ursachen vorgenommene Röntgenuntersuchung entdeckt werden.

Erkennung der rachitischen Skoliose.

Wenn deutliche Zeichen der Rachitis da sind, so ist es nicht schwer, den wahren Grund der Deformität zu finden; fehlen sie aber, so gibt es doch immerhin noch gewisse Erkennungszeichen, die darauf hindeuten, daß eine rachitische Skoliose in dem jeweiligen Fall vorliegt, und das sind, daß der Scheitel der Hauptkrümmung ziemlich in der Mitte der Wirbelsäule liegt und daß meist ein starker Rippenbuckel vorhanden ist, der sich bis zu einer förmlichen Kyphoskoliose steigern und zuweilen fast über eine ganze Thoraxhälfte erstrecken kann.

Prognose. Die Prognose der rachitischen Krümmungen ist eine ungünstige, weil infolge der Weichheit der Knochen die pathologischen Veränderungen an diesem rapid zunehmen und weil sich nach dem Aufhören des floriden Stadiums der Erkrankung die Knochen sehr rasch erhärten und zu einer starren Fixierung der Skoliose führen.

Ähnlich wie jene lokalen rachitischen Prozesse können auch noch andere Knochenerkrankungen bei der Entstehung der Wirbelsäulenverkrümmungen wirken, wie die angeborene Lues, die Osteomalacie u. a. m., alles krankhafte Veränderungen, auf die wir hier nicht näher eingehen wollen, da es sich immer nur um seltenere Vorkommnisse handeln wird.

Verkrümmungen durch sekundäre Formstörungen. Wir kommen nunmehr zu den Verkrümmungen durch sekundäre Formstörungen, bei welchen durch eine Erkrankung oder Verletzung oder durch andere äußere Einflüsse eine zwangsweise Abänderung der mechanischen Funktion stattgefunden hat.

Die veränderte Arbeit der Muskulatur im Verein mit Abänderungen der Belastung und Druckrichtung, mit einem Worte die Funktion, stellt das deformierende Moment dar, während die Knochen ursprünglich als normal zu taxieren sind.

Auch hier unterscheidet Schulteß zwei Gruppen, zum ersten die Funktionsstörungen, welche durch Abnormität oder Deformierung irgendwelcher Organe erzeugt werden und bei denen des betreffende erkrankte Organ die Ursache der Funktionsveränderung ist, und zum zweiten die Deformitäten, welche durch eine Veränderung der Funktion auf äußeren Anlaß entstehen, z. B. durch Zwangshaltungen und Arbeit in bestimmter Stellung.

Zu ersteren gehören die Anomalien des Thorax und des Extremitätenskelettes, sowohl des oberen, mehr aber noch des unteren. Ist die Affektion doppelseitig, so werden symmetrische Haltungsanomalien entstehen, ist sie einseitig, asymmetrische.

In erster Linie kommen bei den einseitigen alle solche Erkrankungen der unteren Extremitäten in Frage, die eine Verkürzung derselben bedingen. In Betracht kommen die Kinderlähmungen, die tuberkulösen Entzündungen des Knie- und Hüftgelenkes mit ihren Folgezuständen, die Knochenbrüche der unteren Extremitäten und andere Schädigungen und Leiden ähnlicher Art mehr.

Am besten dürften hierfür die beigegebenen Abbildungen von einem Kind beweisend sein, bei dem sich infolge hochgradigen X-Beines eine starke Wirbelsäulenverkrümmung ausgebildet hatte, die lediglich dadurch erheblich gebessert wurde, daß durch Operation das Bein geradegerichtet und dadurch ein Beckengleichstand geschaffen wurde, der seinerseits wieder auf die Verkrümmung der Lendenwirbelteile ein wirkte (Abb. 34 u. 35).

Hierher gehören auch als ursächliche Momente der Verkrümmungen die Beinverkürzungen ohne weitere Abnormitäten, sichtbare und erkennbare wenigstens, da in manchen Fällen sicherlich auch hier Schädigungen in den Wachstumslinien, geringe einseitige rachitische Veränderungen, ungleiche Neigungen des Schenkelhalses vorhanden sein

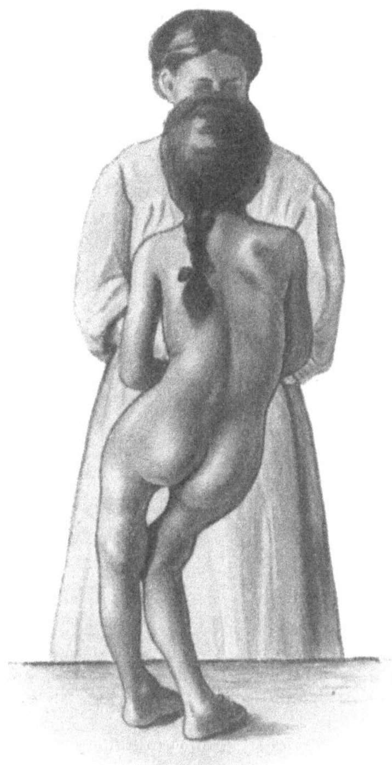

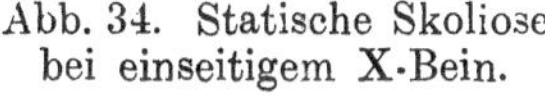

Abb. 34. Statische Skoliose bei einseitigem X-Bein.

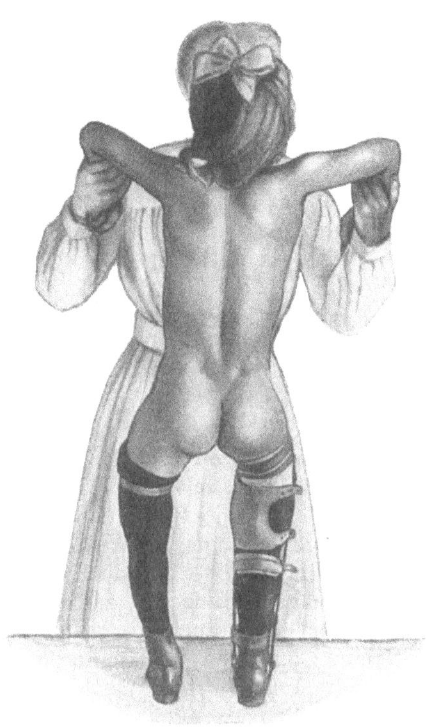

Abb. 35. Verschwinden derselben Skoliose nach Operation des X-Beines.

können, die sich begreiflicherweise dem untersuchenden Auge entziehen und über die wir manchmal erst Gewißheit erhalten, wenn wir eine Röntgenuntersuchung vornehmen.

Solche Skoliosen nennen wir

statische Skoliosen.

Es handelt sich dabei stets um primäre Lendenverkrümmungen. Die Krümmung ist immer mit ihrer Konvexität nach der Seite der Beckensenkung gerichtet, nach der Seite, auf der sich die Verkürzung des Beines befindet. Statische Skoliose.

Den Grad der Beckensenkung kann man in einfacher Weise dadurch ermitteln, daß man unter das verkürzte Bein bis zur Geradestellung des Beckens Brettchen verschiedener Dicke unterlegt. Auch mit dem

Maßbande kann man direkte Messungen vornehmen. Recht praktisch ist auch der Vorschlag Beelys, den Patienten vor einen Tisch zu stellen und die Höhe der beiden Spinae ant. sup. über der Tischkante miteinander zu vergleichen.

Dadurch, daß sich die statische Skoliose beim Sitzen und Liegen immer wieder ausgleicht und daß der Patient, um sein kurzes und vielfach auch funktionsuntüchtiges Bein zu entlasten, die Gesamtlast seines Rumpfes nach der gesunden Seite auf das kräftige Bein überträgt, fixiert sie sich nur unter besonders ungünstigen Verhältnissen, nämlich dann, wenn das Becken durch einseitige Fixierung auch beim Sitzen nicht normal gestellt wird, wie es z. B. bei der Coxitis der Fall ist, oder wenn die Ursache der Beckensenkung schon seit frühester Jugend datiert, wie z. B. bei einer angeborenen Hüftluxation und die Knochen abnorm weich sind.

Wir haben im vorstehenden gesehen, daß im knöchernen Gerüst liegende Schädigungen zu Wirbelsäulenverkrümmungen die Veranlassung geben können; es können aber auch solche als Ursache herangezogen werden, die in den Weichteilen zu suchen sind, zunächst in den Muskeln.

So sehen wir Skoliosen nach Muskeldefekten sich ausbilden, nach Muskelveränderungen, wie z. B. nach Verkürzungen des Kopfnickers, die den bekannten Schiefhals im Gefolge haben, der seinerseits wieder eine sekundäre seitliche Wirbelsäulenverkrümmung kompensierender Art nach sich zieht.

Vor allen Dingen wäre hier auch die allgemeine Muskelschwäche zu erwähnen, die sich nach Schulteß oft nur schwer von der allgemeinen Insuffizienz des ganzen Skelettes trennen und unterscheiden läßt, das dann auch im ganzen mechanisch wenig leistungsfähig ist, Neigung zu Deformitäten der Gelenke nicht nur an der Wirbelsäule, sondern auch an den verschiedensten Körperstellen zeigt und sowohl die Knochen wie auch den ganzen Bandapparat betreffen kann.

Kurz zu erwähnen wären noch die sog.

neurogenen Skoliosen

Neurogene Skoliose. Paralytische Skoliose.

im Gefolge von Nervenerkrankungen, bei denen das größte Kontingent die spinale Kinderlähmung stellt, die ihre Schädigungen und Folgeerscheinungen sowohl in der Wirbelsäulenmuskulatur zurücklassen kann, als auch in der Muskulatur der Extremitäten, die ihrerseits wieder Skoliosen bedingen. Im letzteren Falle müssen wir allerdings die Skoliosen zu den statischen rechnen und nicht zu den eigentlichen paralytischen. Charakteristisch für die paralytische Skoliose ist das Vorwiegen der Totalskoliose und die häufige Kombination mit einer Kyphose, charakteristisch ist es auch ferner, daß sie sich erst spät oder gar nicht fixieren, daß es nur selten zur hochgradigen Rippenbuckelbildung kommt und daß die Achsendrehung der Wirbel sehr in den Hintergrund tritt.

Hysterische Skoliose.

Auch der hysterischen Skoliose soll hier gedacht werden, von der dasselbe gilt, was wir schon bei dem hysterischen Schiefhals gesagt haben. Auch diese sahen wir während der Kriegsdauer bei unseren Soldaten sehr häufig auftreten und es reichen bei weitem keine hundert Fälle von hysterischen Skoliosen und anderen Wirbelsäulendeformitäten, die ich während meiner militärischen Tätigkeit sah und die in der weitaus größten Mehrzahl nicht richtig erkannt, sondern als durch organische Veränderungen der Wirbelsäule bedingte angesprochen waren. Vorausgegangene Traumen oft leichterer und leichtester Art, Gemütsbewegungen, Schreck und vor allen Dingen „die Angst vor dem Schützengraben" spielten die Hauptrolle bei der Entstehung dieser Deformitäten neben der „Verschüttung", die bei näherem Nachforschen meist gar nicht stattfgefunden hatte.

Zu den neurogenen Skoliosen müssen wir auch die so häufig bei der Syringomyelie, seltener bei der Tabes beobachteten rechnen, für die das zentrale Nervenleiden verantwortlich zu machen ist. Wir finden die syringomyelitische Skoliose in 80% der Syringomyeliefälle und oft ist sie das erste Symptom, das beobachtet wird und dessentwegen die Patienten den Arzt aufsuchen, ohne daß an ein Nervenleiden gedacht wurde. Sie hat meist ihren Sitz in den Dorsalwirbeln, während wir die tabischen Wirbelsäulenveränderungen mehr in den unteren Partien der Wirbelsäule vorfinden; da diese aber mehr in das Gebiet der Spondylitiden fallen, werden wir noch später in dem betreffenden Kapitel davon zu reden haben. Syringomyelitische und tabische Skoliose.

Wir kommen jetzt zu den sog.

skoliotischen Schmerzeinstellungen,

bei denen immer die Haltung eingenommen und festgehalten wird, bei der der Schmerz am wenigsten empfunden wird. Ursächlich kommen hier in Frage der Muskelrheumatismus, auch Abszesse und kleinere oder größere Muskelverletzungen, vor allem aber entzündliche Vorgänge an den Nervenwurzeln und an den aus diesen hervorgehenden Nervensträngen, die oft eine wesentliche Änderung im Haltungstypus hervorrufen können. Skoliotische Schmerzeinstellungen.

Die häufigste Form ist die sog. Skoliosis ischiadica, eine Verkrümmung der Wirbelsäule, die sich, nachdem die ischiatischen Schmerzen kürzere oder längere Zeit bestanden haben, allmählich oder auch plötzlich einstellt und als hetorologe Skoliose bezeichnet wird, wenn die Krümmung nach der entgegengesetzten Seite des Ischias gerichtet ist und als homologe, wenn sie auf der erkrankten Seite sich befindet. Es sind auch oft genug alternierende Skoliosen beobachtet, bei denen die Wirbelsäulenausbiegung bald nach der einen, bald nach der anderen Seite gerichtet war. Skoliosis ischiadica.

Nach der Ansicht der meisten Autoren handelt es sich bei dieser Deformität um eine einfache Reflexkontraktur, bei der man zunächst die Heilung der Ischias anzustreben hat, mit der jene von selbst verschwindet.

Aber nicht nur Erkrankungen und Schädigungen der Weichteile können diese sog. Entspannungshaltungen der Wirbelsäule hervorrufen, sondern auch arthritische und ossäre Prozesse an derselben, von denen ich nur die Karies, die Osteomyelitis erwähnen möchte.

Empyematische Skoliose.

Zum Schluß soll noch erwähnt werden, daß sich selbst nach Erkrankungen innerer Organe, namentlich der Respirationsorgane, die durch Hemmung der Atmung einen mitunter bedeutenden Einfluß auf die Entwicklung der Thoraxformen und damit auch auf die Wirbelsäule ausüben, Wirbelsäulenverkrümmungen ausbilden können. Die Brustfellentzündung ist hier an erster Stelle zu nennen, die eine sog. empyematische Skoliose im Gefolge hat.

Kurz erwähnt werden sollen auch noch die

zikatriziellen Skoliosen,

Zikatrizielle Skoliose.

die wir z. B. nach ausgedehnten Verbrennungen des Rückens mit nachfolgenden starken Narbenbildungen sehen können.

Zum Schluß kommen wir zu den rein

funktionellen Wirbelsäulenverkrümmungen,

Funktionelle Skoliose.

die man auch mit dem Namen der Berufsdeformitäten belegt hat.

Lange und mit ihm noch andere Autoren vertreten den Standpunkt, daß es Skoliosen gibt, die durch regelmäßig wiederholte und intensiv ausgeführte seitliche Abbiegung entstehen können und daß bei diesen nicht sogleich eine Umformung der knöchernen Teile der Wirbelsäule stattfindet, sondern zunächst nur eine ungleiche Ausbildung der beiderseitigen Rückenmuskulatur infolge einseitigen Gebrauches eines Armes oder dgl. m., und daß erst später die bekannten Umformungen der Wirbel auftreten, also sekundäre Veränderungen sind, die den primären Muskelveränderungen folgen.

Er führt hier als Beispiel die Wirbelsäulenverkrümmung der Schreiner an, die durch die einseitige Tätigkeit des Hobelns entsteht. Auch Schultheß fand bei den Gondolierie in Venedig eine Skoliose, die durch die Stellung beim Rudern entsteht, das ein Stehrudern ist und Tag für Tag sich wiederholt. Die Muskelarbeit in Kombination mit den zu überwindenden Widerständen und der durch dieselben gegebenen Führung der Bewegung in bestimmter Bahn hat die Formveränderung zustande gebracht.

Ich muß Lange hier auf Grund meiner Erfahrungen recht geben, wenigstens für eine Reihe von Fällen, da ich ähnliches beobachten konnte bei Patienten bzw. Patientinnen, die mir meist von Krankenkassen überwiesen wurden. Sie zeigten das typische Bild einer meist rechtsseitigen Dorsalskoliose, zunächst ohne Veränderungen des Knochensystems. Die Beschäftigung wurde gewechselt, es wurde eine zweckmäßige Behandlung eingeleitet und die Skoliosen verschwanden, wenn nicht schon Knochenveränderungen sekundärer Art vorhanden waren, oder wenn es sich nicht um Fälle primärer Knochenveränderungen handelte, die wir auch wiederholt beobachten konnten.

Schule und Skoliose.

Zu diesen rein funktionellen Verkrümmungen gehören auch die wirklichen „Schulskoliosen“, soweit wir eine solche anzunehmen berechtigt sind und mit denen wir uns jetzt noch etwas ausführlicher befassen müssen, da gerade bei der Frage „Schule und Skoliose“ nicht nur bei Laien, sondern auch bei Ärzten noch so ganz falsche, veraltete Ansichten bestehen, mit denen endlich einmal gründlich aufgeräumt werden muß.

Man pflegte früher der Schule den Hauptanteil bei der Bildung der Skoliosen zuzuschreiben und diese Ansicht finden wir auch heute noch oftmals vertreten. Aus alten orthopädischen Lehrbüchern wurde sie in neue und neueste Arbeiten übernommen, die nicht der Feder der Fachorthopäden entstammten.

Gerade in der Frage der Ursachen der Skoliose ist in den letzten Jahren eine gewaltige Umwälzung entstanden und an Stelle aller möglichen Hypothesen und Theorien sind wirkliche Tatsachen getreten, die imstande waren, uns endlich auf einem Gebiet, in dem wir immer noch im Dunkeln tappten, einen gewaltigen Schritt vorwärts zu bringen, und das haben wir in erster Linie wohl den alles durchdringenden Röntgenstrahlen zu verdanken, die auch in diese dunkle Frage Licht im wahren Sinne des Wortes gebracht haben.

Wenn Hoffa in der letzten Auflage seines bekannten Lehrbuches noch schreibt: „Nach den neuesten Untersuchungen über das Vorkommen der Skoliose bei Schulkindern unterliegt es gar keinem Zweifel, daß die meisten Skoliosen durch den Schreibakt zuwege gebracht werden,“ so besteht dieser Satz heutzutage keineswegs mehr zu Recht, und wenn Hoffa immer und immer wieder als Gewährsmann von Schulärzten und Turnfachleuten angeführt wird, so wollen wir hier endlich einmal damit aufhören. Wäre es Hoffa vergönnt gewesen, noch eine neue Auflage seines Buches zu schreiben, dann wäre dieser Satz sicherlich nicht mehr darin zu finden gewesen.

Hoffa hat nach dieser Richtung hin seine Ansicht geändert, das weiß ich, der ich oft genug Gelegenheit hatte, mit ihm über wissenschaftliche Fragen zu debattieren und mit ihm wissenschaftlich zusammen zu arbeiten.

Ich will keineswegs sagen, daß die Schule stets schuldlos an der Entwicklung der Skoliose bzw. an der Verschlimmerung derselben ist, sicher ist sie es aber bei weitem nicht in dem Maße, wie es heute immer noch von gewissen Seiten behauptet wird.

Daß ein Anwachsen der Skoliosen während der Schulzeit vorhanden sein kann, haben einwandfreie Statistiken bewiesen, womit aber noch keineswegs gesagt ist, daß diese Zunahme während der Schulzeit durch die Schule bedingt ist.

Chlumsky hat von seinen Skoliosepatienten die gleiche Zahl von solchen, die die Schule besuchten, mit der gleichen Zahl von solchen verglichen, die die Schule nicht besuchten und fand hierbei, daß unter den Nichtschulbesuchern die Skoliose eher noch häufiger vorhanden war und eher noch schwerere Formen erreichte als unter denen, welche die Schule besuchten. Auch der russische Arzt Hippius berichtet, daß in Rußland die die Schule nicht besuchende Dorfjugend häufig Rückgratsverkrümmungen aufweise, und Herz schreibt über seine Untersuchungen an Neuseeländer Schulkindern wörtlich: „Die hiesige Schulhygiene ist alles eher als einwandfrei, ist schlecht, mehr als das existiert überhaupt nicht. Baulichkeiten, Bänke, Beleuchtung, alles mangel- und fehlerhaft. Die Kinder bleiben ohne gymnastische Übung und Pflege des Körpers. Und dennoch diese Seltenheit von Rückgratsverkrümmungen.“ Er bringt, wie bereits gesagt, das geringe Vorkommen der Skoliose mit dem geringen Vorkommen der Rachitis in Neuseeland zusammen, die daselbst so gut wie garnicht zu finden ist.

Schreibakt und Skoliose.

Auch dem Schreibakt mißt man heute nicht mehr die Bedeutung bei wie früher bei der Ausbildung der Skoliosen. Nach Schanz handelt es sich bei demselben gar nicht um eine solche andauernde Schiefhaltung, wie sie in den Lehrbüchern sich immer abgebildet findet, sondern es liegt ein ewiger Wechsel der Haltung vor. Auch nach Schultheß existiert die Gleichartigkeit beim Schreibakt mehr im Reglement als in der Wirklichkeit, da es eine allgemeine bekannte Tatsache ist, daß die Kinder verhältnismäßig verschieden beim Schreiben sitzen.

Wachstumsskoliosen.

Auf Grund meiner Erfahrungen kann ich die auch von anderen gemachten Beobachtungen nur bestätigen, daß im allgemeinen die Deformität proportional der Intensität des Wachstums zunimmt, bzw. während dieser Zeit die Kinder befällt. Fällt das Einsetzen des stärkeren und stärksten Wachstums nach der Schulzeit, dann werden wir hier die Verschlimmerung der Deformität beobachten können; fällt es noch in die letzten Schuljahre, dann tritt die Verschlimmerung während der Schulzeit ein. Beweise habe ich genug unter meinen Skoliosenpatienten gefunden; so zeigt z. B. Abb. 30 eine Patientin, deren Skoliose sich erst nach dem Schulbesuch verschlimmerte, während sie in der ganzen Schulzeit stationär blieb. Ich habe mehrere Patienten beobachten können, bei denen sich die Deformität in dem noch schulpflichtigen Alter erheblich verschlimmerte, obwohl jene an keinem regelmäßigen Schulunterricht teilnahmen eben ihrer Deformität wegen und nur wenige Stunden tagsüber, manchmal überhaupt nicht unterrichtet und jedes anhaltende Stillsitzen ängstlich vermieden wurde — und trotzdem trat die Verschlimmerung ein und warum? Weil das Wachstum gerade zu dieser Zeit ganz gewaltig einsetzte. Wären diese Kinder in die Schule gegangen, dann hätten die Eltern und vielleicht auch der Arzt die Schule für diese Verschlimmerung verantwortlich gemacht.

Auch Schanz hat schon auf diesen Faktor hingewiesen und will die Hauptmasse der sog. Schulskoliosen unter die Rubrik der Wachstumsskoliosen einreihen, weil der Knochen in den Zeiten solchen raschen Wachstums eine geringere Tragfähigkeit besitzt als in den Zeiten, wo ein Wachstum überhaupt nicht stattfindet oder nur in geringem Maße erfolgt.

Neben dem Wachstum ist es dann noch nach dem genannten Autor die Pubertätsentwicklung, die in die Schulzeit fällt. Auch sie kann ebenso wie das schnelle Wachstum in gewissem Sinne die Widerstandsfähigkeit des Körpers allen krankmachenden Einflüssen gegenüber herabsetzen, ebenso wie die Kinderkrankheiten, die ja auch in der Hauptsache in der Schulzeit durchgemacht werden.

Daß die Schule eine Anzahl leichter Verkrümmungen direkt verursacht und bestehende verschlimmern kann, steht für mich fest. Auch Mayer, Muscat und Schultheß sind der gleichen Ansicht und zwar sind es die linkskonvexe Totalskoliose und die Lendenskoliose, die wir als eine spezielle durch die Schulbeschäftigung in hohem Maße begünstigte Form betrachten müssen, die aber nach der übereinstimmenden Ansicht aller Orthopäden stets leichteren Grades sind und nur äußerst selten zu erheblichen Deformitäten führen und somit gleichsam als bloße „Schönheitsfehler" bezeichnet werden können, da sie die Gesundheit des betreffenden Individuums in keiner Weise zu beeinträchtigen pflegen.

Wir kommen noch zu einem weiteren Beweis dafür, daß der Schule die wenigste Schuld bei der Entstehung der Skoliosen zukommt. Seit langen Jahren schon hat sie auf Betreiben der Orthopäden und Schulärzte prophylaktische Maßnahmen gegen das Umsichgreifen dieser Deformität getroffen, und was haben diese prophylaktischen Maßnahmen zuwege gebracht? Ist denn durch dieselben die Zahl der schweren Skoliosen erheblich verringert worden? Ich glaube kaum. Schanz hat sicherlich recht, wenn er sagt, daß alles in allem die Forderungen, welche man für die Prophylaxe der Skoliose auf Grund der früheren Anschauungen über den Zusammenhang von Schule und Skoliose gestellt hat, bis zu dem Grade durchgeführt sind, die überhaupt durchführbar ist, daß aber alle diese Maßnahmen nicht die Erfolge gezeitigt haben, welche man auf Grund ihrer Voraussetzungen von ihnen erwarten mußte.

Entbehren können wir alle diese prophylaktischen Maßnahmen, auf die ich noch bei der Therapie zu sprechen komme, deshalb nicht; sie haben entschieden auch ihr Gutes und zwar bei der Verhütung der wirklichen Schulskoliosen, und bei der Verschlimmerung schon bestehender Verkrümmungen.

Ursachen der Skoliose.

Um einmal die Ursachen bei einem großen Skoliosenmaterial zusammenzustellen, habe ich vor einer Reihe von Jahren die ersten 2000 Fälle von Haltungsfehlern, die ich in meiner Privatpraxis behandelt bzw. untersucht habe, herausgesucht; von diesen waren 527 männliche und 1473 weibliche. Wenn wir die 364 Rückenschwächlinge außer Betracht lassen, die sich unter diesen 2000 Fällen befanden, so haben wir es mit 1636 wirklichen Skoliosen zu tun, von denen 946 vor der Schule und 162 nach der Schule sich ausbildeten, insgesamt also 1108 außerhalb der Schulzeit.

Ich möchte ausdrücklich hervorheben, daß ich nur die ganz sicheren Fälle hier aufgeführt und alle die weggelassen habe, von denen man zwar auf Grund des objektiven Befundes mit vollkommener Sicherheit annehmen mußte, daß die Anfänge des bestehenden Leidens schon vor der Schulzeit lagen, bei denen aber die Eltern behaupteten, daß es erst während der Schulzeit entstanden sei.

Wie wenig man den Angaben über den Zeitpunkt der Entstehung des Leidens von Seiten der Angehörigen trauen kann, das wird mir jeder zugeben, der eine Reihe von Skoliosen zu behandeln hatte. Wir müssen Schultheß recht geben, wenn er sagt: „Man muß diese Angaben mit größter Reserve aufnehmen und man macht wohl nie einen Fehler, wenn man den Anfang der Deformität ganz bedeutend weiter über die Zeit zurückdatiert, zu welcher das Auge der Mutter etwas entdeckt hat."

178 Fälle von dem gesamten Material konnten als wirkliche „Schulskoliosen" bezeichnet werden; es waren 17 männliche und 161 weibliche Patienten, und von keinem Fall wüßte ich, daß die betreffende Deformität irgendeinen erheblichen Grad angenommen hätte. Bei diesen 178 Schulskoliosen handelte es sich in 146 Fällen um linkskonvexe Totalskoliosen bzw. Lumbalskoliosen, die restierenden 32 verteilten sich auf andere Formen mit der rechtsdorsalen an der Spitze, die 17 mal vertreten war.

Ich meine, daß diese Statistik klipp und klar beweisen dürfte, daß die bei weitem größte Mehrzahl aller Skoliosen nicht während der Schulzeit ihren Anfang nimmt, sondern vor derselben, ein geringerer Teil nach derselben. Wenn ich noch einmal auf Grund dieser meiner in der Privatpraxis gemachten Erfahrungen, die sich voll und ganz auch mit denen decken, die ich als orthopädischer Schularzt der hiesigen Volksschulen machen durfte, meine Ausführungen kurz zusammenfasse, so kann ich folgende Schlußsätze aufstellen:

1. Es steht ohne jeden Zweifel fest, daß der Schule längst nicht der Einfluß bei der Entstehung der Skoliosen zukommt, der ihr in früheren Zeiten und auch jetzt noch von manchen Schulärzten zugeschrieben wird.

2. Es sind beim Eintritt in die Schule nach genauen Untersuchungen weit mehr fixierte Skoliosen vorhanden, wie während der Schulzeit dazukommen.

3. Es entstehen während der Schulzeit eine Anzahl von Skoliosen und es verschlimmern sich auch während der Schulzeit eine Anzahl von bereits vor der Schule vorhanden gewesenen Skoliosen, die aber, weil sie während der Schulzeit entstanden sind bzw. sich verschlimmert haben, deshalb noch nicht auf Kosten der Schule gesetzt werden dürfen.

4. Bei der Mehrzahl sind ganz andere Ursachen verantwortlich zu machen, ganz andere Schädigungen, die allerdings mit dem Schulbesuch zusammenfallen, nicht aber durch diesen bedingt werden.

5. Es bleibt ein kleiner Bruchteil von Skoliosen übrig, die wir allein dem Einfluß der Schule zuschreiben müssen, Es sind dies aber verschwindend wenige im Gegensatz zu den anderen Skoliosen, die nicht durch die Schule beeinflußt bzw. hervorgerufen sind.

6. Die Skoliosen, die während der Schulzeit und vor allen Dingen durch diese entstehen, und die allein den Namen „Schulskoliosen" verdienen, führen nie zu erheblichen Deformitäten oder gar zu einem Krüppeltum, wie es die aus anderen Ursachen entstandenen schweren Skoliosen oft genug tun.

Behandlung der Skoliosen. Prophylaxe.

Wir kommen nunmehr zur Behandlung der Rückgratsverkrümmungen, bei der, wie anderswo auch, die Prophylaxe eine große Rolle spielt. Ihre Hauptaufgabe ist es in erster Linie, ein Mißverhältnis zwischen statischer Inanspruchnahme und statischer Leistungsfähigkeit der Wirbelsäule zu verhüten. Kleine Kinder dürfen nicht zu früh, sondern erst dann aufgesetzt werden, wenn ihre Wirbelsäule die genügende Tragkraft hat. Bei rachitischen Kindern ist doppelte Vorsicht am Platze; man vermeide das einseitige Tragen auf einem Arm und alles das, was die Ausbildung einer Krümmung begünstigen kann. Man beschränke die Schulstunden und sorge nicht nur für die Ausbildung des Geistes, sondern ebensosehr auch für die Ausbildung des Körpers, man reduziere die Hausaufgaben und halte namentlich auch die heranwachsenden Mädchen zu körperlichen Übungen, Turnspielen u. dgl. m. an. Man baue den Turnunterricht immer noch mehr aus. Zwei Turnstunden wöchentlich genügen keinesfalls; wir müssen unter allen Umständen die tägliche Turnstunde anstreben; wertvoller als Geräteübungen sind die Freiübungen, bei denen den Haltungs-, Atmungs- und Gangübungen, kurz allen den Übungen der größte Teil eingeräumt werden muß, die eine Kräftigung der allgemeinen, besonders aber der Rückenmuskulatur herbeiführen.

Schulbankfrage.

Betreffs der Schulbankfrage stehe ich auf Spitzys Standpunkt; auch ich bin der Ansicht, daß diese vielfach aufgebauscht wurde. Wenn eine Schulbank möglichst bequem und vor allen Dingen den Größenverhältnissen der Kinder angepaßt ist, ist sie auch gut. In jeder Klasse wird man mit 3—4 Größennummern auskommen. Alle spitzfindigen Konstruktionen, sagt Spitzy, nutzen nur dem Erfinder, der Schule gar nicht. In der besten Bank kann der ermüdete Schüler schlecht sitzen, in der einfachsten, natürlich seiner Größe entsprechenden Bank, die ihm eine bequeme Sitzgelegenheit bietet, wird kein Schaden entstehen, wenn nicht zuviel und anhaltend gesessen wird, wenn der Lehrer die Schüler in Bewegung erhält, wenn entsprechend steigernde Pausen eingeführt werden.

Die Zahl der erfundenen Schulbanksysteme ist Legion, ein Beweis dafür, daß keine Bank das leistete, was man von ihr erwartet hatte. Bänke mit und ohne bewegliche Teile, mit Plus-, Minus- und Nulldistanz, Bänke mit Kreuz-, Lenden- und Rückenlehnen, sowie ein-, zwei- und mehrsitzige Bänke, kurzum, alle Systeme wurden nacheinander empfohlen, erprobt und auch wieder verworfen. Nach Schulthoß dürfte eine Bank, die ein wenig zurückgeneigtes Sitzbrett von etwa 3—5 Grad und eine mäßig zurückgeneigte Lehne von 10—15 Grad hat, bei der Neigung der Pultfläche von ca. 20 Grad den verschiedenen Ansprüchen im allgemeinen genügen.

Schrift und Schreibhaltung.

Auch der Schrift und der Schreibhaltung ist meines Erachtens zu viel Wert beigelegt worden. Diese Frage stammt ebenso wie die Schulbankfrage aus einer Zeit, in der man noch sagte: Die Skoliose ist eine professionelle Erkrankung, eine Schulkrankheit.

Orthopädische Sonderturnkurse in den Schulen.

In das Gebiet der Prophylaxe fallen auch jene jetzt an vielen Orten eingerichteten orthopädischen Sonderturnkurse an den Schulen, mit denen wir uns noch etwas näher befassen müssen, handelt es sich dabei doch um eine Frage, die viel Staub aufgewirbelt hat. Von Schulärzten und Turnlehrern wurden Berichte über solche Kurse herausgegeben, in denen über einfach an das Unglaubliche grenzende Erfolge, namentlich auch bei Skoliosen zweiten und dritten Grades gefabelt wurde. Laien lösten hier kurzerhand eine Frage, über die sich schon zu allen Zeiten so viele Orthopäden den Kopf zerbrochen hatten, Laien erzielten hier angeblich mit 2—3 Turnstunden in der Woche Erfolge, die zu erringen sich die besten Orthopäden, die besten Skoliosenforscher und -kenner mit jahrelang dauernder Behandlung vergeblich abgemüht hatten. Ärzte und Laien, die nicht allzutief in das schwierige Gebiet der Wirbelsäulendeformitäten eingedrungen waren, glaubten das wahre Mittel in der Skoliosenbehandlung gefunden zu haben und sahen schon die Zeiten herannahen, wo man überhaupt kein schiefes Menschenkind mehr auf der Straße finden würde. Sie waren aber leider um eine Reihe von Jahren zurückgeblieben und hatten ganz die Fortschritte übersehen, die man in der Skoliosenfrage in den letzten Jahren gemacht hatte. Ich habe mich mit dieser Frage in meinem Buch über solche Sonderturnkurse und deren Wert ausführlich beschäftigt und bin auf Grund meiner Erfahrungen, die sich voll und ganz mit denen auch an anderen Orten von Orthopäden gemachten decken, zu der Ansicht gekommen, daß solche Kurse gutes in der Prophylaxe der Rückgratsverkrümmungen leisten, daß wir auch Erfolge bei beginnendem Schiefwuchs erzielen können, daß man niemals aber imstande sein wird, durch dieselben schon weiter fortgeschrittene Skoliosen zu bessern, geschweige gar zu heilen, oder Skoliosen zu verhüten, die andere Ursachen als die Schule haben und sich nur während der Schulzeit ausbilden.

Die Behandlung der ausgebildeten Skoliosen.

Wenden wir uns jetzt der Besprechung der Behandlung der ausgebildeten Skoliosen zu, so ist, wie überall, auch hier eine frühzeitige Diagnose von der größten Wichtigkeit; je zeitiger der Fall zur Behandlung kommt, um so größer sind auch die Aussichten auf Erfolg der therapeutischen Maßnahmen. Leider kommen nur allzu oft die Patienten zu spät in zweckmäßige Behandlung. Es ist in der Tat zu beklagen, daß die beginnende Skoliose von manchen Hausärzten immer noch zu wenig beachtet wird, daß Eltern und Patienten häufig damit beruhigt werden, „daß sich das Leiden schon verwachsen werde". Nur allzu oft muß gerade der Orthopäde auch bei anderen Deformitäten diese Worte hören und es ist sicher, um mit Dolega zu reden, daß auch heute noch manchem Kinde und besonders Mädchen in späteren Jahren bittere Gefühle und Tränen erspart bleiben könnten, wenn in allen Fällen Hausarzt und Eltern energisch ihre Pflicht täten.

Es soll und kann hier nicht meine Aufgabe sein „der Hochflut therapeutischer Maßnahmen, welche jemals in der Behandlung der Skoliose empfohlen, versucht und wieder verlassen sind, welche zum Teil von falschen anatomischen Vorstellungen ausgingen oder einem durchaus mangelhaften mechanischen Verständnis entsprungen sind, Rechnung zu tragen," sondern ich möchte nur die Mittel und die Methoden kurz anführen, von denen es heutzutage unbedingt feststeht, daß sie uns im Kampf gegen dieses Leiden unentbehrlich geworden sind und daß sie meist nicht jede für sich, sondern in verschiedener Kombination angewandt werden müssen, wenn anders wir Erfolge erwarten wollen.

Nach Schultheß' Ansicht, der wohl ohne weiteres alle Fachkollegen nach dieser Richtung hin zustimmen werden, hat die Behandlung der Rückgratsverkrümmungen unbestritten zwei Dinge zu berücksichtigen: Erstens die Beseitigung der eigentlichen Ursachen der Deformität, d. h. die Heilung der pathologischen Prozesse, welche die mechanischen Eigenschaften des Knochens in ungünstiger Weise beeinflußt haben und zweitens die Beseitigung oder Besserung der eigentlichen Deformität selbst.

In sehr vielen Fällen können wir nur noch die Deformität selbst angreifen, weil der pathologische Prozeß, die eigentliche Ursache der Deformität, längst abgelaufen und daher einer Behandlung nicht mehr zugänglich ist.

Die Erkrankungen und Deformitäten des Skeletts außerhalb der Wirbelsäule, welche eine Wirbelsäulendeformität herbeiführen, erfordern gewisse Spezialangriffe, die oft allein schon imstande sind, die Deformität im günstigen Sinne zu beeinflussen.

Das Gesagte wird genügen, um zu beweisen, daß alle schönen Methoden nichts nützen, wenn wir die Grundübel nicht angreifen, und wie ein Feuer lustig weiter brennt, wenn wir seinen Herd nicht ersticken und ihm nur an anderer Stelle beizukommen suchen, wohin es sich ausgebreitet hat, so ist es auch hier; die Wirbelsäulendeformität wird trotz aller bei ihr direkt angewendeten Mittel Fortschritte machen und sich nicht aufhalten oder bessern lassen, wenn wir nicht ihre eigentlichen Ursachen direkt zu bekämpfen suchen.

Als mechanische Methode zur Behandlung der Deformität selber sind uns nach Schultheß das Redressement im weitesten Sinne, d. h. die Korrektur der krankhaft veränderten Form mit oder ohne nachfolgende Fixation des Resultates durch portative oder nicht portative Apparate und eine Anzahl von Methoden bekannt, welche vermittels aktiver und passiver Bewegungen die Heilung herbeizuführen bestrebt sind, zu denen auch die Massage gerechnet werden muß.

Die Gymnastik bei der Skoliosenbehandlung.

Die spezielle orthopädische Heilgymnastik soll nach genanntem Autor gleichsam eine Arbeitsbehandlung sein, eine dem einzelnen Fall angepaßte Arbeit, eine Überwindung von Widerständen in besonders ausgewählten Stellungen unter Festhalten bestimmter Skeletteile und unter Ausschaltung gewisser Mitbewegungen und unerwünschter Nebenwirkungen, bei der wir äußere Fixationspunkte suchen müssen durch manuelle Nachhilfe einer Hilfsperson oder durch technische Hilfsmittel; sie kann nicht in einem Massenbetrieb ausgeführt werden, da sie der strengsten Individualisierung bedarf, sie ist eine wirkliche Redressionsgymnastik, bei der Bewegungen ausgeführt werden, die in direkt korrigierendem Sinne auf die Deformität selbst einwirken und den Patienten dahin bringen sollen, zunächst durch eigene Kraft die fehlerhafte Haltung auszugleichen, soweit es möglich ist, ja unter Umständen überzukorrigieren. Ihre Durchführung verlangt die beständige Mitarbeit des Arztes, der jede Übung bis ins einzelne vorzuschreiben hat.

Man hat bei diesen Übungen zwischen symmetrischen und asymmetrischen zu unterscheiden, von denen jene den Zweck haben, die Wirbelsäule auszurecken und den ganzen Oberkörper in die Höhe zu schrauben, diese mit und ohne Widerstand ausgeführt werden können und nicht bloß links- und rechtsseitig ausgeführt werden dürfen, sondern ihre Angriffspunkte an den Abbiegungspunkten der Deformität

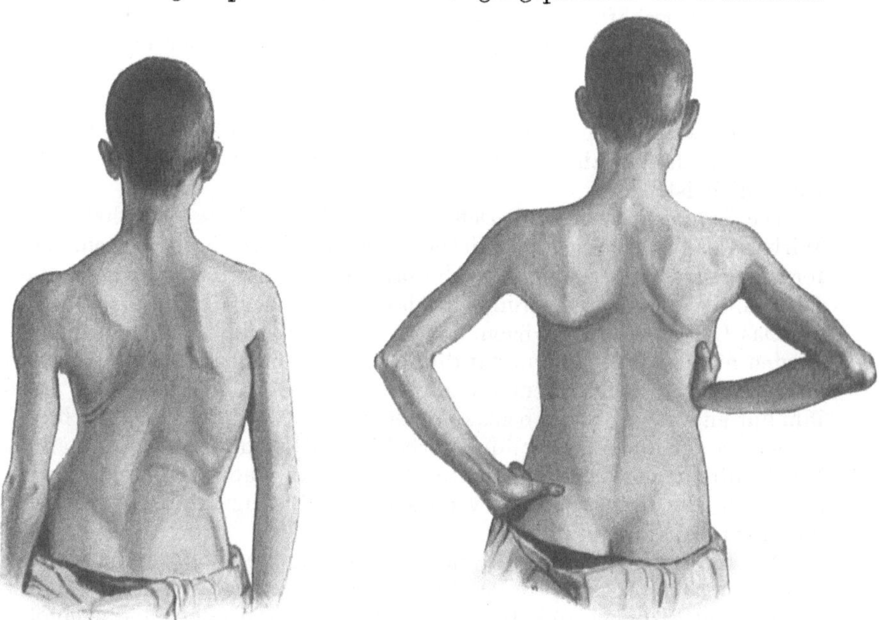

Abb. 36. Abb. 37.
Aktives Redressement einer Skoliose.

nehmen müssen; denn wie Schultheß ganz richtig hervorhebt, kann eine Skoliose nur mit Erfolg behandelt werden, sei es aktiv oder passiv, wenn die Reduktion des Krümmungsscheitels durch Lokalisation der Umkrümmung gerade auf seine Kuppe erzielt wird (Abb. 36 u. 37). Geschieht dies nicht, so kann eine solche Übung nur schädlich wirken, und soll es geschehen, so kann dieses nur streng individualisierend sein, weil die Abbiegungspunkte bei gleichen Skoliosenarten so verschieden sein können, daß wir selbst bei diesen gleichen Skoliosenarten immer wieder noch individualisieren müssen. Es ist deshalb unmöglich, gerade solche Übungen in den genannten Sonderturnkursen ausführen zu lassen. Solche Kinder, bei denen diese Übungen am Platze sind, werden am besten einzeln vorgenommen und zwar mit entblößtem Körper, um jeweilig die richtige Wirkung der einzelnen Übungen kontrollieren zu können. Spitzy läßt die Übungen auch noch vor dem Spiegel vornehmen, um auf diese Weise dem Kinde wieder das Gedächtnisbild der geraden Haltung, das meist verloren gegangen ist, zu verschaffen.

Es bedarf eines guten Teiles von Aufwand an Mühe und Geduld, den Patienten diese Übungen beizubringen, bei denen man zunächst mit seinen eigenen Händen mitwirken und immer wieder die Hand der Übenden an die richtige Stelle setzen muß, und es bedarf ständiger Aufsicht und Kontrolle, um nicht den Nutzen solcher Übungen ins Gegenteil umschlagen zu lassen, da sie keineswegs so harmlos und unschädlich sind, wie sie vielleicht aussehen, sie können auf die Gegenkrümmung direkt schädigend einwirken im Sinne einer Verschlechterung derselben, wenn sie nicht an der richtigen Stelle ihren Angriffspunkt finden, wobei die Differenz nicht einmal so groß zu sein braucht, sie können bei reinem Seitendruck eine vorhandene Torsion vermehren und zu schärferer Abknickung der Rippenwinkel führen.

Das gleiche gilt auch von den Kriechübungen, die der strengsten Individualisierung bedürfen, wenn anders sie von Nutzen sein und keinen Schaden stiften sollen.

Klappsches Kriechverfahren.

Das von Klapp ausgebildete Kriechverfahren beruht auf der Tatsache, daß die Wirbelsäule in horizontaler Lage beweglicher ist als in aufrechter Haltung und ferner auf den Lovettschen Satz, daß sich die Wirbelsäule da abbiegt, wo sie am meisten lordosiert ist; es ist in der Tat ein außerordentlich einfaches und kräftig wirkendes Mittel zur Erreichung einer weitgehenden Mobilisation, sowie zur aktiven Umkrümmung von einfachen Krümmungen. Spitzy, Lange, Schultheß und andere halten bei Totalskoliosen die Umkrümmung für sehr energisch und vollkommen, bei den S-förmigen Skoliosen dagegen für nicht energischer als bei anderen Methoden auch. Auch ich halte den Einwand der genannten Autoren, daß man die Lokalisation der Abbiegungspunkte nicht in der Hand habe, für zweifellos richtig, und ich kann Lange nur zustimmen, wenn er sagt, daß sich die Wirbelsäule immer da abbiegen wird, wo sie am beweglichsten ist, nicht aber an der Stelle, wo man sie gerade mobilisieren und umkrümmen möchte.

Lange hält nur 10% aller Skoliosen für das Kriechverfahren geeignet und mit ihm noch viele andere bekannte Größen auf dem Gebiet der Skoliosen auch, und wenn auch Fränkel, der Schüler Klapps, diesen niedrigen Prozentsatz nicht anerkennen kann, so gibt er doch ohne weiteres zu, ja verlangt es sogar auf das allernachdrücklichste, daß eine individuelle Behandlung gerade bei der Kriechmethode ein Haupterfordernis ist.

Daß diese in der einfachen Form, wie sie anfangs angewendet wurde, nicht das geleistet hat, was manche von ihr erwartet hatten, und daß diese einfache Form nicht für alle Fälle geeignet war, das dürfte wohl am besten daraus hervorgehen, daß Fränkel diese Methode immer und immer wieder zu modifizieren, zu verbessern gesucht hat. Ich kann hier auf die Einzelheiten dieser sehr lesenswerten Arbeiten nicht näher eingehen, möchte aber das eine wenigstens nicht hervorzuheben vergessen, daß aus denselben klipp und klar zu ersehen ist, wie schwierig es ist, die verschiedenen Formen der Skoliosen richtig „kriechen zu lassen" mit allen Modifikationen, wie Fränkel es will, die meines Erachtens nur der richtig verstehen und anwenden kann, der genau über die pathologische Anatomie der Skoliose orientiert und mit ihr vertraut ist. (Abb. 38 u. 39.)

Ganz so leicht, wie sich das manche Leute denken, ist die Methode also nicht, vor deren kritiklosen Anwendung nicht genug gewarnt werden kann.

„Es scheint beinahe so, als ob man es mit der Kriechbehandlung sehr leicht hätte, Skoliosen zu heilen, ja als ob weiter nichts dazu gehörte, als diese Methode ausschließlich anzuwenden. Dagegen muß ich mit aller Entschiedenheit Einspruch erheben. Das Rankenwerk, welches die unnötige und vielfach voreilige Popularisierung der Methode getrieben hat, möchte sonst den guten Kern derselben zu sehr überwuchern." Das sind Klapps eigene Worte.

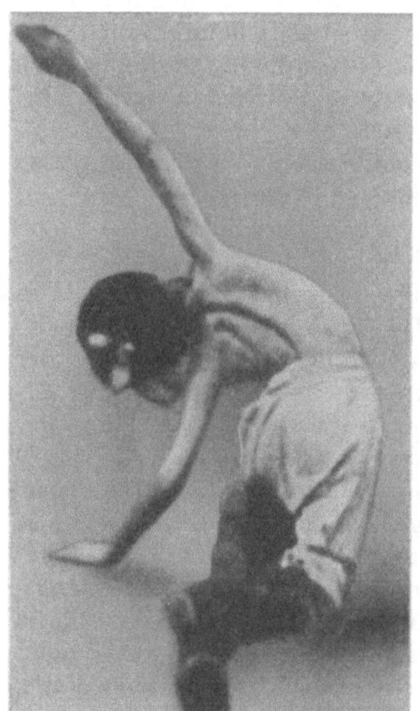

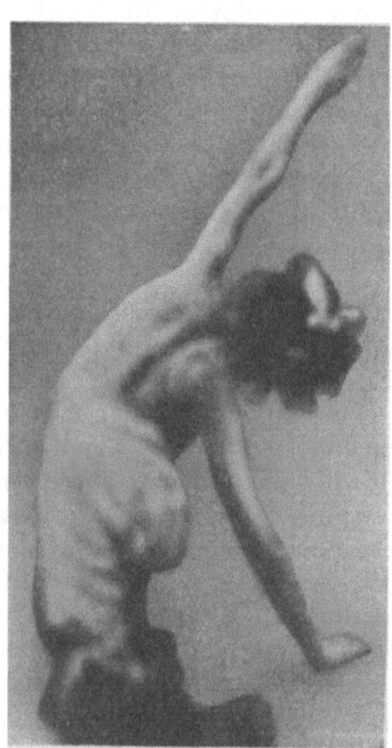

Abb. 38 u. 39. Klappsche Kriechübungen.

Ehe wir das Kapitel der gymnastischen Übungen, die ohne Zweifel im Kampfe gegen Schiefhaltungen und Schiefwuchs ein großer und wichtiger Hilfsfaktor sind, verlassen, dürfen wir aber eins nicht zu erwähnen vergessen, daß nämlich die Gymnastik kein indifferentes Mittel und nicht für alle Fälle gleich brauchbar ist, ja unter Umständen Schaden stiften kann, wenn wir nicht sorgfältig und genau ihre Wirkung beobachten und prüfen.

Wirbelsäuleninsuffizienz nach Schanz.

Ein wichtiges Hilfsmittel bei der Frage, ob in einem gegebenem Falle eine solche Kur am Platze ist oder nicht, haben wir nach Schanz in dem Krankheitsbild der Wirbelsäuleninsuffizienz. Alle diejenigen Fälle, welche dieses Krankheitsbild in ausgesprochenem Maße zeigen, das ja auch bei schon vorhandenen Skoliosen oft genug zu finden ist, vertragen Gymnastikkuren nicht. Die Patienten klagen über stärkere Schmerzen auch schon bei mäßigen Übungen, ja ihr Allgemeinbefinden kann sich mitunter derart verschlechtern, daß man zu der Annahme kommen kann, es läge ein ernstes Leiden zugrunde.

Diese Schmerzen sind natürlich grundverschieden von dem sog. „Muskelweh", wie wir es auch nach Reiten, Rudern, Bergsteigen und ähnlichen Verrichtungen in den Muskelgruppen auftreten sehen, denen dabei besonders viel zugemutet wurde. Wir finden es auch häufig bei unseren Kursanfängern als Rückenschmerz infolge der größeren Arbeit, die die schwachen Rückenmuskeln bei den Haltungsübungen zu leisten haben. Diese Art der Schmerzen schwindet schon nach einigen Übungsstunden und gibt keinen Grund ab, mit den Übungen auszusetzen, wie es bei den durch die Wirbelsäuleninsuffizienz bedingten Schmerzen durchaus notwendig ist. Hier muß erst eine Behandlung einsetzen und müssen geeignete Maßnahmen in Anwendung kommen, die das Bild der Insuffizienz bis auf geringe Reste abdämpfen können, und dann erst kann mit gymnastischen Kuren begonnen werden, die aber auch noch der sorgfältigen Kontrolle bedürfen. Ruhigstellung und Entlastung der Wirbelsäule, also gerade der Gymnastik entgegenstehende Maßregeln, beseitigen diese Reizerscheinungen völlig oder bis auf geringe Reste, die meist dann kein Hindernis mehr für die Gymnastikkur abgeben. Dieses eigentümliche Verhalten der Gymnastik gegenüber zeigen auch die erwähnten Fälle bei der Anwendung der Massage, worauf Schanz auch noch besonders hingewiesen hat.

Es gab eine Zeit, in der man bei der Skoliosenbehandlung in der Gymnastik allein sein Heil suchte und alle anderen Behandlungsmethoden entbehren zu können glaubte; das war nach Schanz der tiefste Tiefstand der Skoliosenbehandlung und auf diesem tiefsten Tiefstand sind heute wieder von neuem alle jene Schulärzte und Turnlehrer angelangt, die da meinen, sie könnten mit gymnastischen Übungen allein in 2—3 Stunden wöchentlich das Übel aus der Welt schaffen und selbst schwerere Skoliosen in ihren orthopädischen Schulsonderturnkursen heilen bzw. auch nur bessern. Ich meine, gegen einen derartigen groben Unfug kann nicht genug angekämpft werden.

Sobald wir die ersten Anzeichen einer beginnenden Deviation aus der sog. schlechten Haltung erkennen, muß unser ganzes Streben dahin gerichtet sein, diese mit geeigneten Mitteln zu bekämpfen, die nun nicht etwa die Geradehalter und Korsetts, sondern die Gymnastik und Massage sind.

Das war ja gerade der Hauptfehler der alten Behandlung, daß sie es verschmähte, die eigene Muskelkraft des Patienten zur Heilung mit zu verwenden, und sich nur der äußeren mechanischen Einwirkung durch Maschinen bediente.

Unsere Hauptaufgabe soll immer die sein, die in sich zusammensinkende Wirbelsäule aufzurichten und aufrechtzuerhalten und die Muskeln, die dies bewirken, zu stärken und zu kräftigen.

Zweckmäßige gymnastische Übungen bei der Skoliosenbehandlung.

Dies erreichen wir am besten durch eine geeignete Massage und durch zweckmäßige gymnastische Übungen, die der Arzt selbst mit dem Patienten täglich zweimal 10—15 Minuten lang vornimmt, und zwar so lange, bis die Patienten gelernt haben, die bewußten Übungen exakt und richtig auszuführen. Man soll nicht etwa glauben, die Sache sei so einfach, daß es mit einer einmaligen Anweisung des Patienten oder der Eltern abgetan sei; nein, die Eltern sollen von Anfang an bei den Übungen zugegen sein und erst an die Stelle des Arztes treten, wenn sowohl die Patienten als auch sie es gelernt haben, die Übungen exakt auszuführen. Unter Aufsicht des Arztes führen sie die Übungen mit dem Kinde aus und sind sie imstande, diese richtig zu leiten, dann kann man es ihnen getrost überlassen, aber immer wieder soll der Arzt in nicht allzu großen Intervallen nachsehen und kontrollieren, ob alles noch so gehandhabt wird, wie es erforderlich ist, und nur von Nutzen für die Kinder sein kann. Von großem Wert dabei ist, daß die Übungen immer unbekleidet ausgeführt werden, denn nur so kann von den Angehörigen eine bestimmte, fortwährende, deutliche Kontrolle ausgeübt werden, ob durch die einzelnen Übungen auch das erreicht wird, was man erreichen will. Es kommt nicht auf die Menge der Übungen, sondern hauptsächlich auf die Exaktheit der Ausführung an.

Am besten ist es natürlich, wenn die Kinder auf längere Zeit ganz der Schule ferngehalten werden und ihre ganzen Kräfte nur ihrem Leiden widmen. Aber in diesem Punkt stößt man oft auf die größten Schwierigkeiten, und nur mit Mühe lassen sich die Eltern bewegen, wenigstens eine Näh- oder Strickstunde ausfallen zu lassen. Ist es uns trotz aller Mühe nicht gelungen, dies durchzusetzen, dann sollen wir geeignete Vorkehrungsmaßregeln treffen und den Kindern gewisse Vorschriften geben, auf die ich noch weiter unten zu sprechen komme, damit nicht das, was wir auf der einen Seite erreichen, auf der anderen wieder verloren geht.

Zunächst will ich einige Übungen aufzählen, die sich bei der Behandlung der Skoliose als sehr zweckmäßig erwiesen haben:

1. Die Patienten stellen sich gerade hin, legen die Hände auf den Kopf und suchen den Oberkörper recht hoch hinauszurecken. Die Fertigkeit, die sie hierin mit der Zeit erlangen, ist oft wunderbar.

2. Die Patienten machen dieselbe Übung und führen in dieser gestreckten Haltung „Rumpf vorwärts beugen“ aus, wobei vor allen Dingen darauf zu achten ist, daß der Oberkörper schön gerade mit zurückgenommenem Kopf und Schultern gehalten wird.

3. Das Kind stellt sich zwischen die Oberschenkel des sitzenden Arztes und wendet demselben, wenn es rechtsseitige Skoliose hat, die linke Seite zu, nimmt Hüften fest oder legt die Hände auf den Kopf. Die Füße fixiert man am besten mit seinen eigenen Füßen, legt beide

Hände auf die Höhe der Konvexität und zieht den ganzen Thorax so an sich heran, während das Kind den Rumpf nach rechts beugt.

4. Als vierte und Hauptübung muß die sog. Selbstredression bzw. Verkrümmung geübt werden, und zwar systematisch.

Zuerst lernen die Kinder das Lendensegment umkrümmen, sodann das Brustsegment und schließlich beide zu gleicher Zeit. Das erstere erreichen sie durch gegenständige Beckensenkung bald und leicht. Schwieriger ist schon das zweite. Der Oberkörper muß auf dem Becken bei rechtsseitiger Dorsalskoliose nach links verschoben werden, während beide Hände am besten auf dem Kopf gehalten werden. Haben es die Patienten gelernt, beide Übungen schön und exakt auszuführen, so werden beide kombiniert. Ich pflege dabei so zu verfahren, wie ich es während meiner Tätigkeit als Assistent in der Hoffaschen Klinik gesehen und gelernt habe.

Patient stellt, eine rechtskonvexe Brust- und linkskonvexe Lendenskoliose angenommen — denn diese sind ja bekanntlich am häufigsten — das rechte Bein etwas abduziert und nach vorn, während das linke fest durchgedrückt wird. Die linke Hand liegt auf dem Kopfe, der linke Ellenbogen wird möglichst nach links oben in die Höhe gedrückt. Die rechte Hand umfaßt die rechte obere Brustseite mit vier Fingern nach vorn und dem Daumen nach hinten. Nach Kommando wird nun das rechte Bein im Kniegelenk kräftig gebeugt — das Becken senkt sich auf der rechten Seite, und dementsprechend krümmt sich die Lendenwirbelsäule nach rechts um —, gleichzeitig aber schiebt das Kind, wie schon erwähnt, seinen Oberkörper nach links, drückt den linken Ellenbogen möglichst hoch nach links und der Seite hin in die Höhe und drückt mit der rechten Hand fest nach links hin, während das Becken möglichst unverrückt gehalten wird.

So lange die Patienten ihre Muskeln nicht hinlänglich in ihrer Gewalt haben, um im freien Stand die vorhandene Skoliose in die entgegengesetzte Ausbiegung verwandeln zu können, mag der Druck der eigenen Hand als Hilfe dienen.

5. Der Patient liegt auf einer Bank bzw. einem Tisch auf dem Rükken ausgestreckt, die Arme der Länge nach seitlich am Körper; er versucht, den Oberkörper aufzurichten und in sitzende Stellung zu kommen, legt sich rückwärts wieder möglichst langsam hin und führt diese Übung des öfteren aus. Später kann man noch, um die Übung etwas schwieriger zu gestalten, die Arme über dem Kopf halten lassen. Diese Übung betrifft hauptsächlich einen Muskel, dem man weder durch Massage, noch durch elektrische Behandlung beikommen kann, den Iliospoas; sie ist auf die Korrektion der Skoliose nur von indirekter Wirkung.

6. Patient legt sich auf den Bauch und biegt den Oberkörper recht weit zurück, während die Beine ruhig liegenbleiben.

7. Patient liegt mit der Vorderseite seiner Beine bis zur Schenkelbeuge, welche mit dem Rande der Bank abschneidet, auf, wird in dieser Lage festgehalten und läßt den Oberkörper langsam vornüberfallen und richtet ihn wieder durch Kontraktion der Rumpfstrecker auf, und

zwar soweit wie möglich sich nach hinten überbiegend. Im Anfang gelingt es nicht einmal bis zur Horizontalen, später erfolgt ein Schrägstellen des Körpers bis fast 45°.

8. In gleicher Körperlage folgt dann ein Rumpfkreisen und Rumpfdrehen, so daß abwechselnd die linke und die rechte Seite des Thorax nach oben gehoben wird. Sodann kann man noch Rumpfbeugen nach der konvexen Seite anschließen.

Ferner können wir noch Übungen mit den Armen vornehmen lassen, wobei immer der der Konvexität entsprechende Arm bevorzugt werden muß. Man kann auch die der Konvexität entsprechende Hand belasten, welche dabei je nach Umständen nach vorn, oben oder außen bewegt oder gehalten wird. Die Gegenkrümmungen lassen sich am besten durch Unterlagen ausgleichen.

Es gibt noch genug andere Übungen, die auch sehr zweckdienlich bei der Skoliosenbehandlung sind. Es würde mich aber zu weit führen, wollte ich alle diese hier aufführen. Jedenfalls machen die Grundsätze, nach denen eine rationelle, gymnastische Übung erfolgen muß, immer die zwei Hauptaufgaben zur Bedingung:

1. Die Redressierung der verkrümmten Körperteile in die gerade Haltung, oder das Umbiegen nach der entgegengesetzten Seite.

2. Die Fixation der redressierten Körperteile in dieser Stellung für kürzere oder längere Zeit.

Gerade diese Korrektur der Haltung, so verschiedenfach und häufig als möglich täglich wiederholt, ist das wichtigste Mittel bei der Behandlung einer beginnenden Skoliose.

Von großer Wichtigkeit ist neben den speziellen Übungen auch noch eine allgemeine Gymnastik, die auf die gesamte Muskulatur kräftigend einwirkt. Man kann Stab- und Hantelübungen vornehmen lassen, die aber einer ganz korrekten Ausführung bedürfen, auch Hang- und Schwungübungen zur möglichsten Streckung durch die eigene Körperschwere. Daneben ist eine zweckmäßige Massage der gesamten Rückenmuskulatur anzuempfehlen, die täglich einmal und am besten so ausgeführt wird, daß man zunächst die langen Rückenmuskeln mit Streichen und Kneten bearbeitet und sodann die breiten in zwei Abteilungen.

Es muß streng darauf gesehen werden, daß sich die Kinder beim Sitzen geradehalten und daß sie nicht zu andauernd sitzen. Während des Schreibens soll kein Vorderarm ganz auf dem Tische, aber auch nicht ganz unter dem Tische sein, vielmehr sollen beide Vorderarme gleich weit aufliegen. Bei Mädchen ist auch darauf zu sehen, daß sie beim Sitzen die Röcke gleichmäßig unter sich verteilen.

Sieht man, daß ein Kind nicht den guten Willen oder tatsächlich nicht die Kraft hat, eine fehlerhafte Haltung selbst zu bekämpfen, daß bestimmte statische Schädlichkeiten nicht zu vermeiden sind und vor allem, daß der skoliotische Prozeß trotz aller dieser Maßnahmen eine Tendenz zur Verschlimmerung zeigt, so ist es die Pflicht eines jeden Hausarztes, den Eltern, wo dies nur immer den örtlichen wie sozialen

Verhältnissen nach ausführbar ist, zuzureden, das Kind einem sachverständigen Auge zu zeigen und ihm eine zweckentsprechende orthopädische Behandlung angedeihen zu lassen, ehe es zu spät ist, damit der Orthopäde nicht etwa nur zufrieden sein muß, wenn es ihm überhaupt noch gelingt, die Kinder vor völligem „Auswachsen“ zu bewahren.

Maschinelle Gymnastik bei der Skoliosenbehandlung.

Dem Orthopäden stehen noch eine Reihe weiterer Mittel zur Verfügung, von denen zunächst die maschinelle Gymnastik zu erwähnen wäre, deren Ausbildung besonders Zander seine Aufmerksamkeit zugewendet hat. Andere folgten ihm, und auch hier war es wieder Schultheß, der uns Gutes brachte und eine Reihe von Apparaten konstruierte, bei deren Herstellung er als ersten Grundsatz und als erste Forderung die Fixation des Körpers aufstellte, entweder zu dem Zwecke, denselben zu redressieren und in der redressierenden Stellung Übungen ausführen zu lassen, oder nach dem Grundsatze, durch die Bewegungszuführung des Apparates den Köper aus der pathologischen Stellung in die redressierte Form überzuführen.

Mobile Apparate zur Skoliosenbehandlung.

Wir haben zwischen stabilen und mobilen Skolioseapparaten zu unterscheiden, von denen die letzteren wirkungsvoller sind als jene, da in diesen die Korrektur der Deformität durch dauernde Kräftigung der dazu geeigneten Muskelgruppen herbeigeführt wird vermittels redressierender Übungen, welche die Patienten in den Apparaten auszuführen haben.

Die einfachsten und billigsten sind die von Lange konstruierten Apparate; die mit diesen vorgenommenen spezifischen Skoliosenübungen erstreben auch eine aktive, zugleich aber auch eine passive Überkorrektur der Skoliose durch eine einseitige Stärkung der überdehnten konvexseitigen Rückenmuskulatur und eine Dehnung der verkürzten konkavseitigen Muskeln und Bänder. Es sind Widerstandsübungen, bei denen die zu übenden Muskeln durch Überwindung eines mittels Rolle und Gewicht einwirkenden Widerstandes noch besonders gekräftigt werden. Lange hat eine ganze Reihe derartiger Apparate konstruiert; sie haben sich mir und gewiß auch allen anderen Orthopäden aufs beste bewährt; ihr Hauptwert liegt darin, daß sie einfach und billig sind, so daß die Patienten, bei denen aus irgendwelchen Gründen eine längere Anstaltsbehandlung nicht möglich ist, zu Hause an diesen Apparaten fortüben können.

Mit allen diesen erwähnten Redressionsübungen, sei es nun, daß man sie mit oder ohne Apparate ausführt, kann natürlich die Krümmung immer nur für kurze Zeit, oft genug nur für wenige Minuten korrigiert bzw. überkorrigiert werden, zumal da sie ja immerhin eine gewisse Anstrengung, eine gewisse Arbeit der Muskeln erfordern, der unbedingt auch wieder eine Ruhepause folgen muß. Es gibt aber auch noch eine andere Art von Redressionsapparaten, bei denen wir mit Hilfe von Gurten, Pelotten, Zügen, Gewichten usw. eine Korrektur der Krümmung zu erreichen suchen, ohne daß sich der Patient dabei mitbetätigt, und vor allen Dingen die Wirbelsäule in der korrigierten bzw. überkorrigierten Stellung für längere Zeit festzuhalten suchen, als es mit

Stabile Apparate zur Skoliosenbehandlung.

jenen oben beschriebenen Apparaten möglich ist, sog. Lagerungs-, Sitz- und Apparate anderer Art, mit denen wir vor allen Dingen bei schon fixierten Skoliosen eine Mobilisierung der Wirbelsäule erstreben wollen.

Wie wir bereits einmal erwähnten, können wir mit allen diesen aufgeführten Maßnahmen nur immer für eine gewisse Spanne Zeit die bestehende Krümmung korrigieren und die Wirbelsäule in der korrigierten Stellung halten; mit dem Aufhören dieser wird aber die Last des Oberrumpfes gar bald wieder das Kind in seine frühere schlechte Haltung hineindrängen. Man muß also zur Aufrechterhaltung des durch die Gymnastik erzielten Resultates die Wirbelsäule entlasten oder die dauernde Korrektion auf anderem Wege zu erzielen suchen, und zwar gelingt uns dies mit Stütz- und Lagerungsapparaten, die für jeden Patienten besonders angefertigt werden und tagsüber und auch nachts zur Anwendung kommen.

Portative Stützapparate.

Beide Behandlungsmethoden gehören also unbedingt zusammen, sie ergänzen sich gegenseitig. So wenig wie in den allermeisten Fällen von ausgebildeter Skoliose sich mit der Gymnastikbehandlung allein etwas erreichen läßt, ebenso ist auch eine Behandlung mit Stützapparaten allein nutzlos und verkehrt. Immer wieder müssen wir es erleben, daß die Patienten mit dem Tragen eines Stützapparates alles getan zu haben glauben, was im Interesse ihrer Skoliose notwendig ist, und daß sie deshalb von gymnastischen Übungen nichts wissen wollen. Sie ahnen nicht, wie verhängnisvoll dieser Irrtum für sie werden und welch großer Schaden damit angerichtet werden kann. Auch bei den Ärzten finden wir oft genug noch diese verkehrte Ansicht vor und Schultheß hat nur zu Recht, wenn er sagt: „Das Tragen eines Stützapparates ohne Übungen ist ein Kunstfehler."

Glücklicherweise wird die Zahl derer, die von der Einseitigkeit in der Behandlung der Skoliosen durch orthopädische Apparate allein nichts mehr wissen wollen, immer größer, aber man bekommt doch noch genug Fälle in die Hände, bei denen die alte Behandlungsweise angewendet wurde, natürlich mit dem nötigen Mißerfolg. Es kann nicht genug gewarnt werden vor dem Tragen derartiger Apparate gerade im Anfangsstadium der Skoliose und vor der urteilslosen Anwendung solcher, wie dies besonders von Seiten der Bandagisten betrieben wird, zu denen oft genug die Eltern hinlaufen, ohne auch nur einen Arzt zu fragen. Die Angehörigen der Patienten glauben, daß mit dem Anlegen dieses Apparates alles geschehen sei, und wie groß ist dann ihr Erstaunen, wenn sie wahrnehmen, daß trotz dieses Apparates die Haltung ihrer Kleinen von Tag zu Tag schlimmer wird. Erst jetzt kommen sie zum Arzt, und gewöhnlich ist es dann zu spät. Das Leiden ist soweit vorgeschritten, daß wir es höchstens noch aufhalten, nicht aber mehr bessern, geschweige denn heilen können. Der Ausdruck „heilen" scheint mir bei der Behandlung fortgeschrittener Skoliosen überhaupt etwas gewagt; denn die Fälle, in denen im vorgeschrittenen Stadium eine Heilung erzielt wurde, die möchte ich sehen. Es sind nur gewisse „tüchtige Leute", die derartiges fertig bringen. Man sehe nur einmal die Abbildungen in den Reklameartikeln an. Vor der Behandlung: die hochgradigste Skoliose, nach der Behandlung: die schönste gerade Haltung. Doch genug davon. (Abb. 26.)

Nun noch ein Wort über die obenerwähnten Geradehalter, gegen die schon Volkmann energisch zu Felde zog. Man nehme sich nur einmal die Mühe, solche Apparate von allen ihren verhüllenden Zutaten zu befreien, und man wird sehen, wenn man diesen nackten Apparat auf den nackten Körper anlegt, daß es der Apparat selbst ist, welcher die Deformität steigert, und zwar oft genug im allerhöchsten Maße. Es ist ja auch kein Wunder. Aus einer Anzahl vorrätiger Apparate wird der am besten passende ausgesucht, oder es wird wohl auch ein neuer nach Maß angefertigt. Daß der Patient dabei ist, ist garnicht nötig. Es wird ein Maßzettel ausgefertigt und eingesandt, nach diesem wird der Geradehalter gearbeitet und nach Fertigstellung dem Patienten zugestellt. Wie bequem, aber wie verkehrt. Diese Stützapparate, die mit so wenig Sorgfalt und Sachkenntnis angefertigt sind, sollen nun das Leiden beseitigen. Sie haben ein schönes Aussehen, die Stahl- und Lederarbeiten sind natürlich von höchster Eleganz, so daß, wie Volkmann sagt, ein derartiger Apparat auf der nächsten Gewerbeausstellung den ersten Preis erhält, während er für den speziellen Fall durchaus unbrauchbar ist, sind aber im übrigen höchst unzweckmäßig, zumal wenn dieselben, wie es ja meist der Fall ist, ringförmige Beckengürtel haben, bei denen fast jegliche Wirkung schon von vornherein unmöglich ist. Der Gürtel findet keinen hinreichenden Halt am Becken, verschiebt sich und stellt sich leicht schief.

Hauptbedingung für alle derartigen Stützapparate ist die, daß dieselben für jeden einzelnen Fall genau und exakt angefertigt, immer und immer wieder angeprobt, auf dem nackten Körper angepaßt und studiert werden, damit sie in allen ihren Teilen gut sitzen, und damit die vorhandenen Pelotten und Züge auch richtig wirken, wenn anders solche am Platze sind. Auch hierbei heißt es, nicht nach einer bestimmten Regel zu verfahren, auch hierbei müssen wir immer den einzelnen Fall im Auge haben; gibt es doch genug Patienten, die überhaupt keinen Pelottendruck vertragen, weil ihre sehr bewegliche Wirbelsäule, sobald die Pelotten wirken, nach vorn ausweicht und unter Steigerung der seitlichen Knickung sich lordotisch nach vorn einbiegt.

Ebenso nachteilig wirken auch die verschiedenen Formen der Hossardschen Gürtel, der Nyropschen Maschine u. a. m., wenn die Pelotten am falschen Ort sitzen oder falsch wirken, indem sie den Rücken mit Gewalt nach vorn drängen und die Schultern recht zurückziehen. Besonders das letztere halten nach Volkmann die Bandagisten für die Hauptaufgabe, während doch der Rückenteil der Maschine im Gegenteil den Körper ein Minimum nach vorn gebeugt erhalten soll, damit nicht die physiologische Kyphose der Wirbelsäule, die gerade nach Sayre und anderen bis zu einem gewissen Grade die Entstehung der Skoliose verhindert, verloren geht.

Bei beginnender Skoliose flachrückiger Individuen mit sehr beweglicher Wirbelsäule sind derartige unzweckmäßige Apparate oft genug deshalb der Hauptgrund des rascheren Wachsens der Deformität.

Fort also mit allen diesen höchst unzweckmäßigen Geradehaltern, und fort auch mit den gut sitzenden Korsetten bei beginnender Skoliose. Wir bedürfen ihrer nicht, wir erzielen auch ohne dieselben gute Erfolge. „Bei beginnender Skoliose", sage ich, denn bei weiter fortgeschrittenen Fällen sind letztere oft unentbehrlich; mit diesen will ich mich hier jedoch nicht befassen, da eine ambulante Behandlung nicht mehr am Platze ist und beim besten Willen nichts leistet. Derartige Patienten gehören in eine gut geleitete orthopädische Anstalt, denn sie bedürfen außer der Behandlung mit bestimmten Skoliosegeräten und tragbaren Apparaten, immer einer sachkundigen, steten Aufsicht und Anleitung, sowie zweckmäßig ausgeführter Manipulationen, die einen nicht unbedeutenden Bruchteil des Tages in Anspruch nehmen und geraume Zeit energisch und strikt durchgeführt werden müssen.

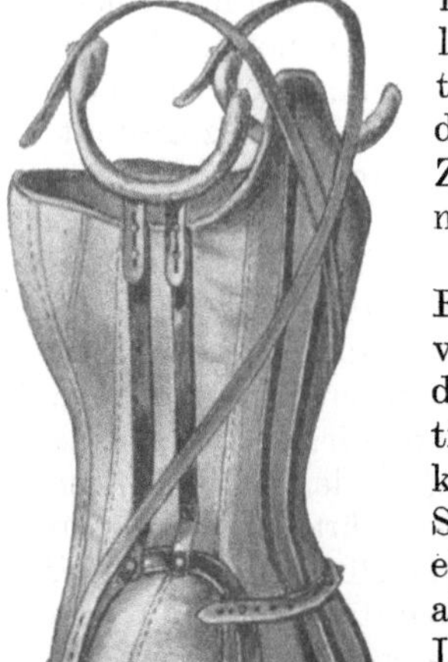

Abb. 40. Hessingsches Stützkorsett.

Was wir für einen Apparat bei dem einzelnen Fall zu wählen haben, das hängt nach Schanz von mannigfaltigen Umständen ab, zunächst von dem Sitz der Krümmung. Wir werden bei einer tiefen Skoliose einen Apparat geben, dessen Wirkung weniger hoch hinaufreicht als bei einer Skoliose im oberen Teil der Wirbelsäule, bei einem florideren Fall eine vollkommenere Stütze als bei einem weniger florideren. Auch die äußeren Lebensverhältnisse der Patienten spielen eine Rolle und noch manches andere mehr, das von Fall zu Fall überlegt werden muß.

Für die bessere Praxis empfehlen sich als Stützapparate die Hessingschen Stoffkorsetts mit allen ihren Modifikationen, für die ärmere die Celluloid- und Lederkorsetts. (Abb. 40.)

Neben diesen Stützapparaten, die tagsüber getragen werden, sind oft auch noch bei schweren Fällen Lagerungsapparate für die Nacht notwendig, von denen als bester das Gipsbett genannt werden soll, dessen sich heutzutage die meisten Orthopäden bedienen und das wir später bei der Spondylitis noch genauer kennenlernen werden. In ihm muß und kann der Patient in der vorgeschriebenen Lage bleiben, ohne daß er der ständigen Aufsicht bedarf, an ihm können wir auch die kräftigsten Korrektionsvorrichtungen, am besten in Gestalt von elastischen Gurten anbringen, ohne daß sie von den Patienten unangenehm empfunden werden.

Wir haben gesehen, daß die Behandlung der Skoliose nicht nur eine langdauernde ist, sondern auch eine sehr kostspielige und daß sie zunächst nur in wirklich gut eingerichteten orthopädischen Heilanstalten durchgeführt werden kann; daß dies in sehr vielen Fällen nicht möglich ist, namentlich an solchen Plätzen, wo es derartige Anstalten nicht gibt, das liegt klar auf der Hand, und das war auch der Hauptgrund, weshalb man zu allen Zeiten und auch an allen Orten immer wieder nach anderen Mitteln und Wegen suchte, um diesem Leiden beikommen zu können.

Behandlung der Skoliose in der Familie.

Biesalski, Müller, Friedheim u. a. m. machten den Vorschlag, die Behandlung in die Familie zu tragen und der Mutter genaue Anweisungen für den jeweiligen besonderen Fall zu geben, ihr Massage, Redressionsübungen und dgl. m. so lange zu zeigen, bis sie mit allem diesen vertraut sind, ungefähr so zu verfahren, wie ich es ja schon oben bei der Behandlung der beginnenden Skoliose näher ausgeführt habe. Aber leider ist das nicht bei allen Fällen möglich, ich kann auf Grund meiner langjährigen Erfahrungen, die ich an einem sehr großen Skoliosenmaterial machen durfte, nur sagen, daß selbst gebildete und gutsituierte Eltern mit wenigen Ausnahmen die Übungen, die sie mit ihren Kindern zu Hause zu machen mir hoch und heilig versprochen hatten, 2—3, auch 4 Wochen lang vielleicht regelrecht durchführten, dann aber immer größere Ruhepausen eintreten ließen, bis schließlich die Übungen ganz unterblieben.

Um wieviel mehr wird dies erst bei der ärmeren und ärmsten Bevölkerung der Fall sein? Und wie vielen wird, wenn sie vielleicht auch den guten Willen haben, die nötige Zeit dazu fehlen? Mutter und Vater gehen zur Arbeit und wenn sie spät abends müde von derselben zurückkehren, unterbleibt sicherlich in den allermeisten Fällen das bewußte Üben, zumal wenn man bedenkt, daß die Mutter auch sonst noch für allerlei anderes in der Familie zu sorgen hat.

Ich will ja absolut nicht in Abrede stellen, daß auch Mütter von Kindern der Volksschulen da sein werden, die sich gewissenhaft nach dieser Richtung hin mit ihrem Kinde beschäftigen würden, aber das wird, genau wie bei der besser situierten Bevölkerung auch, nur immer ein verschwindend kleiner Teil sein und bleiben.

Behandlung der Skoliose in der Schule.

An die Seite der soeben erwähnten Orthopäden können wir auch noch Lange stellen; er bildet gleichsam den Übergang von der Familie zur Schule insofern, als er, von dem Gedanken ausgehend, daß man nach Möglichkeit danach streben müsse, gegenüber dem Massenelend der Skoliosen auch eine wirksame Massenbehandlung zu schaffen, die Skoliosenbehandlung aus der orthopädischen Klinik heraus und viel mehr, als es bisher geschehen ist, in die Schule und Familie verlegt wissen möchte. Aber Lange, den die Anhänger der wiederholt schon erwähnten Skoliosenturnschulkurse immer und immer wieder als ihren Gewährsmann vorschicken, ist keinesfalls ein Anhänger solcher Kurse, wie sie an vielen Orten unter der Aufsicht von Schulärzten und Turnlehrern eingeführt wurden und in denen man lediglich bei gymnastischen Übungen, die in 2—3 Stunden wöchentlich ausgeführt wurden, von „geradezu glänzenden“ Erfolgen fabelte, nein, er hält für eine rationelle Skoliosenbehandlung zurzeit immer noch die Apparate, welche die Lokalisation der redressierten Wirkung auf den skoliotischen Wirbelsäulenabschnitt gestatten, für unentbehrlich, und das war auch der Grund, daß er seine einfachen Apparate konstuierte, von denen er bei seinem Schulskoliosenturnen in München ausgiebigsten Gebrauch macht, über das natürlich am besten ein Facharzt zu wachen hat oder, falls solcher nicht am Platze sein sollte, ein orthopädisch, nach dieser Richtung hin praktisch vorgebildeter Schularzt, der nicht nur seine Weisheit aus alten und ältesten Lehrbüchern schöpfte. Er sucht die betreffenden Fälle aus, er bestimmt die Übungen mit und ohne Apparate, die täglich unter Aufsicht einer besonders ausgebildeten Hilfsperson vorgenommen werden und auf die täglich mindestens $^1/_2$ Stunde Zeit verwendet werden muß und er untersucht die Kinder, und zwar nicht nur in jedem Schulsemester einmal, sondern mindestens alle 4—6 Wochen.

Diese Behandlung in der Schule hat aber einen gewaltigen Nachteil. Wie wir ja gesehen haben, liegen die ersten Anfänge der meisten Skoliosen bereits vor der Schulzeit, und da es eine allgemein bekannte und anerkannte Tatsache ist, daß die Resultate der Skoliosenbehandlung um so besser sind, je eher eine solche einsetzt, so müßten wir schon vor der Schulzeit solche Fälle in Behandlung nehmen und nicht erst warten, bis die Kinder in die Schule aufgenommen werden, da ja so der richtige Zeitpunkt schon verpasst sein dürfte.

Skoliose und Krüppelfürsorge.

Hier gilt es, den Hebel anzusetzen. Ein „zu früh“ gibt es in der Skoliosenbehandlung nicht, und gerade bei den kleinsten Kindern lassen sich mit verhältnismäßig geringen Kosten, mit verhältnismäßig geringer Mühe die Anfänge einer Skoliose definitiv beseitigen. Gerade die ersten Anfänge, die unbedeutendsten Abweichungen von der Norm dürfen wir nicht außer acht lassen, und hierin wird nach Lange der Ausbau für unsere heutige Krüppelfürsorge sicherlich Wandel schaffen und mit ihr „im Verein die Erkenntnis und Vorbildung der Ärzte, die ein ‚zu früh‘ in der Behandlung nicht mehr kennen werden“.

Ich bin ein eifriger Anhänger der sog. Gipsbetten, ein Name, der bei manchen unkundigen Laien ein leichtes Gruseln erregen könnte. Sieht er doch schon ein Kindchen von unten bis oben in Gips verpackt und gequält und gefoltert durch den „gefühllosen“ Arzt. Es ist nicht ganz so schlimm, wie es sich anhört, im Gegenteil, die Kinder fühlen sich äußerst wohl in solchen Lagerungsbetten, in denen sie gleichsam wie in einem Steckkissen herumgetragen, im Kinderwagen an die Luft gefahren werden können, kurzum, die keinerlei Veranlassung abgeben, das Kind anders zu behandeln als ein sonst gesundes auch.

Die Kosten für eine solche Behandlung sind keine unerschwinglichen, im Gegenteil nur geringe, die auch noch in den meisten Fällen, wo die Geldmittel knapp sind, von den Kommunen, Armenverwaltungen, Krüppelfürsorgevereinen, von Krankenkassen, die Familienbehandlung haben, zum Teil oder ganz übernommen werden. Das weiß ich aus eigenster Erfahrung. Sie halten auch nicht den leichtesten Vergleich aus mit den Kosten einer Skoliosenbehandlung in späteren Jahren und bei schon weiter fortgeschrittenem Leiden, die ganz erheblich höher sind, was wir Orthopäden nie bestritten haben.

Aufklärung der Laien.

Unbedingt notwendig ist hier aber die weitgehendste Aufklärung zunächst beim Publikum selbst durch Wort und Schrift, durch Vorträge, durch sog. Elternabende, durch gemeinverständliche Artikel in der

Presse und ähnliches mehr. Wir müssen es warnen vor den Anpreisungen gewissenloser Heilkünstler, wir müssen ihm die Gefahren vor Augen führen, die entstehen können, wenn die Kinder unbehandelt ihrem Schicksal überlassen werden, wir müssen ihnen die rechten Wege weisen und ihnen klarmachen, daß es heute dank unserer sozialen Fürsorgeeinrichtungen auch der armen Bevölkerung möglich ist, ihre Kinder vor schwerem Krüppeltum zu bewahren.

Haben wir nun so die Skoliose in ihren Anfangsstadien unterdrückt, dann sollen wir aber die Kinder trotzdem nicht aus den Augen lassen und das können wir dank aller unserer Einrichtungen heutzutage ganz gut.

Krüppelfürsorgestellen.

Skoliosenkinder sollen, so lange sie die Schule noch nicht besuchen, die Krüppelfürsorgestellen des öfteren aufsuchen, die schon für eine geeignete Behandlung Sorge tragen werden und von denen sie beim Schulantritt einen Schein für den Schularzt mitbekommen, durch den dieser darauf aufmerksam gemacht wird, daß er einem solchen Kinde besondere Aufmerksamkeit und Sorgfalt bei seinen Untersuchungen zukommen läßt, soweit der Rücken, soweit die Wirbelsäule in Frage kommt. So können etwaige Rückfälle in ihren allerersten Stadien, mit denen man bei manchen Fällen natürlich zu rechnen hat, nicht entgehen und so kann sofort wieder eingegriffen werden, wenn es not tut.

Berufswahl.

Haben sich die Kinder die Schule hindurch gut gehalten, so sind sie auch noch nicht, wie wir gesehen haben, ganz aller Gefahr entronnen, und deshalb sollen wir gerade solche Patienten bzw. ihre Angehörigen beim Verlassen der Schule in der Frage der Berufswahl beraten und sollen auf diese Weise Schädigungen, die gewisse Berufe mit sich bringen, auszuschließen suchen.

Solche Kinder sollen einen nicht allzu schweren Beruf ergreifen, auch keinen Beruf, der eine einseitige Tätigkeit oder anhaltendes Sitzen verlangt, es sei denn, daß sie so kräftig geworden sind, daß keine Gefahr in unserem Sinne mehr vorhanden ist.

Wenn wir so vorgehen, werden wir sicherlich die Zahl der schweren Skoliosen ganz erheblich verringern und das Schulrekrutenmaterial zum großen Teil wenigstens von Skoliosen säubern können, sicherlich von schweren Formen der Skoliose.

Wenn die genannten Krüppelfürsorge- und Beratungsstellen Hand in Hand mit den Säuglings- und Tuberkulosefürsorgestellen arbeiten, die Kreisärzte, die Listen über die in ihrem Kreise vorhandenen Krüppel führen müssen, mit den ihnen unterstellten Hebammen, die Schulärzte, die in den Schulen in regelmäßigen Zwischenräumen die Kinder sehen und untersuchen, dann werden wir frühzeitig genug eingreifen können, da jetzt ein wichtiger Faktor weggefallen ist, der uns bisher immer die größten Schwierigkeiten zu machen pflegte, die Geldfrage dadurch, daß in Kürze die ganze Krüppelfürsorge verstaatlicht werden wird.

Öffentliche orthopädische Institute.

Es wäre sicherlich das idealste und beste, wenn man öffentliche orthopädische Institute gründete, die den Krankenhäusern anzugliedern wären. Es ist dieses sicherlich nicht so schwer und so kostspielig, wie man immer zu behaupten pflegt. In den meisten größeren Krankenhäusern haben wir bereits genügend große Gymnastiksäle mit mediko-mechanischen Apparaten anderer Art, zu denen noch leicht einige zweckmäßige Skoliosenapparate dazu geschafft werden könnten, was mit geringen Kosten sich bewerkstelligen ließe, wenn man die einfachen Apparate, wie sie Lange, Wahl, Thilo u. a. angegeben haben, beschaffen würde, die meines Erachtens voll und ganz genügen, um auch mit ihnen etwas zu erreichen, wenn sie nur lange genug, ordentlich und sachgemäß benutzt werden. Es kommt nicht so sehr auf die Zahl und Großartigkeit solcher Apparate an, die zur Verfugung stehen, als vielmehr auf die richtige und ausdauernde Verwertung derselben.

Hier müßten unter Kontrolle eines Orthopäden, oder falls solcher nicht zu haben wäre, unter Kontrolle eines anderen Arztes, der mit diesen Dingen vertraut wäre und der sich lediglich damit zu befassen hätte, ein orthopädisches Turnen im wahren Sinne des Wortes abgehalten werden von Schwestern bzw. Turnlehrern oder Turnlehrerinnen, die eigens dazu vorgebildet sein müßten.

Hier könnten auch Korsette, Lagerungsapparate und alle anderen Methoden in Anwendung gebracht werden, von denen ich früher gesprochen habe.

Den an den Krankenanstalten angestellten chirurgischen Oberärzten kann bei ihrer angestrengten Tätigkeit nicht gut zugemutet werden, daß sie sich auch noch mit der orthopädischen Behandlung abgeben, die ja bekanntlich viel Zeit erfordert und — das soll nicht verschwiegen werden — auch viel Lust und Liebe zur Sache, die viele Chirurgen aus ganz begreiflichen Gründen nicht haben und nicht haben können, da bei ihrer Tätigkeit ihnen weit interessantere Dinge zur Hand liegen, bei denen die Erfolge auch augenscheinlichere und schnellere sind als gerade bei der Skoliosenbehandlung.

Junge und nach dieser Richtung hin noch nicht geschulte Assistenzärzte sollte man auch nicht damit beauftragen, da wir ja aus einzelnen meiner Ausführungen zur Genüge gesehen haben, was dabei herauskommt, wenn nach dieser Richtung hin noch unerfahrene Kollegen eine solche Tätigkeit ausüben, zumal da auch noch ein fortwährender Wechsel eintreten und ein anderer unerfahrener Kollege wieder an die Stelle dessen treten würde, der eben mit diesen Dingen etwas vertrauter geworden war.

Wir haben schon eine große Anzahl von öffentlichen orthopädischen Anstalten, in denen eine solche Behandlung zur Spitaltaxe oder auch kostenfrei durchgeführt wird, und auch hier kann nach Schultheß durch Neuschaffung von Ambulatorien und Polikliniken eine Taxe für die orthopädische Behandlung eines Kindes aufgestellt werden, die kaum höher sein dürfte als die Auslagen, welche unsere Sonderturnkurse an den Schulen verursachen.

Auch die bestehenden Krüppelheime und -anstalten könnten herangezogen werden, da ja ihre Zahl keineswegs mehr eine so kleine und noch ständig im Wachsen begriffen ist.

Aus dem Gesagten dürfte zur Genüge hervorgehen, daß uns Mittel genug zur Verfügung stehen, mit denen wir dem Übel beikommen können, und daß es nur an uns liegt, sie anzuwenden, um so die schweren Skoliosen in ihrer Zahl zum mindesten wesentlich zu verringern, wenn sie auch nicht ganz auszurotten. Es werden immer noch Fälle bleiben, bei denen alles versagt, aber diese werden sicher verschwindend wenige sein und in keinem Verhältnis zu den jetzigen Zahlen stehen.

Was machen wir nun endlich noch mit den Skoliosen, die nach der Schule entstehen? Ich meine, daß auch für diese hinreichend gesorgt wird. Wie wir gesehen haben, handelt es sich bei diesen in den allermeisten Fällen um solche Patienten, die in irgendeinem Berufe stehen. Hier treten Krankenkassen für sie ein und die Landesversicherungsanstalten, um die drohende Invalidität abzuwenden, oft genug teilen sich auch beide in die Kosten, kurzum, hier stehen keine Hinderungsgründe im Wege, auch die Patienten aus kleinen und kleinsten Städten in die richtige Behandlung zu geben, und wenn es auch noch manche kleine Kassen gibt, die eine solche Behandlung ablehnen, so hat ja das Stündlein dieser Kassen hoffentlich bald geschlagen.

Forciertes Redressement der Skoliose.

Am Schluß dieses Kapitels müssen wir aber noch einer Behandlungsmethode der Skoliosen Erwähnung tun, die namentlich in jüngster Zeit wieder mehr von sich reden machte und das ist das forcierte Redressement dieser Deformität mit nachfolgendem Gipsverband. Dazu bedarf es meist komplizierter Redressionsapparate, mit deren Hilfe wir mit mehr oder weniger starken Zug- oder Druckkräften oder durch Lagerung eine Korrektion der Deformität erstreben, die im Gipsverband festgehalten wird. Ich erwähne hier nur den Schanzschen Extensionsrahmen, den Wullsteinschen Redressionsapparat und den Abbottschen, der mit einer starken kyphotischen Lagerung des Patienten arbeitet. Eine vorherige Mobilisation der Deformität, wie wir sie ja bereits kennen gelernt haben, können wir bei all diesen Verfahren nicht missen.

Der momentane Effekt derselben ist ein überraschander, aber leider nicht dauernder; nimmt man den Gipsverband ab, dann geht ein Teil der erreichten Verlängerung des Körpers, die oft genug über 10 cm beträgt, wieder verloren, und man kann es erleben, daß der Zustand noch schlechter wird als er vorher war, wenn man nicht fleißig mit Massage und Gymnastik arbeitet, und daß die Wirbelsäule ganz in sich zusammenfällt und jeden Halt verloren zu haben scheint, wenn man den Patienten nicht gut gearbeitete Stützkorsette gibt.

Es steht ohne jeden Zweifel fest, daß die Nachbehandlung eine sehr schwierige und langdauernde sein muß und daß sie sicherlich ebenso wichtig ist, wenn nicht noch wichtiger als die Korrektion selbst. Wo die Möglichkeit einer solchen Nachbehandlung auch nur in Frage gestellt erscheint, sagt Vulpius, ist das Redressement durchaus kontraindiziert, da es allein angewandt, unzweifelhaft eine allgemeine und örtliche Schädigung, eine nachträgliche Verschlimmerung der Skoliose zur Folge haben muß. Ich muß Lange nach meinen Erfahrungen zustimmen, wenn er meint, daß der die besten Resultate mit diesem Verfahren erzielen wird, der es versteht, die besten Korsette zu bauen. Er sieht den einzigen Vorteil dieser Methode darin, daß man etwas schneller vorankommt, und daß man Besserungen in Wochen erreicht, die man mit den anderen Methoden erst in Monaten erzielen wird.

Die besten Erfolge mit diesem Verfahren sah ich bei rachitischen Skoliosen jüngerer Kinder.

3. Die Entzündungen der Wirbelsäule.

Entzündungen der Wirbelsäule.

Die Entzündungen der Wirbelsäule können mannigfache Ursachen haben und je nachdem als akute oder chronische, als primäre oder sekundäre auftreten. Werden die Wirbel befallen, so sprechen wir von einer Spondylitis, sind dagegen die Gelenke affiziert, von einer Spondylarthritis. Beide kommen auch vereint vor durch Übergreifen des Krankheitsprozesses vom Knochen auf die Gelenke oder umgekehrt. Die am häufigsten beobachtete Entzündung der Wirbelsäule ist die

Spondylitis tuberculosa,

Spondylitis tuberculosa. Vorkommen derselben.

das Malum Pottii, die eine oder mehrere Wirbel befällt und unter Zerstörung der befallenen Knochen in der Regel zur Bildung eines Buckels, eines Gibbus führt. Sie tritt vorzugsweise im Kindesalter auf; die meisten Erkrankungen fallen auf die ersten fünf Lebensjahre, von denen wieder das erste und zweite Lebensjahr seltener in Betracht kommen. Das männliche Geschlecht ist dieser Erkrankung häufiger ausgesetzt als das weibliche. Bei Adoleszenten wie bei Erwachsenen ist sie relativ seltener und hat ihren Sitz häufiger im Lumbalteil der Wirbelsäule, während im Kindesalter mehr der Dorsalteil ergriffen wird. Sehr häufig sind mehrere Wirbel gleichzeitig erkrankt.

Ätiologie.

Bezüglich der Ätiologie spielt die erbliche Belastung eine große Rolle, auch vorhergegangene Infektionskrankheiten können die Entstehung der Wirbeltuberkulose begünstigen. Dem Trauma wird von mancher Seite ein zu großer Wert beigelegt, namentlich aber von den Eltern; denn welches Kind wäre nicht einmal gefallen, gestoßen oder umgeworfen worden; es kann nur insofern verantwortlich gemacht werden, als es hier und da einen Locus minoris resistentiae schafft, an dem sich bei vorhandener hereditärer oder konstitutioneller Prädisposition die Tuberkulose leichter entwickeln kann.

Tuberkulose der Wirbelkörper.

Der tuberkulöse Prozeß befällt meist die aus spongiöser Substanz bestehenden Wirbelkörper, in der sich bekanntlich die Tuberkulose sehr gern lokalisiert, selten die Wirbelbogen. Bleibt sie an der Oberfläche des Wirbelkörpers, so sprechen wir von einer Spondylitis superficialis, von einer Spondylitis profunda dagegen, wenn die Substanz des Wirbelkörpers befallen und mehr oder weniger vollständig zerstört wird. Letztere Form ist die häufigste. Die Wirbelkörper verlieren ihre Widerstandsfähigkeit gegen die Belastung durch das Körpergewicht, und die Folge davon ist eine Einknickung der Wirbelsäule, die langsam und allmählich, aber auch plötzlich erfolgen kann und zwar in der Mehrzahl der Fälle nach vorn, weil die primären Herde im Wirbelkörper meistens an der vorderen Fläche auftreten und weil auch die Erkrankung, wie wir später noch sehen werden, schon in ihrem Beginn eine nach vorn geneigte Haltung der Wirbelsäule bedingt. Sitzt der Krankheitsprozeß im Wirbelkörper mehr seitlich, so wird sich der Einknickung nach vorn auch noch eine solche nach der Seite hin hinzugesellen, und wir werden in solchen Fällen neben der Kyphose gleichzeitig auch noch eine Skoliose finden. Die Stärke der Buckelbildung und die Gestalt der Krümmung ist sehr verschieden, sie richtet sich nach der Zahl der befallenen Wirbel und der mehr oder weniger hochgradigen Zerstörung der Wirbelkörper. Vom leichtesten, kaum bemerkbaren Vorspringen eines oder zweier Dornfortsätze bis zur recht- ja spitzwinkligen Abknickung der Wirbelsäule sehen wir alle Grade, alle Zwischenstufen vertreten. (Abb. 41.) In seltenen Fällen lokalisiert sich die Tuberkulose an zwei Stellen, die durch mehrere intakte Wirbel voneinander getrennt sind, so daß es im Verlauf der Erkrankung zur Bildung von zwei Buckeln kommen kann.

Buckelbildung.

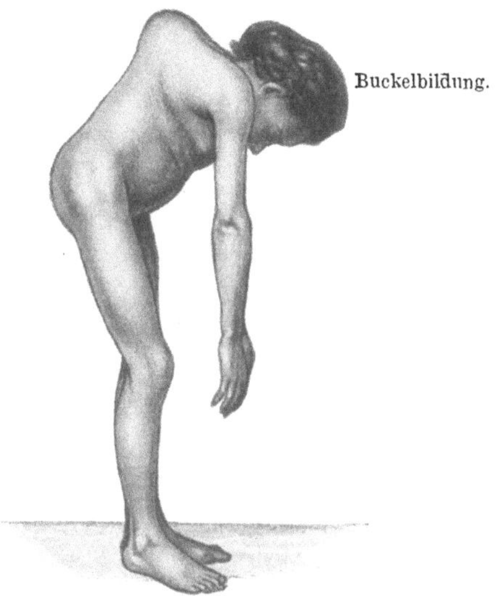

Abb. 41. Starke Gibbusbildung bei der tub. Spondylitis.

Trotz hochgradiger Zerstörung der erkrankten Wirbelpartien kann auch gelegentlich einmal die Buckelbildung fehlen, wenn durch knöcherne Neubildungen und Verwachsungen, welche sich namentlich im vorderen Längsband ausbilden, die zerstörten Knochenpartien eine Stütze und einen Halt bekommen. Die oberflächliche Wirbeltuberkulose führt auch nicht zur Buckelbildung, da sie die Wirbelkörper nicht zerstört.

Sekundäre Veränderungen des Skeletts bei der Buckelbildung.

Diese Buckelbildung hat eine Reihe sekundärer Veränderungen des Skeletts im Gefolge, von denen zuerst die kompensierenden Lordosen in den benachbarten Wirbelsäulenabschnitten zu erwähnen wären, sodann die auffallenden Veränderungen am Thorax, die auch zu einer Schädigung der Lungen und des Herzens führen können. Ist die obere Brustwirbelsäule der Sitz des Gibbus, so verlaufen die Rippen nach unten und dadurch wird der Thorax flach und lang, ist es dagegen die untere, so verlaufen sie nach oben hin und der Thorax erscheint verkürzt und nach vorn zu ausgezogen. Selbst Becken und Kopf erleiden kyphotische Veränderungen; jener erhält eine trichterförmige Gestalt und dieser wird lang und schmal.

Kongestions- und Senkungsabszesse.

Kommt es zur Eiterbildung, so entstehen die sog. Kongestions- und Senkungsabszesse. (Abb. 42.) Von jenen spricht man, wenn sie in der Nähe des Erkrankungsherdes stabil bleiben, von diesen, wenn sie an ganz anderen Körperstellen zutage treten, nachdem sie oft weite Wege zurückgelegt hatten. Wir finden sie klinisch in $^1/_3$—$^1/_2$ der Fälle. Sie enthalten einen meist weißlichen, krümeligen, oft auch etwas bräunlichen, seltener einen rein eitrig aussehenden Inhalt, dem mitunter größere und kleinere Sequester beigemischt sein können. Eine schleimige Umwandlung dieses Abszeßinhaltes deutet auf beginnende Ausheilung des Prozesses hin.

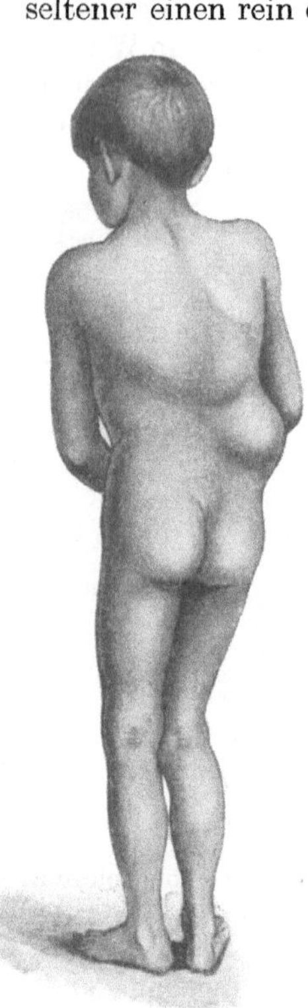

Abb. 42. Senkungsabszeß bei Spondylitis.

Die Wege, die die Senkungsabszesse zurücklegen, sind äußerst typisch und liegen in den mit lockerem Bindegewebe ausgefüllten Spalträumen zwischen den Muskeln und längs der Gefäße und Nerven, kurzum überall da, wo der vordringende Eiter den geringsten Widerstand von seiten des umgebenden Gewebes findet. Der Eiter braucht dabei nicht immer der Schwere zu folgen, sondern er vermag, diese überwindend, gewissermaßen, wie Hoffa sagt, auch bergan zu steigen. Aus der Größe der Abszesse können wir nicht immer auf die Größe des Krankheitsherdes schließen, da auch kleine Krankheitsherde eine sehr starke Neigung zur Eiterbildung zeigen können.

Sind die Halswirbel erkrankt, so treten meist retropharyngeale Abszesse auf in Form einer flachen Vorwölbung der hinteren Pharynxwand; sie können sich auch zwischen den Muskeln seitwärts einen Weg bahnen und an der Seite des Halses außerhalb erscheinen; bei Erkrankung der unteren Halswirbel können sie sich auch in das Mediastinum posticum senken, um dann mit der Aorta nach abwärts zu ziehen und schließlich an dem Oberschenkel zum Vorschein zu kommen, genau so wie die Abszesse, die von den unteren Brustwirbeln ausgehen, die auch öfters Pleuritiden veranlassen und unter Umständen in die Lunge perforieren können. Seltener senkt sich der Eiter in das kleine Becken, um in den Darm oder die Blase durchzubrechen, oder um längs des Nervus ischiadicus in die Glutäalgegend zu gelangen. Am meisten finden wir den Psoasabszeß bei der Spondylitis der unteren Brust- und Lendenwirbel (Abb. 43), von wo aus er in die Scheide des Musculus psoas und unter dem Poupartschen Bande vordringt, manchmal auch den Aduktoren nach der Innenseite des Oberschenkels folgt oder dem Quadratus lumborum nach der Lendengegend. Daß der Eiter auch in allen Regionen der Wirbelsäule in den Wirbelkanal durchbrechen und eine Kompression des Rückenmarks hervorrufen kann, soll nicht vergessen werden.

Lähmungen bei Spondylitis.

Nächst den Senkungsabszessen müssen wir der Lähmungen gedenken, welche im Gefolge der Spondylitis auftreten können. Nach Vulpius beträgt der Prozentsatz der Spondylitisfälle, bei welchen das Rückenmark überhaupt mitergriffen ist, etwa 12,7%, und zwar finden wir das Rückenmark am meisten bei der Spondylitis cervicalis und dorsalis beteiligt, seltener bei der Spondylitis lumbalis. Den anfänglich nur erhöhten Reflexen im Bereiche der unteren Extremitäten können spasstiche Lähmungen der Beine, Lähmungen von Blase und Mastdarm folgen, die nach Wollenberg meist durch die Kompression des Markes, welche der Druck des Abszesses ausübt, bedingt sind, aber auch durch ein Ödem desselben, nachdem der Prozeß auf die Rückenmarkshäute oder gar auf das Mark selbst übergegriffen hat, seltener durch Abknickung oder direkte Kompression des Markes durch Wirbeltrümmer. Der Name Kompressionsmyelitis kann deshalb nur für einen kleinen Teil der Fälle gelten.

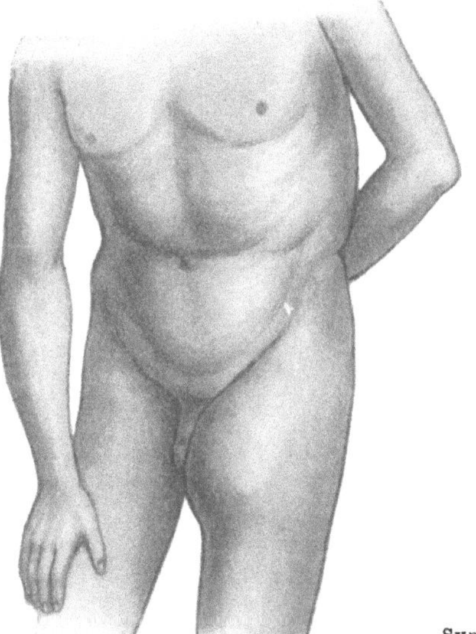

Abb. 43. Psoasabszeß.

Ebenso wie auf das Rückenmark kann die Tuberkulose auch auf die durch die Intervertebrallöcher heraustretenden großen Nervenstämme übergehen und hier ihre schädigenden Wirkungen entfalten.

Symptome der Spondylitis.

Wir kommen nunmehr zu den Symptomen der Spondylitis. Das erste ist der Schmerz, der anfangs gewöhnlich nicht an den Sitz der Erkrankung, nicht in die Wirbelsäule verlegt wird, sondern anderswohin, so daß der Arzt leicht dadurch irregeführt werden kann. Die Schmerzen treten als Gürtelschmerzen, als reißende, ziehende und ausstrahlende Schmerzen in den unteren Extremitäten auf, vor allen Dingen klagen aber ältere Kinder über Bauchweh, trotzdem Magen und Darm gut und regelrecht funktionieren. Die Schmerzen mehren sich beim Husten, Niesen, Lachen wie bei allen anderen Respirationsbewegungen auch und treten in sehr vielen Fällen besonders in der Nacht stärker auf, in der die Patienten oft plötzlich und laut aufschreien, um gleich darauf wieder ruhig weiter zu schlafen. Neben diesen Schmerzen machen sich auch Symptome allgemeiner Art bemerkbar; die Kinder verlieren den Appetit, magern ab, werden unlustig und mürrisch; sie, die sonst lustig und vergnügt mit ihren Gespielen und Gespielinnen herumsprangen, halten sich fern von all dem Treiben, an dem sie früher so großen

Gefallen fanden und sitzen verdrießlich und traurig in der Ecke, stützen den Kopf oder suchen sonstwie die erkrankte Wirbelsäule zu entlasten. (Abb. 44.) Den Schmerzen allgemeiner Art gesellen sich dann lokale hinzu an der Stelle der Erkrankung, die schon auf leises Beklopfen mit dem Finger auftreten, aber auch im Gehen und Stehen vorhanden sind und namentlich bei Erschütterungen, wie sie z. B. beim Wagenfahren vorkommen, verstärkt werden, während sie beim Liegen verschwinden. Liegt der Erkrankungsherd in der Lendenwirbelsäule, so mehren sich die Schmerzen beim Sitzen, weil hierbei die Lendenwirbelsäule nach hinten kyphotisch ausgebogen wird und dadurch die in ihren vorderen Partien erkrankten Wirbel eine größere Belastung und größeren Druck erfahren.

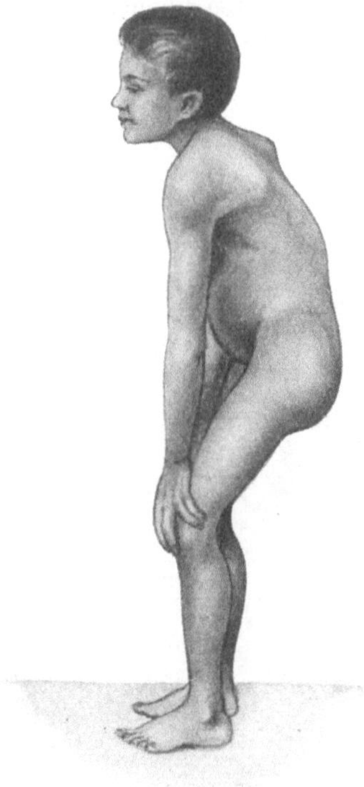

Abb. 44. Typische Entlastungshaltung bei florider Spondylitis.

Um diese Schmerzen, die sich bei allen Bewegungen der Wirbelsäule steigern, möglichst zu mildern oder ganz zu beseitigen, fixieren die Patienten ihre Wirbelsäule und suchen sie durch Anspannung der langen Rückenmuskeln von allen Bewegungen möglichst auszuschalten; diese reflektorische Anspannung der Muskeln, die man als derbe, harte Stränge fühlt, ist eins der ersten Symptome der Spondylitis und bedingt jene für diese so typischen Kontrakturstellungen des Rumpfes und Steifhaltung des ganzen Oberkörpers bei den Bewegungen, namentlich beim Bücken, bei dem bei stärkster Beugung in den Knie- und Hüftgelenken die Wirbelsäule ganz gerade gehalten wird. Die Patienten gehen in die Hocke und suchen den hingeworfenen Gegenstand in die Hand zu bekommen, um darauf mit den Händen auf den Oberschenkeln stützend den steif gehaltenen Oberkörper emporzuheben und zuletzt die Knie zu strekken. Der Unterschied beim Bücken eines an Spondylitis erkrankten und eines gesunden Kindes ist am besten aus den beigegebenen Bildern zu sehen. (Abb. 45 und 46.) Auch das Aufrichten im Bett ist typisch, die Patienten drehen sich erst auf die Seite, stützen sich dann auf einen Arm und ergreifen mit dem anderen die Bettlehne, um sich langsam emporzuziehen.

Der Gang erhält etwas Gezwungenes, etwas ängstlich Steifes; der Oberkörper wird oft sehr weit nach hinten zurückverlegt (Abb. 47), manchmal ist er auch gegen das Becken nach der Seite verschoben, ähnlich wie bei einer Skoliose, bei der aber die Steifigkeit der Wirbelsäule fehlt.

Alle die erwähnten Symptome, die initialen Schmerzen wie auch die Bewegungsbeschränkungen, die Hoffa als die Symptome des Latenzstadiums der Spondylitis bezeichnet, fehlen in manchen Fällen, bei denen sich die Erkrankung sofort durch das Auftreten der Deformität, des Buckels, des Gibbus äußert. Er kann plötzlich in die Erscheinung treten nach einem vorausgegangenen Trauma, nach einem Fall oder Stoß, meist wird er sich aber ganz allmählich entwickeln und immer mehr und mehr zunehmen. In den Anfangsstadien kann er bei einer Streckung der Wirbelsäule verschwinden, in den späteren Stadien bleibt er auch hierbei bestehen und tritt mehr und deutlicher hervor, wenn man den Rumpf vornüber neigen läßt. Je nach dem Sitz der Erkrankung ist die Haltung der Patienten eine verschiedene. Den ossären Tortikollis

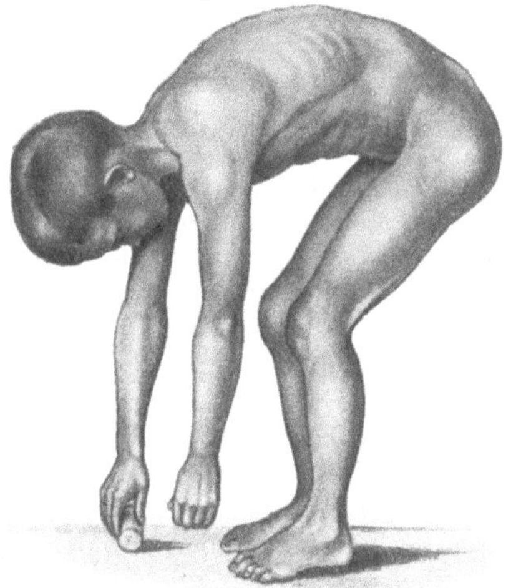

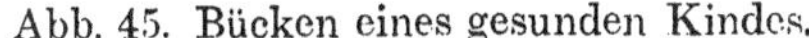

Abb. 45. Bücken eines gesunden Kindes.

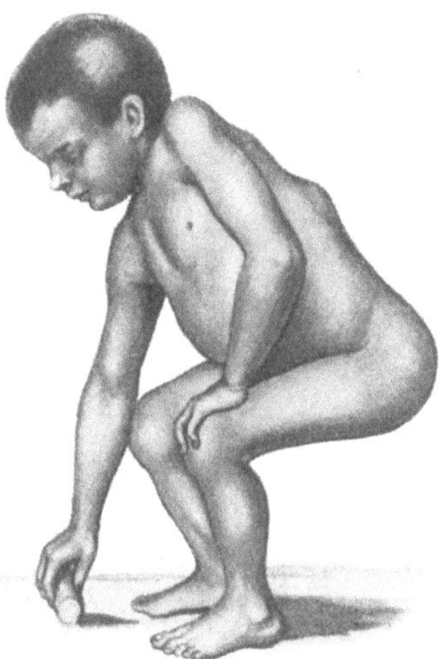

Abb. 46. Bücken eines an Spondylitis erkrankten Kindes.

bei der Spondylitis im Zervikalteil der Wirbelsäule haben wir bereits in einem der früheren Abschnitte kennengelernt. Beim Sitz der Erkrankung im oberen Brustwirbelteil finden wir das Kinn in die Höhe gerichtet und den unteren Teil der Brustwirbelsäule in gestreckter Haltung, so daß bis zu dem nach hinten herausgedrückten Gesäß ein flacher Bogen entsteht. Hier finden wir auch meist eine bogenförmige Kyphose; der Kopf sitzt zwischen den Schultern. Ist die untere Partie der Brustwirbelsäule oder die Lendenwirbelsäule befallen, dann finden wir häufig eine seitliche Abweichung des Rumpfes, die, wie wir früher gesehen haben, darauf zurückzuführen ist, daß der Krankheitsprozeß die seitlichen Partien der Wirbel zerstört hat. Charakteristisch für diese seitliche Deviation ist das Fehlen der Rotation der Wirbelsäule, die wir bei der Skoliose stets feststellen können; charakteristisch für die Spondylitis in diesen Teilen ist auch das Hintenüberlegen der Patienten. (Siehe Abb. 47.)

Diagnose der Spondylitis.

Wenn deutlich nachweisbare Veränderungen an der Wirbelsäule in Gestalt eines mehr oder weniger starken Gibbus vorhanden sind, wird die Diagnose keine Schwierigkeiten machen, anders aber, wenn diese fehlen. Es wird kein Leiden in seinen Anfangsstadien so oft verkannt, wie die Spondylitis, und während meiner kriegsorthopädischen Tätigkeit habe ich nicht einige, sondern eine ganz erhebliche Menge von Leuten gesehen, die mit ihrer Spondylitis immer und immer wieder als Drückeberger zum Dienst geschickt wurden, bis sich eines schönen Tages ein Gibbus oder ein Senkungsabszeß zeigte, der Klarheit brachte und den schwergeprüften Mann zu seinem Recht verhalf. Ich selbst habe in meiner Verwandtschaft einen Fall erleben müssen, wo ich die Diagnose „beginnende Spondylitis" stellte, aber vom Hausarzt lächelnd belehrt wurde, daß es sich um Hysterie bei dem jungen Mädchen handele, das er ganz genau kenne. Rodeln, Schlittschuhlaufen und andere schöne Dinge wurden empfohlen, während ich zur striktesten Ruhe riet; man befolgte das erste als das angenehmere, bis daß ich zu meinem Rechte kam und auch von Joachimsthal meine Diagnose „Spondylitis des 2. Lendenwirbels" bestätigt wurde. Ich bin sehr vorsichtig geworden bei anhaltenden Rückenschmerzen und möchte auf Grund meiner Erfahrungen und der vielen Fehldiagnosen doch auch den praktischen Ärzten raten, genau zu untersuchen in solchen Fällen und nicht zu leicht mit der Diagnose „rheumatische Beschwerden" bei der Hand zu sein. Je früher wir bei der Spondylitis die Diagnose stellen, um so besser wird es auch für unsern Patienten sein, um so besser werden auch die Erfolge ausfallen; wir können die Diagnose aber nur auf Grund einer exakten und genauen Untersuchung stellen, die natürlich um so schwieriger sein wird, je jünger die Kinder sind. Wir sollten bei Kindern, die sonst lustig herumsprangen, dann aber traurig und ruhig herumsitzen, die über unbestimmte Bauchschmerzen u. a. m. klagen, stets, wenn anderes sonst nicht zu finden ist, die Wirbelsäule untersuchen.

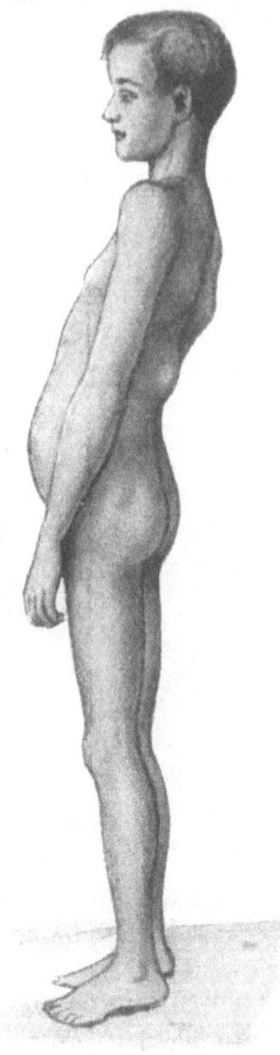

Abb. 47. Kontrakturstellung des Rumpfes.

Untersuchung der Patienten auf Spondylitis.

Unbedingt erforderlich ist eine völlige Entkleidung der Patienten; oft genug fällt uns schon bei der Inspektion die erwähnte auffällige Haltung auf, der eigentümliche Gang, vor allen Dingen die Steifigkeit bei allen Bewegungen und das für die Erkrankung der Wirbelsäule so typische Bücken, das wir oben beschrieben haben. Läßt man den Patienten mit dem Oberkörper Bewegungen ausführen, so wird man sehen, daß gewisse Teile und Abschnitte der Wirbelsäule von diesen ausgeschaltet und steif gehalten werden. Sind keine spontanen Schmerzen vorhanden, so muß man diese in schonendster Weise auszulösen suchen; jedes brüske Vorgehen hat zu unterbleiben, es kann nicht genug gewarnt werden vor jenen rohen Untersuchungsmethoden, wie man sie heutzutage immer noch angewendet findet, vor dem Herabspringenlassen von einem Stuhl, vor dem Faustschlag auf die auf den Kopf des Patienten gelegte Hand, auf das gewaltsame Abwärtsdrücken des Körpers und ähnliches mehr, da dadurch ein kranker Wirbel zum Einbrechen oder ein prall gefüllter Abszeß zum Platzen gebracht werden kann. Leichtes Beklopfen der Dornfortsatzlinie mit dem Finger oder dem Perkussionshammer wird bei vorhandener Spondylitis deutlich als schmerzhaft empfunden. Ein einfaches Mittel, das v. Bayer empfiehlt, um die häufig nur dumpfen, unbestimmten Schmerzen in schonender Weise zu steigern, ist das, daß man den Kranken auffordert, die Arme bequem bis zur Horizontalen vorwärts zu erheben. Durch diese Bewegung wird der Schwerpunkt des Körpers nach vorn verlegt und es entsteht eine stärkere Belastung der vorderen Partien der Wirbel, an denen das Leiden gewöhnlich beginnt. Der Untersuchte wird in vielen Fällen ziemlich genau den Ort der Schmerzen angeben können.

Ist man zu der Ansicht gekommen, daß eine Spondylitis vorliegt, so soll man sich damit nicht zufrieden geben, sondern muß unter allen Umständen auch nach etwa schon vorhandenen Abszessen fahnden, die gerade bei Erwachsenen manchmal schon früher zu konstatieren sind als die Deformität an der erkrankten Partie der Wirbelsäule. Man muß die Stellen, an denen sie nach dem Sitz der Erkrankung mit Vorliebe aufzutreten pflegen, genau besichtigen und abpalpieren.

Röntgenuntersuchung bei Spondylitis.

Ein weiteres diagnostisches Hilfsmittel haben wir noch in dem Röntgenverfahren, wenn auch nicht unerwähnt bleiben soll, daß es uns oft genug in den Frühstadien des Leidens in Stich läßt. Wullstein hat sicher recht, wenn er sagt, daß ein negatives Resultat des Röntgenbildes noch nicht den absoluten Schluß zuläßt, daß an den Wirbeln tuberkulöse Veränderungen nicht vorhanden sind. Ich will hier auf die im Röntgenbilde sichtbaren Veränderungen bei Spondylitis, die bei gröberen Veränderungen an den Wirbeln kaum Anlaß zu Täuschungen geben werden, nicht näher eingehen, möchte aber auf die Atrophie des Knochengewebes hinweisen, die wir oft als erstes Anzeichen in den erkrankten Wirbeln finden.

Differentialdiagnose.

Differentialdiagnostisch kommt in erster Linie der Lumbago in Betracht, der meist plötzlich einsetzt, schon nach kurzer Zeit zu verschwinden pflegt und keinen lokalisierten Druckschmerz an der Wirbelsäule erkennen läßt.

Auch die so häufig bei jungen Mädchen auftretenden Rückenschmerzen bei beginnender Skoliose und bei der bereits früher erwähnten Schanzschen Wirbelsäuleninsuffizienz können zu Verwechslungen mit Spondylitis den Anlaß geben, zumal da bei denselben eine eingeleitete Gymnastikkur die Schmerzen auch noch vermehren kann. Hier fehlt stets die starre Fixation der ganzen Wirbelsäule oder eines Teiles derselben, die wir immer bei der Spondylitis finden. Dasselbe gilt auch bei der rachitischen Kyphose der kleinen Kinder, die im übrigen sich noch dadurch von der Spondylitis unterscheidet, daß sie keine winkelförmige, sondern eine bogenförmige ist; legt man solche Kinder auf den Bauch, erfaßt die Beinchen mit den Händen und hebt sie langsam und

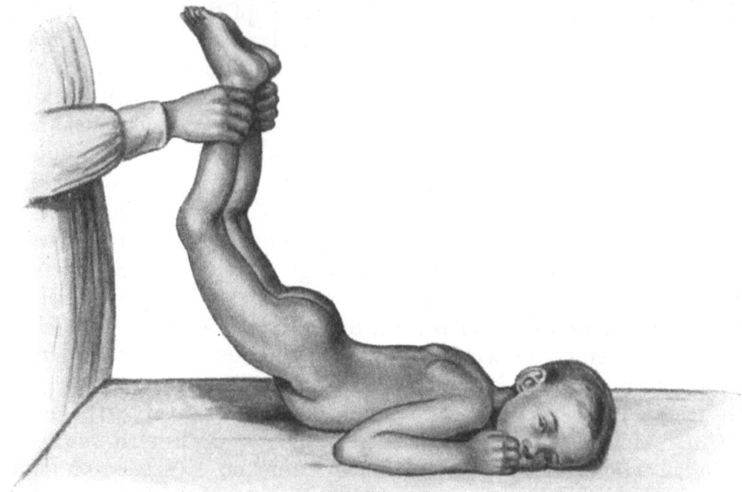

Abb. 48.

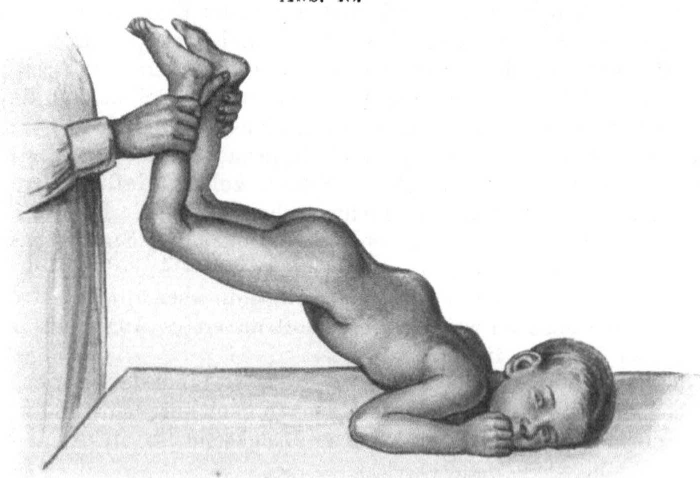

Abb. 49.

sanft in die Höhe, so bleibt bei einer rachitischen Kyphose der Rumpf auf der Unterlage liegen und die Wirbelsäule biegt sich lordotisch aus, während bei einem spondylitiskranken Kinde sich der Rumpf zugleich mit in die Höhe hebt, wie es die beigegebenen Bilder zeigen. (Abb. 48 und 49.)

Wie wir sehen, tritt auch oft genug im Beginn der Spondylitis eine stärkere seitliche Abweichung der Wirbelsäule in die Erscheinung, die nach meinen Erfahrungen oft zu Verwechslungen mit der Skoliose Anlaß gab. Für die Spondylitis spricht in solchen Fällen nach Hoffa die fast stets nachweisbare Schmerzhaftigkeit an einem oder mehreren Dornfortsätzen, das rasche, oft plötzliche Auftreten der seitlichen Verschiebung, die den ganzen Rumpf nach der Seite der Konvexität befällt, die steife Haltung der Wirbelsäule, das Verschwinden der seitlichen Verkrümmung bei horizontaler Lage und die Verschlimmerung des Leidens bei Ausführung gymnastischer Übungen, mit denen oft die Praktiker und Eltern nur allzu schnell bei der Hand sind und die man nie anwenden sollte, ehe nicht die Diagnose ganz sicher gestellt ist.

Auf die Differentialdiagnose gegenüber den anderen Spondylitiden werden wir noch bei diesen selbst zu sprechen kommen, nur möchte ich hier nicht zu erwähnen vergessen, daß eine Psoaskontraktur gelegentlich mit einer Koxitis verwechselt werden kann, ein Irrtum, der sich nach Hoffa aber vermeiden läßt, wenn man bedenkt, daß bei jener nur die Streckung des Beines behindert ist, während die Rotation, sowie die Ab- und Adduktion, die ja bei dieser noch behindert sind, frei bleiben. Ferner wird auch die koxitische Beugekontraktur immer durch eine vermehrte Lendenlordose ausgeglichen, was bei der Psoaskontraktur entweder infolge der Schmerzen oder auch wegen der bereits vorhandenen kyphotischen Ausbiegung der Lendenwirbelsäule unmöglich ist.

Verlauf der Spondylitis.

Der Verlauf der Spondylitis ist ein chronischer; die Dauer der Erkrankung erstreckt sich in den allermeisten Fällen auf Jahre, ehe Heilung oder Tod eintritt. Die Prognose muß als eine recht ungünstige bezeichnet werden und, wenn auch Heilungen genug vorkommen, so können wir doch in keinem Fall mit Gewißheit sagen, ob das Leiden ausheilen oder ob es zur Abszeßbildung und Lähmung kommen wird. Je jünger die Kinder sind und je früher das Leiden in zweckmäßiger Weise behandelt wird, um so besser wird auch die Prognose und der Verlauf desselben sein, das in allen Stadien ausheilen kann, wenn auch allgemein angenommen wird, daß nach dem vierzigsten Lebensjahr die Spondylitis wohl kaum ausheilen dürfte.

Daß bei fortdauernder Eiterung die Patienten oft genug unter Erscheinungen der Sepsis und des Amyloids zugrunde gehen können und daß bei nicht zurückgehenden Lähmungen durch Zystitis, Pyelitis und Dekubitus der Exitus eintreten kann, soll nicht unerwähnt bleiben.

Behandlung der Spondylitis.

Wir kommen nunmehr zur Behandlung der Spondylitis. Wenn auch dieselbe vom Praktiker kaum durchgeführt werden wird und kann, weil zu ihr das ganze Rüstzeug eines Orthopäden gehört, so muß jener doch mit derselben vertraut sein, da er oft genug in die Lage kommen wird, namentlich an solchen Orten, wo es keine Orthopäden gibt, die Behandlung, die sich doch meist, wie wir bereits erwähnten, über Jahre hinaus erstreckt, zu überwachen. Wir können die Patienten die ganze Zeit hindurch nicht in klinischer Behandlung behalten und müssen sie in die häusliche Pflege zurückgeben und sie den Hausärzten anvertrauen, die nun die Patienten mitbehandeln müssen.

Allgemeinbehandlung bei Spondylitis.

Die Behandlung muß sowohl eine allgemeine wie auch eine lokale sein. Jene ist von größter Wichtigkeit, soll sie doch den Körper kräftig und widerstandsfähig machen, damit er imstande ist, den Kampf gegen die Tuberkulose zu gewinnen. Die hier in Frage kommenden Mittel sind ja den Ärzten zur Genüge bekannt; gesunde Wohnung, kräftige Kost, ausgiebiger Genuß frischer Luft, Sol- und Seebäder und noch vieles andere mehr kommen in Betracht. Besser situierte Patienten schicken wir am besten für Monate an die See oder ins Gebirge, wo wir ein wesentliches Hilfsmittel in der Sonnenbehandlung haben, von deren vorzüglichen Erfolgen ich ja schon im allgemeinen Teil sprach. Ein Mittel, das ich bei allen Knochen- und Gelenktuberkulosen schon seit meiner Assistentenzeit mit gutem Erfolg verwende und das immer noch zu wenig bekannt ist, möchte ich dem Praktiker aufs angelegentlichste

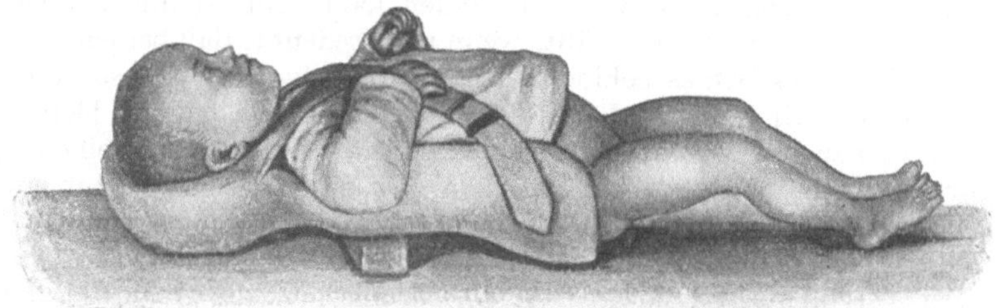

Abb. 50. Lagerung des Patienten im Gipsbett.

Schmierseifenbehandlung.

empfehlen, es ist die Schmierseifenbehandlung nach Kapesser-Kollmann. Wöchentlich dreimal werden 30 gr Sapo Kalinus venalis bei Bauchlage der Patienten auf dem Rücken vom Nacken herab bis zu den Kniekehlen, wie die graue Salbe bei einer antiluetischen Schmierkur, vorsichtig eingerieben, und zwar so lange, bis die ganze Seife in die Haut eingedrungen ist, wozu ungefähr 15—20 Minuten Zeit erforderlich ist. Die Seife läßt man weitere 20 Minuten auf den Körper einwirken, um sie dann vorsichtig mit einem Schwamm abzuwaschen.

Lokalbehandlung der Spondylitis.

Alle diese erwähnten Maßnahmen werden aber nie allein eine Spondylitis zur Ausheilung bringen, wenn wir daneben nicht noch das Leiden selbst lokal angreifen und behandeln. Mit Lokalbehandlung wollen wir zunächst die Schmerzen bekämpfen und die Buckelbildung möglichst beschränken, bzw. einen bereits vorhandenen Buckel verringern, mit dieser Lokalbehandlung wollen wir dann aber auch den Komplikationen der Spondylitis zu Leibe gehen und für die Ausheilung der Lokaltuberkulose selbst möglichst günstige Bedingungen schaffen. Wir können dies nur durch eine absolute Ruhigstellung und Entlastung der erkrankten Wirbelsäule erreichen, was am einfachsten und sichersten durch eine Lagerung in einem sog. Reklinationsgipsbett gelingt, dessen Herstellung uns Lorenz gelehrt hat und in dem die Patienten

Gipsbettbehandlung.

unbedingt liegen bleiben müssen bis zur beginnenden Konsolidierung der erkrankt gewesenen Wirbel. Erst dann können wir zur ambulanten Behandlung mittels entlastender Stützapparate übergehen. Eine einfache Bettruhe, eine einfache Lagerung auf harter Matratze, wie sie früher und auch jetzt noch empfohlen und angewandt wird, genügt nicht; die Fixation ist eine ungenügende, sie ist nur in denkbar bester Weise in einem Gipsbett möglich, das neben der absoluten Fixation auch noch den großen Vorteil hat, daß dem Patienten der tägliche Genuß frischer Luft ohne Schwierigkeiten möglich ist, daß er ohne Veränderung seiner Lage leicht transportabel ist. (Abb. 50.)

Auf alle sonst noch angegebenen Lagerungsapparate will ich hier nicht näher eingehen, da sie doch mehr oder weniger der Geschichte angehören, seitdem wir das Gipsbett kennengelernt haben.

Die Herstellung eines solchen Reklinationsgipsbettes geschieht in folgender Weise.

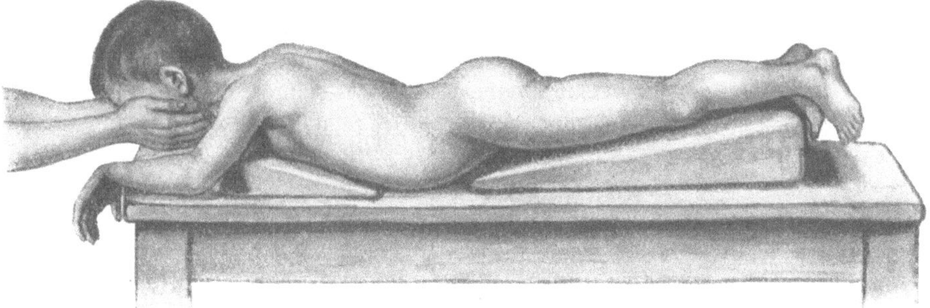

Abb. 51. Lagerung des Patienten zur Herstellung eines Gipsbettes.

Bei dem in Bauchlage befindlichen Patienten wird durch Rollkissen, die unter Kopf und Brust, Becken und Beine gelagert werden, auf die einfachste Weise die nötige Lordosierung erreicht, die Reklination, die durch Verwendung von dickeren und dünneren Rollkissen dosiert werden kann, die aber anfangs nicht zu stark sein darf, da sie sonst wegen der damit verbundenen Zerrung der Wirbelkörper und der dadurch hervorgerufenen vermehrten Schmerzen nicht vertragen wird. (Abb. 51.) Liegen die Patienten gut, so wird die Hinterfläche des Körpers vom Scheitel bis zu den Glutaealfalten mit einer dünnen Lage Watte bedeckt, auf die in kalt angerührtem Gipsbrei eingetauchte Stärkegazelonguetten gelegt werden, die auf das allergenaueste dem Körper anmodelliert werden müssen. Sobald der Gips erhärtet ist, wird die Schale abgenommen, zurechtgeschnitten, zum Schutze gegen Durchnässung mit alkoholischer Schellacklösung bestrichen und mit Riemen oder einer Drellschnürvorrichtung versehen. Lange stellt den starren Teil aus Gurten und Stahldraht her, die mit einer Zelluloidazetonlösung innig miteinander verbunden werden; auch diese Zelluloidstahldrahtbetten haben sich aufs beste bewährt.

Das Anlegen und Abnehmen dieser Lagerungsbetten geschieht stets in Bauchlage der Patienten, da nur so am besten jede Bewegung der erkrankten Wirbelsäule vermieden wird.

Sitzt der Erkrankungsprozeß im oberen Teile der Wirbelsäule, so müssen wir noch eine Extension hinzufügen, was sich am besten durch den sog. Jurymast erreichen läßt, einen federnden Stahlbügel, der mittels Querteilen aus Bandeisen am Rückenteil der Gipsschale befestigt wird und oben einen Querbügel trägt, an dem die Extensionsschlinge für den Kopf befestigt wird, die mehr oder weniger stark gegen den federnden Stahlbügel angezogen werden kann.

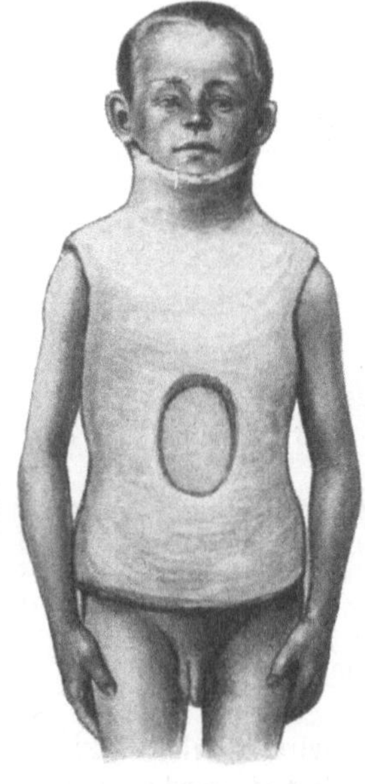

Abb. 53. Gipsverband bei Spondylitis.

Es kann nicht genug gewarnt werden vor einem zu frühen Herausnehmen aus diesem Lagerungsapparat; erst wenn völlige Schmerzlosigkeit eingetreten ist, kann man probeweise zu den portativen Apparaten übergehen, die stundenweise angelegt werden und erst dann dauernd Verwendung finden dürfen, wenn alle Schmerzen verschwunden sind, wobei ich nicht unerwähnt lassen möchte, daß ich diese nur tagsüber anzuwenden pflege und die Patienten nachts noch geraume Zeit in ihren Gipsbetten liegen lasse.

Das Redressement frischer und alter Buckel.

Wenn die soeben geschilderte Behandlung früh genug einsetzt, so werden wir die Buckelbildung auf ein Minimum beschränken können; ganz vermeiden läßt sich diese in den allermeisten Fällen jedoch nicht. Ist eine solche bei beginnender Behandlung bereits vorhanden, so müssen wir versuchen, sie zu reduzieren. Wir erreichen dies durch das Redressement des bestehenden Buckels, indem wir die Reklination allmählich durch stärkere Watteunterlagen unter dem Buckel steigern.

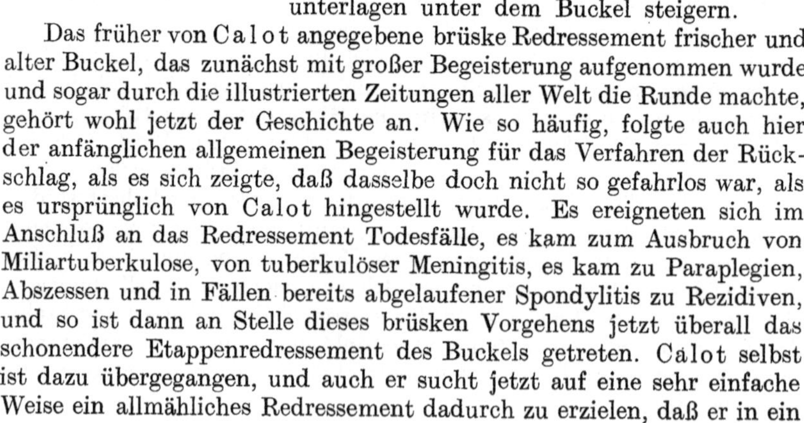

Das früher von Calot angegebene brüske Redressement frischer und alter Buckel, das zunächst mit großer Begeisterung aufgenommen wurde und sogar durch die illustrierten Zeitungen aller Welt die Runde machte, gehört wohl jetzt der Geschichte an. Wie so häufig, folgte auch hier der anfänglichen allgemeinen Begeisterung für das Verfahren der Rückschlag, als es sich zeigte, daß dasselbe doch nicht so gefahrlos war, als es ursprünglich von Calot hingestellt wurde. Es ereigneten sich im Anschluß an das Redressement Todesfälle, es kam zum Ausbruch von Miliartuberkulose, von tuberkulöser Meningitis, es kam zu Paraplegien, Abszessen und in Fällen bereits abgelaufener Spondylitis zu Rezidiven, und so ist dann an Stelle dieses brüsken Vorgehens jetzt überall das schonendere Etappenredressement des Buckels getreten. Calot selbst ist dazu übergegangen, und auch er sucht jetzt auf eine sehr einfache Weise ein allmähliches Redressement dadurch zu erzielen, daß er in ein dem Körper angelegtes Gipskorsett, in das er auf der Höhe des Buckels ein Fenster schneidet, ständig in dieses immer neue Wattebauschen legt und sie fest anwickelt, wie es auch Finck und andere in mehr oder weniger veränderter Form empfohlen und angegeben haben.

Von wesentlichem Einfluß auf unsere heutige Behandlungsmethode wurden dann die Arbeiten von Anders und Lange. Beide zeigten, daß bei der Extension sowohl in Suspensionsstellung als auch in Reklinationsstellung die Streckung nicht im Buckel selbst, sondern wesentlich in den ober- und unterhalb des Buckels gelegenen Teilen der Wirbelsäule stattfindet und daß, wenn wir eine kyphotische Haltung der Wirbelsäule ausgleichen wollen, wir die Wirbelsäule notwendigerweise lordosieren müssen. Wir können eine solche Lordosierung in Bauchlage, in Rückenlage und auch in aufrechter Haltung erreichen, und so sind dann eine ganze Reihe von Lagerungs- und Suspensionsapparaten angegeben, in denen die Deformität mit und ohne Pelottendruck möglichst ausgeglichen und in dieser korrigierten Stellung ein Gipsverband angelegt wird, welcher den Kopf mit einschließt. (Abb. 53.) Derselbe muß geraume Zeit getragen werden, um später einem Stützapparat, einem Korsett Platz zu machen, wie wir sie ja schon bei der Skoliosenbehandlung kennengelernt haben. Diese Korsetts müssen bei Spondylitis der oberen Brust- und Halswirbel stets mit einer Kopfstützvorrichtung verbunden werden, von denen es auch eine ganze Reihe gibt, die ich hier nicht näher aufzählen will, nur den alterprobten, sehr praktischen Jurymast möchte ich anführen, über den ich ja schon oben sprach. Da er aber kosmetisch wenig schön ist, werden lieber andere Extensionsvorrichtungen vorgezogen; ich verwende mit Vorliebe die nebenstehend abgebildete, über deren Wert ich mich schon bei Hoffa an vielen Fällen überzeugen konnte. (Abb. 54.)

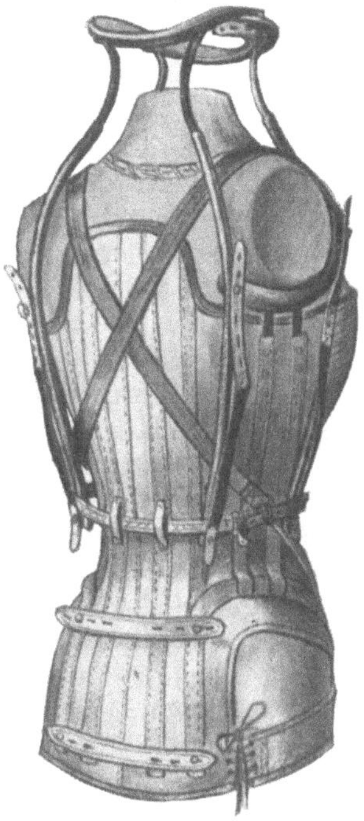
Abb. 54. Hessingsches Stoffkorsett mit Kopfstütze.

Operative Verfahren bei der Spondylitisbehandlung.

Es sind auch Versuche gemacht worden, um eine Gibbusbildung auf operativem Wege zu verhüten bzw. eine bereits bestehende zu verbessern, von denen ich nur das Albeesche Verfahren erwähnen möchte, der einen Knochenspan in die gespaltenen Dornfortsätze einpflanzt und so eine Fixation der erkrankten Wirbel zu erreichen sucht. Die Methode ist aber noch zu neu und die Zeitdauer der Beobachtung der so operierten Fälle zu kurz, um schon jetzt ein definitives Urteil über sie abgeben zu können. Ich vertrete jedenfalls den Standpunkt, daß wir uns der unblutigen Methoden bedienen sollen, wenn wir mit denselben zum Ziele kommen, und daß dies möglich ist bei Ausdauer und Geduld, davon habe ich mich schon an einer ganz großen Reihe von Fällen überzeugen können.

Und nun sei es noch einmal für den Praktiker zum Schluß gesagt. Es gibt nur eine Behandlung bei der Spondylitis, über die sich alle Orthopäden ohne jede Ausnahme einig sind, und das ist die absolute Ruhe, die absolute Fixation und Entlastung der erkrankten Wirbelsäule von dem Augenblick an, wo die Diagnose feststeht, bis zu dem, wo man mit einer sicheren Ausheilung des Krankheitsprozesses rechnen kann. Immer und immer wieder kommen Kinder mit und ohne Buckelbildung in die Sprechstunde, bei denen der Hausarzt schon mit einer Gymnastikkur daheim begonnen und fleißiges Turnen an Ringen und am Trapez empfohlen hatte, immer und immer wieder kommen Erwachsene, bei denen er fleißig Massage und Bewegung angeraten hatte, alles zum Schaden seiner Patienten, die nicht wenig erstaunt und natürlich auch ungehalten waren, wenn dann vom Orthopäden gerade das Gegenteil verordnet und das bisher Verordnete auf das allerstrikteste verboten wurde. Nichts ist für diesen unangenehmer, wenn er die getroffenen Maßnahmen nicht billigen darf und korrigieren muß.

Behandlung der spondylitischen Abszesse.

Wir müssen auch noch mit kurzen Worten der Behandlung der Abszesse und Lähmungen gedenken. Es ist das Beste, den Abszeß vor dem Durchbruch zu punktieren, den Abszeßinhalt vollständig auszusaugen, eine 10 proz. Jodoformglyzerinlösung zu injizieren und dies gegebenenfalls alle 2—6 Wochen zu wiederholen. Auch bei bereits vorhandenen Fisteln sind diese Injektionen zu empfehlen, die streng aseptisch zur Vermeidung von Mischinfektionen zu behandeln sind und bei denen auch vielfach die Becksche Wismutpaste verwendet wird, die aus 33 Teilen Bismuthum subnitricum und 67 Teilen Wasser besteht. Sie wird angewärmt und unter mäßigem Druck eingespritzt, um die Gefahr einer Salbenembolie zu verhüten, wie sie Brandes beobachten konnte, wenn mit größerem Druck injiziert wird. Wegen der öfter beobachteten Intoxikation, die namentlich bei der Spondylitis wegen der oft großen Dimensionen der Abszeßhöhlen zu befürchten ist, verwendet man jetzt allenthalben das Bismutkarbonat, von dem man bei Erwachsenen nicht mehr als 100 g, bei Kindern nicht mehr als 50 g nehmen soll.

Die breite Inzision von Senkungsabszessen mit nachfolgender Auswaschung mit aseptischen oder schwach antiseptischen Lösungen möchte ich nur für solche Fälle aufgespart wissen, wo dauernd hohe Fiebersteigerungen vorhanden sind, die den Patienten in seinem Allgemeinbefinden stark herunterbringen, und wo es sich um Retropharyngealabszesse handelt, die durch Überlagerung des Kehlkopfeinganges die Atmung behindern und am besten vom Munde aus eröffnet werden, wobei man darauf zu achten hat, daß die Patienten den Abszeßinhalt nicht aspirieren. Auch wenn Abszesse nahe dem Durchbruch sind und die Haut bereits derart verändert ist, daß eine Punktion nicht mehr angängig erscheint, muß die Inzision an Stelle der Punktion treten.

Die Behandlung der vorhandenen Lähmungen deckt sich im großen und ganzen mit der eigentlichen Spondylitisbehandlung, und nach meinen Erfahrungen, die sich auch mit denen anderer Orthopäden decken, geht die Mehrzahl der Lähmungen durch Lagerung im Reklinations- oder Extensionsgipsbett wenn auch manchmal erst nach längerer Zeit zurück. Daneben müssen auch gleichzeitig noch die gelähmten Muskeln mit Massage, Elektrizität und passiver Gymnastik behandelt werden, um einer allzu starken Atrophie und einer Entstehung von Kontrakturen vorzubeugen. Behandlung der spondylitischen Lähmungen.

Wenn die Lähmungen nicht zurückgehen, muß man seine Zuflucht gegebenenfalls zur Laminektomie nehmen, deren Prognose nicht unbedenklich ist, die aber in schweren Fällen, namentlich auch bei Blasen- und Mastdarmlähmungen, in der Hand eines geübten Operateurs noch manchen guten Erfolg bringen kann. Bei letzteren muß man besonders Obacht geben, da nur peinlichste Sauberkeit und Sorgfalt ausgedehnten Dekubitus und alle damit verbundenen Gefahren verhüten kann.

Gesondert von der tuberkulösen Spondylitis müssen wir noch die

Spondylarthritis tuberculosa

kurz besprechen, die auch unter dem Namen des Malum suboccipitale bekannte Affektion der Wirbelgelenke, die fast nur die beiden oberen Halswirbelgelenke befällt und am häufigsten bei Leuten zwischen dem 10. und 30. Lebensjahr zur Beobachtung kommt. Das männliche Geschlecht ist fast doppelt so oft betroffen als das weibliche, und die Tuberkulose kann entweder in synovialer oder ossaler Form auftreten, die dann von der Schuppe des Hinterhauptbeins oder vom Bogen des Atlas oder vom Epistropheus ausgehend in die Gelenke durchbricht und derartige Veränderungen am Knochen hervorrufen kann, daß es zu pathologischen Luxationen kommt, zu einem Nachvornsinken des Kopfes oder auch zu einem ossären Tortikollis, wie wir ihn schon früher kennengelernt haben. Spondylarthritis tuberculosa.

Klinisch beginnt das Leiden mit den heftigsten neuralgiformen Schmerzen am Hinterkopf, in der Mitte des Nackens, in der Scheitelgegend, am Ohr und in der Parotisgegend, mit Zahnschmerzen und ausstrahlenden Schmerzen in die Schultern und Arme. Auch eine Beteiligung von seiten der Augen, die sich in Lidzuckungen, Nystagmus und Ungleichheit der Pupillen äußert, auch Schwierigkeiten beim Schlukken durch mangelhafte Beweglichkeit der Zunge sind nach Hoffa nicht selten. Das erste sichere Zeichen ist die eigentümliche steife Haltung des Kopfes, das ängstliche Vermeiden auch der geringsten Bewegung mit diesem, so daß beim Fixieren eines Gegenstandes, den man hin und her führt, nur die Augen folgen, nicht aber der Kopf, oder dieser nur unter Mitnahme des ganzen übrigen Oberkörpers. Vorsichtig geht und steht der Patient und stützt stets, zum mindesten dann, wenn er eine Erschütterung des Körpers vermutet, seinen Kopf mit beiden Händen. Eine pralle, dicht unter dem Hinterhaupt beginnende Schwellung und Infiltration der Weichteile der Nackengegend ist in den meisten Fällen zu konstatieren, Klinischer Verlauf.

die bei weiterem Fortschreiten des Leidens in eine fluktuierende Geschwulst übergehen kann. Auch hierbei werden oft Lähmungen beobachtet. Die Prognose des Leidens ist eine sehr ernste, eine noch schlechtere als bei der gewöhnlichen tuberkulösen Spondylitis, da die Erkrankung in der großen Mehrzahl der Fälle unter oft qualvollsten Schmerzen und Beschwerden zum Tode führt, der auch plötzlich eintreten kann.

Prognose.

Behandlung.

Die Behandlung ist die gleiche, wie wir sie schon bei der Spondylitis kennengelernt haben, Ruhigstellung und Entlastung sind auch hier die wichtigsten Heilfaktoren.

Wir kommen jetzt zu den Wirbelsäulenentzündungen, die nicht tuberkulöser Art sind, und von denen wir zunächst die

Spondylitis traumatica

Spondylitis traumatica.

besprechen, die sog. Kümmellsche Krankheit. Kümmell nahm an, daß infolge eines Traumas ein entzündlicher rarefizierender Prozeß im Wirbelkörper entstünde, gab aber später diese Anschauung auf und trat auf Seite der Autoren, die diese Erkrankung stets als die Folge einer Kompressionsfraktur angesehen wissen wollten, in deren Gefolge sich bei zu frühzeitiger Belastung ein Gibbus ausbildete, eine Ansicht, die wohl jetzt die allgemein gültige ist, die aber v. Bayer nicht für alle Fälle gelten lassen will, da sicher auch in manchen Fällen die ursprüngliche Kümmellsche Veraussetzung für den Gibbus anerkannt werden muß, da sich an den Wirbeln sicherlich ähnliche atrophische Vorgänge nach Traumen abspielen können, wie wir sie auch am Oberschenkelkopf, an der Handwurzel und anderswo nach solchen beobachten können. Daß der nach langer Zeit sich ausbildende Gibbus auch tuberkulöser Natur sein kann, soll nicht unerwähnt bleiben. Charakteristisch für das Leiden ist das rasche Verschwinden der durch das ursprüngliche Trauma durch einen Fall oder Stoß hervorgerufenen Beschwerden. Nach kurzer Schonung kann der Verletzte ohne Beschwerden und ohne Störung seiner gewohnten, unter Umständen auch schwereren Beschäftigung weiter nachgehen, bis dann neue heftige Schmerzen in der Wirbelsäule oder in Form von Interkostalneuralgien folgen und zugleich auch eine sich fast unmerklich ausbildende Deformität der Wirbelsäule, die meist eine Kyphose ist, auf deren Höhe sich ein größerer oder kleinerer Gibbus befindet. Manchmal ist, wenn auch weit seltener, eine skoliotische Ausbiegung der Wirbelsäule mit seitlicher Rumpfverschiebung zu konstatieren. Die Beschwerden sind derartig heftig, daß die Patienten dann nicht mehr arbeiten können, weil eben die Wirbelsäule ihre Tragfähigkeit vollkommen verlieren kann. Auch bei dieser Erkrankung, deren Prognose eine bessere ist als bei der tuberkulösen Spondylitis, kann es zu Paresen und Lähmungen der Beine, der Blase und des Mastdarms kommen. Die Behandlung ist die gleiche wie die der tuberkulösen Spondylitis, auch hier kann naturgemäß nur eine Ruhigstellung und Entlastung der Wirbelsäule zur Ausheilung des Prozesses führen.

Spondylitis ankylopoetica.

Spondylitis ankylopoetica.

Bei der chronisch ankylosierenden Entzündung der Wirbelsäule unterschied man früher zwei Krankheitstypen, deren einer nach Strümpell-Pierre-Marie, deren anderer nach v. Bechterew benannt wurde; heute wird aber allgemein die Ansicht vertreten, daß es sich bei diesen beiden nicht um einen Morbus sui generis handelt, sondern daß man alle möglichen Übergänge von einer Form in die andere findet, so daß es nicht möglich ist, die beiden Formen sowohl in ätiologischer wie auch symptomatischer Beziehung gegeneinander abzugrenzen; auch in bezug auf die pathologische Anatomie ist eine Trennung nicht möglich. Bei dem ersten Typus finden wir eine allmähliche, ohne Schmerzen verlaufende Versteifung der Wirbelsäule und der großen Gelenke, namentlich der Hüft- und Schultergelenke, die zu einer vollkommenen Ankylose führt, wobei es aber nicht zu einer Kyphosierung zu kommen braucht, und die allmählich von unten nach oben aufsteigt, umgekehrt wie bei dem Bechterewschen Typus, der auch fast stets zu einer Kyphosierung der Wirbelsäule führt, bei dem aber die großen Gelenke der Extremitäten verschont bleiben. Bei dieser kommt es zu eigenartigen Reizerscheinungen in Gestalt von Hypästhesien, Muskelparesen, Parästhesien und Hyperästhesien, die bei jenen fehlen. Bei beiden Erkrankungsformen besteht eine hauptsächliche abdominelle Atmung, und man findet am Brustkorb bei der Aus- und Einatmung kaum Maßunterschiede von 1cm infolge der Ankylosierung der Rippenwirbelgelenke.

Der Verlauf ist ein sehr chronischer; in der weitaus größten Mehrzahl der Fälle wird das männliche Geschlecht befallen, und zwar zumeist im Alter von 18—30 Jahren. Irgendwelche Besserungen im Verlauf sind wohl kaum beobachtet worden. Typisch ist die Steifigkeit bei allen Bewegungen und die nach vorn gebeugte Haltung, die ganz erhebliche Grade annehmen kann, namentlich wenn auch die Hüftgelenke befallen sind und sich hier Ankylosen in Beugestellung ausgebildet haben, die nur noch meist ein Gehen mit Krücken gestatten mit ganz kurzen trippelnden Schritten. Ätiologisch werden Rheumatismus, Influenza, Gonorrhöe verantwortlich gemacht, auch die Heredität, Traumen und die Lues sollen nach manchen Autoren eine Rolle spielen.

Alle Orthopäden sind sich ohne jede Ausnahme darin einig, daß die Therapie machtlos ist und daß alles, was angewandt und empfohlen ist, nicht einmal imstande ist, das Leiden in seinem Fortschreiten aufzuhalten geschweige denn gar zu bessern oder zu heilen. Massage und Gymnastik werden in den Anfangsstadien in Anwendung kommen, und bei vorhandener Schmerzhaftigkeit können wir auch ein Stützkorsett geben, mit dem wir eine stärker vorgebeugte Haltung verhindern können.

Häufig verwechselt mit dieser Form der Spondylitis wird die

Spondylarthritis deformans,

Spondylarthritis deformans.

die man im Gegensatz zu jener fast ausschließlich bei älteren Männern findet, besonders bei Arbeitern, bei denen wir sie sich sehr oft und auch sehr schnell entwickeln sehen, nach Unfällen, die nicht etwa nur die

Wirbelsäule selbst betroffen haben, sondern auch andere Körperteile, und so den Verletzten zum Aussetzen der gewöhnlichen Arbeit, zum Nichtstun zwingen. Ruhe ist ja bekanntlich Gift für solche Gelenke, die zur Arthritis deformans neigen.

Auch pathologisch-anatomisch besteht zwischen diesen beiden Arten der Spondylitis ein nicht zu verkennender Unterschied; bei der ankylosierenden Wirbelsäulenentzündung bleibt die Form der ankylosierten Wirbel erhalten, bei der deformierenden dagegen nicht; hier erscheinen die Wirbel nicht gleichmäßig vierkantig, ihre Ränder sind ausgezogen, wulstig, ihre Höhe nimmt ab, und in schweren Fällen finden wir Osteophyten und knöcherne Spangen, die zwischen den einzelnen Wirbeln knöcherne Brücken bilden können. Auch bei dieser Erkrankung können wir therapeutisch wenig oder gar nichts ausrichten.

Spondylitis und Spondylarthritis tabidorum.

Spondylitis und Spondylarthritis tabidorum.

Die tabischen Wirbelsäulenarthropathien sind immerhin selten, wenn auch nicht unerwähnt bleiben soll, daß das Leiden sicherlich häufig nicht erkannt wird, weil seine Symptome nicht genügend hervortreten, da ja diese, wie in den meisten Fällen, im Prodromalstadium der Tabes auftreten und Schmerzen nicht verursachen. Wo wir hochgradige Veränderungen an der Wirbelsäule im ataktischen Stadium finden, sind diese meist im präataktischen übersehen eben der geringen subjektiven und objektiven Erscheinungen wegen, die sie anfangs zu machen pflegen.

Wir haben schon im allgemeinen Teil die für die Tabes charakteristischen Veränderungen der Knochen und Gelenke kennengelernt, die auch in gleicher Weise an der Wirbelsäule zu finden sind, in der es sich um eine Osteoarthropathie im wahrhaften Sinne des Wortes handelt. Die ersten Veränderungen spielen sich gewöhnlich an den Wirbeln ab und sind nach der Ansicht der meisten Autoren osteoporotischer Natur. An diesen osteoporotischen Wirbeln kommt es durch Kompression zu keilförmigen Abflachungen, deren Richtung verschieden ist, so daß sich eine Kyphose, Skoliose, Kyphoskoliose, selten eine Lordose entwickeln kann, die im Gegensatz zur syringomyelitischen Wirbelsäulendeformität ihren Sitz gewöhnlich in dem unteren Brust- und Lendenwirbelteil zu haben pflegen. Solche osteoporotischen Wirbel können auch plötzlich zusammenbrechen; es kann zu Frakturen mit Verschiebung der Wirbel gegeneinander kommen, die auch die Folge von intraartikulären Veränderungen sein können; auch hier finden wir mehr oder minder hochgradige Randwucherungen, wie wir sie schon bei der Spondylitis deformans kennenlernten, nur daß diese hier weit stärker ausgebildet sind und daß zu ihnen auch noch prävertebrale Ossifikationen in den Bändern und in den benachbarten Muskeln hinzutreten, die oft in mächtige Knochenspangen umgewandelt werden, die sich verhaken, miteinander verschmelzen und so zu einer Versteifung der betreffenden Wirbelsäulenpartie führen können.

Die völlige Analgesie ist das charakteristische Symptom der tabischen Spondylitis, und es kann nur zuweilen und ganz vorübergehend zu einer

Schmerzhaftigkeit kommen, wenn unter Einwirkung eines relativ geringfügigen Traumas eine Fraktur entsteht, zu einer geringfügigen Schmerzhaftigkeit, die in gar keinem Verhältnis zur Schwere der vorhandenen Verletzung steht.

Das erste Zeichen der Erkrankung ist die abnorme Haltung der Wirbelsäule mit oder ohne Versteifung derselben, bei deren Bewegungen gelegentlich deutliche Krepitationen nachzuweisen sind; klar wird die Diagnose auch sein bei dem plötzlichen Eintreten einer Fraktur und eines Buckels bei vorhandener Analgesie, die differentialdiagnostisch den anderen Arten der Spondylitis gegenüber meist Klarheit schaffen wird. Auch die Röntgenstrahlen können uns bei der Diagnose dieses Leidens, dessen Prognose als durchaus ungünstig bezeichnet werden muß, behilflich sein. Ich teile mit Wullstein die Ansicht, daß die beobachteten Ausheilungen nur scheinbare waren und dadurch zustande kamen, daß die von der Erkrankung befallenen Teile der Wirbelsäule schließlich partiell ankylotisch wurden und so die noch vorhandenen Symptome nicht mehr erkennen ließen.

Die Behandlung kann und darf nur eine rein orthopädische sein mit Stützapparaten und Korsetten, mit denen es uns in den meisten Fällen gelingen wird, dem Fortschreiten des Leidens Einhalt zu tun und dem Eintreten einer Fraktur und weiteren dadurch bedingten Veränderungen vorzubeugen.

Spondylitis syphilitica.

Spondylitis syphilitica.

Die luetische Spondylitis ist äußerst selten und tritt gewöhnlich nur im tertiären Stadium auf; am häufigsten wird die Halswirbelsäule betroffen, und vorwiegend sind es die vier obersten Halswirbel, auf die luetische Rachengeschwüre übergreifen können. Infolge der Gummabildung kommt es zu Erweichung der befallenen Knochen, und durch Zusammenbruch dieser zu einer kyphotischen Ausbiegung der Wirbelsäule, zur Bildung eines Gibbus, der nach den gemachten Beobachtungen fast stets ein angulärer ist. Es wäre natürlich verkehrt, alle Wirbelsäulenveränderungen, die wir bei ehemals luetischen Kranken antreffen, als durch Gummata bedingt anzusehen. Besonders charakteristisch für die luetische Art der Erkrankung sind die heftigen Nachtschmerzen; es kann auch zu Neuralgien, ja zu Lähmungen kommen, wenn jene erwähnten Knochenveränderungen auf die austretenden Nerven einen Druck ausüben.

Die Behandlung ist die gleiche wie bei der Spondylitis tuberculosa, nur muß natürlich noch eine antiluetische Kur einsetzen, bei der die Erkrankung ausheilen kann, so daß ihre Prognose als nicht schlecht bezeichnet werden darf.

Spondylitis osteomyelitica.

Spondylitis osteomyelitica.

Auch sie ist sehr selten und meist bedingt durch eine sekundäre Infektion mit Streptokokken oder Staphylokokken. Meist werden jugendliche Individuen im Alter von 5—15 Jahren befallen, und zwar das männliche Geschlecht ungefähr doppelt so häufig wie das weibliche, was Wullstein mit den traumatischen Einflüssen zu erklären sucht, die bei der Entstehung des Leidens eine nicht unwesentliche Rolle spielen. Meist ist die Lendenwirbelsäule betroffen, und zwar fast immer nur ein Wirbel, an dem sich sowohl im Körper wie auch im Bogen und in den Fortsätzen der Krankheitsprozeß abspielen kann. Die Abszesse, die bei der osteomyelitischen Spondylitis auftreten, folgen denselben Bahnen wie die bei der tuberkulösen Spondylitis, nur daß sie weit schneller auftreten als bei dieser.

Der ganze Prozeß verläuft unter hohem Fieber, Schüttelfrost, großer Schwäche und starkem Kräfteverfall. Charakteristisch für den lokalen Befund ist der spontan oder auf Druck an der erkrankten Stelle vorhandene Schmerz, die oft sehr ausgebreitete Schwellung über der erkrankten Partie, ein Ödem der Weichteile und der Haut mit stärkerer Infiltration der oberflächlichen Venen. Es kommt selten zur Gibbusbildung. Die Prognose ist sehr schlecht. Nach Wullstein beträgt die Mortalität 56,6%.

Nur ein möglichst schnelles radikales operatives Vorgehen kann bei der Behandlung in Frage kommen; breite Spaltung, Freilegen der erkrankten Partie in vollster Ausdehnung, ausgiebige Dränage und Tamponade. Daß noch bei Ausheilung des Prozesses für längere Zeit eine Ruhigstellung der erkrankten Wirbelsäule im Gipsbett und später in einem Stützkorsett erforderlich ist, liegt wohl klar auf der Hand.

Eine weit bessere Prognose bietet die zuerst von Quincke beschriebene

Spondylitis typhosa,

Spondylitis typhosa.

eine Entzündung der Wirbelsäule, die immer erst nach der Entfieberung, oft erst in der Rekonvaleszenz auftritt. Es kommt plötzlich zu einem erneuten Fieberanstieg, der mit Schmerzen im Rücken und hauptsächlich in der Lendengegend einhergeht, die oft anfallsweise auftreten und meist durch Bewegungen gesteigert oder auch erst hervorgerufen werden, um wieder bei Ruhe nachzulassen.

Der Lieblingssitz der Erkrankung ist die Lendenwirbelsäule; eine diffuse Schwellung und Druckempfindlichkeit über der erkrankten Partie sind die Merkmale der Erkrankung der Wirbelsäule, an der wir eine behinderte Beweglichkeit finden, die schließlich zur vollständigen Versteifung und zur Gibbusbildung führen kann. Alle bisher in der Literatur beschriebenen Fälle kamen zur Ausheilung, ohne daß nennenswerte Veränderungen zurückblieben.

Was die Behandlung anlangt, so wird in leichteren Fällen eine strikte Bettruhe genügen, in schwereren werden wir die gleichen Maßnahmen anzuwenden haben wie bei der tuberkulösen Spondylitis.

Da fast alle Autoren traumatische Einflüsse bei der Entstehung des Leidens verantwortlich machen, weil sie dasselbe nur bei Leuten beobachten konnten, die sich nach dem überstandenen Typhus nicht genügend geschont und schon wieder in der Rekonvaleszenz die Arbeit aufgenommen hatten, dürften die Praktiker mehr noch als bisher darauf zu dringen haben, daß ihre Typhusrekonvaleszenten sich noch wochen-, wenn nicht monatelang wenigstens von schwereren Arbeiten und von Überanstrengungen fern zu halten haben.

Zum Schluß müssen wir noch der

Spondylitis aktinomycotica

mit kurzen Worten gedenken, da sie ja klinisch nur ein geringes Interesse haben dürfte und außerdem eine sehr seltene Affektion ist. Wenn die Wirbelsäule von der Aktinomykose befallen wird, ist nach Wullstein der Allgemeinzustand der Patienten bereits ein derartig desolater, daß von therapeutischen Maßnahmen nicht mehr viel zu erwarten ist. Da die Wirbelkörper nur oberflächlich von dem Eiter angenagt werden, bleibt die Gibbusbildung aus, desgleichen auch die schweren Erscheinungen von seiten des Rückenmarks, die wir bei anderen Spondylitiden finden.

Spondylitis aktinomycotica.

Bei der Behandlung müssen wir vor allen Dingen das Allgemeinbefinden zu heben suchen; gegen die starken Schmerzen hilft am besten die Ruhigstellung der Wirbelsäule im Reklinationsgipsbett.

IV. Deformitäten der oberen Extremität.

A. Deformitäten der Schultergegend.

1. Der angeborene Hochstand des Schulterblattes.

Der angeborene Hochstand des Schulterblattes, ein immerhin seltenes Leiden, auf das Sprengel zuerst aufmerksam machte und das deshalb auch unter dem Namen der Sprengelschen Deformität bekannt ist, tritt meist einseitig, seltener doppelseitig auf. Daneben finden wir meist noch andere Entwicklungsstörungen. Die Deformität ist dadurch charakterisiert, daß das eine Schulterblatt höher steht als das andere; es sind Unterschiede bis zu 5 cm und mehr beobachtet. Die Skapula hat meist ihre natürliche Größe, manchmal erscheint sie verkleinert und auch deformiert; ihr unteres Ende ist der Dornfortsatzlinie stark genähert, manchmal derart, daß der axillare Schulterblattrand nahezu horizontal gestellt ist und der Schulterblattwinkel beim Erheben des Armes gegen die Wirbelsäule anstößt, wodurch letzteres sehr behindert wird. Der obere Rand prominiert exostosenartig in den Weichteilen des Nackens, die entsprechende Halsseite erscheint verkürzt und verdickt, und es besteht stets eine mit der Konvexität nach der erkrankten Seite hin gerichtete Brustskoliose, die natürlich bei dem doppelseitigen Hochstand fehlt.

Deformitäten der oberen Extremität.

Deformitäten der Schultergegend.

Der angeborene Hochstand des Schulterblattes.

Der Hochstand ist ätiologisch als eine Entwicklungsstörung aufzufassen, wenn auch Fälle beobachtet sind, bei denen der Arm bei der Geburt nach hinten umgeschlagen war, also eine fehlerhafte Haltung einnahm, auf die die Deformität zurückzuführen war.

Eine Veranlassung zu therapeutischem Einschreiten liegt nur dann vor, wenn der Arm in seiner Funktion stark behindert ist oder wenn kosmetische Rücksichten ein solches erfordern. Läßt sich durch Gymnastik, Massage und ähnliche Maßnahmen nichts erreichen, so muß operativ vorgegangen werden. Hoffa empfiehlt die offene Durchschneidung aller sich von oben her an die Skapula ansetzenden Muskeln oder die Abmeißelung des verdickten oberen Skapularrandes, durch die er in einigen Fällen die mangelhafte Abduktionsfähigkeit des Armes beseitigte. Bei Kindern im 1.—2. Lebensjahre können nach Rosenfeld elastische Züge, welche die Schulter fassen und durch einen Beckengürtel an der entgegengesetzten Seite fixiert sind, mit Erfolg verwendet werden.

2. Der erworbene Hochstand des Schulterblattes.

Der erworbene Hochstand des Schulterblattes.

Wir finden ihn häufig bei Wirbelsäulenverkrümmungen, sehr selten als selbständiges Leiden bei gerader Wirbelsäule, meist handelt es sich dann um eine rachitische Deformität, seltener um eine Folge von Muskelkontrakturen oder von einer Ankylose des Schultergelenks in Abduktionsstellung des Armes, bei der das Schulterblatt in die Höhe steigt, sobald der versteifte Arm dem Oberkörper angelegt wird.

Von noch geringerem praktischen Interesse als die erwähnte Deformität sind

3. die angeborenen Luxationen des Schultergelenks,

Die angeborenen Luxationen des Schultergelenks.

die nur selten zur Beobachtung kommen und bei denen es sich um den kongenitalen Hüftluxationen analoge Hemmungsbildungen handelt, mit denen wir uns noch später eingehender befassen müssen.

Eine Therapie ist nach Wollenberg meist unnötig, da die Patienten bei veralteten Fällen sich von frühester Jugend an ihren Zustand gewöhnt und so eine gute Funktion ihres luxierten Armes erlangt haben. Müssen wir wirklich einmal therapeutisch eingreifen, dann kommt die unblutige oder blutige Reposition in Frage, gegebenenfalls mit Fixation des Humeuskopfes an der Pfanne durch Naht.

Zu diagnostischen Irrtümern kann eine paralytische Schulterluxation und die traumatische Lösung der Humerusepiphyse intra partum Veranlassung geben, und bei vielen Luxationen, die als angeborene gedeutet und beschrieben sind, handelt es sich nach Hoffa meist um

4. paralytische Schlottergelenke der Schulter,

Das paralytische Schlottergelenk der Schulter.

die auf einer Lähmung der die Gelenkkapsel spannenden Muskeln beruht, in der Hauptsache des Musculus deltoides und der Auswärtsroller. Der Arm sinkt seiner Schwere folgend herab, und so kommt es nicht nur zu einer erheblichen Dehnung der Gelenkkapsel, sondern auch der Muskeln, wodurch die Funktion des Gelenks schwer geschädigt werden muß.

Die normale Schulterwölbung geht verloren, das Akromion springt stark hervor, und zwischen ihm und dem Humeruskopf befindet sich eine tiefe Delle, in die man mit dem Finger weit eindringen und die man zum Schwinden bringen kann, wenn man den Arm aufwärts schiebt, was leicht möglich ist. Der ganze Arm baumelt gleichsam nur noch an der stark gedehnten Kapsel, er hängt schlaff am Oberkörper herab und ist dabei meist stark nach einwärts gedreht, während die Hand in starker Pronationsstellung steht. Man kann ihn nach allen Seiten hin in der größten Ausdehnung bewegen; eine aktive Hebung des Armes ist dagegen nicht möglich, und der Patient kann höchstens unter Zuhilfenahme seiner Brust- und Rückenmuskeln Schleuderbewegungen mit demselben ausführen. Die faradische Erregbarkeit der Muskeln ist meist ganz aufgehoben.

Ätiologisch ist das Schulterschlottergelenk auf die spinale oder zerebrale Kinderlähmung zurückzuführen, seltener auf Drucklähmungen des Plexus brachialis und auf traumatische Lähmungen des Nervus axillaris, der allein den Deltoides innerviert.

Bleiben derartige Deformitäten unbehandelt, so verschlechtert sich der Zustand mit zunehmendem Alter und Wachstum immer mehr und mehr; die ganze Extremität einschließlich der Skapula und Klavikula können im Wachstum zurückbleiben, ja die Atrophie kann auch auf die ganze obere Rumpfhälfte übergreifen.

Behandlung des Schulterschlottergelenks.

Was die Behandlung anlangt, so wird diese je nach der Ätiologie des Falles eine verschiedene sein. Bei echten Lähmungen muß der Versuch gemacht werden, die gelähmte und atrophische Muskulatur des Armes und der Schulter durch Massage, Gymnastik und elektrische Behandlung zu kräftigen und gebrauchsfähiger zu machen. Daneben muß noch der Arm durch Apparate gestützt werden, die nur dann einen Zweck haben, wenn sie mit breiten Flächen am Thorax befestigt sind und auch den Ellenbogen umfassen, da sie nur so den Humeruskopf in die normale Lage bringen und die Zerrung und Dehnung der Kapsel und Muskeln verhindern können.

Kommt man mit diesen rein orthopädischen Maßnahmen nicht weiter, so bleibt nur noch die operative Versteifung, die Arthrodese des Schultergelenks übrig, in möglichster Abduktion des Armes, weil nur so später mit Hilfe der Skapularmuskeln die Bewegungen desselben ausgiebige werden können.

Auch mit Muskelplastiken sind in vielen Fällen recht gute Erfolge erzielt worden; meist überpflanzte man den Pectoralis maior auf den gelähmten Deltoides.

5. Die habituelle Luxation des Schultergelenks.

Die habituelle Luxation des Schultergelenks.

Die habituelle Luxation des Schultergelenks ist unter allen habituellen Luxationen die häufigste, sie wird sowohl bei Verrenkungen nach vorn wie auch nach hinten beobachtet. Es handelt sich dabei entweder um eine abnorme Erweiterung und Erschlaffung der Gelenkkapsel, um größere Einrisse an derselben oder auch um Absprengungen von Knochenstückchen an dem Gelenkkopf oder an der Pfanne.

Wie allgemein bekannt ist, wiederholt sich die Luxation häufig, oft schon bei geringfügigen Bewegungen, meist nach starkem Erheben oder Rückwärtsführen des Armes, wobei mehr oder minder heftige Schmerzen auftreten. In der Mehrzahl der Fälle gelingt die Einrenkung leicht, und nur in vereinzelten kann sie Schwierigkeiten machen.

Zur Vermeidung der Luxation sind Apparate angegeben, die zwar ihren Zweck erfüllen, auf der anderen Seite aber die Bewegungen des Armes in erheblicher Weise einschränken müssen, so daß wir solche nur in den Fällen geben, bei denen die Patienten die Operation verweigern, die immer die beste Behandlungsmethode bleiben wird und je nach der Ursache eine verschiedene sein muß. In der Regel kommt man mit einer Kapselraffung aus, in schwereren Fällen muß ein Stück derselben reseziert werden, und in den Fällen, in denen abgesprengte Knochenstücke schuld sind, werden diese entfernt werden müssen.

6. Kontrakturen und Ankylosen des Schultergelenks.

Kontrakturen und Ankylosen des Schultergelenks.

Schwere Distorsionen und Kontusionen des Gelenks mit und ohne Knochenverletzung, Luxationen, die zwar eingerenkt, aber nicht in zweckentsprechender Weise nachbehandelt sind, auch extrakapsuläre Oberarmbrüche und noch vieles andere mehr können Kontrakturen und Ankylosen des Schultergelenks hervorrufen, die wir auch sehr häufig nicht nur nach allzu langer Immobilisation des Schultergelenks in Verbänden, sondern auch schon bei langem Tragen des Armes in der Mitella entstehen sehen.

Auch Erkrankungen der Weichteile können die Ursache sein, periartikuläre Schrumpfungsprozesse nach Entzündung der Schleimbeutel, wie wir sie so oft im Anschluß an Verletzungen der Schultergegend entstehen sehen, Narbenbildungen nach Verletzungen und Verbrennungen und noch manches andere mehr. Meist sind es Erkrankungen im Gelenk selbst, Entzündungsprozesse auf rheumatischer und tuberkulöser Grundlage, die hierbei eine große Rolle spielen, auch die Arthritis deformans darf nicht vergessen werden, die wir gerade im Schultergelenk sich so häufig entwickeln sehen und die so oft, ja sagen wir getrost meist von den Praktikern nicht richtig erkannt wird, zum Schaden der Patienten, da bei bestehender Schmerzhaftigkeit die vom Arzt verordnete Ruhe nur noch mehr zur Steifigkeit führt und nur Mediko-mechanik in Verbindung mit Heißluft Besserung schaffen kann. Eine frühzeitige Röntgenuntersuchung wird immer Klarheit bringen.

Je nach der Art der Erkrankung und ihrem Verlauf werden wir es entweder mit reinen Kontrakturen zu tun haben oder mit Verwachsungen der Gelenkflächen, die meist bindegewebiger Natur sind, bei denen es sich aber auch, wenn die Arthritis eine eitrige gewesen und wenn es dabei zur Zerstörung der Gelenkknorpel gekommen war, um knorpelige oder knöcherne Verwachsungen handeln kann.

Die Entscheidung, ob eine Kontraktur oder Ankylose vorliegt, ist nicht immer leicht, da die Patienten infolge der vorhandenen Schmerzen alle Muskeln anspannen. Erst eine Untersuchung in Narkose oder das Röntgenbild schaffen Klarheit.

Symptome der Kontrakturen.

Das Hauptsymptom ist die Bewegungsbehinderung des Armes, der am Oberkörper anliegt, also eine Adduktionsstellung einnimmt, entsprechend seiner Schwere.

Die das Gelenk umgebenden Muskeln und die Muskeln des Oberarmes werden infolge des Nichtgebrauches schon nach kurzer Zeit atrophisch, vor allem der Deltoides, so daß die Schulter zwar noch abgerundet erscheint, jedoch die Konturen der Knochen sich weit deutlicher abheben als auf der gesunden Seite. Sehr auffällig ist der Maßunterschied zwischen den Oberarmen, den man schon bei entspannter Muskulatur am herabhängenden Arm findet, mehr noch bei angespannter Muskulatur am gebeugten Arm; er ist das beste Kriterium für den wirklichen Nichtgebrauch und den vorgetäuschten, wie wir ihn so häufig bei unseren Unfallverletzten finden.

Feststellung der Bewegungsgrenzen.

Gerade bei letzteren ist es oft schwierig, den Grad der aktiven Beweglichkeit festzustellen. Sie spannen bei allen passiven Bewegungsversuchen ihre Muskeln an und setzen diesen einen derartigen Muskelwiderstand entgegen, daß es nur schwer, manchmal auch gar nicht gelingt, diesen zu überwinden.

Wir haben aber einige Mittel zur Hand, die es uns ermöglichen, solche Leute zu entlarven; nach meinen Erfahrungen in der Gutachtertätigkeit scheinen diese aber noch nicht Allgemeingut der Praktiker zu sein.

Um die aktive Erhebungsmöglichkeit des Armes nach vorn festzustellen, läßt man beide Arme einmal in aufrechter Körperhaltung erheben und das andere Mal bei nach vorn gebeugtem Oberkörper. In dieser zweiten Stellung wird sich der Patient der Höhe der erhobenen Arme nicht bewußt, und es treten in der Exkursionsweite des Armes Unterschiede auf, die oft ganz erheblich sind und die uns erst Aufschluß geben über das wirkliche Maß der aktiv auszuführenden Bewegungen. Man sieht wie der in aufrechter Stellung nur bis zur Horizontalen erhobene Arm plötzlich bei gebückter Stellung bis zur normalen Grenze erhoben wird. Hält man den Arm in dieser Stellung fest und läßt sich den Patienten aufrichten, so kann man selbst nicht nur den Unterschied sehen, sondern ihn auch klar und deutlich dem Patienten vor Augen führen, der nicht wenig erstaunt über seinen Reinfall ist.

Behauptet der Patient, den Arm nicht seitlich erhoben zu können, so erhebt man ihn passiv so weit es geht, hält ihn in dieser Stellung fest und sucht jenen durch Fragen und Gespräche abzulenken, um plötzlich die unterstützende Hand loszulassen. Der Arm bleibt bei Aggravation in der Stellung stehen, ein Beweis dafür, daß der Patient gut den Arm bis zu dieser Höhe aktiv bringen könnte, wenn er nur wollte. Auch bei der Prüfung der passiven Beweglichkeit kann man einen Schwindler oft genug reinlegen; man bringt den Arm im Stehen des Patienten passiv so hoch, wie es der von demselben geleistete Muskelwiderstand zuläßt, hält ihn in dieser Stellung fest und fordert nun den Patienten auf, sich auf einen bereitgestellten Stuhl hinzusetzen, wobei bei Aggravation der Arm oft weit höher geht, als es vorher der Fall war.

Behandlung der Schultergelenkskontrakturen.

Die Behandlung der Schultergelenkskontrakturen ist im großen und ganzen eine recht dankbare, vorausgesetzt, daß es der Arzt sowohl wie auch der Patient nicht an Ausdauer und Energie, an Geduld und an gutem Willen fehlen lassen.

Frühzeitige Behandlung mit Bewegungen.

Gerade bei den Schultergelenkskontrakturen können wir prophylaktisch viel erreichen. Langdauernde Immobilisierung des Gelenks ist unter allen Umständen zu vermeiden, und vor allen Dingen können wir bei Luxationen und Frakturen nach exakter Reposition nicht früh genug mit der mobilisierenden Behandlung beginnen. Nur wenige passive Bewegungen tagsüber mit dem Arm behüten ihn vor nachfolgenden Versteifungen. Sind wir bei eitrigen Entzündungen zu einer möglichst langdauernden Ruhigstellung des Gelenks gezwungen und müssen wir mit einer nachfolgenden Versteifung des Gelenks rechnen, sollen wir wenigstens eine Bandagierung des Armes in Abduktionsstellung anwenden und eine Versteifung in dieser Stellung erstreben, bei der noch eine gewisse Bewegungsmöglichkeit erzielt werden kann, wenn auch nur durch die Muskulatur des Schultergürtels.

In leichteren Fällen, in denen noch etwas Beweglichkeit vorhanden ist, genügen Massage und manuelle Bewegungen, die täglich vorgenommen werden müssen, und zwar am besten so, wie es von Hoffa angegeben ist. Man stellt sich neben dem auf einem Stuhl sitzenden Patienten, umgreift mit der einen Hand von oben her die Schulter und fixiert sie so kräftig; mit der anderen erfaßt man den im Ellenbogengelenk gebeugten Arm des Patienten am Ellenbogen und bewegt den Arm nach allen Richtungen hin. Unterstützt wird diese Behandlung durch die gleichzeitige Anwendung der Elektrizität und vor allem der lokalen Heißluftbäder, die nicht genug empfohlen werden können, zumal da durch diese die Gewebe sukkulenter werden und die Empfindlichkeit wesentlich herabgesetzt wird, und weiter durch aktive gymnastische Übungen, die man am besten als Stabübungen vornehmen läßt, da bei solchen der kranke Arm von dem gesunden unterstützt wird. Jeder Willensimpuls, sagt Hoffa, der auf den gesunden Arm übertragen wird, kommt auch dem kranken zugute, und der gesunde Arm zieht gleichsam den kranken mit, und somit steigt von Tag zu Tag die Beweglichkeit des letzteren.

Weiterhin ist es zweckmäßig, den Patienten mit der Hand der kranken Seite an einer Sprossenleiter mit zunächst dieser zugewandtem Gesicht in die Höhe klettern zu lassen. Die Hand klammert sich oben an, der Patient macht eine halbe Kehrtwendung, geht in die Kniebeuge und kann so eine recht kräftige Dehnung der Weichteile erreichen.

Behandlung mit medikomechanischen Apparaten.

Besser noch geschieht die Gymnastik mittels der medikomechanischen Apparate, die eine möglichst exakte Fixation des Schultergürtels gestatten müssen, um so die Mitbewegungen dieses auszuschalten. Ist die Anwendung dieser aus irgendwelchen Gründen nicht möglich, so kann man sich auch mit einfachen Rollen begnügen, über die man eine Schnur laufen läßt, die an einem Ende mit einem Handgriff und am anderen Ende mit einem Gewicht versehen ist. Bei der Ausführung dieser Übungen hat man darauf zu achten, daß die Patienten nicht mit dem ganzen Körper dem einseitigen Zug des Gewichtes folgen, was sich am besten dadurch erreichen läßt, daß man diese Übungen mit beiden Armen an zwei derartigen nebeneinander angebrachten Vorrichtungen ausführen läßt.

Hauptsache ist es auch, daß die Patienten ihren erkrankten Arm so viel als möglich benutzen, wozu sie immer wieder angehalten werden müssen, wenn sie es nicht von selbst tun.

Auch portative Apparate kann man noch in Anwendung bringen, von denen eine ganze Anzahl konstruiert sind. Ich habe in letzter Zeit bei meinen Kriegsbeschädigten ausgiebig von dem Schedeschen Apparate Gebrauch gemacht, der sich mir aufs beste bewährt hat.

Gewaltsame Dehnung der Kontrakturen.

In schweren Fällen oder in solchen, bei denen die soziale Stellung der Patienten eine raschere Durchführung der Behandlung erfordert, muß man die gewaltsame Dehnung des kontrakten Gelenkes vornehmen, die gerade an der Schulter recht gute Resultate zeitigt. Schulteß empfiehlt vor einer solchen eine permanente einleitende Gewichtsextension von 8—14 Tagen, um dadurch die Weichteile für die forzierte Dehnung vorzubereiten. Zu diesem Eingriff ist eine tiefe Narkose notwendig und eine gute Fixation; Vorsicht ist geboten, um Frakturen zu vermeiden, namentlich bei älteren Leuten und bei solchen, bei denen wir infolge längerer Ruhigstellung mit einer Atrophie der Knochen zu rechnen haben. Unter krachenden und reibenden Geräuschen wird die Beweglichkeit des Gelenkes freier. Eine komprimierende Binde oder eine Eisblase schützen vor stärkeren Blutergüssen und Infiltrationen und lindern auch die anfänglich auftretende Schmerzhaftigkeit. Ob man den Arm im Bett mittels einer Suspensionsvorrichtung hochhält oder ob durch einen zweckmäßigen Verband, das bleibt dem einzelnen überlassen. Das eine Verfahren bietet dem anderen gegenüber keinerlei Vorteile, wenn man nur nach 2—3 Tagen mit Bewegungsübungen und Massage beginnt, bei denen die anfangs vorhandene Schmerzhaftigkeit, die uns von den Übungen nicht abhalten darf, bald nachzulassen pflegt.

Vorsicht mit dem forcierten Redressement ist auch am Platze bei allen eitrigen Prozessen, namentlich bei der tuberkulösen Arthritis, um nicht ein neues Aufflammen des Prozesses herbeizuführen, mit dem wir auch bei längerem Zuwarten oft noch zu rechnen haben.

Blutige Behandlung der Schulterkontrakturen und -ankylosen.

Besser ist hier die Resektion, die auch bei knöchernen Ankylosen einzig und allein Erfolge bringen kann, wenn auch nicht vergessen werden darf, daß sich nicht immer die Entstehung eines Schlottergelenks vermeiden läßt. Mit einem solchen ist aber der Patient oft weit schlechter daran, als mit einem in abduzierter Stellung ankylosierten Gelenk.

7. Die Entbindungslähmung.

Die Entbindungslähmung des Armes.

Es steht ohne jeden Zweifel fest, daß der Plexus brachialis bei mit Kunsthilfe erfolgter Entbindung verletzt werden kann und daß solche wirklichen Entbindungslähmungen auf verschiedene Weise entstehen können; fest steht es aber auch ohne jeden Zweifel, daß als wirkliche Entbindungslähmungen andere Verletzungen angesprochen werden, die mit einer wirklichen Lähmung nichts zu tun haben und daß es oft nicht so leicht ist, eine richtige Diagnose zu stellen.

Derartige Verletzungen werden meist durch Armlösungen hervorgerufen, aber auch bei spontanen Geburten bei Beckenverengung beobachtet; Distorsionen des Schultergelenks, Epiphysenlösungen des Oberarmkopfes, Frakturen und Luxationen bzw. Subluxationen und andere osteoartikuläre Läsionen kommen hier in Frage.

Peltesohn und Lange haben sich bemüht, Klarheit in dieses Dunkel hineinzubringen, und namentlich letzterer wies darauf hin, daß das „Gehenlassen", das bisher auf dem Gebiet der Entbindungslähmung üblich war, heute nicht mehr zu rechtfertigen und zu verzeihen ist, und daß es heute Pflicht des Arztes ist, die richtige Diagnose zu stellen und sofort auch die entsprechende Therapie einzuleiten.

Wie gesagt, sind es nach Lange meist Zerrungen oder Distorsionen des Schultergelenks, die wegen der bestehenden Schmerzen das Kind veranlassen, den Arm nicht zu bewegen, so daß eine Lähmung vorgetäuscht wird. Sieht man, daß das Kind den Arm nicht so bewegt wie den andern, so muß man sich zunächst an die Prüfung der Muskulatur machen, und zwar soll man nach genanntem Autor durch Kitzeln mit einem Pinsel oder durch Stechen mit einer Nadel versuchen, reflektorische Abwehrbewegungen hervorzurufen; kommt man so nicht weiter, nehme man seine Zuflucht zur elektrischen Untersuchung. Liegt keine Lähmung vor, will Lange das Gelenk auf Druckempfindlichkeit untersucht und mit Röntgenstrahlen festgestellt wissen, ob eine Fraktur oder Luxation vorliegt. Verletzungen im knorpeligen Teil und Epiphysenlösungen lassen sich nicht mit gleicher Sicherheit wie diese feststellen, zumal wenn keine deutlichen Verschiebungen vorliegen. Für solche spricht bei vorsichtigen Bewegungen eine fühlbare weiche Krepitation und eine abnorme große Rotationsmöglichkeit. Fehlt auch diese, dann handelt es sich nach Lange sicherlich um Distorsionen, zumal wenn die Außenrotation und das Heben des Armes nach hinten besonders schmerzhaft ist, während Heben nach vorn und die Abduktion keine Schmerzen bereitet.

Typisch für alle diese Fälle ist die Einwärtsdrehung des Armes, die Unmöglichkeit, den Arm aktiv über die Horizontale zu erheben und eine gewisse Rigidität des Schultergelenks, die wir bei echten Lähmungen niemals in so ausgesprochener Weise finden.

Bei den erwähnten Distorsionen und anderen Verletzungen empfiehlt Lange den Arm möglichst bald nach der Geburt rechtwinklig zu abduzieren, ihn möglichst nach hinten zu führen und auswärts rotiert in einer Gipsschale für 4 Wochen zu fixieren und diese Behandlung durch Massage und gymnastische Übungen zu ergänzen. Handelt es sich um jüngere Kinder, die erst später zur Behandlung kommen, so kann der Arm auch noch durch lange Zeit fortgesetzt redressierende

Manipulationen oft noch brauchbar werden, in älteren Fällen werden wir aber nicht um die Operation herum kommen, um die Osteotomie des Humerus distal vom Pektoralisansatz mit nach außen gedrehtem distalen Fragment.

Bei wirklichen Lähmungen, die nicht spontan zurückgehen oder sich nicht auf die bekannten konservativen Maßnahmen bessern, muß unter Umständen der Plexus freigelegt werden, und bei älteren Fällen können wir auch noch mit Sehnenüberpflanzungen Besserungen erzielen.

B. Deformitäten des Oberarmes.

Deformitäten des Oberarmes.

Bei diesen handelt es sich zumeist um rachitische Verkrümmungen, die selten so hochgradig sind und keine so nennenswerte funktionellen Störungen im Gefolge haben, daß ein operativer Eingriff oder eine sonstige Behandlung erforderlich wäre. Nur deform geheilte Oberarmbrüche machen mitunter eine Osteoklase oder Osteotomie notwendig. Auf die bei Oberarmbrüchen des öfteren beobachteten Radialislähmungen kommen wir noch später zu sprechen, ebenso wie auf die durch Verletzungen am Oberarm hervorgerufenen Schädigungen der übrigen Armnerven.

Zu erwähnen wären noch die Lähmungen der Oberarmmuskeln nach spinaler Kinderlähmung, die ebenso zu bewerten und zu behandeln sind wie die an den übrigen Extremitätenteilen und die oft mit erheblichen Wachstumsstörungen der oberen Extremität einhergehen können. Eine solche finden wir auch nach tuberkulösen und osteomyelitischen Prozessen, auch nach Resektionen, wenn durch diese eine Schädigung der Epiphysenlinien stattgefunden hat.

C. Deformitäten des Ellenbogengelenks.

1. Die angeborenen Luxationen des Ellenbogengelenks.

Deformitäten des Ellenbogengelenks. Die angeborenen Luxationen.

Die angeborene Verrenkung beider Vorderarmknochen nach vorn oder nach hinten ist sehr selten, häufiger sind dagegen die angeborenen Luxationen des Radiusköpfchens, die nach allen bei den traumatischen Verrenkungen vorkommenden Richtungen beobachtet wurde. Sie kann einseitig und auch doppelseitig sein und ist oft mit anderen angeborenen Mißbildungen vergesellschaftet; sie ist entweder die Folge einer fehlerhaften Embryonalanlage oder die Folge einer intrautrinen Störung des normalen Wachstums an den Vorderarmknochen.

Meist ist eine Behandlung nicht nötig, nur wenn die Deformität eine erhebliche Funktionsstörung im Gelenk bedingt, kommt die Resektion des Radiusköpfchens in Betracht.

2. Der Cubitus valgus und varus.

Der Cubitus valgus und varus.

Beim Cubitus valgus handelt es sich um eine abnorme, radialwärts gerichtete Abduktion und beim Cubitus varus um eine abnorme ulnarwärts gerichtete Adduktion des Vorderarms gegenüber dem Oberarm, die am deutlichsten bei herabhängendem Arm und supinierter Hand in die Erscheinung tritt. Diese Deformitäten können angeboren oder erworben sein; in letzterem Falle sind sie die Folgen von Rachitis oder von disloziert geheilten Frakturen des unteren Humerusendes mit Absprengung eines Kondylus. Den Cubitus valgus finden wir häufiger beim weiblichen Geschlecht, bei dem er sich gewöhnlich nach der Pubertätszeit zu entwickeln pflegt; Hübscher führt diese „physiologische Valgusstellung" zum Teil auf die stärkere Breitenentwicklung der Hüften zurück bei relativ geringer Schulterbreite.

Therapeutische Maßnahmen erfordern diese Deformitäten kaum; sollten solche bei stark ausgebildeter Deformität wirklich einmal notwendig werden, könnte nur eine suprakondyläre Osteotomie in Frage kommen.

3. Kontrakturen und Ankylosen des Ellenbogengelenks.

Kontrakturen und Ankylosen des Ellenbogengelenks.

Diese Deformität ist eine der häufigsten; meist handelt es sich dabei um Beugekontrakturen, die durch Narbenschrumpfungen hervorgerufen werden oder nach Entzündungsprozessen in den Muskeln, besonders im Bizeps und Brachialis internus, ferner nach Gelenkentzündungen und vor allen Dingen auch nach Frakturen im Gelenk oder in dessen Nachbarschaft entstehen können.

Seltener sind die Versteifungen in Streckstellung, die die ungünstigste für die Gebrauchsfähigkeit des Armes ist. Eine solche müssen wir unter allen Umständen zu vermeiden suchen und stets danach streben, den Arm bei zu befürchtender Versteifung im Ellenbogengelenk diejenige Stellung zu geben, die die beste für den späteren Gebrauch ist; es ist dies nach Vulpius eine rechtwinklige in solchen Fällen, bei denen die Verrichtungen die Annäherung der Hand an die Augen erfordern z. B. für Schneider und Uhrmacher, während für den Landwirt, den Tagelöhner usw. eine stumpfwinklige Ankylose mittleren Grades vorzuziehen ist. Es muß also individualisierend die spätere berufliche Verwendung des Armes und der Hand berücksichtigt und danach die Entscheidung hinsichtlich der Stellung getroffen werden.

Differentialdiagnose zwischen Kontraktur und Ankylose.

Die Differentialdiagnose zwischen Kontraktur und Ankylose läßt sich auch hier oft nur mit Hilfe der Röntgenstrahlen stellen und muß auch gestellt werden, da wir so nur geeignete Wege bei der Behandlung beschreiten können.

Prophylaxe.

Auch hier spielt, wie überall, die Prophylaxe eine große Rolle, und namentlich bei den so häufig vorkommenden Frakturen des Kindesalters im Gelenk und seiner Nachbarschaft, bei denen Kontrakturen fast die Regel sind, kann nicht genug gewarnt werden vor langdauernden immobilisierenden Verbänden. Frühzeitige Bewegungen können wir hier nicht entbehren.

Je nach der Ursache der Deformitäten wird auch die Behandlung eine verschiedene sein müssen, wie wir es schon im allgemeinen Teil besprochen haben, so daß es sich wohl erübrigen dürfte, hier noch einmal näher darauf einzugehen.

Portative Apparate bei der Behandlung der Ellenbogenkontrakturen.

In leichteren Fällen gelingt die Streckung der Beugekontraktur schon durch das übungsweise Tragen schwerer Gegenstände, bei schweren können wir den artikulierten Gipsverband anwenden, an den je nach der Art der Kontraktur auf der Streck- oder Beugeseite Haken eingegipst werden, die durch elastische Züge oder Federn miteinander verbunden werden. Nach demselben Prinzip arbeiten auch eine Reihe von Portativapparaten, von denen ich nur die Schedschen anführen möchte (Abb. 55) und ferner noch Hessingsche Apparate, an denen die Beugung durch die Wirkung gekreuzter, über einen Bügel laufender Gummizüge und die Streckung durch Anbringung von Streckfedern erzielt wird.

Brisement forcé.

Auch das Brisement forcé kann in Anwendung kommen, das selbstverständlich bei Versteifungen nach tuberkulösen und anderen eitrigen Entzündungen aus den schon früher angeführten Gründen kontraindiziert ist.

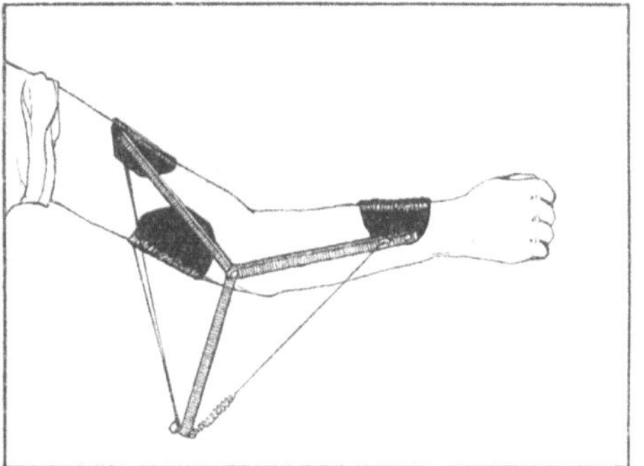

Abb. 55. Schedesche Schiene zur Streckung des Ellenbogens.

Arthrolyse.

Bei knöchernen Ankylosen ist die blutige Operation das einzige Mittel, das den Arm wieder brauchbar machen kann, es sei denn, daß wir bei guter Stellung von vornherein darauf verzichten; die Arthrotomie bzw. die Arthrolyse mit Zwischenlagerung eines Faszien-, Fett- oder Muskellappens, die bogenförmige Resektion oder die typische Ellenbogengelenksresektion sind die Methoden, die in Frage kommen. „Stets ist bei diesen operativen Maßnahmen zu erwägen, ob dieselben die Funktion des kontrakturierten Armes auch wirklich zu bessern vermögen", das sind Wollenbergs Worte, die ich hier noch einmal dick unterstreichen möchte. Ich habe nicht einen, nein eine ganze Reihe von Fällen in meiner Praxis gesehen, namentlich in den Kriegsjahren, bei denen an Stelle eines in guter Stellung versteiften Ellenbogengelenks und so leidlich brauchbaren Armes nach solcher Operation ein Schlottergelenk trat, so daß der Arm nur noch mit einem Schienenhülsenapparat einigermaßen zu gebrauchen war.

D. Deformitäten des Vorderarmes.

1. Die kongenitale Verwachsung beider Vorderarmknochen.

Deformitäten des Vorderarmes. Kongenitale Verwachsung beider Vorderarmknochen.

Bei dieser Deformität handelt es sich um eine angeborene Verwachsung am proximalen Ende der beiden Vorderarmknochen, die jede Pronation des Vorderarmes verhindern muß und ihre Ursache in einer intrauterinen Bildungshemmung hat.

Ich habe keine Erfahrungen bezüglich dieser sehr selten beobachteten Deformität. Nach Wollenbergs Angaben war die Therapie, die in einer Osteotomie mit Muskelinterplantation bestand, bisher meist erfolglos.

2. Der kongenitale Defekt der Vorderarmknochen.

Kongenitaler Defekt der Vorderarmknochen.

Der kongenitale Defekt der Ulna ist selten, häufiger der des Radius. Der Defekt kann bei beiden Knochen ein partieller oder totaler sein, ein einseitiger und auch doppelseitiger. Meist fehlen einige Karpalknochen der entsprechenden Seite und beim Radiusdefekt fast stets der Daumen mit seinem Metakarpus. Die Stellung der Hand ist eine sog. Klumphand, und zwar steht sie beim Ulnadefekt ulnarwärts abduziert und beim Radiusdefekt radialwärts abduziert. Die Beweglichkeit ist mehr oder weniger stark eingeschränkt, immerhin lernen es die Patienten, ihre Hände durch Gewöhnung an den Zustand gut zu gebrauchen, wie einer meiner veröffentlichten Fälle beweist, bei dem der Träger ein gewandter Schnellschreiber war.

Ätiologisch fast Hoffa die Deformität als eine exquisite Hemmungsbildung auf, andere Autoren sprechen sie als eine fehlerhafte Keimanlage an.

Mit einer Therapie ist bei diesen Deformitäten wenig zu erreichen; sie kann sich nur gegen die fehlerhafte Handstellung richten, der man mit redressierenden Verbänden oder besser noch durch Osteotomie beizukommen sucht.

3. Wachstumsstörungen der Vorderarmknochen.

Wachstumsstörungen der Vorderarmknochen.

Wachstumsstörungen können am Radius und an der Ulna vorkommen. Ungleichmäßiges Wachstum der beiden Knochen muß zu einer seitlichen Abweichung der Hand führen, und zwar wird es zu einer Manus valga kommen, wenn der Radius zu kurz ist, zu einer Manus vara, wenn er im Verhältnis zur Ulna zu lang ist.

Ätiologisch für ein ungleiches Wachstum dieser Knochen kommen die Rachitis und die Tuberkulose in Betracht, mehr noch osteomyelitische Entzündungen und Epiphysenschädigungen traumatischer Natur. Sie können auch die Folge einer fehlerhaften Keimanlage sein.

Wird es nötig, in solchen Fällen therapeutisch einzugreifen, so kann eine Osteotomie für leichtere Fälle in Frage kommen und für schwerere nur eine Kontinuitätsresektion, d. h. also die Entfernung eines entsprechend langen Knochenstückes aus den längeren Knochen, um so die Differenz zwischen den beiden Knochen zum Ausgleich zu bringen. Erwähnt werden muß, daß diese Operationen aus begreiflichen Gründen erst nach Abschluß des Wachstums vorgenommen werden dürfen.

4. Rachitische Verkrümmungen des Vorderarmes.

Rachitische Verkrümmungen des Vorderarmes.

Rachitische Verkrümmungen bekommen wir am Vorderarm sehr selten zu Gesicht; sind sie stärker ausgebildet, so können sie die Drehbewegungen des Unterarmes behindern. Im übrigen gilt für sie dasselbe, was wir schon bei den rachitischen Verkrümmungen des Oberarmes erwähnt haben.

5. Deformitäten nach Vorderarmfrakturen.

Deformitäten nach Vorderarmfrakturen.

Fehlerhaft geheilte Vorderarmfrakturen bekommen wir Orthopäden häufiger zu sehen; sie können derartig schwere Funktionsstörungen bedingen, daß ein Wiederzerbrechen des Bruches bei frischeren Fällen angezeigt erscheint und bei schwereren Fällen am besten die Osteotomie. Handelt es sich um einen sog. Brückenkallus, der beide Vorderarmknochen fest miteinander verbindet und so eine starke Hemmung für die Drehbewegungen des Unterarms abgibt, so muß dieser weggemeißelt werden. Bei knöcherner Verwachsung des unteren Radius- und Ulnaendes bleibt häufig nichts anderes übrig, als das untere Ende der Ulna zu resezieren.

E. Deformitäten des Handgelenks.

1. Die angeborenen Luxationen des Handgelenks.

Deformitäten des Handgelenks. Angeborene Luxationen des Handgelenks.

Die angeborenen Luxationen des Handgelenks kommen selten vor; sie sind sowohl dorsal- wie volarwärts beobachtet, ohne daß dabei eine schwere Funktionsbehinderung zu konstatieren war. Der betreffende Vorderarm zeigte in den meisten Fällen eine nicht unerhebliche Verkürzung, manchmal auch eine Formveränderung seiner Knochen, während die Hände ganz wohlgebildet und zu allen leichteren Arbeiten gut zu gebrauchen waren.

2. Die angeborene Kontraktur des Handgelenks,

Angeborene Kontraktur des Handgelenks.

auch Klumphand genannt, ist das Analogon des eigentlichen Klumpfußes und wesentlich verschieden von der beim Radiusdefekt beobachteten Klumphand, die wir schon kennengelernt haben, da bei jener keine Knochendefekte vorhanden sind. Rosenfeld will deshalb auch diese nicht als Klumphand bezeichnet wissen, da sie nur ein Symptom einer anderen Deformität ist. Die Deformität ist sehr selten; es handelt sich um eine Lageabweichung der Hand gegen die Vorderarmachse, und je nach der Richtung dieser unterscheiden wir eine ulnare, radiale, palmare, dorsale Klumphand und ihre Zwischenformen, von denen die ulnopalmare bei weitem die häufigste ist. Meist ist dabei der Vorderarm in Pro- oder Supination fixiert oder zum mindesten in diesen Bewegungen erheblich behindert. Die Finger stehen in Beugestellung, die bei Streckung des Handgelenks noch zunimmt. Der Daumen ist häufig in die Handfläche eingeschlagen und in dieser extremen Oppositions- und Adduktionsstellung fixiert. Sie ist auf dieselben Ursachen zurückzuführen wie der Klumpfuß und kommt mit diesem und auch mit anderen Mißbildungen kombiniert vor.

Hoffa empfiehlt das Etappenredressement mit entsprechenden fixierenden Verbänden. Er hält die Behandlung für eine relativ leichte und schnelle.

3. Erworbene Kontrakturen und Ankylosen des Handgelenks.

Erworbene Kontrakturen und Ankylosen des Handgelenks.

Kontrakturen und Ankylosen kommen sehr häufig vor; ihre Ursachen sind dieselben wie am Ellenbogengelenk, von denen sie sich aber dadurch unterscheiden, daß die Versteifung meist in Streckstellung erfolgt, seltener in Beugestellung, während beim Ellenbogengelenk gerade das Umgekehrte der Fall ist. In der Regel sind sie noch mit einer Subluxation der Hand verbunden, so daß das Köpfchen der Elle an der Dorsalseite stark hervorspringt und die Hand radialwärts abduziert ist. Zu erwähnen wäre noch das so häufige Vorkommen dieser Deformität nach zu langer Fixation in festen Verbänden. Nach Hoffa — und darin kann ich ihm nur nach meinen Erfahrungen voll und ganz zustimmen — gibt es kein anderes Gelenk am ganzen Körper, das eine Immobilisation so leicht mit relativ schwerer Kontraktur beantwortet, als gerade das Handgelenk. Wir sehen so häufig, namentlich nach Radiusbrüchen Versteifungen auftreten, die sich sicherlich hätten vermeiden lassen, wenn man frühzeitig genug mit Massage und Gymnastik begonnen hätte.

4. Die spontane Subluxation des Handgelenks.

Die spontane Subluxation des Handgelenks.

Bei der spontanen Subluxation des Handgelenks handelt es sich um ein Krankheitsbild, das zuerst von Madelung beschrieben und deshalb auch mit dem Namen der Madelungschen Deformität bezeichnet wurde. An der Hand zeigt sich eine Verschiebung des unteren Radiusendes mit dem Carpus nach der Palmarseite zu und infolgedessen springt das untere Ende der Elle stark auf der Dorsalseite hervor. Die Hand ist nach der Volarseite hin herabgesunken und steht meist noch radial- oder ulnarwärts abduziert, die Beugesehnen springen „brückenartig" hervor. Das Handgelenk erscheint dadurch bedeutend verdickt. Die Streckung ist behindert, die Beugung dagegen nicht, ja oft genug in größerem Maße als normal möglich. Beim Versuch, die Streckung passiv zu vermehren, treten starke Schmerzen auf, die auch gewöhnlich den Anlaß bilden, daß der Patient den Arzt aufsucht. Meist werden jugendliche Personen im Alter von 15.—20 Jahren von dieser Deformität befallen, die sich allmählich ausbildet, langsam bis zu einem bestimmten Grade fortschreitet, um dann stationär zu bleiben. Sie kann einseitig und doppelseitig auftreten, Frauen sind öfter betroffen als Männer, und zwar steht die arbeitende Klasse im Vordergrund. Im Anfangsstadium läßt sich die Deformität meist durch eine kräftige Extension an der Hand ausgleichen, später ist dies nicht mehr möglich, infolge auftretender Schrumpfung der Handgelenkskapsel, die eine Reposition der verschobenen Knochen unmöglich macht, zumal da sich auch oft genug sekundäre Veränderungen hinzugesellen, vor allen Dingen Verbiegungen am Radius.

Ätiologisch kommen verschiedene Ursachen in Betracht. In einer Reihe von Fällen handelt es sich nach Rosenfeld um die Folgen von Erweichungsprozessen der Knochen bei Rachitis, in anderen liegt eine kongenital angelegte Störung der Ossifikationsgrenze in der distalen Epiphysenlinie des Radius vor und Gaugele nimmt auch für manche Fälle eine professionelle Schädigung an, glaubt aber, daß auch bei diesen meist eine angeborene Disposition vorhanden ist.

Ähnliche Krankheitsbilder können durch Traumen und entzündliche Prozesse hervorgerufen werden; diese fallen aber nicht unter den Begriff der Madelungschen Deformität, zu der wir nur die spontan auftretenden Verbildungen rechnen dürfen, die zur Zeit ihrer Entstehung und Ausbildung mitunter erhebliche Schmerzen machen können, die aber mit den Jahren und bei zunehmender Kräftigung der Armmuskulatur wieder schwinden, so daß eigentlich nur eine Behandlung während des schmerzhaften Stadiums nötig wird. Diese besteht in Massage, Gymnastik, kurzum in Maßnahmen, die der Kräftigung der Streckmuskulatur dienen, bei gleichzeitiger Schonung der Hand und in mehr oder weniger lang dauernder Fixation der Hand in Verbänden oder Hülsenapparaten, an denen die Hand durch elastische Züge in Dorsalflexion gebracht wird. Versagt das unblutige Verfahren, dann kann man bei schweren, veralteten Fällen noch die Osteotomie des Radius oder der beiden Vorderarmknochen machen, die aber erst mit Abschluß des Knochenwachstums Anwendung finden soll.

F. Deformitäten der Finger.

1. Die angeborenen Deformitäten der Finger.

a) Die angeborenen Luxationen der Finger.

Deformitäten der Finger.
Die angeborenen Deformitäten der Finger.
Angeborene Luxationen der Finger.

Diese Deformitäten sind sehr selten; sie kommen dorsal-, volar- und lateralwärts vor.

b) Die angeborene seitliche Deviation der Fingerphalangen.

Angeborene seitliche Deviation der Finger.

Sie tritt meist symmetrisch auf, kommt familiär vor, betrifft meistens den Daumen und kleinen Finger und ist auch kombiniert mit anderen kongenitalen Deformitäten, was darauf hinweist, daß ihre Ursache in einer fehlerhaften Keimanlage zu suchen ist. Funktionsstörungen fehlen meist ganz oder sind sehr gering, weil es sich nach Hoffa um verbildete Gelenkenden handelt, die keine Aufhebung des Kontaktes der Gelenkflächen bedingen. Bei Beugung der Phalanx verschwindet die seitliche Abweichung.

c) Die angeborenen Kontrakturen der Finger.

Angeborene Kontrakturen der Finger.

Diese Deformität betrifft meist den kleinen Finger, und zwar in seinem ersten Interphalangealgelenk und ist bedingt durch eine anormale straffe Anspannung der volaren Haut, die sich bei Streckung der bestehenden Beugekontraktur wie eine Schwimmhaut abhebt. Auch sie tritt familiär auf, ist meist symmetrisch und kann in manchen Fällen auch mehrere Finger befallen. Auch hier sind die Gelenke normal entwickelt.

Bei hochgradiger Flexionsstellung, namentlich an den mittleren Fingern, welche die spätere Funktion der Hand beeinträchtigen können, ist eine Behandlung nötig. Vogt empfiehlt das Tragen einer kleinen artikulierten Schiene mit dorsalem Gummizug oder eine volare Lappenplastik unter Bildung eines dreieckigen Lappens (V) mit Hautverschiebung (Y). Meist ist eine Therapie ebensowenig erforderlich, wie bei den übrigen angeborenen Fingerdeformitäten, die leicht operativ beseitigt werden können, wenn es sein muß.

2. Die erworbenen Deformitäten der Finger.

Erworbene Deformitäten der Finger.

Die erworbenen Fingerkontrakturen und -ankylosen sind sehr häufig und beanspruchen weit mehr praktisches Interesse als die angeborenen, weil sie zu mannigfachen Schädigungen und Funktionsstörungen in der Gebrauchsfähigkeit der Hand führen können.

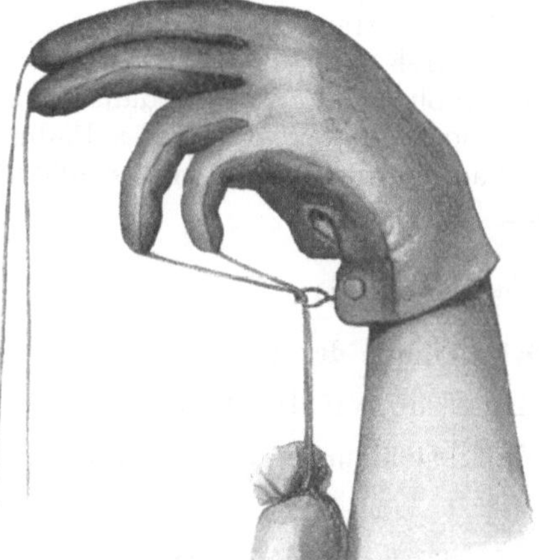

Abb. 56. Krukenbergscher Handschuh.

a) Dermatogene Fingerkontrakturen.

Dermatogene Fingerkontrakturen.

Sie entstehen nach Verbrennungen oder nach anderen Substanzverlusten der Haut, wie wir sie nach Riß- und Quetschwunden oder auch nach Entzündungen sehen, und können ganz erhebliche Grade annehmen, derartige Grade, daß sich die Fingernägel bei Flexionskontrakturen geradezu in die Vola hineingraben und bei Dorsalkontrakturen die Metakarpalköpfchen in der Vola subluxiert hervorragen können.

Die Behandlung dieser Kontrakturen ist vor allem eine prophylaktische, indem man die Finger während der Wundbehandlung und Narbenbildung in der Stellung fixiert, nach der hin der Narbenzug nicht gerichtet ist. Gerade hierbei wird immer noch viel gesündigt und man soll deshalb neben der Wundheilung niemals die spätere Funktion des Fingers außer acht lassen. Ist eine Kontraktur vorhanden, so müssen wir die allmähliche Dehnung und Mobilisierung der Narbenstränge versuchen, Massage, aktive und passive Bewegungsübungen, Anbandagieren der kontrakturierten Finger in ihrer richtigen Stellung mittels Heftpflasterstreifen gegen Filzstahlschienen, das sind die Maßnahmen, die aber so lange fortgesetzt werden müssen, bis keine Spur von Neigung zum Rezidivieren der Kontraktur mehr vorhanden ist. Auch eine Reihe redressierender Apparate sind konstruiert und angegeben, von denen wohl die einfachste und praktischste Vorrichtung der Krukenbergsche Handschuh (Abb. 56) und das Redressionstuch nach Spitzy ist. (Abb. 57.) Der Patient kann selbst an den Fäden ziehen, an die auch Gewichte gehängt werden können. Sehr gut sind auch die sog. „Mädchenfänger", jene kleinen Röhren aus Rohrgeflecht, die in keinem Zauberkasten fehlen und die über die Finger gestülpt beim Anziehen sich so fest an dieselben legen, daß sie trotz Beschwerung mit Gewichten nicht abrutschen können. In schweren Fällen wird nur eine Exzision der Narben, meist in Kombination mit einer Hautplastik, wie wir sie oben erwähnten, Erfolg bringen. Hoffa hat darauf hingewiesen, daß man mit der Vornahme der Operation nicht zu lange warten soll,

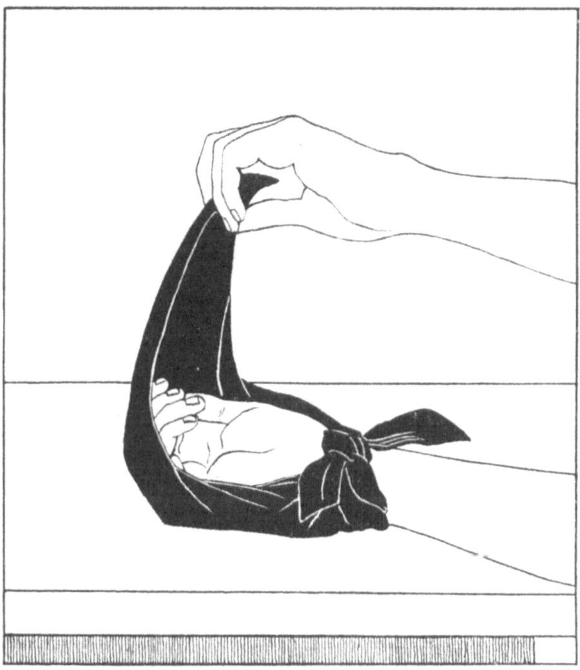

Abb. 57. Redressionstuch nach Spitzy.

da man es nach längerem Bestehen der Narbe nicht mehr mit dieser allein zu tun hat, sondern auch noch mit sekundären Veränderungen in Form von Sehnenschrumpfungen, festen und tiefen Verwachsungen, sowie mit Deviationen und Verbildungen der Gelenke, die unter Umständen eine Resektion ratsam erscheinen lassen.

b) Desmogene Fingerkontrakturen.

Desmogene Fingerkontrakturen.

Dupuytrensche Fingerkontrakturen.

Die wichtigste und bekannteste dieser Art der Fingerkontrakturen ist die sog. Dupuytrensche Fingerkontraktur, die auf eine chronische Entzündung der Palmaraponeurose und ihrer Ausbreitungen nach der Vola der Grundphalangen, die sowohl diffus wie auch herdweise auftritt, und auf eine nachfolgende Schrumpfung derselben zurückgeführt werden muß. Sie befällt vorzugsweise den vierten bzw. den vierten und fünften Finger, seltener den Mittel- und Zeigefinger und fast niemals den Daumen, und man findet sie ausschließlich bei Männern höheren Alters.

Der Einfluß professioneller Insulte, erbliche Prädisposition, Anlage zu Gicht oder chronischer Arthritis und noch anderes mehr spielen bei der Ätiologie dieses Leidens eine Rolle, dessen Verlauf ein charakteristischer ist.

Ohne jede nachweisbare Verletzung oder Entzündung und ohne nennenswerte Schmerzen stellt sich die immer mehr zunehmende Flexionskontraktur der Finger ein, die meist an einer Seite, oft genug aber auch zu gleicher Zeit sich an beiden Händen ausbilden kann. Schon frühzeitig läßt sich bei genauer Palpation eine Verdickung an der Palmarfaszie nachweisen in Form von Knötchen, später in Form von derben rundlichen Strängen, die über der Fingerlinie in der Hohlhand beginnend bis zur Mitte der Grundphalanx hinabzieht. Die Haut über diesen Strängen ist faltig und runzelig und wenig verschieblich. Die Beugefähigkeit der Finger ist nicht gestört, wohl aber ihre Streckfähigkeit, die immer mehr und mehr abnimmt. Versucht man, die Finger zu strecken, so spannen sich die erwähnten Narbenstränge noch weit straffer an und die Deformität kann bei Nichtbehandlung derartige Grade annehmen, daß sich die Finger direkt in die Hohlhand eingraben und sekundäre Schrumpfungen der Beugesehnen und Gelenkkapseln die unausbleiblichen Folgen sind.

Von der früher vielgeübten orthopädischen Behandlung ist man immer mehr abgekommen. Auch ich sah von der rein mechanischen Behandlung, die in Massage und Übungen bestand und mit Fibrolysininjektionen unterstützt wurde, meist nur vorübergehende Besserungen. Man soll sich nicht allzu lange bei derselben aufhalten und möglichst frühzeitig zur operativen Behandlung übergehen, die weit bessere Erfolge als jene zeitigt. Von operativen Maßnahmen kommen in Betracht die subkutane Durchschneidung der Stränge mit nachfolgendem Redressement und fixierendem Verband, die **Busch**sche Lappenplastik mittels eines V-Schnittes, der Y vernäht wird; sicher ist allein auch bei veralteten Fällen die totale Exstirpation der verdickten und sich anspannenden Stränge, die in Lokalanästhesie ausgeführt werden kann. Eine Fixierung der Hand für 8—14 Tage genügt und eine orthopädische längere Nachbehandlung wird nur in solchen Fällen nötig sein, wo bereits sekundäre Kontrakturen der Sehnen und Gelenke vorhanden waren. **Rosenfeld** hält bei älteren Leuten eine gewisse Vorsicht bei der Operation für geboten, da wiederholt Nekrosen der Finger nach größeren Eingriffen beobachtet wurden.

Operative Behandlung der Dupuytrenschen Fingerkontrakturen.

c) Tendogene Fingerkontrakturen.

Tendogene Fingerkontrakturen.

Diese Fingerkontrakturen entstehen nach tiefergreifenden Entzündungsprozessen, besonders nach Phlegmonen und Sehnenscheidenentzündungen, sowie nach Quetschungen und Durchschneidungen der Sehnen. Es kommt oftmals zur Nekrose dieser und zur Exfoliation von Sehnenstücken oder ganzer Fingersehnen und zu Verlötungen der Sehnen mit ihren Sehnenscheiden und dadurch auch zu Verwachsungen derselben mit den benachbarten Geweben. Handelt es sich um Sehnendurchtrennungen, so verwachsen die zurückschnellenden Sehnen mit der Nachbarschaft und es kommt eine mehr oder weniger breite Diastase der Sehnenenden zustande, die nicht nur einen erheblichen Funktionsausfall im Gefolge haben kann, sondern auch zu Kontrakturen der Antagonisten führen muß.

Behandlung derselben.

Die Behandlung ist je nach der Ursache und der Art dieser Kontrakturen eine verschiedene. Bei einfachen Verwachsungen ohne Kontinuitätstrennungen müssen wir die Sehne durch Massage und Gymnastik in Verbindung mit lokaler Heißluftbehandlung zu lockern suchen, handelt es sich um mehr oder weniger große Substanzverluste, so können nur operative Maßnahmen in Frage kommen, die eine Vereinigung der durchtrennten Sehnen anstreben und von denen neben der einfachen Naht noch die Überbrückung etwaiger Defekte mit einem abgespaltenen Sehnenlappen oder die Transplantation einer Nachbarsehne zu erwähnen wäre. Tenotomien bei bestehenden Fingerkontrakturen zu machen, widerrät Hoffa, da eine Heilung der Sehnen nach einer solchen meist nicht eintreten kann, wodurch natürlich der Erfolg der Operation hinfällig wird. Weit besser ist es, in solchen Fällen die verkürzten Sehnen durch einen Z-förmigen Schnitt zu verlängern.

Krukenbergsche Fingerkontraktur.

Eine eigentümliche tendogene Fingerkontraktur, die noch gesondert besprochen werden muß, ist die Krukenbergsche Fingerkontraktur, die bei chronischem Gelenkrheumatismus beobachtet wird und durch eine Deviation der Strecksehnen, durch eine Luxation dieser hervorgerufen wird. Hoffa sucht die Ursache für die Dislokation der Sehnen in einer abnormen Lockerung des Bindegewebes, durch welches die Strecksehnen auf den Köpfchen der Mittelhandknochen fixiert werden. Krukenberg empfiehlt bei diesem Leiden die Reposition der Sehnen und ihre Fixierung an ihrer normalen Stelle nach Einmeißelung einer Längsfurche in die betreffenden Köpfchen.

Schnellender Finger.

Viel häufiger kommt eine andere tendogene Kontraktur zur Beobachtung, der „schnellende Finger“, bei dem es sich meist nur um eine vorübergehende Kontrakturstellung handelt, die mit Anstrengung, evtl. durch Nachhilfe mit der gesunden Hand und meist nur unter Schmerzen mit einem plötzlichen Ruck überwunden werden kann. Jedes Lebensalter wird von diesem Leiden befallen, auch jeder Finger, am häufigsten der Mittelfinger und am wenigsten der Zeigefinger; es kann auch symmetrisch auftreten und wir finden es an der rechten Hand doppelt so häufig als an der linken, was darauf zurückzuführen ist, daß bei der Ätiologie nicht nur einmalige Traumen, sondern auch professionelle Überanstrengungen eine große Rolle spielen. Auch Rheumatismus und Gicht liegen einem großen Teil der Fälle zugrunde.

Das Charakteristische bei der Erkrankung ist das „Schnappen“ des Fingers, das mehr oder weniger schmerzhaft ist. Meist fühlt man im

Verlauf der Beugesehne ein erbsengroßes Knötchen, das auf Druck schmerzhaft ist und, wenn man selbst die Bewegung mit dem Finger ausführt, hat man das Gefühl, als ob an der fraglichen Stelle ein Hindernis in der Sehnenscheide vorhanden ist, welches ein freies Gleiten der Sehne verhindert.

Ursachen des schnellenden Fingers.

Die bei den Operationen erhobenen Befunde haben gezeigt, daß die verschiedenartigsten krankhaften Veränderungen dies Hindernis bilden können, so z. B. Fibrome, fibröse Wucherungen, durch Trauma abgetrennte Sehnenstückchen, Strikturen der Sehnenscheiden infolge entzündlicher Verdickungen, tuberkulöse und andere Granulationen und noch manches andere mehr. Auch artikuläre Prozesse können ähnliche Erscheinungen hervorrufen, namentlich bei der Arthritis deformans.

Die Prognose ist im allgemeinen günstig. Ich habe Fälle spontan ausheilen sehen. Helfen lokale Wärmeanwendungen in Verbindung mit Massage und methodischen Übungen nichts — und das wird nach meinen Erfahrungen oft genug der Fall sein —, dann muß das Hindernis operativ entfernt werden.

d) Myogene Fingerkontrakturen.

Myogene Fingerkontrakturen.

Wir finden sie sehr häufig nach zu langer Feststellung der Hand und des Armes in Verbänden, vor der deshalb immer wieder gewarnt werden muß. Die Finger sollen bei Arm- und Handverletzungen nicht mit in den Verband eingezogen werden, wenn es nicht unbedingt notwendig ist und die Verbände bei Armbrüchen usw. sollen immer nur bis zu den Köpfchen der Mittelhandknochen reichen, damit eine ausgiebige Bewegung der Finger stattfinden kann, nur so lassen sich am besten z. B. die Fingersteifigkeiten nach typischen Radiusbrüchen vermeiden und mit ihnen auch die oft monatelang dauernde Nachbehandlung, die mit allen ihren Nachteilen nicht nötig gewesen wäre, wenn man von vornherein etwas mehr Obacht auf die spätere Funktion der Finger gegeben hätte.

Sehr häufig ist die Versteifung der Finger in Streckstellung und zwar sind es in der Hauptsache die Grundgelenke, die eine starke Neigung zur Versteifung zeigen, die sehr zu fürchten und auch sehr schlecht durch die Behandlung zu beeinflussen ist. Nach Vulpius ist sie durch die ungleiche Kräfteverteilung der auf dieses Gelenk wirkenden Strecker und Beuger bedingt. Besonders beklagenswert erscheint sie dann, wenn sie in gar keinem Verhältnis zur Bedeutung der ursprünglichen Verletzung steht, wie wir es so häufig sehen müssen.

Wir sollen deshalb auch niemals zu lange die Nachbarfinger als Schiene benutzen, um nicht auch an diesen noch Versteifungen zu erhalten.

Ischämische Muskelkontrakturen.

Die schwersten myogenen Fingerkontrakturen sehen wir infolge ischämischer Entzündung der Vorderarmmuskeln auftreten; sie sind praktisch von der größten Wichtigkeit, so daß ich es für angebracht halte, auf diese noch etwas näher einzugehen.

Volkmann und Leser sind es gewesen, die uns mit diesen ischämischen Muskelentzündungen genauer bekannt gemacht haben. Wie schon der Name — ἴσχειν = halten und αἷμα = Blut — sagt, handelt es sich dabei um eine Hemmung, um eine Absperrung des arteriellen Blutes, die in der weitaus größten Mehrzahl der Fälle durch zu fest angelegte, zirkuläre Verbände am Vorderarm entsteht, manchmal auch nach zu lange angelegtem Esmarchschen Schlauch, bei größeren Blutungen, nach längerer Einwirkung stärkerer Kältegrade und bei Knochenbrüchen des Oberarms, die mit starker Dislokation einhergehen und bei denen die vorspringenden Fragmente die Blutabsperrung besorgen können; des öfteren sehen wir solche Kontrakturen auch nach Schädigungen und Verletzungen peripherer Nervenstränge auftreten.

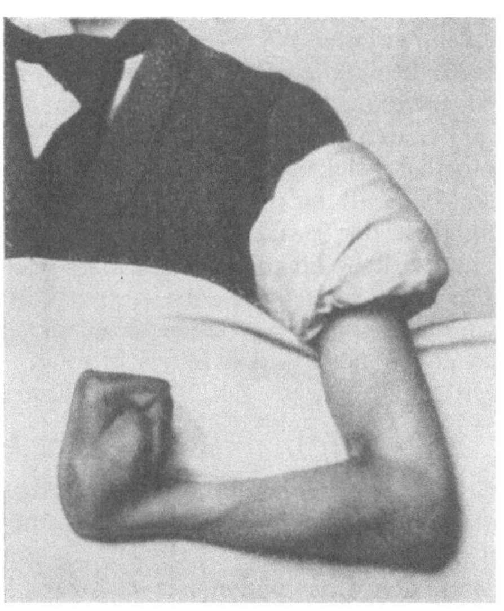

Abb. 58. Ischämische Muskelkontraktur.

Es kommt infolge dieser Zirkulationsstörungen zu einem rapiden Zerfall der kontraktilen Muskelsubstanz und zu einer völligen Degeneration der Muskulatur, die sich bretthart anfühlt und schließlich elektrisch unerregbar wird, weil die Muskulatur die Nerven des Vorderarms fest umschnüren und so schwer schädigen kann.

Oft schon nach kurzer Dauer stellt sich bei zu fest liegenden Verbänden eine starke Schwellung und ein heftiger Schmerz ein, und die vom Verband frei bleibenden, distalen Körperteile, namentlich die Finger nehmen Kontrakturstellungen ein, die aktiv nicht mehr ausgeglichen werden können. Greift man noch früh genug ein und entfernt schnell den Verband, so ist eine Restitutio ad integrum meist noch, wenn auch oft erst nach längerer Behandlung mit Massage und Bewegungsübungen möglich, beseitigt man aber die schädigenden Ursachen nicht, so kommt es zu einer derartig festen und derben Schrumpfung der betreffenden Muskeln, die sich überhaupt nicht mehr beseitigen läßt und die namentlich an der Hand und den Fingern zu den hochgradigsten Kontrakturstellungen führen kann. (Abb. 58). Ein Ausgleich der Kontrakturen ist auch passiv trotz kräftigster Gewaltanwendung nicht möglich. Diese Unmöglichkeit, die Handfläche zu säubern, führt dann in Verbindung mit starker Schweißabsonderung zu Wundsein und Ekzemen, die oft genug zu Eiterungen und Phlegmonen den Anlaß geben können, so daß schließlich nichts anderes übrigbleibt, als eine Amputation des Gliedes vorzunehmen.

Massage und Gymnastik führen in schweren Fällen, auch wenn sie noch so lange fortgesetzt werden, zu keinem Erfolg; in zwei Fällen erreichte ich einen vollen Erfolg durch Resektion eines Knochenstückes von 2 cm Länge aus den beiden Vorderarmknochen, die auch von anderen Operateuren empfohlen wird. Eine Nachbehandlung ist natürlich notwendig.

e) Arthrogene Fingerkontrakturen.

Arthrogene Fingerkontrakturen.

Dieselben sehen wir nach akuten und chronischen Entzündungen der Fingergelenke entstehen, namentlich nach chronischem Gelenkrheumatismus, Gicht und Arthritis deformans; gerade bei den zuletzt erwähnten Erkrankungen können die Kontrakturen erhebliche Grade annehmen und die Finger alle möglichen Stellungen; am häufigsten beobachtet man eine Überstreckung in den Grund- und Endgelenken bei Beugung in den Mittelgelenken.

Bei den leichteren Formen der Kontrakturen wenden wir die bereits beschriebenen Maßnahmen an, vorausgesetzt, daß sie überhaupt eine Behandlung erfordern, die wir missen können, wenn die Gebrauchsfähigkeit der Hand nicht nennenswert beeinträchtigt wird. Sehr störend wirken oft die Kontrakturen in Streckstellung, bei denen ein Bricement forcé oder eine Osteotomie nötig werden kann, durch die wir die sehr störende Streckkontraktur in eine weit weniger störende Beugekontraktur überführen können. In manchen schwersten Fällen werden wir unsere Zuflucht zur Exartikulation nehmen müssen.

f) Die neurogenen Fingerkontrakturen.

Neurogene Fingerkontrakturen.

Bei diesen haben wir die paralytischen Kontrakturen von den spastischen zu unterscheiden. Jene sind entweder zentralen oder peripheren Ursprungs. Von denen, die zentralen Ursprungs sind, interessieren den Orthopäden nur die, die sich bei der essentiellen Kinderlähmung ausbilden, während die anderen mehr in das Gebiet der Nervenheilkunde fallen. Wichtiger sind die paralytischen Fingerkontrakturen, die eine periphere Ursache haben und meist auf eine Verletzung oder Schädigung der drei großen Armnerven zurückzuführen sind. Gerade in den Kriegsjahren sahen wir derartige ungezählte Fälle, die nach Tausenden und aber Tausenden zählen. Ich allein habe über 700 solcher Fälle operieren müssen und fast die gleiche Anzahl von Fällen gesehen, die nicht zur Operation kamen oder anderwärts operiert waren.

Schädigung der Armnerven.

Die vorliegenden Schädigungen können zweierlei Art sein. Es kann sich um Veränderungen in der Nachbarschaft der Nerven handeln, um Narbenbildungen, um Knochenveränderungen nach Frakturen, die ihn, den selbst nicht verletzten quetschen, drücken, abknicken, oder es kann auch die zweite Möglichkeit vorliegen, daß der Nerv zum Teil verletzt oder ganz durchtrennt ist. Alle Nervenoperateure und Neurologen sind sich darüber einig, daß es uns bei den üblichen Methoden der neurologischen Untersuchungen nicht möglich ist, in allen Fällen von peripheren Nervenschädigungen auf Grund des erhobenen elektrischen Befundes mit Bestimmtheit zu sagen, ob eine Kontinuitätstrennung der Nerven vorliegt oder nicht.

Wie alle Beobachter, so habe auch ich die Erfahrung machen können, daß der Nervus radialis am öftesten befallen wird, was auch nicht wunderbar erscheinen wird, wenn wir bedenken, daß gerade dieser Nerv infolge seiner anatomischen Lage mehr als die anderen Nerven solchen Schädlichkeiten ausgesetzt ist. Er verläuft dem Knochen nicht parallel, sondern umkreist ihn in einer langen Spirale, so daß er nicht nur den von außen her einwirkenden Gewalten, sondern auch den dislozierten Bruchenden des Humerus, dem neu sich bildenden Kallus u. a. m. viel weniger leicht auszuweichen imstande ist.

Eine frühzeitige Operation ist am Platze, und wir müssen unbedingt zum Messer greifen, wenn eine komplette Lähmung mit vollständiger Entartungsreaktion vorliegt, die keinerlei Neigung zur Besserung zeigt, wenn es sich um partielle motorische Lähmungen mit totaler, sich nicht bessernder Entartungsreaktion handelt, um Paresen, die sich verschlechtern und bei schweren neuritischen Erscheinungen, die oft genug dem Patienten unsagbare und quälende Schmerzen bereiten können.

Je nach dem Befund haben wir eine Nervenlösung oder eine Nervennaht oder -pfropfung vorzunehmen mit nachfolgender Umscheidung des Nerven, um ihn so vor neuen Verwachsungen und neuen Schädigungen zu schützen. Ich habe die besten Erfahrungen dabei mit präparierten Kalbsarterien gemacht, mit denen der Nerv umhüllt wurde; andere empfehlen zur Umscheidung Fett, Faszie und noch manches andere mehr. Auch eine Nachbehandlung mit Elektrizität und Massage ist nötig und vor allen Dingen das Tragen von Schienen in solchen Fällen, wo man mit Kontrakturen zu rechnen hat.

Nervenlähmung und Nervennaht.

Bei einer Nervenlösung sehen wir oft schon nach kürzester Zeit Erfolge auftreten, manchmal schon beim ersten Verbandwechsel nach 8 bis 14 Tagen, vorausgesetzt, daß die Operation auch in der richtigen Weise ausgeführt wird. Wenn man perineurales und endoneurales Narbengewebe übersieht und nicht wegräumt, darf man auch auf keine Erfolge rechnen.

Anders ist es mit der Naht. Hier müssen wir unsere Ansprüche in bezug auf eine schnelle Heilung, auf eine baldige Wiederkehr der Funktion ganz erheblich herabsetzen. Spielmeyer hat sicher recht, wenn er sagt, daß man bei einer Nervennaht durchschnittlich $^{3}/_{4}$ bis 1 Jahr warten muß, ehe man eine wesentliche Wiederkehr der Funktion findet, und daß eine gute Gebrauchsfähigkeit in den gelähmten Muskelgruppen überhaupt nicht nach Ablauf von $1^{1}/_{2}$—2 Jahren erwartet werden kann.

Erfolge der Nervennaht.

Diese lange Zeit, die zwischen der Operation und dem Wiederauftreten der ersten Funktion der gelähmten Muskeln liegt, ist wohl in der Hauptsache Schuld daran, daß immer noch eine ganze Anzahl Ärzte sich diesen Nervenoperationen mit einem „das hilft ja doch nichts" gegenüber passiv verhalten, weil wir eben nicht sogleich mit in die Augen springenden Erfolgen aufwarten können. Ich habe Kollegen gehört, die mir diese Worte sagten, wenn sie mir Patienten vorstellten, die 6—8 Wochen vorher erst operiert waren, und zwar diese Worte sagten in Gegenwart nicht nur der Patienten selbst, sondern auch noch anderer Patienten. Man soll doch nicht solch voreilige Urteile fällen. Ein unüberlegtes Wort kann viel Schaden stiften, und manch einer der Patienten ließ sich durch solch ein unüberlegtes Wort von der Operation abhalten.

Bleiben die Erfolge aus und haben wir sicherlich mit keiner Besserung mehr zu rechnen, dann können noch Sehnenplastiken in Frage kommen, die wir primär aber nur dann vornehmen sollen, wenn wir uns von vornherein bestimmt sagen können und müssen, daß sicherlich von einer Nervenoperation keinerlei Erfolg erwartet werden darf. In allen Fällen muß erst der Nerv direkt angegangen werden und in zweiter Linie kommt erst bei etwaigen sicheren Mißerfolgen die Sehnenoperation in Frage, die aber niemals zu früh vorgenommen werden darf.

Die Radialislähmung.

Betrachten wir noch kurz die einzelnen Nerven, so ist das klinische Bild der Radialislähmung ein derart typisches, daß es zu Verwechselungen hierbei nicht kommen kann. Die Hand hängt schlaff herab und kann ebensowenig wie die Grundphalangen der Finger aktiv gestreckt werden, während Mittel- und Endphalangen durch die vom Ulnaris versorgten Interossei und Lumbrikales noch gestreckt werden können. (Abb. 59). Der Daumen steht eingeschlagen, und seine aktive Abspreizfähigkeit ist aufgehoben. Sensibilitätsstörungen fehlen meist, desgleichen auch trophische Störungen, die wir am oftesten bei den Verletzungen des Medianus finden neben ausgesprochenen vasomotorischen Störungen. Auch ich sah, wie alle anderen auch, häufig bei Medianusschädigungen nach leichten Verbrennungen, z. B. mit der Zigarre, die zwischen den Fingern gehalten wurde, rasch fortschreitende nekrotisierende Prozesse, nach Blasenbildung infolge leichten Scheuerns und leichtesten Druckes tiefe Geschwüre, die oft genug lange Zeit jeder Behandlung Trotz boten. Es kann deshalb gerade bei diesen Verletzungen nicht genug Vorsicht angeraten werden bei der Anwendung von Wärmeapplikationen, vor allen Dingen der Heißluftkästen, der stets eine genaue Prüfung der Sensibilität vorausgehen muß, wenn anders man den Patienten vor schweren Schädigungen und sich vor vielem Ärger schützen will.

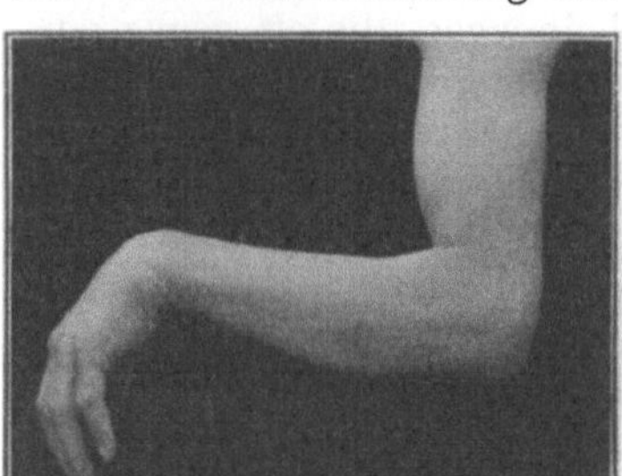
Abb. 59. Radialislähmung.

Medianusschädigungen.

Bei der Medianuslähmung haben wir die typische Stellung der sog. Affenhand, die sich in dem Moment einstellt, wenn man den Patienten auffordert, die Finger zur Faust zu schließen, wobei die Hand in Überstreckstellung übergeht und nur die ersten Phalangen unbehindert mittels der Interossei gebeugt werden, während die Beugung der zweiten und dritten Phalanx nicht möglich ist. Auch die Beugungs- und Oppositionsfähigkeit des Daumens ist aufgehoben.

Ulnarislähmung.

Bei der Ulnarislähmung finden wir die Krallenstellung der Finger, die Extensionskontraktur in den Grundgelenken derselben und die

Beugekontraktur in den übrigen Gelenken, die am meisten am vierten und fünften Finger ausgebildet ist, oft an diesen beiden Fingern allein sich zeigt, aber auch sämtliche Finger mehr oder weniger befallen kann.

Daß diese Lähmungen die Gebrauchsfähigkeit der Hand ganz erheblich beeinträchtigen werden und müssen, bei kompletter Lähmung derartig, daß diese einer fehlenden gleich zu erachten ist, dürfte ohne weiteres klar sein. Bei der Radialislähmung können wir dieselbe durch zweckmäßige Schienen erhöhen, von denen es eine Unmenge gibt; uns hat sich am besten die Spitzysche bewährt, die wir nebenstehend abbilden und bei der wir in vielen Fällen die Streckfeder auch von oben her wirken ließen. (Abb. 60). Auch für die Ulnarislähmung ist eine zweckmäßige Schiene von Erlacher angegeben, die trotz ihrer Einfachheit in vielen Fällen den Patienten mancherlei Nutzen bringen kann.

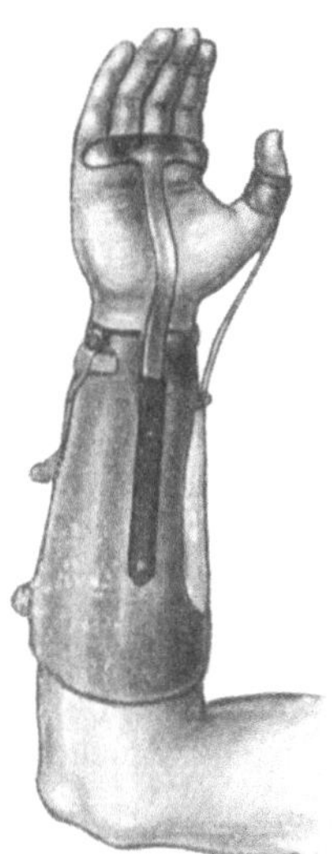

Abb. 60. Radialisschiene nach Spitzy.

Spastische Fingerkontrakturen.

Wir kommen nunmehr zu den spastischen Fingerkontrakturen, die nach Hoffa meist als professionelle Erkrankungen bei Leuten auftreten, die berufsmäßig auf eine anstrengende Tätigkeit ihrer Finger angewiesen sind; es handelt sich hierbei um Neurosen, die die zu jeder feineren Fingerarbeit notwendige Subordination und Koordination der Hand- und Fingermuskeln aufheben. Die bekannteste und am häufigsten beobachtete ist der Schreibkrampf; wir finden solche Neurosen auch bei Klavier- und Violinspielern, bei Näherinnen, Telegraphisten u. a. m.

Fast immer sind es Neuropathen, die davon befallen werden, seelische Erregungen, das Gefühl, beobachtet zu werden, die Furcht, nicht schreiben zu können, steigern nach Biesalski den Krampf, bei dem Benedikt eine spastische, tremorartige und paralytische Form unterscheidet.

Bei der spastischen Form treten klonische und tonische Krämpfe auf, am häufigsten im Daumen und Zeigefinger, oft aber auch in der Hand, ja sogar im ganzen Arm, bei der tremorartigen ein Zittern, das jedes Schreiben unmöglich macht, und bei der paralytischen Form ein Ermüdungsgefühl in der Hand und im Arm, das sich bis zur Unfähigkeit, die Hand beim Schreiben vorwärts zu bewegen, steigern kann.

Prognose der spastischen Fingerkontrakturen.

Die Prognose ist im allgemeinen eine ungünstige und die Behandlung in vielen Fällen oft eine wenig dankbare, da häufig genug, auch wenn die Patienten monatelang ihre Berufstätigkeit aufgegeben haben, Rezidive auftreten, wenn sie diese wieder aufnehmen, so daß schließlich nichts weiter übrigbleibt, als zur Schreibmaschine die Zuflucht zu nehmen, zumal da auch oft genug das Leiden, falls die Patienten zum Linksschreiben übergehen, die linke Hand befällt.

Behandlung derselben.

Therapeutisch muß zunächst das Grundleiden angegriffen werden, und daneben kommen dann noch die Massage und die Elektrizität in

Betracht und die Anwendung von besonderen Schreibvorrichtungen, die den Schreibenden zwingen, eine andere Muskelkombination zu verwenden, als er bisher gewohnt war. Derartige Stützvorrichtungen sind in großer Menge konstruiert, manche Patienten kommen auch ohne solche aus, sie nehmen den Federhalter zwischen den Zeige- und Mittelfinger, stützen mit den stark gekrümmten übrigen Fingern die Hand und machen so die Schreibbewegungen mehr mit dem Handgelenk als mit den Fingern.

G. Deformitäten der unteren Extremität.

1. Deformitäten des Hüftgelenks.

a) Die angeborene Hüftgelenksluxation.

Deformitäten der unteren Extremität. Deformitäten des Hüftgelenks. Angeborene Hüftluxation.

Die angeborene Hüftverrenkung ist nicht nur die am häufigsten beobachtete von allen angeborenen Verrenkungen, sondern auch die häufigste angeborene Deformität überhaupt; sie kann einseitig und doppelseitig vorkommen; die einseitigen Luxationen sind häufiger als die doppelseitigen. Mädchen werden öfter befallen als Knaben, das Verhältnis ist etwa wie 7 : 1. Dies häufige Vorkommen beim weiblichen Geschlecht steht mit der Verschiedenheit der Anlage des weiblichen und männlichen Beckens in Zusammenhang.

Die Entstehungstheorien.

Über die Art der Entstehung sind eine Menge Theorien aufgestellt, die zumeist nur noch ein geschichtliches Interesse und somit für den Praktiker wenig Wert haben dürften. Ich erwähne nur kurz die Theorie des Traumas, der Entstehung durch äußere Gewalt, die unhaltbar ist, desgleichen auch die, daß das Leiden eine pathologische Luxation sei, eine Folge von fötalen Gelenkentzündungen und Ähnlichem mehr. Heute beherrschen nur noch zwei Theorien das Feld, die rein mechanische, die die Entstehung auf eine Zwangshaltung im Uterus zurückführt, bei der sowohl der Mangel an Fruchtwasser als auch die stark flektierte und adduzierte Stellung der Beine des Fötus eine Rolle spielen, und die des Vitium primae formationis.

Für die Richtigkeit dieser Theorie wird das gleichzeitige Vorkommen anderer Mißbildungen und Luxationen angeführt, die häufige Doppelseitigkeit der Deformität und die so häufig zu beobachtende Erblichkeit und ihr familiäres Auftreten. Wohl jeder Orthopäde verfügt über eine ganze Reihe derartiger Beobachtungen, und ich möchte nur eine der meinigen zur Illustration des Gesagten anführen, bei der eine Mutter mit linksseitiger Luxation drei Kinder hatte, einen Knaben mit doppelseitiger und zwei Mädchen mit einseitiger Luxation. Die einzige Schwester der Mutter war frei von diesem Leiden, hatte aber wieder zwei Töchter mit einseitiger Hüftluxation.

Auch Veränderungen, die man im Röntgenbild an der Pfanne, am Schenkelkopf, -hals und -schaft, und zwar nicht nur auf der luxierten, sondern auch auf der anscheinend gesunden Seite vorfand, sprechen zugunsten dieser Theorie,

Ich bin der Ansicht, daß beide Theorien zu Recht bestehen; wir werden Fälle haben, bei denen die Ursache der Luxation eine Vitium primae formationis ist, Fälle, bei denen rein mechanische Verhältnisse eine solche herbeiführten und auch Fälle, bei denen beides zusammen wirkte, Fehler in der Keimlage und ungünstig wirkende, rein mechanische Kräfte.

Stand des Schenkelkopfes.

Der Schenkelkopf befindet sich bei der Luxation außerhalb der Pfanne; (Abb. 61) sein Stand ist bei Neugeborenen ein verschiedener; in der Mehrzahl der Fälle steht er nach oben oder nach oben und gleichzeitig etwas nach hinten, bleibt aber hier nicht stehen, wenn das Kind zu

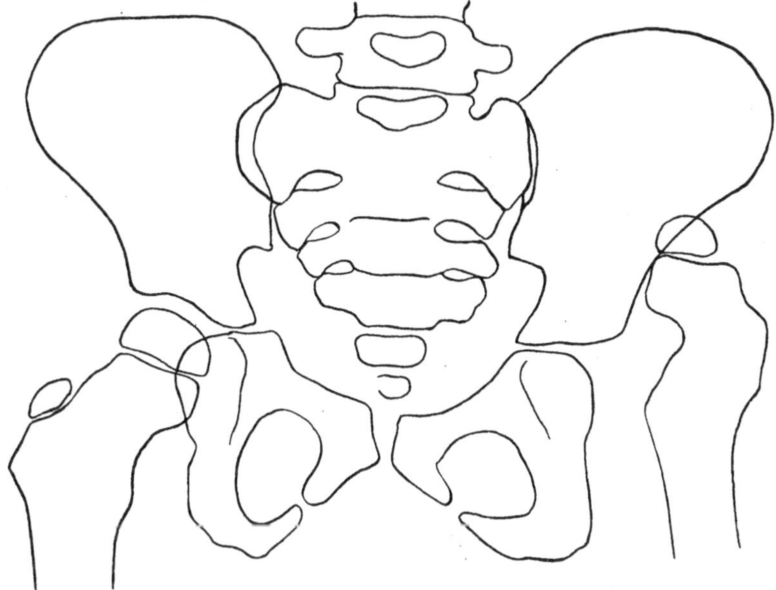

Abb. 61. Einseitige angeborene Hüftveränderung im Röntgenbild.

laufen anfängt, sondern stellt sich unter der Einwirkung der Muskeln und der Belastung zunächst mehr nach oben und außen, und wird, je länger das Kind mit seiner Luxation herumläuft, andauernd höher hinaufrücken, so daß die Schenkelhalsspitze, mit der Hoffa die untere, stark vorspringende Kante des Schenkelhalses bezeichnet, wo sich an dieser der überknorpelte Gelenkkopf ansetzt, etwa in der Höhe der Spina ant. inf. zu liegen kommt. Schließlich tritt der Kopf hinter das Darmbein, so daß er auf dem Röntgenbild nicht mehr zu sehen ist. Lange hat den ersten Typus als Luxatio supracotyloidea bezeichnet, den zweiten als Luxatio supracotyloidea et iliaca und den letzten als Luxatio iliaca. Je älter die Kinder werden, um so mehr werden die einzelnen Typen der Reihe nach in die Erscheinung treten, wenn es sich auch von selbst versteht, daß zwischen ihnen Übergangsformen vorkommen werden. Die Kenntnis dieser verschiedenen, sich unter dem Einfluß der Belastung ausbildenden Stellungen des Schenkelkopfes ist von großer Wichtigkeit für die Repositionstechnik.

Pathologisch-anatomische Veränderungen der einzelnen Gelenkteile.

Was die sonstigen pathologisch-anatomischen Veränderungen an den einzelnen Gelenkteilen anlangt, so werden diese je nach dem Alter der Patienten verschieden sein. Während wir bei Kindern, die noch nicht gelaufen sind, verhältnismäßig geringe Veränderungen finden, können diese bei älteren und alten Patienten ganz erhebliche und hochgradige sein. Am Becken finden wir bei der einseitigen Luxation eine deutliche Asymmetrie, bei der doppelseitigen sind beide Darmbeinschaufeln gleichmäßig nach einwärts gedrängt, und der Beckeneingang ist in seinen beiden Durchmessern etwas verengt. Das Kreuzbein zeigt eine starke Krümmung nach vorn, die horizontalen Schambeinäste sind verlängert, der Schambogen sehr flach, und die Sitzbeinhöcker stark nach außen gedreht, wodurch der quere Durchmesser des Beckenausganges eine Zunahme erfährt, während der gerade Durchmesser kleiner wird. Der Praktiker muß über diese Beckenveränderungen bei älteren Luxationspatienten unterrichtet sein, da durch solche bei doppelseitigen hochgradigen Fällen gelegentlich gewisse Schwierigkeiten bei etwaigen Geburten eintreten können, die noch durch die stark behinderte Abspreizfähigkeit der Beine stark vermehrt werden können.

Veränderungen an der Pfanne.

Ein Fehlen der Pfanne wurde niemals beobachtet; sie liegt auch immer an der richtigen Stelle, nur ist sie in ihrer Form verändert. Sie ist verkümmert, ihr Boden verdickt, mitunter ist sie auch in ihrem Grunde mit Fett- oder Bindegewebe ausgefüllt. Mit der Zeit verschwindet die runde Form, sie wird mehr und mehr dreieckig; in manchen Fällen findet man die Bildung einer neuen Pfanne auf dem Darmbein mehr oder weniger angedeutet, mitunter auch eine Art von Gleitfurche, eine Ausbuchtung der Pfanne nach oben zu, in der der Kopf beim Gehen auf und nieder gleitet.

Veränderungen des Schenkelkopfes und -halses.

Ebenso wie die Pfanne zeigt auch der Schenkelkopf Veränderungen. Er ist schmächtiger, verliert seine normale Rundung, erscheint an der Spitze, mit welcher er das Becken berührt, abgeplattet und eingedrückt und verändert seine Form immer mehr; es sind einige Fälle beobachtet worden, bei denen von seiner ursprünglichen Form kaum noch eine Spur übrig war. Hand in Hand mit diesen Schenkelkopfveränderungen treten auch solche am Schenkelhals auf, der in den ersten Lebensjahren meist noch gut erhalten ist, mit zunehmendem Alter immer mehr verkümmert, so daß schließlich kaum noch etwas von ihm übrigbleibt und der stark veränderte Kopf dem Femurschaft direkt aufsitzt. Nicht selten bildet sich eine Coxa vara aus, eine Verbiegung des Schenkelhalses, der sich auch noch nach vorn drehen kann, und zwar nicht nur allein, sondern mit dem ganzen oberen Femurende zusammen. Man spricht in solchen Fällen von einer Anteversion bzw. Antetorsion, die auch mit zunehmendem Alter zunimmt.

Veränderungen an den Weichteilen.

Die Kapsel ist verdickt und erweitert, stark in die Länge gezogen und nimmt eine Art von Sanduhrform an, die ein wesentliches Hindernis bei den Einrenkungsversuchen abgeben kann. Das Ligamentum teres fehlt mitunter; wenn es vorhanden ist, ist es sehr stark entwickelt und in die Länge gezogen. Die Muskeln werden nicht allein atrophisch, sondern erfahren auch eine Veränderung ihrer Länge und ihrer Richtung, und zwar werden im allgemeinen alle diejenigen Muskeln, deren Verlauf mit der Verschiebungsrichtung des Schenkelkopfes übereinstimmt, dem Hochstand des Schenkelkopfes entsprechend verkürzt, während die, deren Verlaufsrichtung mit der Achse des Femur einen rechten Winkel bilden, sich verlängern werden; die pelvitrochanteren Muskeln werden demnach im allgemeinen eine Verlängerung zeigen, die pelvifemoralen und pelvicruralen dagegen eine mehr oder weniger starke Verkürzung.

Diagnose der einseitigen angeborenen Hüftluxation.

Die Diagnose auf angeborene Hüftluxation bei älteren Kindern zu stellen, dürfte auch für den Praktiker nicht schwer sein, wenn er sich einmal das typische Bild dieses Leidens eingeprägt hat. Es ist eine „Straßendiagnose“, zumal wenn es sich um doppelseitige Luxationen handelt. Schwer kann sie aber werden bei jungen Kindern, die noch wenig gelaufen sind, und schwerer noch bei solchen, die überhaupt noch nicht liefen. Lernen die Kinder laufen, was meist zu normaler Zeit, selten etwas später geschieht, so ist es meist die Mutter, die hier mehr sieht als der Arzt, dem das Kind zur Untersuchung vorgeführt wird. Immer wieder sah ich dasselbe Bild; der Mutter war es klar, daß an dem Bein irgend etwas nicht in Ordnung war, es fiel ihr ein leichtes Hinken auf, das manchmal wieder verschwunden schien und sich mehr bemerkbar machte, wenn das Kind durch längeres Laufen ermüdet war, sie beobachtete immer wieder ein leichtes Einschnappen, ein leichtes Wackeln nach einer Seite hin, fragte ein-, auch zweimal den Arzt, der sie beruhigte, daß er nichts finden könne, daß es sich höchstens um eine leichte Schwäche handele, die schon von selbst verschwinden werde. Das Einschnappen, das Hinken wurde mehr und mehr, und schließlich mußte die Mutter von dem Orthopäden, den sie aufsuchte, erfahren, daß es sich um eine angeborene Hüftluxation handelte, die dringend der Behandlung bedürfte, und zwar deshalb der Behandlung bedürfte, weil es sich nicht nur um einen mit zunehmendem Alter immer stärker werdenden Schönheitsfehler handele, sondern um ein Leiden, das später erhebliche Beschwerden machen und die Gebrauchsfähigkeit des Beines und damit auch die Arbeitsfähigkeit und Leistungsfähigkeit erheblich beeinträchtigen könne.

Führt die Mutter dem Praktiker ein solches Kind vor, dann soll er es sich vor allen Dingen gründlich ansehen, er soll es nackt ausziehen lassen, und wenn er das erstemal nichts findet, soll er nach einigen Tagen erneut untersuchen. Er soll es gehen lassen und auf jedes noch so geringe Nachziehen des Beines oder Einknicken nach einer Seite hin achten. Das erste Symptom für die einseitige Hüftluxation ist das Hinken, und mag es in der ersten Zeit der Gehversuche auch noch so leicht sein. Das Hinken ist kein gewöhnliches, sondern ein watschelndes, ein wiegendes und läßt sich auch nicht, wie bei anderen Beinverkürzungen, durch eine hohe Sohle zum Verschwinden bringen. Das zweite ist die Verkürzung des Beines; um diese konstatieren zu können, muß das Kind auf den Rücken gelegt werden, und zwar vollkommen gerade vor allem im Becken, so daß beide Spinae in gleicher Höhe stehen. Oft genug wird dem Untersucher dann schon eine geringe Verkürzung des einen Beines auffallen, eine wenn auch geringe Differenz im Stand der Schamlippen, wenn es sich um ein Mädchen handelt, und eine Differenz im Hochstand jener an der Innenseite der Oberschenkel vorhandenen Weichteilfalte, der Adduktorenfalte, die wir stets bei kleinen Kindern finden. Die Verkürzung wird mit zunehmendem Alter stärker werden, und Fälle, in denen sie bei älteren Patienten bis zu 8 und 10 cm beträgt, gehören keineswegs zu den Seltenheiten. Um diese auszugleichen, gehen meist solche Patienten in Spitzfußstellung einher. Diese Verkürzung des Beines läßt sich willkürlich vermehren oder vermindern. Man erfaßt das Bein am Oberschenkel mit der einen Hand und sucht, während das andere das Becken fixiert, den Kopf auf dem Darmbein auf und ab zu schieben, was stets gelingt, wenn sich nicht etwa eine Nearthrose gebildet haben sollte, wie es ja, wenn auch selten, vorkommt. Erfaßt man dann noch die beiden Beine, stellt sie gleichmäßig in starker Beugestellung im Hüftgelenk bei gebeugten Knien, führt sie so in eine Abspreizstellung über und findet dabei, daß die eine Seite hinter der anderen zurückbleibt, so kann man mit einer an Gewißheit grenzenden Wahrscheinlichkeit die Diagnose auf angeborene Hüftluxation stellen, zumal wenn sonst Schmerzen und Beschwerden fehlen. Die Röntgenuntersuchung wird die Diagnose bestätigen, die wir in keinem Fall unterlassen sollten, schon deshalb nicht, um sie den Eltern zu zeigen, denen man leicht die Verhältnisse klarmachen kann und die dann um so leichter sich zur Behandlung entschließen werden.

Wie bereits erwähnt, wird ja die Diagnose meist erst gestellt werden, wenn die Kinder zu laufen anfangen, da ja sonst für die Mutter nichts Auffälliges da war, und nur in wenigen Fällen brachten mir die Angehörigen die Kinder früher. Es handelte sich dann meist um sehr zarte, schwächliche Kinder mit schlaffer, atrophischer Muskulatur und wenig Fettpolster, bei denen das so genau beobachtende Auge der Mutter ein deutliches Vorspringen des großen Rollhügels auf der einen Seite bemerkt hatte, oder auch um solche, bei denen die Mutter bezüglich der Erblichkeit des Leidens unterrichtet war und das Kind dem Arzt zuführte, weil sie selbst in der Familie Fälle gesehen und erlebt hatte oder selbst Luxationspatientin war.

Es sind auch eine Reihe von Fällen bekannt geworden, und jeder Orthopäde wird über solche aus seiner Praxis verfügen, bei denen sich die Luxation erst im Moment der Belastung durch das Körpergewicht einstellte, während vorher der Kopf in der Pfanne stand. Ich entsinne mich noch dreier Fälle, die wegen einseitiger Luxation, die im Röntgenbilde festgestellt war, in Behandlung kamen und bei denen während der Behandlung eine Luxation auf der anderen Seite noch hinzutrat.

Betrachtet man die Patienten von hinten her, so fällt eine Abflachung der kranken Gesäßhälfte und ein stärkeres Vorspringen der betreffenden Trochantergegend auf; die Glutäalfalte der befallenen Seite steht in der Regel etwas tiefer als die der gesunden Seite. Das Becken steht der Verkürzung und Stellung des Beines entsprechend nach vornübergeneigt und auch etwas tiefer, nimmt also eine Stellung ein, die eine stärkere Ausbiegung der Wirbelsäule in ihrem Lendenteil nach vorn, also eine Lordose, und auch gleichzeitig nach der Seite hin, also eine Skoliose im Gefolge haben muß, die im Liegen und Sitzen verschwindet, und bei der es nur bei älteren Patienten zur Fixation mit allen ihren Folgeerscheinungen kommt.

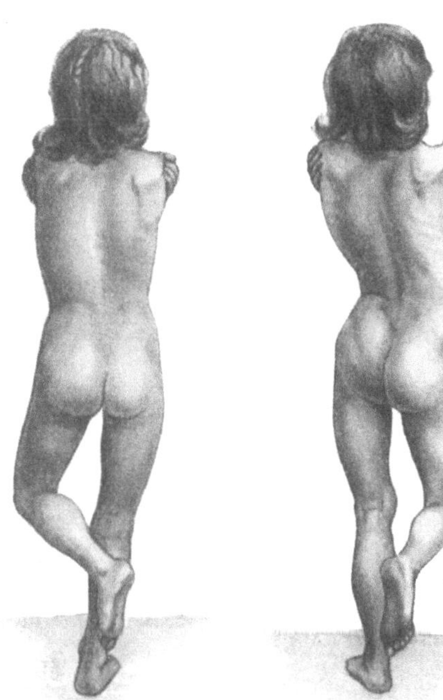

Abb. 62. Stehen auf dem gesunden Bein. Abb. 63. Stehen auf dem luxierten Bein.

Läßt man sich den Patienten auf das gesunde Bein stellen und das kranke Bein bei Beugestellung im Hüft- und Kniegelenk erheben, so wird die Gesäßfalte der kranken Hälfte höher treten als die der gesunden; wechselt man das Standbein, so tritt die der gesunden Seite tiefer, die Beckenseite sinkt herab, und zwar deshalb, weil die Abduktoren des erkrankten Standbeines, der Musculus glutaeus medius und minimus, infolge ihrer durch die vorhandene Luxation bedingten Veränderungen nicht imstande sind, das Becken in der horizontalen Lage festzuhalten. Hierdurch ist auch der typische watschelnde Gang der Luxationskinder bedingt, bei dem jedesmal der Oberkörper nach der Seite herüberschlagen muß in dem Augenblick, wo das luxierte Bein beim Gehen das Standbein wird. Trendelenburg hat zuerst auf dieses Symptom aufmerksam gemacht, das auch deshalb seinen Namen trägt. (Abb. 62 u. 63).

Daß dieser typische Gang auch zum Teil durch eine Verschiebung des Schenkelkopfes am Becken bedingt ist im Moment des Auftretens mit dem luxierten Bein, soll nicht unerwähnt bleiben; man kann dies bei älteren Kindern deutlich beobachten, da bei jedem Auftreten auf das kranke Bein die Weichteile nach hinten und oben vorgewölbt werden.

Der Schenkelkopf steht nicht in der Pfanne. Normalerweise fühlt man ihn direkt unter der Kreuzungsstelle der Femoralis mit dem Leistenband hinter der pulsierenden Arterie als Resistenz, die bei der Luxation fehlt. An ihrer Stelle ist eine deutliche Delle sichtbar, und man fühlt den Kopf vorn lateral von der Arterie, und zwar deutlicher als auf der gesunden Seite. (Abb. 64). Man kann ihn noch deutlicher fühlbar machen, wenn man das Bein überstreckt. Lagert man den Patienten seitlich auf die gesunde Seite und bringt das Bein in starke Flexion und Adduktion, so kann man auf diese Weise den Kopf hervorhebeln und ihn deutlich oberhalb der Trochanterspitze als kugelige Vorwölbung abtasten, ja bei Rotationsbewegungen den ganzen Kopf umgreifen. Ein wichtiges Zeichen ist ferner die abnorme Beweglichkeit des Kopfes.

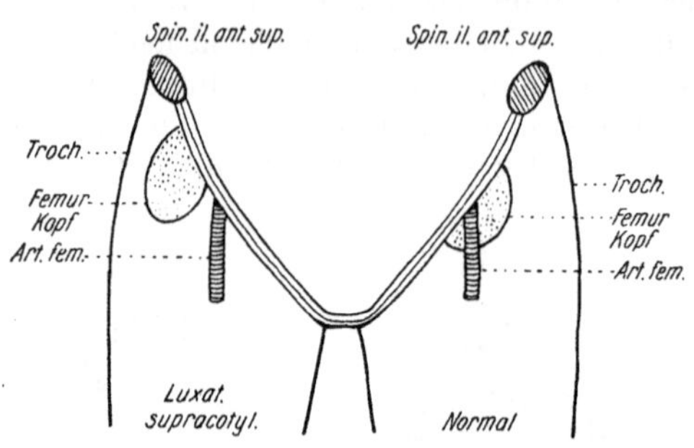

Abb. 64. Skizze nach Lange. Stand des Kopfes.

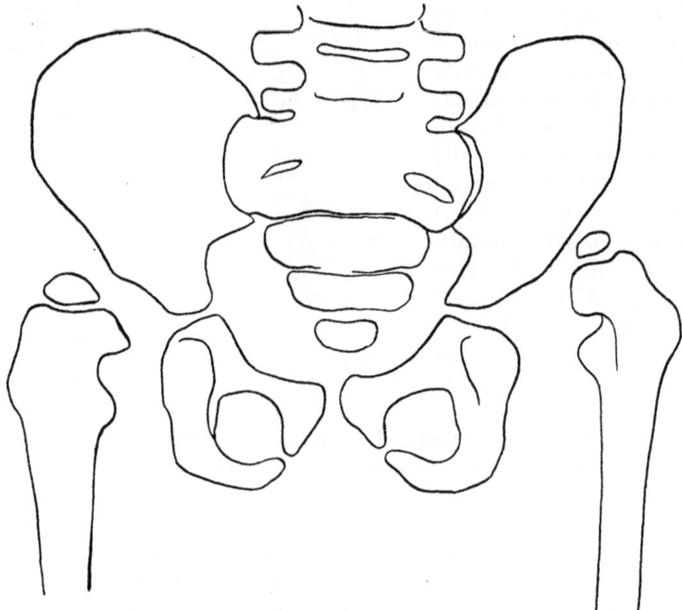

Abb. 65. Doppelseitige angeborene Hüftluxation im Röntgenbild.

Der Patient kann das luxierte Bein nach allen Seiten hin und ohne Schmerzen bewegen, nur die Abspreizung ist bei älteren Kindern behindert; bei passiven Bewegungen fällt sogar mitunter eine gewisse

Schlotterigkeit im Gelenk auf, und bei einer ganzen Reihe von Fällen eine Art Knochenreiben, knackende, deutlich nachweisbare Geräusche.

Die Muskulatur des luxierten Oberschenkels und der betreffenden Gesäßseite ist atrophisch und schlaff, und es fehlt der letzteren die gute Abrundung der gesunden Seite.

Diagnose der doppelseitigen Luxation.

Bei der doppelseitigen Luxation können wir bezüglich der Diagnose bei jungen Kindern noch mehr Schwierigkeiten haben, weil ja die Unterschiede zwischen beiden Seiten, die wir bei der einseitigen erwähnten, in Fortfall kommen. Hier sehen wir bei den ersten Gehversuchen das bekannte, wenn auch noch nicht so deutlich ausgeprägte Watscheln und Schaukeln beim Gange, das Überneigen des Körpers nach der jedesmaligen belasteten Seite hin, das wir aber auch bei rachitischen Kindern finden können, so daß wir allein daraufhin noch nicht die Diagnose der doppelseitigen Luxation stellen dürfen, auch bei doppelseitiger Coxa vara, auf die wir noch zu sprechen kommen. Hier wird bald das Röntgenbild Klarheit schaffen (Abb. 65), das keinen Zweifel darüber aufkommen läßt, ob eine Luxation vorliegt oder nicht und das stets ein integrierender Bestandteil unserer Untersuchung sein muß, nicht nur um die Luxation selbst festzustellen, was in den meisten Fällen auch schon durch die übrigen Untersuchungsmethoden möglich sein wird, sondern um sich auch genau über alle anatomischen Verhältnisse zu orientieren, was überaus wichtig ist, nicht nur für die Prognose, sondern auch für den ganzen Behandlungsplan.

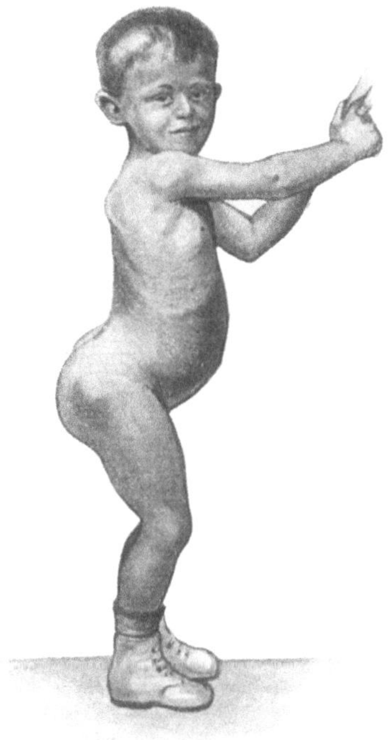

Abb. 66. Angeborene doppelseitige Hüftluxation.

Der Haltungstypus der mit doppelseitiger Luxation behafteten Kinder ist sehr charakteristisch; die Beine erscheinen zu kurz zu dem im übrigen gut entwickelten Rumpf, und auf beiden Seiten sehen wir die starke zirkumskripte Vorwölbung in der Glutäalmuskulatur, die uns sofort über den Grad des Hochstandes der Schenkelköpfe Aufklärung gibt. Die ganze Haltung wird mit dem Älterwerden der Kinder immer typischer, immer charakteristischer (Abb. 66), und die Stellung der anfangs nur leicht im Hüftgelenk flektiert, leicht adduziert und innen rotiert stehenden Beine wird immer hochgradiger und der Gang dadurch natürlich auch immer beschwerlicher, namentlich nimmt die Adduktionsstellung der Beine derartig zu, daß eine Spreizung derselben fast unmöglich wird. Die bei der einseitigen Luxation vorhandene Skoliose fehlt bei der doppelseitigen, ebenso wie alle anderen Veränderungen auch, die wir aus einer Vergleichung beider Seiten gewannen; wir finden sie höchstens nur in solchen Fällen, in denen ein verschiedener Hochstand der Schenkelköpfe vorhanden ist. Die Lordose, das Hohlkreuz ist bei doppelseitigen Luxationen dagegen viel stärker ausgebildet als bei einseitigen.

Differentialdiagnose.

Was die Differentialdiagnose anlangt, so könnten Verwechselungen mit pathologischen Luxationen in Frage kommen, wie wir sie nach Gelenkentzündungen im Säuglingsalter beobachten können. Die Anamnese, von Abszessen herrührende Narben und das Röntgenbild werden bald Klarheit schaffen. Hierher gehören auch die Luxationen nach Epiphysenlösung bei Osteomyelitis in frühester Kindheit.

Weiter kommen noch differentialdiagnostisch die paralytischen Luxationen in Betracht; sie zeichnen sich durch die Störungen der aktiven Beweglichkeit aus, die bei der Luxatio congenita coxae fehlen, sie werden auch meist in der Richtung nach vorn beobachtet, man kann ihre Reposition leicht vornehmen, und die Anamnese, die hochgradige Atrophie der Muskulatur, daneben auch noch meist das Vorhandensein anderer Lähmungen sind weitere Anhaltepunkte zur Sicherung der Diagnose „paralytische Hüftluxation".

Ich habe die Erfahrung machen müssen, daß die doppelseitige Luxation fast immer von den Praktikern als Rachitis angesprochen wurde, ein Irrtum, der verzeihlich ist, namentlich, wenn es sich um ganz junge Kinder, noch dazu mit starkem Fettpolster, handelt. Im Röntgenbilde aber haben wir ein untrügliches Mittel, das nie versagen wird.

Frühzeitige Behandlung der angeborenen Hüftluxation.

Je früher wir das Leiden angreifen, um so besser werden die Erfolge sein; darüber kann ja kein Zweifel bestehen. Wir haben gesehen, das anfangs keine oder nur geringe pathologische Veränderungen vorhanden sind und daß diese mit zunehmendem Alter zunehmen. Sind erst einmal solche vorhanden, dann können wir sie nicht mehr aus der Welt schaffen, und sie müssen aus begreiflichen Gründen die Resultate beeinflussen, in der Hauptsache die funktionellen, so daß eine völlige Restitutio ad integrum der Funktion nicht mehr möglich sein wird, auch bei sonst im übrigen gut in der Pfanne stehendem Schenkelkopf. Wir sollen deshalb nicht zu lange warten, wir sollen die Eltern nicht auf eine spontan eintretende Besserung oder gar auf ein Verwachsen der Deformität vertrösten, wie wir es leider immer noch erleben müssen, sondern wir sollen sie früh genug an die richtige Stelle verweisen. Die Prognose ist bei Nichtbehandlung eine schlechte; ein Stillstand der Deformität ist nicht zu erwarten, es wird stets eine Verschlechterung unter dem Einfluß des Gebrauchs des Beines eintreten, da ja der Schenkelkopf jeden knöchernen Halt am Becken verloren hat und die Kapsel und Gelenkbänder die Körperlast allein zu tragen haben, die auf diese Weise Veränderungen eingehen müssen, die eben irreparabel sind. Die Fälle, bei denen sich einmal eine Nearthrose gebildet und somit wenigstens einen Stillstand hervorgerufen hat, sind derartig selten, daß wir uns auf einen solchen teilweisen Ausgleich unter keinen Umständen verlassen sollten.

Behandeln wir das Leiden, und behandeln wir es vor allen Dingen frühzeitig genug, so haben wir dank der Fortschritte, die wir in den letzten Jahren in der Behandlung gemacht haben, eine sehr gute Prognose; wir können heutzutage dasselbe, das früher ein Noli me tangere darstellte und bei dem man sich nur mit palliativen Maßnahmen begnügte, in meist idealer Weise beseitigen, so, daß man in späteren Jahren den Patienten nicht mehr ansehen kann, woran sie gelitten haben.

Das unblutige Repositionsverfahren der angeborenen Hüftluxation.

Weg daher mit allen rein orthopädischen Maßnahmen, weg mit Beckengurten, Korsetts und anderen orthopädischen Apparaten, wie sie immer noch von gewissen Seiten in Prospekten orthopädischer Heilanstalten, die Laien unterstehen, angepriesen werden; sie nützen uns nichts, sie schaden uns nur insofern, daß dadurch die geeignetste Zeit für die Behandlung verstreicht. Sie können nicht den luxierten Schenkelkopf in die verlassene Pfanne zurückführen und in dieser halten; jener muß eingerenkt werden wie bei jeder anderen Hüftluxation auch, und das gelingt uns in den allermeisten Fällen durch die sog. unblutigen Repositionsverfahren, wie sie von Hoffa, Lorenz u. a. m. ausgebildet und auf Grund der gemachten Erfahrungen verbessert sind. Wir sollen uns nicht abschrecken lassen, wenn gelegentlich einmal eine Reluxation erfolgt, und ich sowohl wie alle anderen Orthopäden auch verfügen über eine Reihe Fälle, bei denen dann bei einer zweiten Einrenkung der Erfolg doch noch ein guter wurde. Solche ersten Mißerfolge liegen nicht etwa immer am Operateur, sondern an gewissen ungünstigen anatomischen Verhältnissen, auf die man erst durch die Reluxation aufmerksam wurde und die bei einer zweiten Einrenkung berücksichtigt werden müssen und umgangen werden können, sei es durch eine andere Stellung, die wir dem luxierten Bein im Gipsverband geben oder sei es auch nur in einer längeren Fixation derselben im Gipsverband.

Nicht genug gewarnt werden kann vor der Verordnung hoher Sohlen, durch die nur die Deformität verschlechtert wird, worauf bereits Volkmann schon vor Jahren aufmerksam machte, da durch eine hohe Sohle der Gelenkkopf nur noch höher am Becken hinaufgeschoben wird. Ich habe mit Hoffa u. a. vielfach die Beobachtung gemacht, daß die Deformitäten um so schlimmer waren, je länger die Luxationspatienten auf hohen Sohlen gelaufen waren, die nicht einmal imstande sind, das Hinken wesentlich zu bessern, geschweige denn gar ganz zum Schwinden zu bringen aus jenen Gründen, die ich bereits oben anführte.

Heute wird die unblutige Behandlung allgemein ausgeübt mit mehr oder weniger Modifikationen, die der einzelne Operateur auf Grund seiner Erfahrungen sich ausgebildet hat. Ich kann hier auf alle die Methoden der unblutigen Einrenkung, von denen schon eine ganze Reihe der Geschichte angehört, nicht näher eingehen; das dürfte für den Praktiker auch wenig Wert haben; er wird doch nie in die Lage kommen, eine solche vorzunehmen, die denen überlassen bleiben soll, die auf Grund ihrer reichen Erfahrungen dazu berufen sind. Er muß aber Bescheid wissen über den Gang der Behandlung und Nachbehandlung, über die ungefähre Dauer dieser und auch darüber, daß trotz bester und sachgemäßester Behandlung Reluxationen eintreten können, damit er von vornherein den Eltern Aufklärung bringen kann. Ihm gelingt es als Hausarzt oft weit eher, die Eltern zu überzeugen, als dem Spezialisten, daß das Leiden unbedingt behandelt werden muß.

Einrenkungsalter. Welches ist nun das beste Alter zur Einrenkung? — Möglichst früh, aber auch nicht zu früh. Sobald die Kinder gehen, reingehalten werden können und entsprechend kräftig sind, sobald der Körper seine rundlichen, wulstigen Formen verloren hat und, wenn ich mich so ausdrücken darf, Konturen zeigt, die es ermöglichen, den Gipsverband gut anmodellieren zu können, soll die Einrenkung vorgenommen werden.

Welche Fälle eignen sich für die unblutige Behandlung? Alle die Kinder, die die sog. repositionsfähige Altersgrenze noch nicht überschritten haben, die bei einseitigen Luxationen jetzt allgemein auf 8 Jahr, bei doppelseitigen auf 6 Jahr festgesetzt ist. Jedoch sind diese Zahlen, wie Wollenberg ganz richtig hervorhebt, im Einzelfalle selten maßgebend; viel wichtiger ist der Entwicklungszustand des Patienten, und vor allem der Hochstand des Schenkelkopfes. So leicht die Einrenkung bei jungen Kindern gelingt, so schwer kann sie bei älteren sein. Über das erste Dezennium hinaus gelingt sie nur ausnahmsweise und unter bedeutender Steigerung der aus den forzierten Einrenkungsmanövern resultierenden Gefahren, sagt Schultheß, und darin werden ihm wohl die allermeisten Orthopäden zustimmen. Becher hat die Altersgrenze höher hinaufgeschoben, und es ist auch mir und vielen anderen Orthopäden in der Tat gelungen, auch bei älteren Patienten, als eben angegeben wurde, die Hüften zu reponieren und auch hier gute Dauerresultate zu erzielen, wenn auch nach Wollenbergs und den Erfahrungen anderer Orthopäden die Gefahr der Versteifung selbst nach gelungener Reposition mit den Jahren wächst.

Einrenkungsmanöver. Ich führe die Einrenkungsmanöver folgendermaßen aus: Bei ganz jungen Kindern versuche ich ohne jede vorbereitende Maßregel zunächst den Kopf über den hinteren Pfannenrand zu hebeln; ich beuge das Bein rechtwinklig im Hüft- und Kniegelenk, übe mit der einen Hand einen Zug in der Richtung des Oberschenkels aus und suche mit der anderen Hand den Kopf durch direkten Druck auf den Trochanter hinüberzuhebeln. Gelingt dies nach einigen Versuchen nicht, so nehme ich die Einrenkungsmanöver vor, wie ich sie bei älteren Kindern sogleich von vornherein anzuwenden pflege. Jede forzierte Extension, wie sie früher allgemein angewandt wurde, wird dabei vollkommen vermieden. Das Bein wird ad maximum in der Hüfte und im Knie gebeugt; dadurch wird der Kopf in die Pfannengegend gebracht. Sodann wird das Bein leicht einwärts rotiert, maximal abduziert und nun nach Hoffas Angaben wie ein Pumpenschwengel nach dem Rumpf hin und wieder zurückbewegt, indem allmählich immer mehr und mehr hyperextendiert wird. Diese Manöver werden so lange wiederholt, bis der Kopf unter deutlichem Geräusch oft nicht nur für den Operateur, sondern auch für alle Umstehenden in die Pfanne springt. Je mehr wir mit diesen Bewegungen die vordere Kapselwand dehnen, um so fester wird der Kopf in der Pfanne stehenbleiben, der nun auch deutlich in der Leistenbeuge neben den großen Gefäßstämmen prominiert. Das Einschnappungsgeräusch ist in der Mehrzahl der Fälle deutlich wahrnehmbar und fehlt ungefähr nur in $^1/_3$ der Fälle ganz oder ist zum mindesten sehr abgeschwächt. Trotzdem können aber diese Fälle ausgezeichnete, ja geradezu ideale Resultate in kosmetischer, funktioneller und anatomischer Hinsicht geben, vorausgesetzt, daß man etwas extreme Verbandstellungen wählt, auf die ich noch später zu sprechen komme.

Retention des eingerenkten Schenkelkopfes durch den Gipsverband.

Viel schwieriger als die Reposition ist die Retention, d. h. das Festhalten des Kopfes in der Pfanne durch den Gipsverband. Ist die Einrenkung gelungen, so sucht man durch wiederholtes Reluxieren des Kopfes diejenige Stellung ausfindig zu machen, in der er am besten in der Pfanne stehen bleibt. In dieser Stellung wird der Gipsverband angelegt, der mit Filz oder Watte unterpolstert auf das allergenaueste den Beckenkonturen anmodelliert werden muß, wenn anders nicht schon in manchen Fällen eine Reluxation im Verband selbst erfolgen soll. Ein solcher Verband muß die Hüfte absolut fixieren, und die Stellung, die wir einmal dem erkrankten Bein gegeben haben, wahren. (Abb. 67.) Nach 6—8 Wochen wird er entfernt und unter Verringerung der Beinstellung durch einen zweiten ersetzt. In diesem können die Patienten laufen.

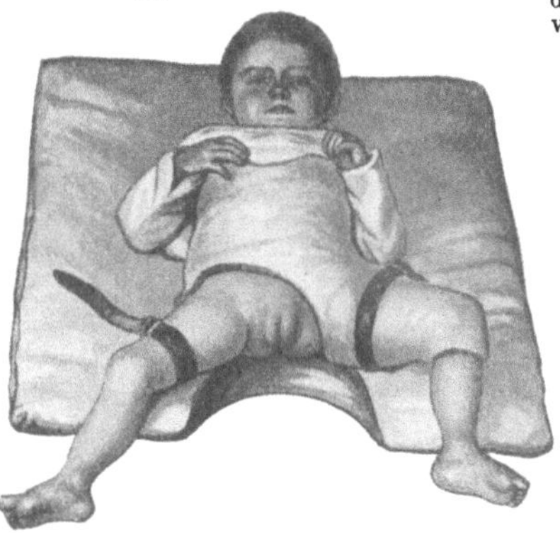

Abb. 67. Gipsverband bei einseitiger Hüftluxation.

Wie überall, so gilt auch bei der angeborenen Hüftluxation als oberster Grundsatz immer der: nicht schematisieren, sondern von Fall zu Fall entscheiden, welche Stellung dem luxierten Bein gegeben werden muß. Zu extremsten Stellungen wird man nach meinen bisher gemachten Erfahrungen nur in der Minderzahl der Fälle greifen müssen.

Gleichzeitige Einrenkung beider Hüften bei doppelseitiger Luxation.

Sollen wir bei doppelseitigen Hüftverrenkungen beide Hüften in einer Sitzung reponieren oder sollen wir erst die andere Hüfte vornehmen, wenn die eine vollkommen geheilt ist? Über diese Frage ist auch schon viel und oft debattiert worden. Ich habe beides versucht und teile jetzt mit anderen Orthopäden den Standpunkt, daß wir uns auch hier nicht für das eine oder andere von vornherein zu entscheiden haben.

Sehe ich, daß nach der Einrenkung der einen Hüfte diese nicht sogleich wieder bei der geringsten Bewegung oder Erschütterung die Pfanne verläßt, daß also eine genügend tiefe Pfanne vorhanden ist, in der der Kopf stehen bleibt, auch wenn die Stellung eine nicht allzu extreme ist, dann gehe ich sogleich an die zweite Hüfte heran und mache die Operation in einer Sitzung mit nachfolgendem Gipsverband in „froschähnlicher“ Haltung. (Abb. 68.) Sehe ich aber, daß es sich um eine äußerst flache Pfanne handelt und daß der Kopf auch bei der geringsten Bewegung diese sogleich wieder verläßt, dann verschiebe ich die Einrenkung der zweiten Hüfte auf eine spätere Zeit und gipse die eine in solch extremer Stellung ein, wie ich es vorhin beschrieben habe. Ergibt sich bei der Röntgenkontrolluntersuchung der zu gleicher Zeit eingerenkten beiden Hüften eine Reluxation eines Gelenkes, so gehe ich auch an dieses erst wieder heran, wenn das andere Gelenk geheilt ist. (Abb. 69.)

Anstelle der erwähnten Lorenzschen Primärstellung, die mit jedem Verbandwechsel etwas verringert wird, gipst Lange nach gelungener

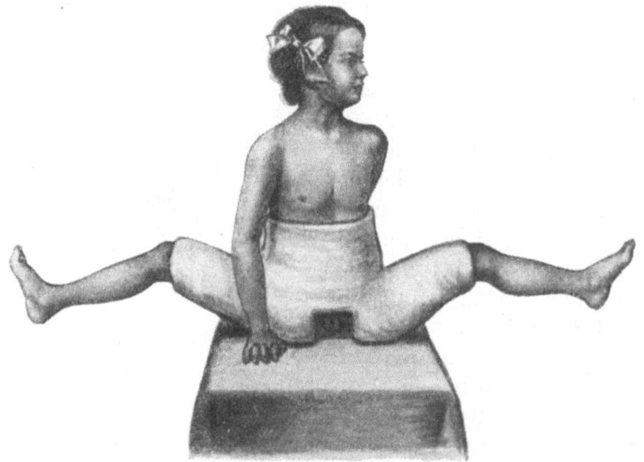

Abb. 68. Gipsverband bei doppelseitiger Hüftluxation.

Reposition das Bein bei gestrecktem Kniegelenk in voller Streckstellung und in einer Abduktion von 140° und in starker Einwärtsrotation ein.

Schmerzen nach der Einrenkung sehen wir fast nur bei älteren Kindern auftreten, wo kräftigere Einrenkungsmanöver nötig waren, die auch oftmals subkutane Blutergüsse im Gefolge haben. Beides schwindet regelmäßig schon wieder nach wenigen Tagen. Typisch ist das plötzliche Aufschreien der Kinder in den ersten Nächten, das aber weiter nichts zu sagen hat. Wir finden es auch bei anderen großen Gipsverbänden, und ich bringe es damit in Zusammenhang, daß die Kinder, die sich im Schlafe umdrehen wollen, plötzlich der durch den Gipsverband bedingten Hemmung gewahr werden, darüber aufwachen und nun laut aufschreien.

Dauer der Gipsverbandbehandlung.

Eine weitere Frage ist die, wie lange der Gipsverband liegen bleiben soll. Wollenberg hat ganz recht, wenn er sagt, daß schematische

Angaben über die Dauer der Gipsbehandlung, wie wir sie immer wieder zu hören und zu lesen bekommen, nicht maßgebend für unser Handeln sein dürfen, sondern lediglich nur der Zustand des Gelenks. Das Aussehen desselben im Röntgenbilde, der Grad der primären Stabilität, das Verhalten nach Abnahme des Verbandes entscheidet; federnde Fixation gestattet meist kürzere Verbandsperioden, leichte Beweglichkeit oder gar Verschieblichkeit erfordert längere sorgfältige Fixierung. Die meisten Autoren geben 3—8 Monate als Norm der Fixationszeit an.

Nachbehandlung.

Nach Abnahme des Gipsverbandes setzt sofort die Nachbehandlung ein, die einen sehr wichtigen Faktor bei der Behandlung ausmacht. Sie besteht in Massage und Gymnastik und hat den Zweck, die Hüfte

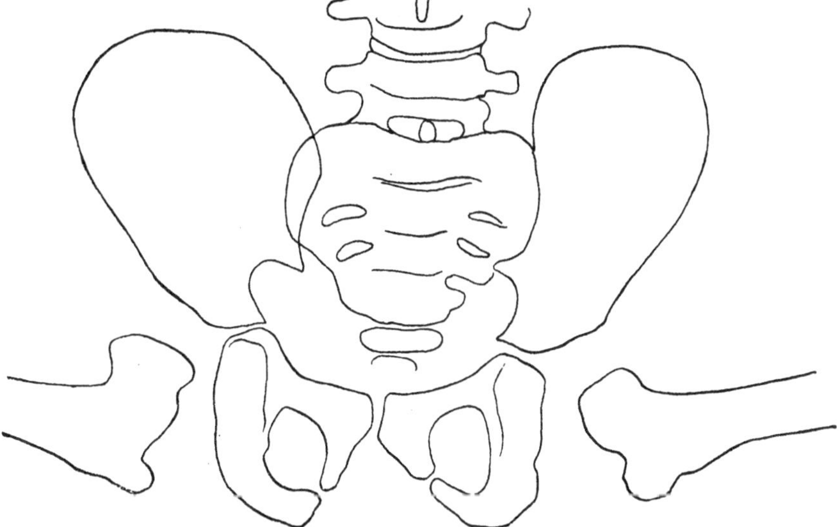

Abb. 69. Röntgenkontrolluntersuchung während der Behandlung. Beide Köpfe stehen in der Pfanne.

wieder gut beweglich zu machen und die Muskulatur zu kräftigen, von deren Restituierung die Besserung des Ganges wesentlich abhängt. Bei der Beweglichmachung des Gelenks müssen wir sehr vorsichtig zu Werke gehen, um nicht eine Reluxation zu erzeugen; es ist sogar zweckmäßig, noch für längere Zeit einen Rest der Abduktion bestehen zu lassen und sie durch Erhöhung des Stiefels auf der gesunden Seite noch eine Zeitlang zu erhalten. Manche Orthopäden geben deshalb auch noch Gipsschalen und andere Lagerungsapparate für die Nacht, in denen die Kinder mit abduziertem Bein noch eine Zeitlang liegen müssen. Passive Gelenkbewegungen, namentlich im Sinne der Flexion und Adduktion, sind zu widerraten und nur aktive Bewegungen am Platze, im Sinne der Abduktion, die am besten in Seitenlage der Patienten ausgeführt wird. Die Beweglichkeit im Hüftgelenk kehrt so meist von selbst wieder und wenn trotz ausgezeichneten anatomischen Resultates oft genug noch längere Zeit verstreicht bis zum normalen Gang, so müssen wir die Eltern trösten, die uns oft genug mit Klagen kommen, daß der Gang der Kinder noch schlechter sei als vorher. Sie haben Recht, aber wir müssen ihnen klar zu machen versuchen, daß es sogar gut sei, wenn die falsche Stellung des Beines noch für einige Zeit erhalten bleibt. Ich habe Kinder gesehen, bei denen solch leichte Abduktionsstellungen des Beines noch monatelang nach Abnahme des Gipsverbandes zu sehen waren und bei denen später nicht mehr das geringste am Gange zu bemerken war.

Gefahren der unblutigen Einrenkung.

Ehe wir zu den Resultaten übergehen, wollen wir noch der Gefahren gedenken, welche die unblutige Einrenkung mit sich bringen kann. Leichte Zerreißungen von kleineren Muskeln und Gefäßen sind bei älteren Kindern die Regel, nach Gaugele sogar nicht unerwünscht, da durch die Organisation der Hämatome eine bessere Schrumpfung der Weichteile zu erwarten ist. Vereiterungen solcher Blutergüsse habe ich bei meinen ungezählten Fällen niemals gesehen, sie lassen sich sicherlich durch sorgfältige Asepsis und gute Reinigung verhüten. Frakturen des Oberschenkels sind ein seltenes Vorkommnis; zur Vermeidung derselben ist eine vorsichtige Dosierung der Kraftentfaltung am Platze. Öfters sind aber Ischiadikuslähmungen beobachtet, die meist durch den direkten Druck des Schenkelkopfes auf den Nerven während des Repositionsaktes hervorgerufen werden oder auch während der Fixation bei Reluxation des Kopfes im Verbande. Zeigt sich eine solche Lähmung, so wird der Verband am besten sogleich entfernt. Die Prognose derartiger Lähmungen ist eine gute, sie bilden sich meist im Laufe eines Jahres zurück. Zu erwähnen ist noch das in einigen Fällen beobachtete Auftreten einer eigenartigen prävaskulären Schenkelhernie durch den Repositionsakt.

Alle die erwähnten Gefahren werden sich bei Respektierung der Altersgrenze und bei nicht allzu forzierten Einrenkungsmanövern vermeiden lassen.

Erfolge der unblutigen Behandlung.

Und nun zu den Erfolgen der unblutigen Behandlung. Bei einseitigen Hüftverrenkungen kann man 85—90% anatomische und funktionelle Heilungen erwarten, bei doppelseitiger 60—70%, d. h. solche Heilungen, bei denen der Kopf vollkommen konzentrisch in der Pfanne eingestellt ist und jedes Hinken fehlt. Bei älteren Kindern bleibt mitunter trotz guten anatomischen Resultates noch ein leichtes Hinken bestehen und zwar sind das die Fälle, bei denen sich schon vor der Einrenkung im Röntgenbilde gewisse, wenn oft auch nur geringe anatomische Veränderungen am Schenkelkopf und -hals zeigten, die natürlich durch die Einrenkung nicht beseitigt werden können. Es wird gut sein, wenn man die Eltern von vornherein darauf aufmerksam macht.

Bei älteren Patienten müssen wir manchmal mit einer sog. Transposition zufrieden sein, d. h. mit einer Einstellung des Kopfes unterhalb und etwas nach außen von der Spina anterior inferior, wo er ein Widerlager findet, das ihn daran hindert, weiter nach oben zu rutschen. Die Verkürzung des Beines wird verringert, der Gang gebessert, das

Bein ausdauernd gebrauchsfähiger, kurzum es ist immer noch ein gutes funktionelles Resultat, wenn auch kein gutes anatomisches.

Nachträgliche Veränderungen nach gelungener Reposition.

Im Laufe der Jahre können sich bei tadellos gelungener Reposition in manchen Fällen nachträgliche Veränderungen am Schenkelkopf und -hals einstellen, die das gute Endresultat wieder etwas beeinträchtigen können; es handelt sich hierbei vor allen Dingen um Deformierungen des Kopfes, über deren Ursache noch heute so mancherlei Meinungsverschiedenheiten bestehen und die wir leider nicht verhüten können, ebensowenig wie die in manchen reponierten Gelenken noch später beobachteten deformierenden Veränderungen. Gaugele glaubt, daß diese Deformierungen seltener werden, wenn die Kinder schon im ersten oder zweiten Lebensjahr der Behandlung zugeführt werden, so lange die Pfanne noch in der Hauptsache aus Knorpel besteht. Auch eine Coxa vara wurde mitunter beobachtet, die mancherlei Beschwerden und auch gewisse funktionelle Störungen, wenn auch geringerer Art, bedingen kann.

Blutige Einrenkung.

Wir müssen noch der blutigen Einrenkung gedenken, die namentlich von Lorenz und Hoffa ausgebaut und oftmals vorgenommen wurde; sie wird jetzt nur noch selten ausgeübt und mit der fortschreitenden Verbesserung der unblutigen Methoden in den Hintergrund gedrängt, und wir werden sie sicherlich ganz entbehren können, wenn wir frühzeitig alle Kinder mit angeborener Luxation in die richtigen Hände geben. Wir haben mit dieser blutigen Einrenkung in schweren Fällen manchmal noch eine nahezu ideale Heilung erzielt, sollen aber nie versäumen, die Eltern auf die Gefahren aufmerksam zu machen, die ein solch sicherlich nicht harmloser Eingriff mit sich bringt, vor allen Dingen auch deshalb doppelt aufmerksam machen, da es sich ja bei solchen Fällen doch immer nur um eine Indicatio orthopaedica handelt und nicht um eine Indicatio vitalis, bei der man sich immer noch viel leichter und schneller zu blutigen Eingriffen entschließen wird und muß. Dasselbe gilt auch nach Schultheß von den mehr palliativen operativen Vorschlägen, von der Hoffaschen Pseudarthrosenoperation, von der Resektion der Schenkelköpfe, von Kirmissons subtrochanterer Osteotomie u. a. m., die sich auf die Besserung der Beschwerden älterer, der radikalen Behandlung entwachsener Patienten beziehen. Werden derartige Eingriffe verweigert oder erscheinen sie uns aussichtlos oder zu gefährlich im Verhältnis zu den vorhandenen Beschwerden und etwaigen Erfolgen, so stehen uns immer noch einige orthopädische Maßnahmen zur Verfügung, mit denen es uns wenigstens gelingen wird, die Schmerzen zu lindern, die Gehfähigkeit zu bessern und damit die Gebrauchsfähigkeit des luxierten Beines zu heben. Das gelingt mit Hessingschen bzw. anderen orthopädischen Korsetts, wie wir sie ja bereits kennen gelernt haben, die aber noch mit einem sog. Trochanterbügel versehen sein müssen, der imstande ist, durch Druck auf den Trochanter von oben und von der Seite her die Schenkelköpfe wenigstens etwas zu fixieren und so die Dehnungen und Zerrungen der Weichteile, die die Ursache für die Schmerzen und Beschwerden abgeben, bis zu einem gewissen Grade zu verhindern. Daß dieselben aufs

Orthopädische Maßnahmen bei nicht eingerenkten Hüften.

genaueste den Konturen des Körpers angepaßt und exakt gearbeitet sein müssen, wenn anders sie wirklich Zweck haben sollen, bedarf kaum der Erwähnung, und man sollte deshalb die Anfertigung derartiger Apparate niemals dem Bandagisten allein überlassen, da die Verschiedenheit der einzelnen in Frage kommenden Fälle eine Individualisierung verlangt, die nur richtig von einem Arzt durchgeführt werden kann, der mit diesen Dingen vertraut ist und genau weiß, worauf es ankommt.

b) Die paralytische Luxation des Hüftgelenks.

Paralytische Luxation des Hüftgelenks.

Sie ist meist die Folge der spinalen Kinderlähmung und entsteht bei Lähmung der das Hüftgelenk umgebenden Muskeln, bei der es zu einem Schlottergelenk kommt, wie wir es bei der Schulter kennen gelernt haben, das bei weiterem Fortschreiten und längerem Bestehen zur Luxation führt. Wir finden es meist in solchen Fällen, bei denen nicht alle, sondern nur bestimmte Muskelgruppen gelähmt sind. Die noch funktionstätigen Muskeln erhalten das Übergewicht, und zwar kommt es bei der Lähmung der Abduktoren und Rotatoren des Oberschenkels und bei der Unversehrtheit der Adduktoren zu einer paralytischen Verrenkung der Hüfte auf das Darmbein, zu einer Luxatio iliaca femoris paralytica und im umgekehrten Falle zu einer Verrenkung nach vorn unter das Schambein, zu einer Luxatio femoris paralytica infrapubica, bei der das Bein flektiert, abduziert und auswärts rotiert steht und der Schenkelkopf neben dem absteigenden Schambein zu finden ist. Die Beweglichkeit ist in der Richtung der Extension und Adduktion vermindert. Bei jener ist das luxierte Bein verkürzt; der Trochanter steht hoch über der Roser-Nelatonschen Linie, und den Femurkopf fühlt man deutlich bei Rotationsbewegungen tief in der atrophischen Glutäalmuskulatur.

Die Symptome der paralytischen Luxationen sind derart ausgesprochen, daß nur selten eine Fehldiagnose vorkommen kann. Bezüglich der Differentialdiagnose gegenüber der angeborenen Hüftluxation verweisen wir auf die früher bei dieser Deformität gemachten Ausführungen.

Die Therapie besteht in unblutiger Reposition, die bei frischen Fällen meist leicht gelingt, oder wenn diese versagt, wie es bei älteren Fällen häufiger vorkommt, in der blutigen Einrichtung, wie sie von Karewski angegeben und nach Eröffnung des Gelenks und Durchtrennung der verkürzten Muskeln verhältnismäßig leicht auszuführen ist.

Beim paralytischen Schlottergelenk können wir den Kindern durch einen aus Beinschienen und Achselkrückekorsett zusammengesetzten Stützapparat die selbständige Fortbewegung ermöglichen, wenn auch oft genug nur unter Zuhilfenahme von Stöcken.

c) Die Schenkelhalsverbiegungen.

α. Die Coxa vara.

Die Schenkelhalsverbiegungen. Coxa vara.

Bei der Coxa vara handelt es sich um eine Deformität, bei der das proximale Oberschenkelende im Bereich des Schenkelkopfes und Schenkelhalses nach unten abgebogen ist, wie es die beigegebene Skizze zeigt. (Abb. 70.) Der Schenkelhals findet sich meistens nicht bloß stärker geneigt, sondern zugleich auch rückwärts, seltener vorwärts verbogen und um seine Längsachse torquiert. In schweren Fällen ist der Kopf sogar steil abwärts gegen den kleinen Trochanter gesunken, überragt pilzförmig den verkürzten oder ganz eingerollten unteren Schenkelhals und ist nur noch in partiellem Kontakt mit der Pfanne, besonders in den Fällen, wo die Verschiebung in der Epiphysenlinie des Kopfes stattgefunden hat.

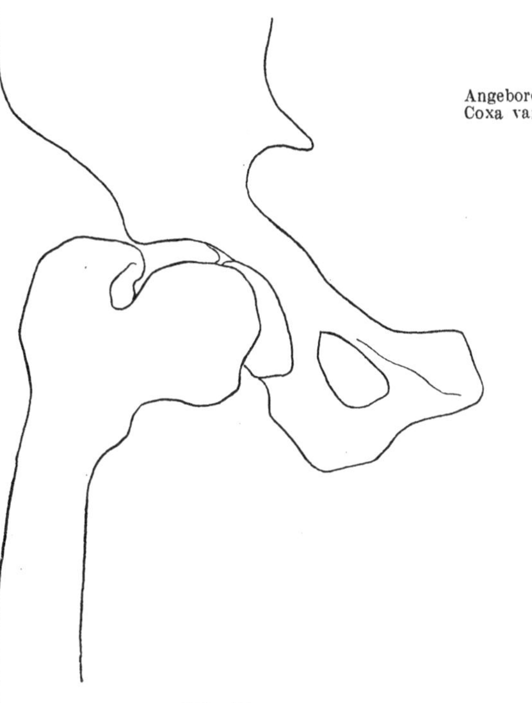

Abb. 70.

Angeborene Coxa vara.

Wir haben die angeborene Coxa vara von der erworbenen zu unterscheiden, und zwar kann es sich bei jener um eine intrauterine Belastungsdeformität handeln, aber auch um ein Vitium primae formationis und in anderen Fällen wieder haben wir die Ursache für diese Deformität in einer fötalen Erkrankung des Schenkelhalses bzw. seiner Epiphysenlinie zu suchen.

Sie kommt einseitig, meist doppelseitig vor, und die ersten klinischen Erscheinungen treten auf, wenn die Kinder zu laufen anfangen. Der Gang gleicht dem der Kinder mit angeborener Hüftluxation; die Abduktionsfähigkeit der Beine ist behindert und bei doppelseitiger Deformität lassen sich diese nur schwer auseinander halten. Ist sie einseitig, so macht sich die Verkürzung des befallenen Beines deutlich bei rechtwinkliger Flexion der Hüft- und Kniegelenke an dem Tieferstehen des betreffenden Kniegelenkes bemerkbar. In derartigen Fällen dürfen wir die Röntgenuntersuchung nie unterlassen, die uns stets Klarheit schaffen wird.

Erworbene Coxa vara.

Die erworbene Coxa vara kann eine rachitische, statische, traumatische oder entzündliche sein.

Rachitische Coxa vara.

Die Coxa vara rachitica ist kein seltenes Leiden, isoliert findet man sie nicht, sondern man wird stets auch noch an anderen Knochen rachitische Veränderungen konstatieren können und oft genug kann eine bloße rachitische Verbiegung der Oberschenkel eine solche vortäuschen.

Der Gang dieser Kinder erinnert an den Gang der Kinder mit angeborener Hüftluxation, auch der vorstehende rachitische Leib ähnelt dem vorspringendem Leib jener, nur ist die Lendenlordose nie so ausgesprochen wie bei den Luxationskindern. Im übrigen gleicht sie nach jeder Richtung hin der angeborenen Coxa vara. Ihre Behandlung braucht bei leichteren Fällen nur eine allgemeine zu sein; falls daneben noch andere rachitische Beindeformitäten vorhanden sind, müssen in der Hauptsache diese behandelt werden. Bei schwereren Fällen ist die Behandlung dieselbe wie bei der Coxa vara im späteren Alter, die wir noch kennenlernen werden.

Statische Coxa vara.

Bei der statischen Coxa vara handelt es sich um eine Deformität, die wir mit dem Genu valgum und dem Plattfuß in Parallele stellen können, und die durch ein Mißverhältnis zwischen der Tragfähigkeit des Schenkelhalses und der auf ihn wirkenden Körperlast zustande kommt.

Sie ist eine Erkrankung des Pubertätsalters und deshalb auch unter dem Namen der Coxa vara adolescentium bekannt. Sie befällt mehr das männliche Geschlecht und in erster Linie landwirtschaftliche Arbeiter, was Kocher mit dem andauernden, vorwärts gebeugten Stehen mit gespreizten und stark auswärts rotierten Beinen in Zusammenhang bringen zu müssen glaubt. Hofmeister und Kocher machten darauf aufmerksam, daß die mit Coxa vara adolescentium behafteten Patienten vielfach einen groben Knochenbau zeigen und daß häufig eine livide Färbung der Hände und Füße besteht, ebenso wie es Mikulicz für die Patienten mit Genu valgum adolescentium zuerst beschrieben hat. Wir sehen sie in letzter Zeit sehr häufig bei Patienten mit sog. Hungerosteopathien, über die wir schon früher sprachen.

Verlauf der Erkrankung und ihre Symptome.

Die Deformität entwickelt sich allmählich, meist ohne nennenswerte Beschwerden unter leichtem Ermüdungsgefühl, und das Hinken ist es gewöhnlich erst, das den Patienten zum Arzt führt. Bisweilen sind auch stärkere Schmerzen vorhanden, die den Verdacht auf eine entzündliche Affektion des Gelenks aufkommen lassen, einen durchaus begründeten Verdacht, bis uns erst der weitere Verlauf der Erkrankung bzw. das Röntgenbild Klarheit verschafft. Die Schmerzen können ganz erheblich sein, sie sind nicht allein auf das Hüftgelenk lokalisiert, sondern werden auch in den Oberschenkel und in das Knie verlegt, ja können bis in die Füße ausstrahlen und eine muskuläre starre Kontraktur des Beines in Adduktion und Außenrotation bei gestrecktem Hüftgelenk hervorrufen, die Bade in Parallele mit der entzündlichen Fixation bei Plattfuß stellt. Das im Beginn mäßige Hinken wird immer stärker, und objektiv findet man eine Verkürzung des Beines mit Hochstand des Trochanters über der Röser-Nélatonschen Linie. Mißt man die Beinlänge vom Trochanter zum Knöchel, findet man keine Maßunterschiede.

Als weiteres Symptom kommt die Außenrotationsstellung des Beines hinzu, die behinderte Abduktionsfähigkeit desselben bei unbehinderter Adduktion, die Beschränkung der Innenrotation und Flexion und das

Trendelenburgsche Phänomen, das wir schon bei der angeborenen Hüftluxation kennenlernten. Die Muskulatur der Gesäßgegend und des Oberschenkels ist schwächer als die der gesunden Seite. Beugt man in Rückenlage des Patienten das befallene Bein im Hüft- und Kniegelenk, so kreuzt der Unterschenkel der kranken Seite das gesunde Bein.

Der Gang bei einseitiger Coxa vara ähnelt dem bei kongenitaler Hüftluxation, nur rutscht der Trochanter im Moment der Belastung des kranken Beines nicht höher, der Gang bei doppelseitiger Luxation ist auch der gleiche, erinnert aber in manchen Fällen an den Gang bei spastischer Spinalparalyse. Infolge der Flexionsbehinderung und der stets vorhandenen Außenrotation der Beine kann es zu einer eigentümlichen Stellung beim Knien kommen, auf die Hofmeister aufmerksam machte.

Prognose und Behandlung der Coxa vara.

Die Prognose des Leidens ist keine schlechte bei konsequent durchgeführter und früh genug einsetzender Behandlung, die bei floriden Fällen in Bettruhe, Massage, Gymnastik und Extensionsverbänden besteht, an deren Stelle nach Abklingen des schmerzhaften Stadiums entlastende Gehgipsverbände treten, auch Hessingsche Schienenhülsenapparate. Haudeck empfiehlt das Tragen einer erhöhten Sohle am gesunden Fuß, um auf diese Weise das adduzierte Bein in Abduktion zu drängen. Daneben kommen noch eine roborierende Diät und antirachitische Maßnahmen in Frage.

Haben wir es mit größeren Funktionsstörungen zu tun, wenden wir das unblutige Redressement in Narkose, gegebenenfalls mit der Myotomie der Adduktoren an, oder auch die unblutige Infraktion, nach der Bade zunächst eine gute Extensionsbehandlung für 6 Wochen anzuwenden empfiehlt; erst dann erfolgt für ein halbes Jahr der übliche Gipsverband und für ein Jahr der Hessingsche Schienenhülsenapparat und die weitere Nachbehandlung.

Auch eine ganze Reihe von blutigen Operationen zur Beseitigung der Coxa vara sind angegeben, von denen ich nur die lineäre und schiefe subtrochantere Osteotomie, die Keilresektion aus der Kontinuität des Schenkelhalses und die intertrochantere Osteotomie anführen möchte.

Coxa vara traumatica.

Bei der Coxa vara traumatica handelt es sich vorzugsweise um traumatische Epiphysenlösungen oder um wirkliche Schenkelhalsfrakturen, nach denen sich infolge einer Dislokation der Fragmente in Varusstellung die Deformität ausbilden kann. Oft genug entsteht sie auch bei richtiger Stellung dieser nachträglich allmählich infolge zu früher Belastung des Beines, die den weichen Callus auseinanderdrängt und so die Verbiegung erzeugt.

Die Behandlung dieser Deformität ist die gleiche wie bei der statischen, doch will Bade blutige Eingriffe hier ganz ausgeschlossen wissen.

Entzündliche Coxa vara.

Die entzündliche Coxa vara finden wir bei der tuberkulösen Coxitis, wenn der tuberkulöse Herd im Schenkelhals sitzt. Häufig genug fehlen in solchen Fällen anfangs Schmerzen und so werden die Beine weiter benutzt und es kann zu einer typischen Abbiegung des Halses kommen. Auch die akute Osteomyelitis kann zur Coxa vara führen, desgleichen die Ostitis fibrosa und andere Knochenerkrankungen, vor allen Dingen die Arthritis deformans, bei der sicherlich nach Hoffa ein großer Teil der frühzeitigen Abduktionshemmung auf diese Verbiegung zu setzen ist.

β. Die Coxa valga.

Coxa valga.

Die Coxa valga ist das Gegenteil der Coxa vara; der Neigungswinkel des Schenkelhalses ist vergrößert, der Schenkelhals steil aufgerichtet, so daß gewissermaßen Kopf und Hals mit dem Femurschaft eine gerade Linie bilden. Die Deformität hat für den Praktiker nicht annähernd die Bedeutung wie die Coxa vara, zumal da sie auch noch sehr selten beobachtet wird und therapeutische Eingriffe kaum in Betracht kommen dürften.

Auch hier unterscheiden wir eine angeborene und erworbene Form; jene kommt am häufigsten kombiniert mit der angeborenen Hüftluxation vor und bei dieser spielen die Rachitis und andere bei der Coxa vara erwähnte Ursachen eine Rolle, vor allem aber finden wir sie an Amputationsstümpfen, auch nach spinaler und zerebraler Kinderlähmung. Alle diese Fälle lassen nach Bade die Streckung des Schenkelhalses sehr einfach erklären, weil jede Belastung des Beines fortfällt und das Bein oder der Beinstumpf durch seine Schwere gewissermaßen von selbst den Neigungswinkel strecken muß.

d) Die entzündlichen Erkrankungen des Hüftgelenks.

Entzündliche Erkrankungen des Hüftgelenks.

In weitaus der Mehrzahl aller Coxitiden ist die Ursache die Tuberkulose; Lorenz hat sicherlich recht, wenn er die Behauptung aufstellt, daß unter 100 Fällen von Coxitis diese 95 mal eine

Coxitis tuberculosa

Coxitis tuberculosa. Vorkommen der Coxitis.

ist. Sie befällt vorzugsweise Kinder im Alter von 4—10 Jahren, wird aber auch sonst in jedem Alter beobachtet, wenn sie auch vor dem 3. Lebensjahr sowie bei Erwachsenen und im höheren Alter seltener vorkommt. Meist handelt es sich um sonst gesunde Personen, die keinerlei Zeichen einer Tuberkulose zeigen, wenn auch die hereditäre Belastung, sowie schlechte hygienische Verhältnisse eine besondere Bedeutung haben. Mitunter schließt sie sich an ein leichteres Trauma an, und die Ansicht, daß die Knochen- und Gelenktuberkulose mit einem vorausgegangenen Trauma insofern in ursächlichem Zusammenhang zu bringen ist, als durch das Trauma ein Locus minoris resistentiae geschaffen wird, ein günstiger Nährboden für die im Körper kreisenden Tuberkelbazillen, ist heute zum Allgemeingut aller Ärzte geworden und unbestritten.

Sitz der Coxitis tuberculosa.

Die tuberkulöse Coxitis entsteht in einer Reihe von Fällen primär im Knochen; der im Schenkelkopf, im Schenkelhals und im Trochanter befindliche Herd bricht ins Gelenk durch und führt nunmehr zu der

Gelenkentzündung selbst. In anderen Fällen handelt es sich um eine primäre tuberkulöse Erkrankung der Synovialis, die nach neueren Statistiken ungleich häufiger sein soll als früher allgemein angenommen wurde. Andere Autoren behaupten das Gegenteil. Tillmanns unterscheidet bei dieser drei verschiedene Formen, die meist ineinander übergehen. Die erste ist die reine miliare Form der Tuberkulose, die zweite die fungöse mit reichlicher Bildung schwammigen Granulationsgewebes und endlich die dritte, die fibröse Form mit Bildung speckiger Schwarten. Im Gelenk findet man in der ersten Zeit oft ein seröses oder serofibrinöses Exsudat, den Hydrops tuberculosus und später meist käsigen, krümeligen Eiter. Beim Fortschreiten des tuberkulösen Prozesses wird der Knorpel und auch der Knochen immer mehr zerstört und es kann zum vollständigen Schwund des Gelenkkopfes und Schenkelhalses kommen, dem sich Veränderungen und Zerstörungen an der Gelenkpfanne hinzugesellen können. Sehr oft wird diese infolge Belastung nach oben zu ausgeweitet und es kommt zu einem sog. Wandern der Pfanne, der der Gelenkkopf folgt. Hierdurch wird oft eine Luxation vorgetäuscht, die auch in Wirklichkeit bei erheblicher Zerstörung des Kopfes und der Pfanne sich ausbilden kann als sog. pathologische Luxation, als Destruktionsluxation, die meist eine Luxatio iliaca ist. Bricht die tuberkulöse Gelenkentzündung nach außen durch, so können beträchtliche periartikuläre Eiterungen, sog. Kongestionsabszesse entstehen, die sich auch durch Verschleppung der Tuberkelbazillen auf dem Wege der Lymphbahnen ausbilden können, ohne daß ein direkter Zusammenhang zwischen der Gelenktuberkulose und diesen periartikulären Abszessen nachweisbar ist. Durchbricht die Tuberkulose spontan die Haut, so kommt es zu unangenehmen Fisteln mit oft langen und tiefen Gängen, die die Prognose entschieden verschlechtern.

Verschiedene Formen der Coxitis.

Die tuberkulöse Coxitis kann in jedem Stadium zur Ausheilung kommen, oft genug ist aber die Heilung nur eine vorübergehende, eine scheinbare, und nach einem Latenzstadium, das sich oft über mehrere Jahre erstreckt, kann es zu einem neuen Aufflammen des Krankheitsprozesses kommen. Nicht selten gehen die Patienten durch eine Allgemeininfektion zu Grunde. In der großen Mehrzahl der Fälle heilt die Coxitis mit steifem Gelenk aus und, wenn sie frühzeitig genug erkannt und zweckmäßig behandelt wird, mit nicht allzu großer Verkürzung des Beines und guter statischer Funktion. Bewegliche Gelenke sind selten und nach Wollenberg durchaus nicht immer erstrebenswert; mancher Versuch, durch die tuberkulöse Erkrankung versteiften Gelenken ihre Beweglichkeit wiederzubringen, hat zu erneutem Aufbruch des schlummernden Prozesses geführt und den Patienten dauernden Schaden gebracht.

Verlauf der Coxitis.

Das pathologisch-anatomische Bild der Coxitis ist verschieden, je nachdem der Prozeß mehr akut oder mehr chronisch verläuft. Für die akute Form, die die seltenere ist, ist eine reichlichere und raschere Eiterbildung charakteristisch, hier treten auch periartikuläre Abszesse, die zur Fistelbildung führen, öfter und schneller auf. Bei der chronischen

Pathologisch-anatomische Veränderungen bei der Coxitis.

Form ist die Eiterbildung geringer trotz oft erheblicher Zerstörung der in Frage kommenden Knochen.

Am Femur sitzt der primäre Herd am häufigsten in der Epiphyse; es kann zu einer Epiphysenlösung kommen, und der Kopf liegt dann bei raschem Fortschreiten des Prozesses als Sequester in der Pfanne oder es kommt zur Verwachsung dieser mit dem Schenkelkopf. Daß es infolge der Zerstörung des Epiphysenknorpels zu frühzeitigen Verwachsungen derselben kommen kann, die erhebliche Wachstumshemmungen der Extremität bedingen müssen, liegt klar auf der Hand.

Mitunter kommen in den Knochen multiple Herde zur Beobachtung. Daß auch die primär tuberkulösen Herde im Trochanter und Schenkelhals nach außen durchbrechen können, ohne daß das Gelenk in Mitleidenschaft gezogen wird, soll nicht unerwähnt bleiben.

Anfangssymptome der Coxitis.

Je früher wir die Coxitis erkennen, um so besser werden auch die Erfolge sein, und da ich auf Grund meiner Erfahrungen, die ich an unzähligen Fällen machen konnte, zu der Ansicht gekommen bin, daß gerade die Anfangssymptome dieser Erkrankung den Praktikern noch nicht in dem Maße bekannt sein dürften, wie es der Fall sein müßte, so wollen wir uns gerade mit diesen etwas ausführlicher befassen, da die Hausärzte in erster Linie dazu berufen sind, die Anfangsdiagnose zu stellen, von der unter Umständen der ganze Verlauf abhängt. Sehen wir einmal unsere Krankengeschichten durch, so finden wir in der Mehrzahl immer wieder die gleichen Angaben in der Anamnese, die Lorenz in seiner trefflichen und anschaulichen Weise eingehend beschrieben und geschildert hat. Er vergleicht den Anfang der Erkrankung mit dem Spiel der Katze mit der Maus; leichtem oder stürmischem Einsatz der Krankheitserscheinungen folgt nach kurzer Dauer wochen- oft monatelang Freiheit, bis sich das Spiel von neuem wiederholt. Er spricht von solchen Erscheinungen als von einer „coxalgischen Attaque“, die das Kind plötzlich wie aus heiterem Himmel befällt. Vielleicht hat es tagsvorher besonders heftig getollt, hat mit den Eltern vielleicht auch einen längeren Spaziergang unternommen und am nächsten Morgen versagt dann das Bein bei den ersten Schritten vollständig; allmählich wird das Gehen leichter, aber die Klagen über Schmerzen in der Leiste, noch häufiger im Knie wollen nicht verstummen. Gerade auf die Knieschmerzen möchte ich besonders hinweisen, die wir so häufig auch bei anderen Hüftgelenkerkrankungen anfangs finden und die meist den Arzt veranlassen, das Knie zu untersuchen, an dem nichts gefunden wird. Man sollte niemals versäumen bei Kindern, die über Knieschmerzen klagen, auch das Hüftgelenk genau zu untersuchen. Diese Knieschmerzen sind als vom Hüftgelenk ausstrahlende Nervenschmerzen aufzufassen. Sehr häufig erwachen solche Kinder plötzlich nachts mit einem lauten Schrei, klagen über Schmerzen, schlafen aber sofort wieder ein. Durch einen gegen das Hüftgelenk gerichteten Druck auf den Trochanter, durch einen Stoß gegen die Ferse wird oft der Schmerz gesteigert. Manchmal können die Schmerzen schon im Anfangsstadium außerordentlich heftig sein, manchmal treten sie erst später auf. Mit oder ohne Bettruhe, mit oder ohne Umschläge, mit oder ohne Arzt ist nach wenigen Tagen alles wieder gut, die Schmerzen sowohl als auch das „freiwillige Hinken", und die Eltern glauben, daß alles vorbei ist, bis nach kürzerer oder längerer Zeit eine neue gleiche Attacke einsetzt, ein neuer Anfall, der dann heftiger ist und mehr Schmerzen verursacht als das erste Mal. Die Genesung scheint jetzt keine so vollständige zu sein wie früher, der Anfall dauert länger, kann aber auch schließlich vollkommen abklingen, bis es nach kürzerer Zwischenpause zur nächsten Attacke kommt, die jetzt erst die Eltern zum Arzt treibt. Will er in solchen Fällen die ersten klinischen Symptome aufdecken, dann muß er nach Lorenz die richtige Tagesstunde für die Untersuchung auswählen. Die subjektiven Erscheinungen sind am ausgeprägtesten, wenn das Kind das Bett verläßt und die ersten Schritte macht. Die objektiven Erscheinungen werden am besten gegen Abend erhoben, wenn das Kind scheinbar gesund und munter tagsüber auf den Beinen war, und deshalb ist nach Lorenz diese Zeit die zur Untersuchung günstigste, weil die dem Körper immanenten Abwehrvorrichtungen gegen den Schmerz am Abend gewöhnlich auf der Höhe ihrer jeweiligen Entfaltung stehen.

Schmerzgelenkspannung bei der Coxitis, als erstes Stadium der Erkrankung.

Nicht nur bei der tuberkulösen, sondern auch bei anderen Gelenkaffektionen tritt als Schutzmaßregel gegen den Bewegungsschmerz der reflektorische Muskelspasmus zum Zweck der Bewegungshemmung ein, die zunächst keine vollständige zu sein braucht, so lange kleinste Bewegungen schmerzlos bleiben; sie braucht auch vorderhand keine permanente zu sein, sondern bleibt temporär, also auf die Schmerzdauer beschränkt. Diese Schmerzgelenksperrung, wie sie Lorenz nennt, ist es auch, die das vom Volke benannte „freiwillige Hinken" bedingt, das nach genanntem Autor ein im höchsten Maße unfreiwilliges, d. h. gezwungenes ist, und bei dem man mit dieser Bezeichnung nur das unvermittelte Erscheinen und plötzliche Wiederverschwinden des Hinkens, nicht aber dieses selbst charakterisieren will. Mit dieser Gelenksperre bringt auch Lorenz das plötzliche Aufschreien der Kinder in der Nacht in Zusammenhang und sicherlich nicht mit Unrecht, da der tiefe Schlaf jene reflektorische Gelenksperre aufhebt und somit Schmerzen bei der kleinsten zufälligen Bewegung auslöst, deren Folge der plötzliche Aufschrei ist. Mit dem Aufwachen setzt der Spasmus wieder ein und der Schmerz hört auf. Das kann sich öfters in der gleichen Weise wiederholen. Diese charakteristischen nächtlichen Schmerzanfälle sind nach Lorenz der klarste Beweis dafür, daß nicht der Knochendruck, sondern die Bewegung resp. die Synovialisinsulte die eigentliche Schmerzursache bei der Coxitis sind.

Bei der beginnenden Coxitis ist das Initialsymptom eine spastische Abduktionseinschränkung, zu deren Aufdeckung Lorenz, um nicht auf Irrwege zu geraten, folgenden kleinen praktischen Kunstgriff empfiehlt. Um das Kind nicht von vornherein zu normalen, willkürlichen Muskelkontrakturen zu veranlassen, welche die pathologischen Spasmen verschleiern und zu einer irrtümlichen schlimmeren Auffassung des Falls führen könnten, rät er, an den kleinen Patienten mit auf dem

Rücken gekreuzten Händen heranzutreten, da es denselben beruhigt, wenn er die Hände des Arztes nicht sieht. Durch irgendwelche, nicht zur Sache gehörige Fragen lenkt man die Aufmerksamkeit der Kinder ab und macht sich mit dem gesunden Bein zu schaffen, indem man leichte, passive Bewegungen mit demselben ausführt. Hat man so das Vertrauen des Kindes gewonnen und hat dasselbe gelernt, das Bein „locker" zu lassen, so fasse man mit größter Behutsamkeit das kranke Bein an und führe mit möglichster Zartheit kleinste Bewegungen aus, bis man auf die spastische Hemmung stößt. Rauhes Zugreifen und brüske Bewegungen verderben die ganze Untersuchung.

Ebenso ist es mit der Behinderung der Hyperextension der erkrankten Hüfte, die oft noch früher in die Erscheinung tritt als die behinderte Abspreizfähigkeit. Wenn wir das Kind in Bauchlage bringen und mit der einen Hand das gesunde Bein im Sinne der Hyperextension nach oben heben, und mit der anderen Hand das Becken flach auf den Tisch niederdrücken, so ist nach Löffler bei einer gesunden normalen Hüfte eine Hyperextension von ca. 25—30° leicht möglich. Bei der erkrankten Hüfte bleibt jedoch bei demselben Handgriff der Oberschenkel in der Verlängerung der Körperachse flach auf dem Tische liegen, und die geringste Hyperextension ist vollständig ausgeschlossen.

Das zweite Stadium der Coxitis, das Stadium der Kontraktur.

Solange diese erwähnten spastischen Bewegungshemmungen noch unvollständige sind, wird eine pathologische Stellung des Beines fehlen; erst mit zunehmender Empfindlichkeit des erkrankten Gelenks verstärkt sich der reflektorische Muskelspasmus, zur Abduktionshemmung tritt eine Beugehemmung hinzu, der anfänglich temporäre, unvollständige oder nur einseitige Spasmus wird zu einem permanenten, vollständigen und allseitigen und damit ist die Erkrankung aus dem ersten Stadium, dem Initialstadium, in das zweite getreten, in das Stadium der vorwiegend funktionellen Störungen im Gelenkmechanismus, wie es Löffler bezeichnet, in das Stadium der Kontraktur. Der Oberschenkel bildet mit dem Becken ein einheitliches Ganzes, und jede passive Bewegung überträgt sich vollständig auf das Becken, das allen Bewegungen des Beines folgt, mit ihnen mitgeht.

Als weitere Stadien der Erkrankung führt Löffler noch als drittes das Stadium der durch anatomische Veränderungen bedingten Störungen im Gelenkmechanismus an und als viertes das Stadium der Folgen und Ausgänge der Erkrankung.

Bei den coxitischen Kontrakturen steht in den allermeisten Fällen das Bein zunächst in Flexion, Abduktion und Außenrotation und im weiteren Verlauf der Erkrankung geht bei fortbestehender Flexion die Abduktion in Adduktion und die Außenrotation in Innenrotation über. In nur wenigen Fällen finden wir die letztgenannte Kontrakturstellung zuerst, und zwar meist in solchen Fällen, in denen die Kranken bei Nichtbelastung des Beines mit Krücken herumgingen oder überhaupt bettlägerig waren. Über die Ursache, warum gerade das Bein bei der Coxitis diese Stellung einnimmt, herrscht noch immer keine Einigkeit. Bonnet zeigte, daß in dieser Stellung das Hüftgelenk die größte Kapazität besitzt, also auch am meisten entlastet, d.h. schmerzlos ist, nach Tillmanns handelt es sich im wesentlichen um eine reflektorische Kontraktur, nach König wird diese Stellung zur Schonung des kranken Beines eingenommen, andere glauben, aus den verschiedenen Stellungen Schlüsse auf die genauere Lokalisation der Erkrankung ziehen zu können, kurzum, man ist noch im Unklaren und hier ist nicht der Platz, das Für und Wider der einzelnen Theorien zu erörtern.

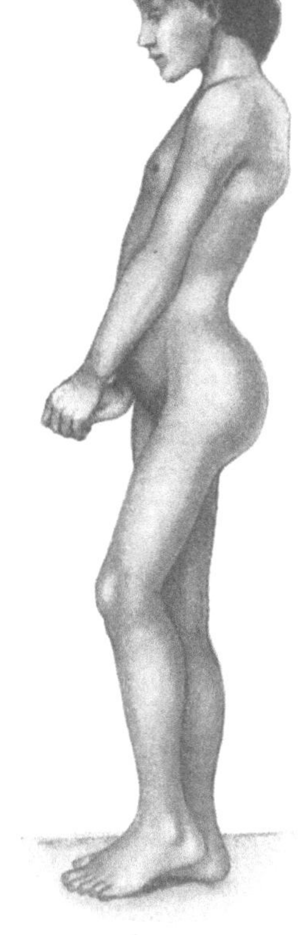

Abb. 71. Beginnende Coxitis.

Die pathologische Gelenkstellung kann im Anfangsstadium sich noch verbergen, die Flexion durch Beckenneigung nach vorn, die eine Lordosierung der Lendenwirbelsäule, ein hohles Kreuz bedingt (Abb. 71), und die Abduktion durch Beckensenkung auf der kranken und Beckenhebung auf der gesunden Seite, wobei das gesunde Bein im Hüftgelenk in Adduktionsstellung gerät, das kranke Bein stets verlängert erscheint und eine nach der gesunden Seite konvexe Skoliose zutage tritt. Bei der späteren Kontrakturstellung erscheint dagegen das erkrankte Bein verkürzt infolge der Adduktionsstellung, die Lordose bleibt die gleiche, die Skoliose ist aber nach der kranken Seite gerichtet.

Das Hohlkreuz sieht man am besten, wenn man den Patienten mit parallel nebeneinander gelagerten Beinen auf gerader, harter Unterlage auf dem Rücken liegen hat. (Abb. 72 u. 73.) Will man die pathologische Stellung des Beines im Hüftgelenk feststellen, so erfaßt man das erkrankte Bein und führt es in gestreckter Haltung nach außen in der Richtung der Abduktion, bis die beiden Spinae in der gleichen Höhe stehen, sodann im Sinne der Flexion nach oben, bis die Lendenwirbelsäule der Unterlage vollkommen aufliegt.

Mit der Zeit wird die Kontraktur immer fester durch Schrumpfung der Weichteile, vor allem der Fascia lata, das Bein magert ab infolge der Untätigkeit seiner Muskeln, die Schmerzen nehmen immer mehr zu, so daß Gehen und Stehen unmöglich wird, und schließlich kommt es zu periartikulären und Senkungsabszessen, zur Fistelbildung und zu allen jenen knöchernen Veränderungen mit ihren Folgeerscheinungen, wie wir sie anfangs beschrieben haben.

Die Prognose ist bei frühzeitig eingeleiteter zweckmäßiger Behandlung meist günstig, und zwar nicht nur günstig in bezug auf die Ausheilung selbst, sondern auch auf die spätere Funktion des befallenen Gliedes. Wenn auch Lorenz mit seiner Ansicht, daß das Kapitel der Hüftkontrakturen in der Orthopädie gar nicht existieren sollte, da die- Prognose der Coxitis.

selben meistens der Beweis einer unzulänglichen mechanischen Behandlung der Grundkrankheit seien, vielleicht ein wenig zu weit geht, so müssen wir doch aber Hüter vollkommen Recht geben, wenn er sagt, daß es sehr zu wünschen wäre, wenn jedem Arzt, welcher sich mit der Behandlung der floriden Coxitis beschäftigt, das Bild der unglücklichen, von der Coxitis zwar genesenen, aber durch die Coxitis verkrüppelten Individuen lebhaft vor Augen stünde, damit er nicht versäume, beizeiten die Korrektion der Stellung des Oberschenkels noch im Verlauf der Coxitis vorzunehmen, die, abgesehen von manchen schwersten Fällen, stets gelingen wird.

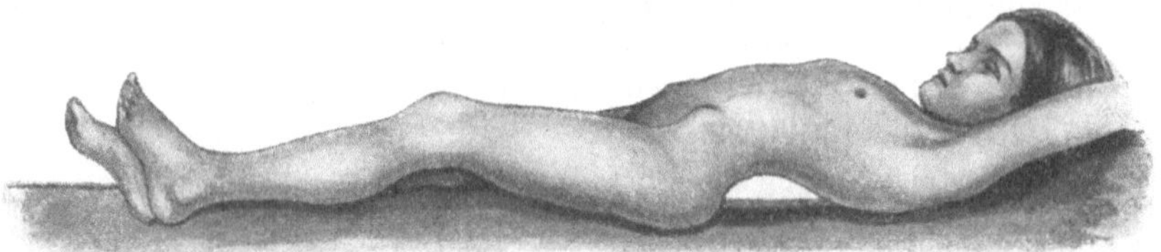

Abb. 72. Starke Lordose der Wirbelsäule bei Flexionsstellung des Beines.

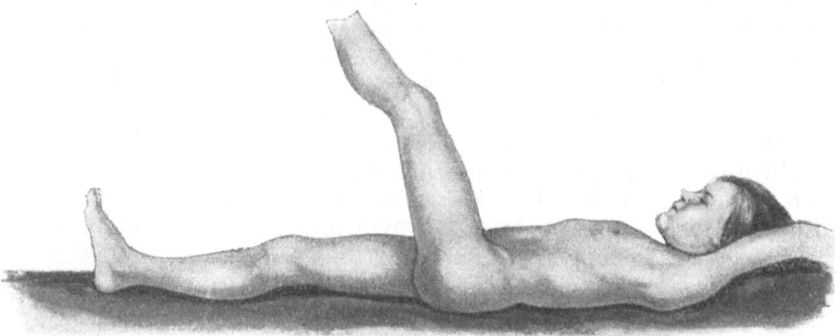

Abb. 73. Ausgleich der Lordose bei nach oben erhobenem Bein.

Behandlung der Coxitis.

Jene Zeiten, in denen Brandeisen und Eisblase bei der Behandlung der tuberkulösen Coxitis eine Rolle spielten, sind längst vorüber, wie auch jene Zeiten, in denen man nur allzuschnell und allzuoft sein Heil im Messer suchte, und selbst die Chirurgen, die man bei anderen tuberkulösen Gelenkerkrankungen nicht zu begeisterten Anhängern der konservativen Therapie rechnen kann, wollen sie wenigstens beim Hüftgelenk angewendet wissen, da einwandfreie Statistiken zur Genüge erwiesen haben, daß nicht nur die Anzahl der bei der konservativen Therapie erreichten Heilungen hinter denen, die operativ behandelt wurden, nicht zurückbleibt, sondern auch die funktionellen Resultate der konservativen Therapie erheblich bessere sind als diejenigen der operativen; selbst die Mortalität ist im ganzen bei konservativem Vorgehen geringer als bei operativem.

Fixation und Entlastung der erkrankten Gelenke.

Über die Allgemeinbehandlung, die ebenso wichtig ist wie die lokale, zu reden, können wir uns versagen, da sie ja hinreichend bekannt ist.

Hauptsache bei der lokalen Behandlung ist und bleibt die Fixation und Entlastung der erkrankten Gelenke. Man kann dieselben durch Extensionsverbände erreichen, die man nur noch bei den akut verlaufenden Fällen, und zwar auch nur anfangs, zu verwenden pflegt; weit besser sind die Gipsverbände und portativen Apparate, von denen die bekanntesten und besten die Hessingschen Schienenhülsenapparate sind, die,

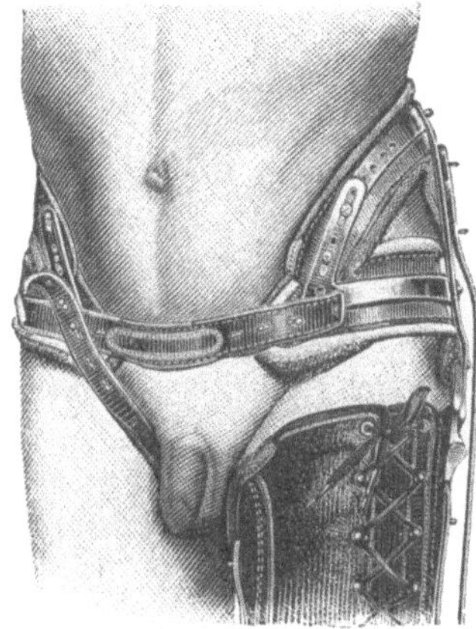

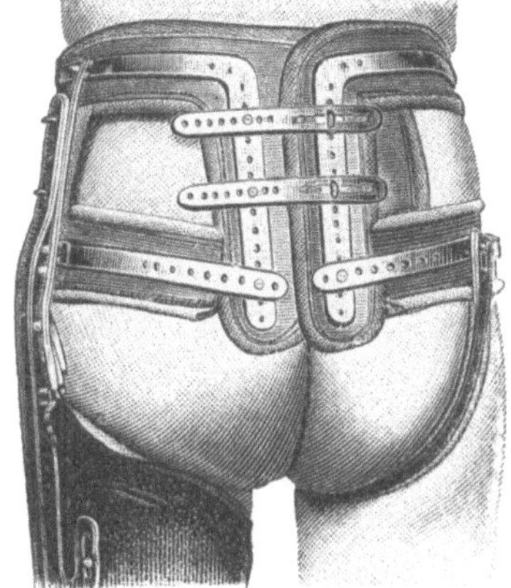

Abb. 74. Abb. 75.
Beckenkorb am Hessingschen Schienenhülsencoxitisapparat.

abgesehen davon, daß selbst die heftigsten Schmerzen binnen kurzer Zeit zum Schwinden gebracht werden, vor jener Behandlungsmethode den Vorzug haben, daß sie den Kranken nicht dauernd an das Bett fesseln, sondern daß sie demselben gestatten, sich in frischer, freier Luft herumzutummeln. Sie hindern uns auch nicht, neben der lokalen Behandlung eine allgemeine Behandlung einzuleiten und die Patienten, wenn möglich, in Sool- oder Seebäder zu schicken oder in höher gelegene Plätze, wo die Heliotherapie in Anwendung kommen kann.

Die Hessingschen Apparate sind ohne jeden Zweifel die besten, die wir zurzeit besitzen, sie leisten geradezu Vollkommenes und können nicht genug empfohlen werden. Allerdings ist deren Anfertigung nur geübten Mechanikern möglich, und ihr relativ hoher Preis gestattet ihre Verwendung nur bei besser situierten Patienten, aber glücklicherweise sind wir auch in der Lage, ärmeren Patienten diese Wohltat der Behandlung in entsprechender Weise zukommen zu lassen. (Abb. 74, 75 u. 76.)

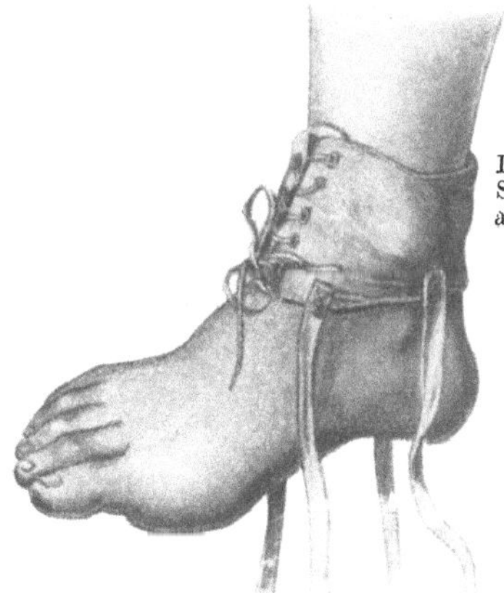

Abb. 76. Extensionslasche am Hessingschen Schienenhülsenapparat.

Gipsverbandbehandlung.

Das Verdienst, uns dies gelehrt zu haben, gebührt Lorenz. Die Materialien, die wir zu diesem Zweck nötig haben, sind die zu einem Gipsverband, zu denen noch ein eiserner Fußbügel hinzukommt. Der gut mit Watte unterpolsterte, den Beckenkonturen und dem Sitzknorren aufs genaueste anmodellierte Gipsverband umfaßt den Körper von der unteren Thoraxapertur bis dicht oberhalb der Knöchel des erkrankten Beines und trägt den miteingegipsten Fußgehbügel, (Abb. 77) der es verhindert, daß der kranke Fuß zum Auftreten benutzt wird, während die Körperlast direkt vom Sitzknorren auf den Verband übertragen wird. Letzterer kann später bei gutem Verlauf der Heilung durch einen kleineren Verband ersetzt werden, der nur das Becken und den Oberschenkel umfaßt, also nur noch eine Fixation des Gelenkes bezweckt und keine vollkommene Entlastung mehr. Daß auch solche Gipsverbände abnehmbar gemacht werden können, in gleicher Weise, wie wir es oben schon beim Gipskorsett beschrieben haben, soll nicht unerwähnt bleiben.

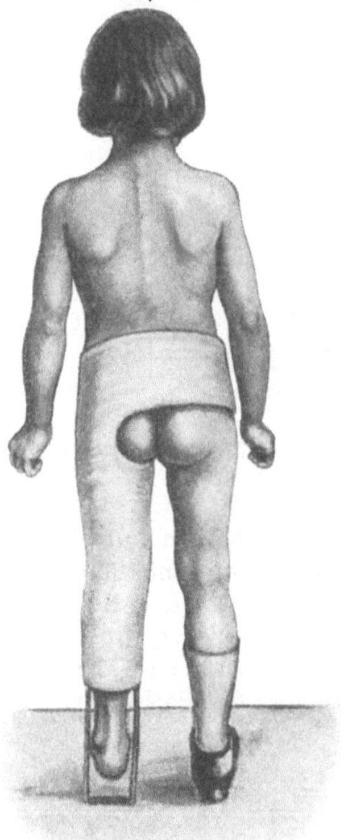

Abb. 77. Gehgipsverband bei Coxitis.

Ich wende im Anfangsstadium der Coxitis stets den Gipsverband an, und zwar den nicht abnehmbaren, und gehe erst später beim günstigen Verlauf der Erkrankung zu den portativen Apparaten über, weil ich mit Ludloff der Ansicht bin, daß nur in einem solchen Verband, in dem das kranke Gelenk den Händen der Patienten und der Angehörigen entzogen ist, dasselbe vollständig zur Ruhe kommen kann, während der abnehmbare Stützapparat eben regelmäßig beim Abnehmen und Wiederanlegen das betreffende Gelenk durch mehr oder weniger unvorsichtige Bewegungen immer wieder von neuem reizen und schädigen muß. „Trotzdem der unabnehmbare Gipsverband keine Bäder zuläßt und die Hautpflege sehr erschwert, trotzdem unter ihm die ganze Extremität verborgen und das kranke Gelenk der Kontrolle entzogen ist, trotzdem sich unter ihm Massen von Schmutz und Hautschuppen ansetzen, trotzdem die Muskeln hochgradig atrophieren und die benachbarten Gelenke mindestens eine Zeitlang steif werden, ist er für die floride Tuberkulose doch das souveränste Behandlungsmittel.“ Das sind Ludloffs Worte, die ich nach meinen vielen Erfahrungen nur voll und ganz unterschreiben kann.

Indikationen zum operativen Vorgehen.

Daß es auch Fälle von Coxitis gibt, die jeder konservativen Behandlung Trotz bieten, das wird mir auch der energischste Verfechter der konservativen Methode zugeben müssen. Indikationen zum operativen Vorgehen bei Coxitis geben vor allem lange dauernde, den gewöhnlichen Mitteln nicht zugängliche Eiterungen und ausgedehnte Erkrankungen der knöchernen Gelenkteile, über die uns das Röntgenbild sicheren Aufschluß geben wird.

Beim Anlegen der Verbände ist es die Hauptaufgabe, der erkrankten Extremität diejenige Stellung zu geben, die dem Patienten bei der Versteifung des Gelenks, mit der wir meist zu rechnen haben, die wenigsten funktionellen Störungen macht. Diese ist für das Hüftgelenk eine leichte Flexion und Abduktion, eine Stellung, die das Sitzen erleichtern und bei etwa eingetretenen Verkürzungen am besten dieselben durch Beckensenkung ausgleichen kann.

Befindet sich das Gelenk beim Beginn der Behandlung in einer anderen Stellung, so müssen wir an die Korrektur derselben herangehen. Dies können wir auch wieder sehr gut durch die mit Korrekturvorrichtungen versehenen Schienenhülsenapparate erreichen, auf die ich hier nicht näher eingehen will. Sollten beim Anlegen des Gipsverbandes etwa Schmerz und Muskelspannung der Korrektur zu großen Widerstand entgegensetzen, nehme man die Narkose zu Hilfe, unter deren Anwendung eine Deformität, die bloß auf einer leichten Muskelkontraktur beruht, zum Schwinden zu bringen ist. Handelt es sich um feste Kontrakturen, dann kommen andere in Anwendung, die wir noch kennenlernen werden.

Osteochondritis deformans.

Osteochondritis deformans.

Eine Hüfterkran ng, die früher fälschlicherweise als tuberkulöse
und jetzt auch noc oft genug als eine solche angesprochen wird, ist
die sogenannte Oste hondritis deformans des Kindesalters im Hüftgelenk, ein Krankhe bild, das erst durch neuere Arbeiten von Legg,
Calvé, Perthes, aldenström und andere wenigstens etwas ge-
klärt wurde und sic rlich als ein „Morbus sui generis" anzusehen ist.

Die Krankheit ginnt meist zwischen dem 5. und 10. Lebensjahr
manchmal im Ansc uß an ein Trauma, meist aber nach meinen Beobachtungen ohne le nachweisbare äußere Veranlassung mit einem
intermittierenden H ken, das allmählich zunimmt und meist gar keine
oder nur wenig Sch erzen bereitet, so daß die Kinder ruhig damit
weiter herum laufen und nur des Hinkens wegen dem Arzt zugeführt werden. Im weiteren Verlauf zeigen sich dann Bewegungsbeschränkungen des Beines im Hüftgelenk und zwar ist es auch hier wieder die Abduktion, die zunächst mehr oder weniger behindert ist. Die Muskulatur wird atrophisch und das Trendelenburgsche Phänomen, das wir ja nun schon öfter kennengelernt haben, ist positiv. Wir sind meist nicht in der Lage auf Grund der äußeren Untersuchung allein eine exakte Diagnose zu stellen und erst das Röntgenbild kann uns einen genauen Aufschluß über die Art des nicht allzu seltenen Leidens geben. Waldenström hat schon vor Jahren die im Röntgenbild typischen Verrenkungen beschrieben, wenn er auch selbst damals das Leiden nicht richtig gedeutet hat. Die obere Kontur des Schenkel-

kopfes erscheint uneben, er selbst wird niedriger, plattgedrückt, in die Länge gezogen und hat nicht mehr Platz in der Pfanne. Die Epiphyse sowie meistens auch der obere Teil des Collum zeigen bei Beginn der Erkrankung herdförmige Verdünnungen und Aufhellungen, die Epiphysenlinie ist gekrümmt und die obere Partie des Kopfes wird lateralwärts auf die zerstörte obere Collumfläche verschoben, wodurch eine Coxa vara entsteht. Auch die Pfanne kann ihre Form verändern, kurzum es bilden sich deformierende Veränderungen im Hüftgelenk aus, so daß Perthes seine zuerst beschriebenen Fälle mit dem Namen der Arthritis deformans juvenilis bezeichnete.

Infolge Verknöcherung des Kopfes und oberen Femurendes wird dann der Knochenschatten im Röntgenbild viel intensiver und stärker als der der nicht befallenen Seite und das obere Femurende behält nunmehr für immer die Form bei, die der primäre pathologische Prozeß und mit ihm die statischen Verhältnisse zustande gebracht haben, wenn die Ausheilung stattgefunden hat, was oft erst nach 2—3 Jahren der Fall ist.

Für die Entstehung der Affektion wird von manchen Autoren das Trauma verantwortlich gemacht, das Legg als alleinige Ursache ansieht, eine Ansicht, die ich mit Perthes nicht teilen kann, da auch mein Material nicht geeignet ist, die traumatische Ätiologie zu stützen, wenn auch einige wenige Fälle darunter waren, in denen das Hinken in unmittelbarem Anschluß an einen erlittenen Insult eintrat. Um eine wirkliche Entzündung handelt es sich wohl sicherlich nicht, darüber sind sich alle Autoren einig und deshalb will Waldenström auch die oben genannte Bezeichnung nicht gelten lassen, sondern möchte den Namen dar Coxa plana eingeführt wissen mit Rücksicht darauf, daß der vorher runde Kopf platt wird, ein Name, der sich in Übereinstimmung mit der Coxa vara und Coxa vulga nur auf die Deformität als solche bezieht und nicht abhängig ist von den pathologischen Prozessen, die im Innern des Caput und Collum vor sich gehen.

Welcher Art diese sind, bedarf noch der Klärung. Fromme zieht die Rachitis, besonders die Spätrachitis zur Erklärung des Leidens heran; Brandes glaubt, daß vielleicht kongenital angelegte Entwicklungsstörungen vorliegen, weil das Leiden familiär beobachtet wurde, auch bei Kindern mit angeborener einseitiger Hüftluxation nicht nur auf der eingerenkten Seite, sondern auch auf der gesunden, kurzum die Ansichten gehen noch auseinander; ich stimme Perthes bei, der es für sehr wohl möglich hält, daß verschiedene Ursachen zum Verschluß der oberen Schenkelhalsarterie führen und damit die Ernährungsstörung am oberen Femurende zustande bringen können, als deren Folge er diese Erkrankung auffaßt, die eine durchaus gute Prognose hat.

Ruhe und Schonung des erkrankten Gelenkes, unter Umständen in einem Gipsverband, wie wir ihn bei der Coxitis beschrieben haben, das ist wohl die Behandlung, die wir anzuwenden haben.

Die Säuglingscoxitis.

Bei dieser Erkrankung, die meist am Ende der zweiten Lebenswoche auftritt, schwillt das Gelenk unter Fiebererscheinungen an, es kommt zur Eiterbildung, und der Eiter entleert sich spontan oder auf eine Inzision hin. In kurzer Zeit tritt Ausheilung ein, und zwar meist ohne scheinbare Störung des Gelenks, die sich erst später bemerkbar machen kann, wenn die Kinder zu gehen anfangen. Stärkeres oder geringeres Hinken weist darauf hin, daß es nicht ohne jeden Schaden für das Gelenk abgegangen ist. Säuglingscoxitis.

Diese Coxitis wurde von manchen Autoren als eine osteomyelitische angesprochen, hat aber nach Drehmann, der sich mit dieser Art Coxitiden eingehender beschäftigt hat, mit der Osteomyelitis nichts zu tun, wenn es auch bekannt ist, daß unter den mannigfachen Erregern der akuten Osteomyelitis gerade der Streptococcus pyogenes das früheste Alter befällt und im Gegensatz zu der akuten Osteomyelitis im späteren Lebensalter keine Vereiterungen des Marks und keine Nekrosen verursacht, sondern Gelenkeiterungen, Epiphysenlösungen und periostale Entzündungen. Wie dieser Erreger dorthin gelangt und warum er gerade die Gelenke befällt, darüber ist man noch nicht im Reinen; manche Autoren sehen die Eingangspforte in kleinen und kleinsten Verletzungen, die schnell, ohne Narben zu hinterlassen, abheilen und nicht beachtet werden, andere wieder in einer „puerperalen Infektion", die aber nach Gebhardt nur für wenige Fälle in Betracht kommen dürfte.

Bei diesen Entzündungen osteomyelitischer Art kommt es zu Kontrakturen mit Verkrümmung der Epiphysenenden, bei den typischen Säuglingscoxitiden nur zu ganz charakteristischen Deformitäten, die denen der angeborenen Luxation gleichen, von denen sie oft nicht zu unterscheiden sind, zumal da es sich nach Wette meist um Distensionsluxationen handelt und nur in einigen wenigen Fällen um Destruktionsluxationen.

Drehmann macht für einen Teil dieser Coxitiden das Bacterium coli verantwortlich, da erfahrungsgemäß Kinder, die an solchen akuten Gelenkentzündungen erkrankt sind, häufig an Darmstörungen leiden. Durch leichte Traumen entstehen bei dem Geburtsakt unbedeutende Gelenkverletzungen, die für die Autoinfektion vom Darm aus einen guten Nährboden abgeben.

Die Ansicht hat eine Stütze dadurch gefunden, daß es auch jetzt durch die vielen Erfahrungen, die man während des Krieges machen konnte, einwandfrei feststeht, daß es eine Arthritis enterica gibt, die, wenn auch meist polyarticulär, so doch häufig genug monarticulär bei Soldaten beobachtet wurde, die eine Ruhr oder andere Darmkrankheiten überstanden hatten. Ich selbst habe mehrere derartige Coxitiden bei Erwachsenen behandelt, die ohne jeden Zweifel mit den bestehenden Magen-Darmbeschwerden in ursächlichem Zusammenhang standen.

Bei anderen hält Drehmann eine bestehende Blenorrhöe für die Infektionsquelle, die nicht immer zum Ausbruch zu kommen und auch nicht in allen Fällen durch den Gonococcus bedingt zu sein braucht, sondern auch durch eine andere Bakterienart hervorgerufen werden kann.

Auch mit der Lues hat diese Coxitis nach genanntem Autor nichts zu tun, wenn wir auch bei dieser manchmal Gelenkentzündungen beobachten können. Sie sind wenig schmerzhaft, bei ihnen hängt die befallene Extremität schlaff herab, und es kann zu Verwechslungen mit wirklichen Lähmungen führen, zu einem Krankheitsbild, das den Kinderärzten unter dem Namen der „Pseudoparalyse" bekannt ist. Eine antiluetische Behandlung wird bald Klarheit schaffen.

Gegen Tuberkulose spricht der akute Beginn, der Verlauf und die Ausheilung des Gelenkleidens; es kommt nicht zur Ankylose, im Gegenteil, die Beweglichkeit ist eine relativ große, auch der Kalksalzgehalt ist im Gegensatz zu der tuberkulösen Entzündung nicht wesentlich verändert und es kommt auch oft zu einer Coxavara-Bildung, so daß Drehmann der Ansicht ist, daß die Ursache für die einseitige Coxa vara gerade in dieser Erkrankung zu suchen ist.

Die Anamnese, auch etwa vorhandene, von Eiterdurchbruch herrührende Narben können uns in späterer Zeit bei vorhandener Luxation vor Verwechslungen mit der Luxatio coxae congenita schützen.

Bei jüngeren Kindern gelingt die Reposition meist leicht, bei älteren nicht immer. Schuld daran ist nach Gebhardt die Starrheit des die Pfanne ausfüllenden Narbengewebes.

Die Arthritis deformans coxae.

Arthritis deformans coxae.

Die deformierende Hüftgelenkentzündung ist eine Krankheit des mittleren und höheren Alters, sie führt niemals zur Eiterung, sondern zu einer langsam fortschreitenden Deformierung des Gelenks, vor allem des Schenkelkopfes und Schenkelhalses, die ganz erhebliche Veränderungen aufweisen können teils infolge regressiver Vorgänge, die Knochenschwund bedingen, teils auch in Knochenneubildung und -wucherung. Der Schenkelhals kann vollständig verschwinden, er kann sich auch in Form einer Coxa vara abbiegen, der Schenkelkopf kann abgeplattet und vollkommen in seiner Form verändert werden. Gelenkkapsel und Gelenkbänder verdicken sich, schrumpfen zunehmend, es können auch freie Gelenkkörper vorhanden sein, kurzum Veränderungen, die die Bewegungsfähigkeit des Gelenks ganz erheblich beeinträchtigen, ja zu einer fast vollkommenen Ankylose derselben führen können. Subluxationen, ja vollständige Luxationen werden nicht selten beobachtet.

Diese Coxitis, die auch unter dem Namen des Malum coxae senile hinreichend bekannt sein dürfte, tritt teils spontan auf, teils auch im Gefolge von leichteren und schwereren Traumen, die das Gelenk treffen, und kann bei weiter fortgeschrittenen Fällen keine Schwierigkeiten in der Diagnose machen, wohl aber in ihren allerersten Anfängen, in denen sie selten vom Praktiker erkannt und nach meinen vielen Erfahrungen meist als Ischias angesprochen wird, von der man sie leicht unterscheiden kann, wenn man auf ein Symptom achtet, das nie bei der beginnenden Arthritis deformans fehlt, und das ist die verminderte Abspreizfähigkeit des Beines. Liegt eine solche vor, dann sollen wir es nie versäumen, eine Röntgenuntersuchung vorzunehmen, die das Leiden in Gestalt von lippenförmigen Ausziehungen der Gelenkpfannenränder, von Inkongruenzen der Gelenkflächen u. a. m. auch in seinen allerersten Anfängen sicher erkennen läßt.

Leider stehen wir dieser Erkrankung, wie wir schon im allgemeinen Teil gehört haben, machtlos mit unseren therapeutischen Maßnahmen gegenüber, und wir können froh sein, wenn wir es durch Bäder, mediko-mechanische Übungen u. dgl. m. in seinem Verlauf etwas aufhalten können. Bei weiter vorgeschrittenen Fällen können entlastende Stützapparate die Schmerzen lindern helfen, die manchmal neben den erheblichen funktionellen Störungen den Anlaß zu operativen Eingriffen und dann wohl nur zur Resektion geben können, wenn es sich noch um jüngere Patienten handelt.

Sonstige Entzündungen des Hüftgelenks.

Sonstige Entzündungen des Hüftgelenks. Tabische Arthropathie.

Der Arthritis deformans coxae wird von manchen Autoren auch die tabische Arthropathie zugezählt, was nach meinen früheren Ausführungen nicht richtig ist. Wir finden sie gar nicht so selten in der Hüfte, meist wird sie allerdings verkamnt. Bei derselben nehmen die Knochenveränderungen weit erheblichere Grade an, als wir sie bei der Arthritis deformans kennengelernt haben. Schenkelkopf und Schenkelhals können ganz verschwinden, und das obere Schaftende steht dann weit oberhalb der Pfanne. Oft finden wir auch zahlreiche freie Knochenstücke im Gelenk. Es kommt aber niemals, wie bei der Arthritis deformans, zu Ankylosen, sondern in den allermeisten Fällen sogar zu abnormer Beweglichkeit des Beines im Hüftgelenk, zu jenen sog. „Hampelmannsbeinen"; bei ihr schreitet im Gegensatz zur Arthritis deformans der Prozeß schnell voran, bei ihr bilden sich nicht nur in Kapsel und Gelenkbändern, sondern auch in den das Gelenk umgebenden Muskeln erhebliche und ausgedehnte Verknöcherungen, die wir bei der Arthritis deformans nie finden, bei ihr fehlt vor allen Dingen das eine und das sind die Schmerzen, die gerade bei der Arthritis deformans oft unerträglich sein können, auch wenn die krankhaften Veränderungen noch geringer Natur sind. Bei der tabischen Hüftgelenkentzündung dagegen ist der Patient stets schmerzfrei und läuft trotz starker und stärkster Veränderungen munter mit seinem erkrankten Hüftgelenk umher, vorausgesetzt natürlich, daß es die Veränderungen überhaupt noch zulassen.

Bezüglich der Diagnose verweise ich auf den allgemeinen Teil, in dem schon alles diesbezügliche gesagt ist, und bezüglich der Behandlung kommen auch hier die schon so oft erwähnten Schienenhülsenapparate mit Beckenkorb in Betracht, die, frühzeitig genug angelegt, das befallene Gelenk vor neuen Insulten und vor weiteren Veränderungen schützen können.

Osteomyelitische Coxitis.

Über die osteomyelitische Coxitis sprachen wir schon kurz bei der Säuglingscoxitis. Schmerzhafte entzündliche Schwellung, hohes

Fieber und schneller Einsatz, das sind meist die Symptome, wenn auch mitunter subakut verlaufende Fälle und mehr chronische eitrige Entzündungen beobachtet werden, die dasselbe Bild zeigen, wie wir es bei der tuberkulösen Coxitis kennengelernt haben. Im Anschluß an diese eitrigen Entzündungen nach akuter infektiöser Osteomyelitis kann es zu schweren Verjauchungen des Beckens und Oberschenkels kommen, meist ist eine Epiphysenlösung die Folge. Die Prognose hängt im wesentlichen von der Ursache der Eiterung ab und die Behandlung wird in solchen Fällen mehr eine chirurgische sein.

Auch im Verlauf und nach verschiedenen Infektionskrankheiten, besonders bei Masern, Scharlach, Typhus, Ruhr u. a. m. sehen wir gar nicht so selten schwere eitrige Entzündungen, manchmal nur einen Hydrops, der zu Spontanluxationen führen kann, desgleichen auch bei der Gonorrhöe, bei der es sich meist um katarrhalische Gelenkeiterungen handelt, nur selten um schwere deletäre eitrige.

Wir kommen nunmehr noch zu den

c) Kontrakturen und Ankylosen des Hüftgelenks,

Kontrakturen und Ankylosen des Hüftgelenks.

bei denen es sich in der überwiegenden Mehrzahl der Fälle um Flexions- und Adduktionsstellungen handelt, die häufig kombiniert vorkommen. Abduktionskontrakturen werden viel seltener beobachtet und erfordern meist wegen der viel geringeren Funktionsstörungen keine weitere Behandlung.

Ursachen der Kontrakturen und die Behandlung der einzelnen Formen.

Ätiologisch unterscheiden wir wie bei allen anderen Gelenken auch Narbenkontrakturen, desmogene, myogene, neurogene und arthrogene Kontrakturen, und das, was wir bereits im allgemeinen Teil über diese gesagt haben, gilt natürlich auch hier beim Hüftgelenk, so daß ich mich nur wiederholen würde, wollte ich noch einmal auf alles Nähere eingehen. Die Narbenkontrakturen sehen wir meist nach Verbrennungen, die Faszienkontrakturen nach Psoasabszessen und inguinalen Bubonen, die neurogenen bei der Hysterie und bei spastischen und spinalen Paralysen, vor allen Dingen bei der Littleschen Erkrankung, bei der die Hüftadduktionskontrakturen derartig hochgradig sein können, daß sich die Beine stark überkreuzen und ein Gehen ganz unmöglich ist. Meist sind sie noch mit anderen Kontrakturen der unteren Extremität, mit Kniebeugekontrakturen und Spitzfüßen vergesellschaftet. In leichteren Fällen können wir ihnen am besten mit Übungen und Massage entgegenarbeiten, in schwereren müssen wir zum Messer greifen und Teno- bzw. Myotomien ausführen mit nachfolgendem Gipsverband in stark korrigierter Stellung, nach dessen Abnahme noch eine längere Nachbehandlung mit Massage und Gymnastik einsetzen muß, ohne die wir sicher mit Rezidiven zu rechnen haben, vor denen uns bei schwersten Fällen nur geeignete Schienenhülsenapparate schützen können, die noch einige Jahre hindurch getragen werden müssen.

Kontrakturen nach tuberkulöser Coxitis.

Unendlich viel häufiger sind die Kontrakturen arthrogenen Ursprungs, und unter ihnen steht, wie wir bereits gehört haben, als auslösendes Moment an erster Stelle die tuberkulöse Coxitis; aber auch alle anderen entzündlichen Erkrankungen des Hüftgelenks können zu solchen führen. Bezüglich der Therapie möchte ich noch erwähnen, daß dieselbe je nach der Ätiologie der Deformitäten eine verschiedene sein muß, verschieden auch, je nachdem es sich um eine Kontraktur oder Ankylose handelt. Der Schwierigkeiten dieser Differentialdiagnose von früher sind wir ja heute enthoben durch die Röntgenstrahlen, die uns stets darüber Aufschluß geben werden, ob das Bewegungshindernis in den Weichteilen oder im Knochen zu suchen ist.

Forciertes Redressement bei der Behandlung der Hüftkontrakturen.

Das forcierte Redressement sollten wir bei Kontrakturen nur dann anwenden, wenn wir sicher sind, daß der Entzündungsprozeß auch wirklich abgelaufen ist; es wäre nicht das erste Mal, wenn nach einem solchen zu früh und zu brüsk vorgenommenen Redressement die Entzündung von neuem, ja bei tuberkulösen Kontrakturen eine Gehirntuberkulose oder allgemeine Miliartuberkulose ausbräche, die den Tod des Kindes zur Folge hätte.

Ich wende deshalb bei der tuberkulösen Coxitis das forcierte Redressement überhaupt nicht an, zumal da uns ja eine ganze Reihe schonenderer Verfahren zu Gebote stehen, mit denen wir meist zum Ziele kommen und von denen ich nur das einfachste, Dollingersche Verfahren näher beschreiben möchte.

Das Dollingersche Verfahren.

Man nimmt zwei etwa 1 cm dicke, glatt polierte Stangen, die die Länge des Patienten etwa um 20 cm überragen, legt die einen Enden dieser Stangen auf den Rand eines Tisches nebeneinander, die anderen auf einen ebenso hohen Tisch, und zwar so weit voneinander entfernt, daß die Stangen etwa einen Winkel von 30—40° miteinander bilden. Der mit Watte umwickelte Patient wird nun so auf diese Stangen gelegt, daß die Wirbelsäule in ihrem Lendenteil ganz denselben anliegt, also keine Lordose bildet, was dadurch erreicht wird, daß man dem kranken Bein seine wirkliche pathologische Stellung gibt, es im Knie beugen und sich mit der Sohle auf der einen Stange stützen läßt. Das gesunde Bein wird seiner Länge nach auf die andere Stange gelegt, und nun wird Rumpf, Becken und am besten auch noch dieses mit breiten Gipsbinden eingegipst, so daß der Oberkörper mitsamt dem gesunden Bein fest an den Stangen fixiert ist. Während der Verband erhärtet, wird das kranke Bein über dem Sprunggelenk erfaßt, und nun sucht man die pathologische Stellung desselben langsam und allmählich auszugleichen, ein leichtes Redressement vorzunehmen, bei dem infolge Fixation des Körpers durch den Gipsverband auf den Stangen verhindert wird, daß sich die Wirbelsäule während des Streckens der Beugestellung wieder lordotisch nach vorn biegt. Ist die Streckung vollendet und liegt auch das kranke Bein der anderen Stange gleichmäßig an, so wird es an dieser Stange mit Gipsbinden fixiert, die an der Streckseite des gut gepolsterten Knies stärker angezogen werden müssen. Ist der Gips völlig hart geworden, so werden die Eisenstangen vorsichtig nach unten herausgezogen.

Auf diese Weise gelingt es, leichtere Kontrakturen ohne Anwendung größerer Gewalt in einer Sitzung auszugleichen, stärkere sicher in mehreren Sitzungen durch sog. Etappenverbände, wie wir sie auch anderswo anwenden müssen.

Blutige Maßnahmen bei der Behandlung der Hüftkontrakturen. Osteotomieen.

Führen die unblutigen Maßnahmen nicht zum Ziel, treten die blutigen in ihr Recht, von denen zunächst die offene Durchschneidung aller verkürzten Weichteile zu erwähnen ist. Falls diese versagt, muß der Knochen angegriffen werden, und am besten exartikulär, was mittels der Osteoklase geschehen kann, besser noch mittels der Osteotomie. Eine ganze Reihe von Osteotomierungsmethoden sind angegeben, die ich in einer größeren Arbeit über dieses Thema hinsichtlich ihres Wertes eingehender besprochen habe. Ich kam damals zu der Ansicht, die ich auch noch heute vertrete, daß die lineare Osteotomie gute Resultate bringen wird, wenn es sich bei der bestehenden Hüftdeformität um bloße Achsendrehungen und um unerhebliche, beim Gehen kaum bemerkbare Verkürzungen handelt. Ist dagegen die ergriffene Extremität erheblich verkürzt und ihre Stellung eine nicht allzu perverse, so dürfte die schiefe subtrochantere Osteotomie das beste Verfahren sein, die uns, wenn sie auch eine etwas größere Wunde als jene erfordert, und wenn auch die Nachbehandlung eine etwas kompliziertere und längere ist, dennoch reichlich durch die erzielten Erfolge entschädigt.

In allen anderen Fällen köcherner Ankylose möchte ich für die Osteotomia pelvitrochanterica bzw. für die Osteotomia colli femoris eintreten. Sie ist das einfachste und zweckmäßigste Verfahren; das Redressement wird nach gründlichen Tenotomien niemals auf Schwierigkeiten stoßen; die volle Länge des Beines bleibt erhalten und eine mobilisierende Nachbehandlung läßt mit großer Wahrscheinlichkeit eine funktionstüchtige Pseudarthrose erwarten.

Resektionen.

Was die Resektion anlangt, so könnte wohl dieselbe aus der Reihe der Behandlung von Hüftgelenksdeformitäten, fast möchte ich sagen, ganz gestrichen werden, denn die erwähnten Osteotomien ersetzen sie vollkommen, zumal wenn man kein Bedenken trägt, die kontrakten Weichteile energisch anzugreifen. Jedenfalls sollte sie unter allen Umständen nur auf alle die Fälle beschränkt werden, bei denen noch Fisteln und Eiterung bestehen und bei denen die Extremitäten nicht allzusehr verkürzt und die Muskeln noch leistungsfähig sind, und ferner noch auf die Fälle doppelseitiger Ankylose, bei denen Volkmann rät, auf der einen Seite die Osteotomie und auf der anderen die Resektion zu machen, um dem Patienten so wenigstens ein bewegliches Gelenk zu schaffen, das das Gehen und Sitzen wenigstens etwas erleichtert. Von der gleichzeitigen doppelseitigen Resektion rät er unter allen Umständen ab, weil nach seinen Erfahrungen Patienten, denen auf diese Weise beiderseits ein bewegliches Gelenk geschaffen wurde, infolge Schlotterigkeit des Gelenks schlechter und unsicherer gingen als Kranke, bei denen auf der einen Seite eine zwar unbewegliche, aber feste Stütze vorhanden war.

f) Die schnappende Hüfte.

Schnappende Hüfte.

Man sprach früher die schnappende Hüfte als eine willkürliche Luxation an, was sie aber keineswegs ist. Es handelt sich vielmehr um das Abgleiten des Tractus iliotibialis der Fascia lata vom Trochanter maior bei der Beugung des Beines und um ein Zurückgleiten bei der Streckung, um Veränderungen, die angeboren bzw. erlernt sein können, so daß es sich bei dieser Art schnappender Hüfte nach zur Verth nicht um eine Krankheit handelt, sondern um ein Kunststück, das nicht das geringste mit einer Luxation im Gelenk zu tun hat. Hierbei treten auch keine Schmerzen auf, wohl aber bei einer anderen Form, die vom Willen unabhängig und auf traumatische Einflüsse zurückzuführen ist, durch die meist krankhafte Veränderungen in der Gegend des Rollhügels hervorgerufen werden. Gaugele fand bei einem solchen Fall Veränderungen am hinteren Pfannenrand, die tatsächlich eine Luxation des Kopfes gestatteten.

Die Behandlung besteht, wenn sie überhaupt nötig wird, in der blutigen Fixation des erwähnten sehnigen Stranges, der am besten nach Lange-Hohmann an das Periost bzw. die Muskelansätze des Trochanter maior befestigt wird mit nachfolgender Fixation des Gelenkes für etwa 6 Wochen in geeigneten Verbänden. Letztere sollen auch bei den anderen Formen der schnappenden Hüfte gute Dienste leisten.

2. Deformitäten des Oberschenkels.

a) Verkrümmungen des Oberschenkels.

Sie sind meist rachitischen Ursprungs und konvex nach außen und vorn; der ganze Oberschenkelknochen bildet einen dementsprechenden großen Bogen; seltener handelt es sich um mehr lokalisierte Abknickungen, die gewöhnlich in der subtrochanteren Gegend liegen und durch eine der Coxa vara ähnliche Funktionsstörung erzeugt werden können.

Deformitäten des Oberschenkels. Verkrümmungen des Oberschenkels.

An zweiter Stelle stehen die traumatischen Verkrümmungen des Oberschenkels, deren Knickung auch meist nach vorn und außen gerichtet ist. Wir sahen sie während der Kriegszeit in ungezählten Fällen von Oberschenkelschußbrüchen, in denen sie derartig hochgradig waren, daß das verletzte Bein das andere überkreuzte und überhaupt nicht belastet werden konnte, zumal da eine erhebliche Verkürzung des Beines hinzu kam. Die Brüche der Oberschenkeldiaphyse heilen ungemein häufig mit einer Deformität aus, entsprechend dem ausgeprägt schrägen oder auch torquierten Verlauf sowie den Zug kräftiger Muskeln, beides Momente, welche nach Vulpius die Dislokation sehr begünstigen. Die Deformität ist nach genanntem Autor durchaus charakteristisch je nach dem Sitz der Fraktur. Nach Brüchen im oberen Drittel besteht eine hochgradige Abweichung des zentralen Femurteils nach außen, geringere nach vorn, während das periphere Stück nach innen und oben disloziert ist. Es präsentiert sich ein stark verkürztes Bein mit kurzem, nach außen und vorn scharf abgeknicktem Oberschenkel, auswärts rotiertem Unterschenkel und Fuß. Je tiefer der Bruch liegt, desto mehr erscheint das obere Fragment nach vorn verschoben, desto ausgeprägter richtet sich die Konvexität des Fenur nach vorn und desto bedeutender wird die Längsverschiebung des unteren Fragmentes, also die Verkürzung. Bei Kindern überwiegen mehr die Querbrüche und infolgedessen bleiben auch die Deformitäten meist gering; das gleiche gilt für die nicht seltenen Oberschenkelfrakturen während der Geburt. Das beste Mittel ist bei allen diesen Fällen die Osteotomie.

b) Oberschenkeldefekt.

Oberschenkeldefekt.

Es ist eine ziemlich seltene Mißbildung, die in den verschiedensten Graden als partieller oder lokaler Defekt vorkommen kann. Bei partiellen Defekten finden wir immer eine Beugekontraktur im Kniegelenk, manchmal kann es auch zu einer Rotationsstellung der Tibia nach außen kommen. Die Mißbildung befällt zumeist das proximale Femurende, und therapeutisch kommt lediglich das Tragen einer zweckmäßigen Prothese in Betracht, die nicht immer leicht anzufertigen ist.

c) Wachstumsstörungen des Oberschenkels.

Wachstumsstörungen des Oberschenkels.

Sie entstehen durch Traumen oder entzündliche Erkrankungen an der unteren Femurepiphyse, von der bekanntlich das stärkste Längenwachstum ausgeht. Ist die Epiphyse in ungleicher Weise befallen, so werden neben der Verkürzung noch Verkrümmungen in die Erscheinung treten, die zu ihrer Geraderichtung eine Osteotomie notwendig machen. Auch Entzündungsvorgänge und Anomalien benachbarter Körperabschnitte können nach Wollenberg Wachstumsstörungen des Femur hervorrufen, besonders dann, wenn das Leiden eine Belastung verbietet und damit einen wichtigen funktionellen Wachstumsreiz ausschaltet.

Die bestehenden Verkürzungen werden, wenn sie nicht allzu erheblich sind, durch orthopädische Stiefel, bei erheblicheren Graden durch Apparate ausgeglichen.

3. Deformitäten des Kniegelenkes.

a) Die angeborene Luxation des Kniegelenkes.

Deformitäten des Kniegelenkes. Angeborene Luxation des Kniegelenkes.

Sie ist eine seltene Deformität, deren Entstehung eine rein mechanische ist. Häufig handelt es sich nur um Subluxationen, und in den allerseltensten Fällen nur entfernen sich die Gelenkflächen ganz voneinander. Am häufigsten ist die Luxation nach vorn, sehr selten die nach der Seite oder nach hinten.

Die Symptome machen sich anfangs in einer Hyperextensionsstellung des Kniegelenks bemerkbar, das weit über die physiologische Grenze hinaus überstreckt werden kann, während die Beugung aktiv sowohl wie passiv stark behindert ist. Die Femurkondylen sind in der Kniekehle durchzufühlen. Ober- und Unterschenkel bilden einen nach vorn offenen Winkel, und es sind Fälle beobachtet worden, bei denen sich die Vorderflächen des Ober- und Unterschenkels berührten. Die Patella ist, wenn sie überhaupt vorhanden ist, stets verkleinert und gewöhnlich nach oben disloziert.

Bei doppelseitigen Luxationen sind die Symptome von Anfang an meist deutlicher ausgesprochen als bei einseitigen, bei denen man oft nur von einem Genu recurvatum congenitum sprechen kann; bei einseitiger finden wir meist keine abnorme seitliche Beweglichkeit, die bei doppelseitiger fast nie zu fehlen pflegt.

Bei dem kongenitalen genu recurvatum ist die Beugung aktiv und passiv unbehindert, bei der kongenitalen Luxation dagegen eingeschränkt, bei jenen finden wir im Gegensatz zu dieser keinerlei Verschiebung der Gelenkflächen und kein Hervortreten der Oberschenkelkondylen in der Kniekehle.

Das anfängliche Bild der angeborenen Knieluxation kann sich allmählich ändern insofern, als sich die Hyperextensionsstellung durch Eigenschwere des Unterschenkels verringern, ja sogar in eine leichte Flexionsstellung übergehen kann.

Je früher die Reposition ausgeführt wird, der sofort eine Fixation des Kniegelenks in Beugestellung für längere Zeit zu folgen hat, um so besser werden die Erfolge sein. Die gelungene Reposition erkennt man an dem Verschwinden der Femurkondylen aus der Kniekehle und an dem Stehenbleiben des Unterschenkels in der Beugestellung. Handelt es sich um schwerere Fälle, wird man um blutige Eingriffe nicht herumkommen, die an den Weichteilen, mitunter auch an den Knochen vorgenommen werden müssen. In der Mehrzahl der Fälle wird man noch, mag man blutig oder unblutig vorgegangen sein, für längere Zeit zweckmäßige Schienenhülsenapparate tragen lassen. Die Prognose ist im allgemeinen eine gute, bei zweckmäßiger Behandlung, schlechter ist sie bei den mit Fehlen der Kniescheibe einhergehenden Fällen, die oft zeitlebens Stützapparate oder zum wenigsten Kniekappen tragen müssen.

b) Die angeborenen Kontrakturen des Kniegelenks.

Angeborene Kontrakturen des Kniegelenks.

Bei den angeborenen Kontrakturen des Kniegelenks handelt es sich vorwiegend um Beugekontrakturen, die für sich allein vorkommen, aber auch mit einer Beugekontraktur der Hüftgelenke verbunden sein können. Die schwersten Formen dieser Kontrakturen sind die mit sog. „Flughautbildung“ komplizierten, bei denen eine Hautfalte den offenen Beugungswinkel des Knies überbrückt.

Hierher gehören auch die Kontrakturen, die Hoffa als „Spontane epiphyseogene Deformitäten des Kniegelenks“ bezeichnet hat und die, durch kongenitale Anomalien des Epiphysenwachstums bedingt, oft starke Beugestellungen zeigen können.

Handelt es sich um leichtere Fälle, so kommen wir bei der Behandlung mit redressierenden Apparaten aus, wenn nicht, dann müssen wir dieselben auf operativem Wege durch Sehnendurchschneidungen zu beseitigen suchen.

c) Die paralytischen Deformitäten des Kniegelenks.

Paralytische Deformitäten des Kniegelenks.

Wie finden sie fast ausnahmslos als eine Folge der Kinderlähmung und ihr Grad und ihre Art wird immer davon abhängig sein, wieviel und welche Muskelgruppen von der Lähmung befallen sind und davon ferner, ob die Lähmung eine vollständige oder nur eine unvollständige ist.

Sind alle das Kniegelenk bewegenden Muskeln befallen, so sehen wir auch hier wieder ein Schlottergelenk. Meist bleiben nur einzelne Muskeln gelähmt, und zwar am häufigsten der Quadrizeps, selten die Flexoren. Infolge Lähmung der Streckmuskulatur kommt es zu einer Überstreckung, zu einem Genu recurvatum, das erst das Gehen möglich macht und ein Zusammenknicken das Beines nach vorn zu verhindert. Der Unterschenkel wird nach vorn geschleudert, und erst durch das vordere Aufeinanderpressen der Gelenkflächen und durch die hintere Spannung der Gelenkkapsel und -bänder bei Verlagerung des Körpergewichts nach vorn findet das Bein eine genügende Stütze. Mitunter suchen die Patienten ein Durchbiegen des Knies nach vorn auch dadurch zu verhindern, daß sie beim Gehen den Oberschenkel mit der Hand derselben Seite nach hinten durchdrücken, ihn gleichsam festhalten. So vermögen die Patienten oft auch bei stärkerem Schlotterknie ohne jede Stütze zu gehen und mit einer Behendigkeit zu laufen, die nichts zu wünschen übrig läßt. Desselben Handgriffes bedienen sich die Patienten auch bei paralytischen Beugekontrakturen, die wir in solchen Fällen finden, bei denen die Beugemuskeln noch funktionsfähig sind. Sie können ganz erhebliche Grade annehmen; sind beide Beine befallen, so sind die Patienten überhaupt nicht imstande zu gehen und bilden sich zu sog. „Rutschern" aus.

Neben dem Genu recurvatum und Genu flexum paralyticum sehen wir auch noch ein Genu valgum, seltener ein Genu varum, Deformitäten, auf die wir später zurückkommen werden.

Behandlung mit Schienen und Apparaten.

Leichtere Fälle bedürfen der Behandlung nicht, da sie, wie wir gesehen haben, oft erst den Gebrauch des Beines, die Funktion ermöglichen; bei den schwereren Fällen können wir die Kinder durch zweckmäßige Schienen und Apparate erst zum Gehen bringen. Die besten Apparate sind Schienenhülsenapparate, an denen wir das Kniegelenkscharnier nach hinten verlagern und den ausgefallenen Quadrizeps durch vordere gekreuzte kräftige Gummizüge ersetzen, oder in schwereren Fällen das Gelenk durch Fixationsvorrichtungen in Streckung feststellen müssen, die ausgeschaltet das Sitzen bei gebeugtem Knie gestatten.

Bei keiner anderen Deformität habe ich so häufig unzweckmäßige Schienen gefunden wie gerade bei dieser; schwere Doppelschienen ohne jede Feststellvorrichtung erleichterten nicht nur nicht den Gang, sondern erschwerten ihn nur noch, und die Kinder liefen meist besser ohne diese unzweckmäßigen Schienen als mit ihnen, da sie als akzidentelle Last für das ohnehin schon schwache, nicht leistungsfähige Bein wirkten. Wenn schon in allen anderen Fällen, so dürfen wir noch mehr gerade bei diesen die Auswahl der Schienen nicht den Bandagisten überlassen, da hier mehr noch als anderswo nur streng individualisiert werden darf und die portativen Apparate möglichst leicht hergestellt werden müssen, wenn anders sie wirklich den gelähmten Gliedern nützen und ihre Funktion erhöhen bzw. überhaupt erst ermöglichen sollen. Daß neben dem Tragen solcher Apparate auch noch eine entsprechende elektrische Behandlung mit Massage und Gymnastik in Betracht kommt, zumal in solchen Fällen, bei denen wir noch mit einer Besserung des Lähmungszustandes rechnen dürfen, das bedarf wohl kaum der Erwähnung.

Arthrodese des Gelenkes.

Wollen wir vom Apparat loskommen, so können wir das Kniegelenk künstlich versteifen, die Arthrodese vornehmen mit nachfolgender Fixation des Gelenks auf mehrere Monate in einem Gipsverband, an dessen Stelle am besten noch für längere Zeit eine leichte Lederhülse tritt. Die Entscheidung, ob Apparatbehandlung oder Arthrodese anzuwenden ist, wird nach Wollenberg einerseits durch das Lebensalter des Patienten beeinflußt, andererseits durch die soziale Lage. Ich kann genanntem Autor nur zustimmen, wenn er sagt, daß die Arthrodese, wenn irgend angängig, nicht vor dem zehnten Lebensjahre, womöglich erst nach Abschluß des Wachstums gemacht werden soll, um eine Schädigung der Epiphysenscheiben und somit spätere Wachstumsstörungen zu vermeiden.

Sehnentransplantationen.

Sehr gute Erfolge sahen wir auch bei erhaltener Beugemuskelatur von den Sehnentransplantationen; die gut erhaltenen und kräftigen Beuger wurden nach vorn verlagert und zum Ersatz des gelähmten Quadrizeps verwandt.

Forciertes Redressement.

Handelt es sich um Beugekontrakturen, so können wir dieselben allmählich und schonend durch Gewichtsextension oder besser noch durch artikulierte Gipsverbände bzw. Schienenhülsenapparate beseitigen, an denen permanent wirkende Korrektionsvorrichtungen an der Vorderseite des Knies in Gestalt von kräftigen elastischen Zügen oder Streckfedern die Streckung der Kontraktur erzwingen. Vor dem forcierten Redressement solcher Kontrakturen möchte ich warnen; es wäre nicht die erste Fraktur am Oberschenkel, die wir an den bei allen gelähmten Gliedern so atrophischen Knochen erzeugen würden; auch die Gefahr der Fettembolie darf nicht vergessen werden. Besser sind die offenen Durchschneidungen der kontrakten Weichteile in der Kniekehle, und unter Umständen werden wir zur Erreichung der Stellungskorrektur nicht um eine suprakondyläre Osteoklase oder Osteotomie herum kommen.

d) Die erworbenen Kontrakturen und Ankylosen des Kniegelenks.

Erworbene Kontrakturen und Ankylosen des Kniegelenks. Ätiologische Momente.

Die ätiologischen Momente dieser haben wir bereits im allgemeinen Teil kennengelernt und alles, was wir daselbst über die Prophylaxe und die Behandlung der Kontrakturen gesagt haben, gilt auch hier im gleichen Maße. In der Mehrzahl der Fälle handelt es sich um Kontrakturen arthrogener Natur. Rheumatische, eitrige, osteomyelitische, gonorrhoische Entzündungen sind hier zu nennen, vor allem aber die Tuberkulose. Für gewisse derartige Erkrankungen ist das Kniegelenk geradezu prädisponiert; ich erinnere hier nur an die gonorrhoischen Gelenkerkrankungen und an die sog. Blutergelenke, die zu den häufigsten Symptomen der Hämophilie gehören und die schon meist früh, in der Zeit des Gehenlernens, auftreten. Fast ausnahmslos geben Traumen größerer oder geringerer Art den Anlaß zu derartigen Gelenkergüssen, die sich des öfteren wiederholen, nur langsam resorbiert werden und so zu Kontrakturstellungen Veranlassung geben, aus denen sich bleibende Deformitäten entwickeln können. Auch bei der tabischen Gelenkentzündung steht das Kniegelenk in der Frequenz an allererster Stelle (Abb. 78).

In anderen Fällen ist die Ursache der Kniekontrakturen in pathologischen Veränderungen nicht im Gelenk selbst, sondern in der Umgebung desselben, in den benachbarten Weichteilen zu suchen. Vor allem sind hier zu erwähnen alle die Kontrakturen, die sich infolge von narbigen Verkürzungen der Haut und der periartikulären Weichteile nach Verbrennungen, nach anderen größeren Hautdefekten in der Kniekehle, nach ulzerativen Prozessen u. dgl. m. entwickeln. Der Grad der Kontraktur und die Beweglichkeitsbeschränkung durch ein solches Narbengewebe können sehr verschieden sein je nach der Größe der Narbe und vor allen Dingen je nach der Tiefe des ursprünglichen Defektes, da es von derselben abhängt, inwieweit die Narbe mit den unterliegenden Teilen verwachsen oder gegen dieselben verschieblich ist. Infolge von Muskelerkrankungen entstehen die myopathischen Kontrakturen; häufiger als diese sind die neurogenen, von denen wir schon die paralytischen im vorigen Abschnitt besprochen haben. Die spastischen sehen wir besonders bei der Kompressionsmyelitis und bei der Littleschen Krankheit.

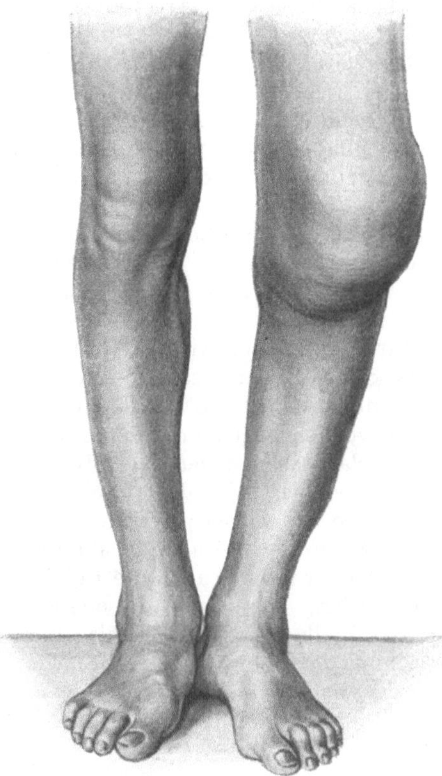
Abb. 78. Tabische Kniegelenksentzündung.

In der Mehrzahl der Fälle handelt es sich um mehr oder weniger starke einfache Beugekontrakturen, oft genug sind sie auch noch mit einer Abduktion bzw. Adduktion oder mit einer Rotation des Unterschenkels nach außen oder mit beiden zusammen verbunden.

Oft gesellen sich auch noch wirkliche Verschiebungen der Gelenkflächen hinzu, selten vollkommene Luxationen, meist nur Subluxationen der Tibia nach hinten.

Wenn die Kontrakturstellungen bereits im kindlichen Alter entstanden sind, so können wir nach Verlauf längerer Zeit in den meisten

Fällen eine mehr oder weniger bedeutende Entwicklungshemmung bemerken; die Weichteile sind welk und atrophisch, die Knochen kurz und schmächtig und vor allen Dingen atrophisch. Je stumpfer der Winkel ist, den der Unter- zum Oberschenkel bildet, desto leichter wird auch dem Patienten das Gehen; er tritt mit der Fußspitze des kranken Beines auf und gleicht so die durch die Winkelstellung des Beines bedingte Verkürzung aus. Ist der vorhandene Deformitätswinkel aber ein größerer, so müssen die Kranken das gesunde Bein stärker biegen, um mit der Fußspitze des anderen den Boden berühren zu können, und ist es gar ein rechter oder spitzer, so ist es meist den Patienten nicht mehr möglich, ohne hohe Sohle oder Sitzstelze oder ohne Krücken zu gehen.

Übergang der Kontraktur in Ankylose.

Die Kontraktur kann in eine Ankylose übergehen. Die zerstörten Gelenkenden verwachsen miteinander, und hier kommen wieder alle die Formen zur Beobachtung, die wir früher bereits beschrieben haben, die fibrösen, knorpeligen und ossären Ankylosen. Bei letzteren konnte ich wiederholt Fälle beobachten, bei denen Femur und Tibia einen einzigen Knochen bildeten, so daß ihre frühere Trennungslinie im Röntgenbilde nicht mehr zu finden war und die innere Knochenarchitektur und -struktur vollkommen ineinander überging. Nicht selten verwächst auch die Kniescheibe knöchern mit ihrer Unterlage.

Kniekontrakturen nach Operationen am Gelenk.

Häufig kommen auch Deformitätsstellungen im Kniegelenk nach Operationen an denselben, nach Arthrektomien, mehr noch nach Resektionen, zur Beobachtung, die sich gleich nach der Operation entwickeln, mitunter aber auch noch nach längerer Zeit bei den anscheinend bestgeheilten Fällen zum Schrecken des Arztes und der Patienten einstellen können, sei es nach einem gelegentlichen Trauma oder sei es ohne ein solches bei Kindern, bei denen nach der Entlassung aus dem Krankenhause jede weitere Behandlung und Beobachtung aufhörte und keine feststellenden Apparate bzw. abnehmbaren Verbände noch lange Zeit hindurch getragen wurden. Diese Winkelstellungen entstehen vorzugsweise durch das Übermaß der Flexoren über die atrophischen Streckmuskeln des Oberschenkels, und daneben spielt nach Hoffa auch noch die Belastung durch das Körpergewicht und der Reiz eine Rolle, den etwaige krankhafte Herde auf die Epiphysenlinien ausüben.

Prognose der Kontrakturen.

Die Prognose aller dieser Kontrakturen und Ankylosen ist sehr verschieden; sie hängt ab vom Grad, von der Art, von der Dauer der Gelenkentzündung, vom Grad der Deformitätsstellung selbst, vom Grad der Destruktion der Gelenkflächen, von der Festigkeit der Verwachsungen u. dgl. m. Erschwert wird auch die Prognose durch die erwähnte Verwachsung der Patella.

Prophylaxe der Kontrakturen.

Wie überall, so ist auch bei der Behandlung dieser Deformitäten zunächst mit einigen Worten der Prophylaxe zu gedenken. Wir müssen das Kniegelenk beim Beginn der Behandlung in die Stellung bringen, in welcher wir es für den Fall, daß eine Versteifung eintreten sollte, fixiert wissen wollen. Da bei Kindern in vielen Fällen eine Verkürzung zu erwarten steht, so wird man am besten das Knie bei ihnen in Streckstellung fixieren, bei Erwachsenen hingegen in einem stumpfen Winkel, vorausgesetzt, daß das steife Bein ebenso lang ist als das gesunde. Vulpius zieht auch hier die Streckstellung vor und erhöht lieber den Stiefel der gesunden Seite der Gefahr wegen, daß durch Belastung und Muskelzug der Flexionswinkel im Knie unliebsam verkleinert werden kann. Bei einer Ankylose in gestreckter Stellung bei gleich langen Beinen würde der Gang beträchtlich leiden; die Patienten würden sehr leicht straucheln und genötigt sein, beim Gehen mit dem steifen Bein einen Bogen nach außen zu beschreiben (Abduktionsgang) oder auch die Beckenhälfte der kranken Seite stark zu heben (Beckengang). Da indeß bei Erwachsenen in manchen Fällen die unteren Extremitäten mit versteiftem Knie zugleich auch verkürzt sind oder bei Versuchen, die Streckstellung durch Operationen herzustellen, verkürzt werden, so ist auch für diese Fälle die Streckstellung des Knies die zweckmäßigste.

Bevor wir zur eigentlichen Behandlung der Kontrakturen und Ankylosen übergehen, dürfte es angebracht sein, noch die Gelenkerkrankungen kurz zu besprechen, die am häufigsten die Ursache für jene abgeben. An erster Stelle steht die tuberkulöse Kniegelenkentzündung, die

Gonitis tuberculosa.

Tuberkulöse Kniegelenkentzündung. Verlauf der Erkrankung.

Auch sie ist vorwiegend eine Erkrankung des kindlichen und jugendlichen Alters wie die Coxitis tuberculosa, und alles, was wir bei dieser bezüglich der Ätiologie, der pathologischen Anatomie usw. gesagt haben, gilt auch mutatis mutandis bei der Gonitis, nur ist im Gegensatz zur Coxitis bei dieser der Hydrops charakteristisch für die initiale Tuberkulose. Er entwickelt sich allmählich, meist schmerzlos, nur in selteneren Fällen tritt er ziemlich akut auf, um dann der granulierenden Gelenkentzündung, dem Fungus, Platz zu machen. Anfangs findet sich im Gelenk ein seröses oder serofibrinöses Exsudat, später käsiger, krümeliger Eiter, und im weiteren Verlauf werden die Weichteile und die knöchernen Gelenkteile des Kniegelenks immer mehr zerstört, und an die Stelle des normalen Gewebes tritt überall das tuberkulöse Granulationsgewebe. Die Zerstörung des Knochens kann einen ganz beträchtlichen Grad erreichen.

Der Verlauf der Erkrankung ist ein sehr chronischer. Leichte Ermüdung, unbedeutendes Hinken und Nachziehen des Beines beim Gehen, Schmerzen nach längerem Gehen und Stehen sind die Initialsymptome. Das erste objektive Symptom ist eine ganz allmählich zunehmende Schwellung des Gelenks entweder in Form eines Hydrops oder einer mehr festen oder schwammigen Anschwellung. Bei der serösen Form ist die Beweglichkeit des Gelenks gewöhnlich nur wenig eingeschränkt, während es beim Fungus sehr bald zu Fixationen des Gelenkes kommt, zur Flexionsstellung, die mit dem Fortschreiten des Krankheitsprozesses ständig zunimmt, wenn sie nicht durch zweckmäßige und rechtzeitig angelegte Kontentivverbände verhindert wird (Abb. 79). Die Haut ist gewöhnlich nicht gerötet, sondern meist weiß und wachsartig, und dieses eigenartige Aussehen hat der Erkrankung den Namen „Tumor albus" gegeben. Mit der zunehmenden Schwellung mehren sich auch die Schmerzen, die Fixation des Gelenkes und die Zeichen einer Gelenkeiterung werden unter mehr oder weniger hohem Fieber immer deutlicher, die Zerstörung des Gelenkes nimmt mehr an Ausdehnung zu, der Eiter bricht durch die Kapsel durch, und es kommt zu periartikulären Abszessen, zu Eitersenkungen, zur Fistelbildung und manchem anderen mehr, was wir schon bei der Coxitis kennengelernt haben.

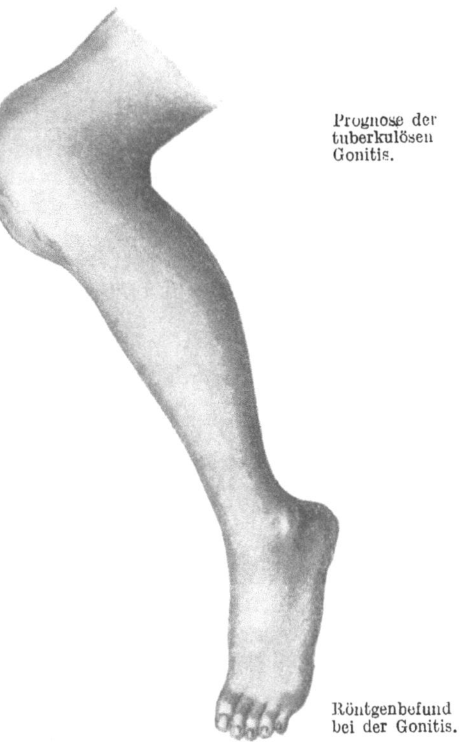

Abb. 79. Tuberkulöse Kniegelenksentzündung.

Prognose der tuberkulösen Gonitis.

Bezüglich der Prognose verweise ich auf das bei der Coxitis Gesagte. Je jünger die Kranken sind und je früher eine zweckmäßige Behandlung einsetzt, um so günstiger werden sich die Aussichten auf eine Ausheilung gestalten, die in jedem Stadium der tuberkulösen Gelenkentzündung eintreten kann. Auch bei der Gonitis gehört eine Ausheilung mit völliger Erhaltung der Beweglichkeit des Gelenkes zu den größten Seltenheiten, meist bleiben mehr oder minder starke Bewegungseinschränkungen und Wachstumsstörungen zurück.

Röntgenbefund bei der Gonitis.

Wir können nie mit Bestimmtheit sagen, wann ein tuberkulös erkranktes Kniegelenk sicher ausgeheilt ist, und oft genug sehen wir noch nach Jahren im Anschluß an ein Trauma oder auch ohne ein solches die Krankheit erneut und mit großer Heftigkeit ausbrechen. Niemals sollen wir es versäumen, die Röntgenstrahlen zur Sicherung der Diagnose heranzuziehen, sie können uns wertvolle Aufschlüsse geben. Nach meinen Erfahrungen kann ich nur Wollenbergs Angaben bestätigen, der bei der Gonitis tuberculosa im Kindesalter die Epiphysen mehr oder weniger vergrößert fand, desgleichen auch die Kniescheibe resp. ihren Knochenkern gegenüber der gesunden Seite, während die Diaphysen verschmächtigt waren. Bei Erwachsenen fehlen diese Gegensätze, bei ihnen überwiegt die partielle Knochendestruktion. In frischen Fällen finden wir eine allgemeine, meist sehr deutliche Knochenatrophie, in alten daneben auch öfter sklerotische Partien.

Konservative Behandlung der Gonitis tuberculosa.

Gehen wir zur Behandlung über, so werden wir heutzutage keinen Widerspruch hören, wenn wir die Behauptung aufstellen, daß der Streit, ob wir bei der Behandlung der Kniegelenktuberkulose konservativ oder operativ vorgehen und im letzteren Falle die Resektion oder die

Arthrektomie vornehmen sollen, zugunsten der konservativen Behandlung entschieden ist, zum mindesten bei jugendlichen Personen. Kindliche Kniegelenke werden konservativ behandelt, sagt König, und am besten erreicht man die Ruhigstellung und Entlastung des Gelenkes durch die schon häufiger erwähnten Gipsverbände, die bei gutem Verlauf der Erkrankung durch portative Apparate, am besten durch Hessingsche Schienenhülsenapparate ersetzt werden. Die Resultate dieser Behandlung in Verbindung mit intraartikulären Injektionen, Stauungen, Höhensonne usw. sind sehr gute und nur selten läßt sie uns in Stich. Sie führt in den meisten Fällen zur Heilung, wenn gute Luft, Hygiene, kräftige Ernährung und vielleicht auch ein Aufenthalt in einem Sool- oder Seebade oder in den Bergen ein übriges tun. Und damit dies alles dem Patienten zugute kommen kann, ist eben die ambulante konservative Methode allen andern vorzuziehen.

Operative Behandlung der Gonitis tuberculosa.

Wenn trotz der sorgfältigsten orthopädischen Behandlung, trotz Fixation und Entlastung — diese Fälle werden nur eine verschwindend kleine Anzahl bilden — die Krankheit fortschreitet, dann sollen wir uns hüten vor allzu langem Abwarten, dann müssen wir zum Messer greifen, dann muß auch bei Kindern trotz der zu fürchtenden Folgen operiert werden, und zwar wird am besten die Arthrektomie gemacht, gegebenenfalls mit Herdausräumungen, die Resektion aber nur erst nach Abschluß des Wachstums. Eine Resektion wegen Kniegelenktuberkulose bei Kindern habe ich, solange ich bei Hoffa arbeiten durfte, nicht gesehen und habe sie auch bisher in meiner eigenen Praxis noch niemals ausgeführt, wohl aber habe ich mehrere Patienten gesehen, bei denen sie anderwärts gemacht war und die mit ganz erheblichen Wachstumsstörungen zu mir kamen, so daß es komplizierter Apparate bedurfte, um sie von den Krücken los zu bekommen.

Gelenke Erwachsener werden im Initialstadium der Erkrankung auch konservativ behandelt wie die kindlichen. Zeigt diese Behandlung nicht bald einen günstigen Verlauf, so wird zur Operation geschritten, meist zur Resektion, da man bei Erwachsenen mit Wachstumsstörungen nicht mehr zu rechnen hat und außerdem aus wirtschaftlichen Gründen die Krankheitsdauer möglichst abzukürzen ist. Allgemeine Regeln lassen sich natürlich schwer aufstellen, man muß von Fall zu Fall entscheiden, was zu tun ist; das ist aber klar, daß wir zwischen Kindern und Erwachsenen einen Unterschied machen müssen.

Ebenso wie die tuberkulöse Kniegelenkentzündung geben auch die chronisch-rheumatischen Kniegelenkentzündungen, die Arthritis deformans, die Arthritis gonorrhoica und die Hämophilie den Anlaß zu Kontrakturen ab.

Bei der Behandlung dieser Kniegelenkdeformitäten gilt es zunächst, genau festzustellen, ob wir es mit einer Kontraktur oder mit einer Ankylose zu tun haben.

Abgesehen von jenen leichten und leichtesten Fällen, die einer Behandlung nicht bedürfen, hat man je nach dem Grade und der Art der Deformität verschiedene Maßnahmen zu ergreifen.

Medikomechanische Behandlung der Kniekontrakturen.

In leichteren Fällen kommen wir schon mit fortgesetzten passiven Bewegungen, die manuell oder maschinell mehr oder weniger lange Zeit ausgeführt werden müssen, mit Massage, mit permanenter Extension zum Ziele, so z. B. weichen schon geringe Narbenkontrakturen, leichte Kontrakturen nach Gelenkrheumatismus und nach langer Ruhigstellung des Gelenks, leichte myogene Kontrakturen u. a. m. einer zweckmäßigen und entsprechenden mechanotherapeutischen Behandlung. Gerade bei den Kniekontrakturen haben sich die Schedeschen (Abb. 80) und Kröberschen (Abb. 81) Schienen aufs beste bewährt. Versagt diese Methode oder handelt es sich um Kontrakturstellungen schweren Grades, dann sollen wir von allen forcierten Maßnahmen Abstand nehmen, da diese gerade am Kniegelenk oftmals schädlich wirken können, namentlich bei infektiösen Prozessen, wie wir schon wiederholt ausgeführt haben und auch oft genug nicht zum Ziele führen werden infolge des anatomischen Baues des Kniegelenks; wir sollen portative Apparate anwenden, mit denen wir, vorausgesetzt, daß dieselben nicht, wie so viele Apparate an den zwei Grundfehlern leiden, meist recht gute Resultate erzielen können. Diese zwei Grundfehler sind nach Hoffa die, daß jene Apparate einmal keinen genügenden Halt an der Extremität haben und daß sie ferner das Kniegelenk als reines Scharniergelenk behandeln, obwohl es kein eigentliches Scharniergelenk mit einem konstanten Drehpunkt ist und nicht eine, sondern zwei Drehachsen hat.

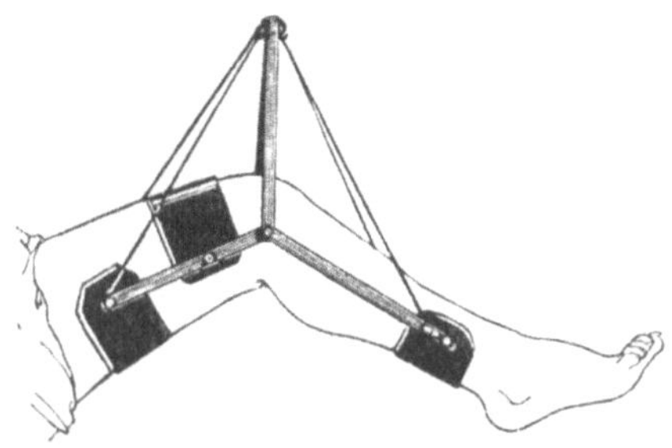

Abb. 80. Schedesche Schiene.

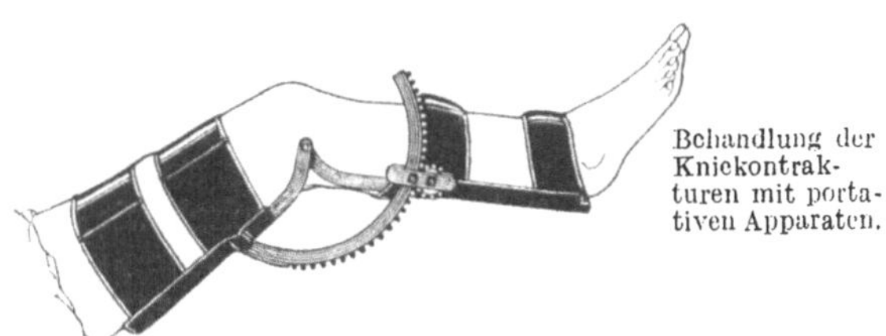

Abb. 81. Kröbersche Schiene.

Behandlung der Kniekontrakturen mit portativen Apparaten.

Solche falsch konstruierten Apparate, wie man sie immer wieder zu sehen bekommt, drücken nach Hoffa, vermöge ihrer fehlerhaften Bauart, d. h. also bei Anwendung eines gewöhnlichen Scharniers, dessen Achse mit der des hinteren Gelenkabschnittes zusammenfällt, die Knochen im Kniegelenk, sobald sie sich in dem vorderen Abschnitt des Gelenks bewegen, aufeinander und sind deshalb ganz unzweckmäßig und zu verwerfen und noch unzweckmäßiger bei allen den Deformitäten, wo wir es noch neben der Flexion mit einer Subluxation zu tun haben.

Wir müssen, wollen wir Erfolge erzielen, Schienen mit Braatzschen Sektoren anwenden, die genau der Gelenkkurve des Kniegelenks entsprechen und mit der Streckung des gebeugten Gelenks zugleich eine Distraktion der Gelenkenden bewirken, so daß sie nicht mehr aufeinander gedrückt werden. Die korrigierende Kraft übt eine starke Feder in Gestalt einer alten Schlägerklinge aus, die bei dauerndem Zug Weichteilkontrakturen oft in kürzester Zeit ohne Schmerzen für den Patienten beseitigen kann. An Stelle der kostspieligen Apparate können wir diese Streckvorrichtung auch an einem geteilten Gipsverband anbringen.

Sodann möchte ich als weiteres Verfahren das der etappenförmigen Gipsverbände, wie es Wolff für das Genu valgum angegeben hat und wie wir es dort noch kennenlernen werden, erwähnen. Das jedesmal erreichte Resultat der vorsichtigen Streckung wird durch den Verband fixiert.

Das Brisement forcé bei der Behandlung der Kniekontrakturen.

Dieser langsamen und allmählichen Beseitigung bestehender Kontrakturen steht die brüske, die forcierte Streckung, der Brisement forcé gegenüber, mit dem man in einer Sitzung das erreichen will, was man mit jener soeben beschriebenen Methode nachgerade zu erreichen suchte. Da jenes gerade vom Praktiker so oft angewandt wird, möchte ich noch einmal an dieser Stelle ausdrücklich darauf hinweisen, daß man bei der Anwendung dieses gar nicht vorsichtig genug sein kann, da es nicht so ungefährlich ist, wie man immer anzunehmen pflegt. Wie bereits erwähnt, kommt es leicht zu Rezidiven der überstandenen Erkrankung, daneben können aber auch Zerreißungen der Haut, der Nerven, der Gefäße, Verletzungen der Knochen vorkommen, und Brüche der Oberschenkelknochen oberhalb des Gelenks sind schon oft beobachtet worden, zumal da wir es meist mit atrophischen Knochen zu tun haben.

Bei starker Schrumpfung der hinteren Kapselwand kann das brüske Redressement auch noch andere sehr unangenehme Folgen haben. Denn denken wir uns die Tibia an der hinteren Partie der Oberschenkelkondylen fixiert und versuchen wir die Streckung, indem wir den Unterschenkel als Hebel benutzen, so muß sich die Tibia um den an den Kondylen gewonnenen Fixationspunkt drehen und kann nicht nach vorn gleiten. Dehnt sich die hintere Kapsel oder zerreißt sie, so muß notwendigerweise eine Subluxation der Tibia eintreten, reißt oder dehnt sich die Kapsel nicht, so drückt der vordere Rand der Tibia auf die Oberschenkelkondylen, und es kann auf diese Weise, zumal bei Knochen, welche erkrankt oder durch lange Ruhe atrophisch geworden sind, leicht zu Zertrümmerungen der Gelenkenden kommen, und zwar trifft dies meist die Tibia, die bis zur Tuberositas einknicken kann, seltener die Kondylen, wobei dann der vordere Rand der Tibia in dieselben eindringt. Alle diese Veränderungen sind sehr ungünstig für den späteren Gebrauch des Gliedes. Wollen wir kräftig redressieren, dann müssen wir in erster Linie den Punkt berücksichtigen, daß wir nicht einfache Hebelwirkungen auszuführen haben, sondern daß dieselben vielmehr mit einem kräftigen Zuge am Unterschenkel in der Richtung der verlängerten Oberschenkelachse verbunden sein müssen.

Daß das Brisement forcé, auch noch so vorsichtig und schonend ausgeführt, zum mindesten bei durch langes Krankenlager rarefiziertem und verfettetem Knochensystem durchaus kein so unbedenklicher Eingriff ist, wie das so viele Praktiker immer noch annehmen, das beweisen am besten die in der Literatur beschriebenen und nicht etwa wenigen

Fälle, bei denen nach dem Brisement forcé der Tod infolge einer durch die Sektion bestätigten Fettembolie eingetreten war.

Ich glaubte, mich bei dem brüsken Redressement länger aufhalten zu müssen, das nach meinen Erfahrungen noch viel zu viel vom Praktiker angewandt wird, und das für alle die Fälle als direkter Kunstfehler zu betrachten ist, die sich an eine eitrige Entzündung des Gelenks angeschlossen haben, zumal wenn wir nicht wissen, ob der ursächliche Krankheitsprozeß bereits ganz abgelaufen ist.

Operative Maßnahmen bei der Behandlung der Kniekontrakturen.

In allen den Fällen hochgradiger Kontrakturen, bei denen jene Methoden nicht zum Ziele führen, müssen wir zum Messer greifen. Bei Narbenkontrakturen schwereren Grades werden je nach der Schwere des vorliegenden Falles quere Durchtrennungen, Y-förmige Plastiken, Exzisionen mit nachfolgenden Thierschschen Transplantationen oder Einpflanzungen gestielter Hautlappen ausgeführt, wie dies für die Narbenkontrakturen anderer Gelenke schon des öfteren beschrieben ist. Sodann ist in vielen Fällen die Durchschneidung der Weichteile, die das Hindernis der Streckung abgeben, auszuführen, die Durchschneidung der Sehnen und Muskeln, und zwar am besten die offene, der vor der subkutanen unbedingt der Vorzug gebührt, weil bei dieser einesteils der neben der Bicepssehne liegende Nervus peroneus unter das Messer kommen könnte und weil anderenteils fast immer noch verkürzte Faszienpartien zu durchtrennen sind, die man von einem kleinen Einstich aus nicht erreichen kann. Mit diesen Tenotomien sollte man nicht allzu sparsam sein und sie des öfteren mit den anderen Methoden verbinden; sie sind eine kleine ungefährliche Komplikation und erleichtern die Nachbehandlung ungemein.

Sehr feste und namentlich tuberkulöse Beugekontrakturen werden am besten, wie die wirklichen knöchernen Ankylosen auch, beseitigt, wenn wir den Knochen angreifen, und zwar osteotomiert man paraartikulär einfach quer oberhalb des Knies und, wenn es nötig ist, ober- und unterhalb. Solange die betreffenden Patienten noch im Wachstum stehen, ist eine Schädigung der Epiphysen zu vermeiden. Auch die keilförmige, besser noch die bogenförmige Resektion nach Helferich liefern gute Resultate.

e) Das schnellende Knie.

Das schnellende Knie.

Wir hatten bereits den schnellenden Finger kennengelernt, an den das schnellende Knie erinnert, dessen Streckung auch nur bis zu einem gewissen Winkel sich vollzieht, um zu sistieren und sich plötzlich mit einem Ruck zu vollenden. Man beobachtet es nach schweren Verletzungen der Unterschenkelknochen und des Kniegelenks selbst, und Thiem führt es zumeist auf eine Zerreißung der Gelenkkreuzbänder zurück; Schanz beobachtete das Schnellen auch bei Kinderlähmungen. Bade empfiehlt bei schweren Funktionsstörungen und traumatischen Fällen die Eröffnung des Gelenks und die Naht der Kreuzbänder, bei veralteten Fällen die Arthrodese des Kniegelenks, bzw. das Tragen von Schienenhülsenapparaten, mit denen ich bis jetzt immer ausgekommen bin.

f) Genu valgum.

Genu valgum. Beim Genu valgum, X-Bein oder Bäckerbein bildet der Unterschenkel mit dem Oberschenkel einen nach außen offenen Winkel, der bei Beugung des Kniegelenks verschwindet. Es kommt einseitig und doppelseitig vor. Beim einseitigen, starken X-Bein finden wir oft am anderen Bein ein Genu varum, die dem Genu valgum entgegengesetzte Deformität, bei doppelseitigem treten infolge Aneinanderstoßens der Knie oft erhebliche Gehstörungen auf, die dadurch gebessert werden, daß die Oberschenkel abduziert und nach außen rotiert werden, so daß die Innenseiten der Knie nach vorn gerichtet sind und nun leichter nebeneinander vorbeigeführt werden können. Bei einseitiger Deformität finden wir infolge der Winkelstellung eine oft nicht unerhebliche funktionelle Verkürzung des betreffenden Beines, die einen Tiefstand der entsprechenden Beckenseite bedingt und damit eine statische Skoliose mit der Konvexität nach der kranken Seite, die erhebliche Grade annehmen kann und sich nur durch die Korrektur der Deformität beeinflussen läßt. (Siehe Abb. 34 u. 35.) Bei hochgradigen Fällen finden wir stets einen ausgleichenden Klumpfuß, der das Aufsetzen der ganzen Sohle ermöglicht, sich aber meist durch Händekraft redressieren läßt.

Auch ein Plattfuß kann sich mit dem Genu valgum kombinieren; wir finden ihn im Anfangsstadium der Deformität. Er pflegt meist mit dem Fortschreiten der Kniedeformität in die erwähnte Klumpfußstellung überzugehen unter dem Bestreben der Patienten, die möglichst beste Kompensation des immer hochgradiger werdenden Genu valgum zu erreichen.

Das Leiden entwickelt sich im ersten Lebensdezennium und im zweiten, in der Zeit des vermehrten Wachstums und der stärkeren Beanspruchung der Beine durch den Beruf. Seinen Grad stellt man am besten und einfachsten durch eine Messung des Knöchelabstandes fest. Normalerweise sollen bei Berührung der Innenränder der inneren Kondylen auch die inneren Knöchel zusammenstoßen, beim Genu valgum weichen sie je nach dem Grad der Deformität mehr oder weniger ab. Man legt zur Feststellung dieser Distanz das Kind auf eine harte Unterlage und umreißt auf untergelegtem Zeichenpapier die Formen der Ober- und Unterschenkel, wobei man auf die Stellung der Kniescheiben zu achten hat, die genau in der Frontalebene stehen müssen. So läßt sich leicht der Abstand der inneren Knöchel messen. Will man die Abweichungen noch genauer feststellen, vor allen Dingen den genauen Sitz der Deformität, dann tritt die Röntgenuntersuchung in ihre Rechte,

Ursachen des Genu valgum. Die Ursachen des Genu valgum sind verschieden. Das Primäre liegt in der Veränderung der Knochenform, und ohne primäre Knochenstrukturveränderung kommt kein X-Bein zustande. Der Sitz dieser Veränderungen kann sowohl im Femur wie auch in der Tibia liegen, oft in beiden Knochen.

Je nach der Ursache müssen wir verschiedene Formen unterscheiden. Das angeborene Genu valgum kommt selten vor, meist in Verbindung mit einer angeborenen Luxation der Kniescheibe; viel häufiger ist das sog. Genu valgum inflammatorium, das wir schon bei der Gonitis tuberculosa kennengelernt haben infolge Zerstörung der Gelenkflächen vorzugsweise an ihren äußeren Seiten, wie wir sie auch bei der Osteomyelitis und vor allen Dingen bei der Arthropathia tabica finden, bei der sie ungeahnte Grade annehmen kann von einer Hochgradigkeit, wie wir sie sonst bei keiner anderen Gelenkerkrankung finden. Auch das Genu valgum, das sich bei der Arthritis deformans ausbildet, können wir hierher rechnen. Das Genu valgum traumaticum entsteht nach Abreißung des inneren Seitenbandes des Gelenks, nach traumatischen Lösungen der unteren Femurepiphyse, nach Frakturen der inneren Oberschenkelknorren, nach Kompressionsbrüchen des äußeren Tibiakopfes, nach Subluxationen und Luxationen des Kniegelenks mit Erschlaffung des Bandapparats und ähnlichen Verletzungen mehr. Auch das Genu valgum paralyticum, das im Gefolge der spinalen Kinderlähmung auftreten kann, lernten wir bereits früher kennen.

Weitaus am häufigsten beobachten wir das X-Knie als Belastungsdeformität, und zwar im kindlichen Alter als Genu valgum rachiticum, das unter der Last des Körpers zustande kommt. Um einen Halt auf ihren weichen Knochen zu bekommen, spreizen die Kinder nach Hoffa ihre Beine, was aber bei der Kürze des Schenkelhalses und der oft mangelhaften Ausbildung des Schenkelhalswinkels nur dadurch möglich ist, daß sie die Unterschenkel breitspurig aufstellen. Ist erst einmal die falsche Gelenkstellung eingeleitet, dann wirkt die Körperlast stetig im Sinne der Vermehrung derselben, die bei der vorhandenen Weichheit der Knochen gewöhnlich rasch eintritt. Auch das Tragen von straff angespannten Strumpfbändern, welche an der Außenseite vom Strumpf nach oben vom Korsett oder Unterjäckchen verlaufen, können das Entstehen des Genu valgum begünstigen.

Bade, Stieda, Lange und noch andere mehr führen als weitere Ursachen der Knochenveränderung, welche zum X-Bein führt, auch noch die exsudative Diathese an, da bei dieser die Deformität ein so häufiger Nebenbefund ist, daß man einen ätiologischen Zusammenhang beider nicht mehr bezweifeln kann. Lange nennt diese lockere X-Beine, Preiser Wackelbeine zum Unterschied von den fixierten X-Beinen, die keine Bänderschlaffheit zeigen. Mit jenen vereint finden wir meist noch ein Genu recurvatum und einen Knick- oder X-Fuß, der wohl immer das Primäre ist und mit Recht von Lange für die Entstehung der Kniedeformität verantwortlich gemacht wird, was auch schon daraus hervorgeht, daß das X-Bein günstig beeinflußt wird, wenn man die Valgusstellung der Füße bekämpft.

Genu valgum adolescentium.

Mit dem Genu valgum adolescentium, dessen Entstehen in das zweite Lebensdezennium, in die Zeit der Pubertät fällt, steht es bezüglich der Entstehung meines Erachtens ebenso wie mit dem Genu valgum infantum. Auch hier handelt es sich sicherlich um primäre Knochenveränderungen infolge von Rachitis oder exsudativer Diathese, da der Beruf allein niemals imstande sein dürfte, bei gesunden kräftigen Individuen derartige Deformitäten hervorzurufen, die wir stets nur bei muskelschwachen, anämischen Menschen finden, die in ihrer Jugend bereits einmal eine Rachitis überstanden hatten oder die eine sog. lymphatisch-chlorotische Konstitution besaßen. Gerade jetzt in den letzten Kriegsjahren hat diese Theorie wieder nach meinen Beobachtungen eine erhebliche Stütze gedunden, und ich habe während meiner ganzen fast 25 jährigen Praxis nicht so viele Deformitäten der vorliegenden Art gefunden wie in dem ersten Vierteljahr des Jahres 1919, als ich meine Privatpraxis wieder übernommen hatte. In der Mehrzahl der Fälle handelte es sich um Krankenkassenpatienten aus der Metallindustrie, aber auch alle anderen Berufe waren vertreten, die ein längeres „Auf-den-Beinen-sein" erforderten. Sie alle zeigten infolge der schlechten Ernährungsverhältnisse das für die Anämie, für die exsudative Diathese charakteristische Aussehen, auf das schon vor Jahren Heussner aufmerksam gemacht hatte gerade bei Leuten mit Genu valgum und ähnlichen Deformitäten: Blasse, anämische Individuen mit schlapper Muskulatur, schlaffen Gelenkbändern, mit bläulichrot verfärbten Händen und Füßen, an denen sie andauernd Kälte- und Frostgefühle hatten. Der Gang war ein schleppender, schlürfender, und bei vielen fanden sich auch an anderen Stellen des Knochengerüstes deutliche Zeichen der „Knochenweiche", wie sie auch in Österreich noch mehr als bei uns beobachtet wurde. Ob es sich hierbei um rachitische oder osteomalazische Veränderungen handelte, soll dahingestellt bleiben, jedenfalls sahen wir von der inneren Phosphor- und Kalktherapie in Verbindung mit Salzbädern und Ruhe baldiges Schwinden der oft nicht unerheblichen Schmerzen.

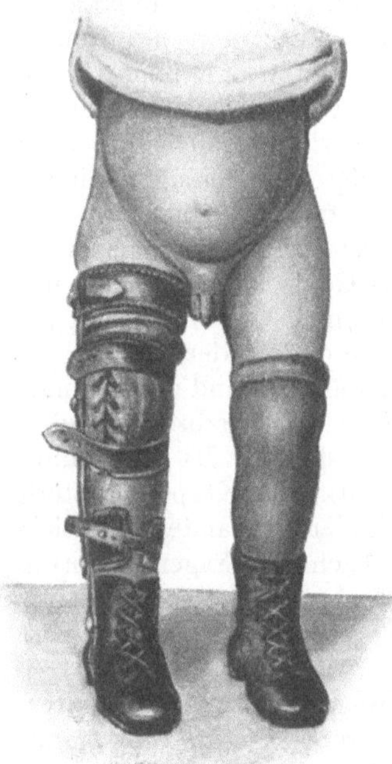

Abb. 82. X-Bein-Schiene.

Spontane Rückbildung des Genu valgum.

Das unbehandelte Genu valgum zeigt in der Regel eine Neigung zur Verschlechterung. Die Fälle von leichtestem rachitischem Genu valgum oder von lockerem X-Knie, die wir sich spontan zurückbilden sehen auch ohne Behandlung, sind äußerst selten und sollten dem Praktiker, der solch einen Fall einmal in seiner Klientel sah, niemals bestimmen, auch die leichtesten Fälle von X-Knie unbehandelt zu lassen, und die Eltern damit zu trösten, daß sich die Deformität schon von selbst verwachsen würde, da er nie wissen und voraussehen kann, ob der jeweilige Fall zu diesen äußerst seltenen, spontan ausheilenden gehört. Hier können wir vor allem etwas erreichen, wenn wir die Behandlung möglichst früh einsetzen lassen, und zwar mit sehr einfachen Maßnahmen.

Zunächst gilt es, der Grundkrankheit zu Leibe zu rücken, der Rachitis und der exsudativen Diathese mit einer Allgemeinbehandlung, sodann eine zu starke Inanspruchnahme des weichen Skelettsystems auszuschalten. Zu diesen allgemeinen Maßnahmen tritt die lokale Behandlung hinzu. Ich lasse, wie alle anderen Orthopäden auch, in jedem Fall von beginnendem X-Bein zweckmäßige Schuhe mit an der Innenseite erhöhten Absätzen tragen, an denen der Vorderteil der Sohle nach einwärts gedreht ist, da wir auf diese Weise das instinktive Bestreben der Kinder, mit nach einwärts gedrehten Fußspitzen zu laufen, unterstützen können, das wir niemals, auch wenn die eitlen Mütter uns noch so sehr darum bitten, bekämpfen sollen, da es uns helfend zur Seite steht. Man versuche nur einmal, mit nach einwärts gedrehten Fußspitzen zu gehen und man wird bald bemerken, wie die Knie nach außen drängen, während umgekehrt das Gegenteil der Fall ist. Durch das Gehen in solchen Stiefeln wird das Fersenbein in Adduktionsstellung zum Unterschenkel gedrängt, die Unterstützungsfläche des Fußes im Verhältnis zur Schwerlinie des Beines verschoben und dadurch auch die X-Kniestellung günstig beeinflußt. Stets lege ich in solche Schuhe noch Einlagen und verwende am liebsten die nach Gipsabdruck gewalkten Ledermetalleinlagen mit Außenrand, die allein imstande sind, den Fuß gut zu fassen, den Innenrand gut zu heben und ein Abrutschen des Fußes auf der schiefen Fläche der Einlage nach außen zu verhindern, wodurch die Wirkung der Einlage illusorisch werden würde. Daneben lasse ich noch sog. Nachtschienen tragen, einfache gerade Außenschienen ohne jedes Scharnier mit einem Hessingschen Lederschuh, wie wir ihn bei den Schienenhülsenapparaten verwenden, die mit zwei Schnallengurten am Ober- und Unterschenkel befestigt werden und gegen die das X-Knie mittelst eines elastischen Gurtes oder einer Pelotte angezogen wird. Die Schienen müssen fest anliegen, damit sich das Kind dem korrigierenden Zug oder Druck nicht durch Beugestellung im Knie entzieht und damit die Korrektur der Deformität zunichte macht, die nur bei voller Streckung im Knie wirksam sein kann. Daß daneben noch Fuß- und Knieübungen in Verbindung mit Massage der schlaffen Muskulatur angezeigt sind, soll nicht unerwähnt bleiben, auch das Sitzen mit übergeschlagenen Beinen empfiehlt Spitzy sehr (Abb. 83).

Behandlung der Anfangsfälle mit Schuhen und Schienen.

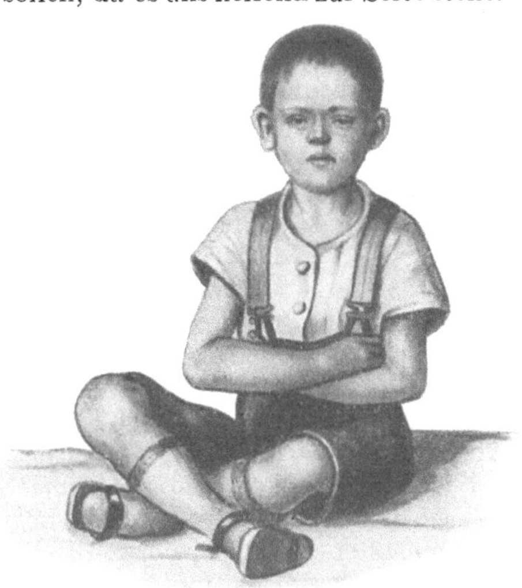

Abb. 83. Sitzen mit eingeschlagenen Beinen bei X-Knie nach Spitzy.

Diese Behandlung muß monatelang fortgesetzt und ihr Erfolg genau kontrolliert werden, am besten durch die früher erwähnten Umrißzeichnungen und die Kontrolle des Knöchelabstandes. Sehen wir keine Besserung oder gar trotz der Behandlung noch eine Verschlimmerung, so muß man tagsüber noch Schienenapparate tragen lassen, von denen es eine ganze Reihe gibt, die aber alle den großen Nachteil haben, daß sie die Kinder beim Gehen arg belästigen, wenn anders sie wirklich redressierend wirken sollen. Schienen, die dies nicht tun, sind zwecklos und korrigieren nicht; sie beruhigen nur die Eltern und den Arzt. Derartige Schienen stellen im allgemeinen Außenschienen dar, gegen die das Knie durch geeignete Vorrichtungen angezogen wird (Abb. 82); sie müssen mit einem Beckengürtel versehen sein und sorgfältig immer und immer wieder beim Tragen kontrolliert werden, damit sich nicht die Schiene durch Außenrotation und Flexion im Knie verschiebt und so in ihrer korrigierenden Vorrichtung wirkungslos wird. Sie werden viel zu viel angewandt und sind nach der Ansicht aller Orthopäden vollkommen nutzlos bei weiter fortgeschrittenen Fällen im kindlichen Alter, ganz nutzlos aber bei Adoleszenten mit ausgeprägter Deformität, bei denen man sie immer wieder findet, ebenso nutzlos wie alle in den Zeitungen und Broschüren angepriesenen Korrektionsapparate. Wie oftmals kommen Patienten in die Sprechstunde, um sich Rat zu erholen über derartige Apparate, wie oftmals waren sie von ihrem Arzt erst auf diese hingewiesen, und wie oftmals erst waren sie, ohne einen Arzt zu befragen, auf diese hereingefallen. Man lese nur einmal solche Broschüren durch, die mit wissenschaftlichen Mäntelchen umhängt einzelne Sätze bekannter Orthopäden aus dem Zusammenhang herausgerissen bringen und in denen die Verfertiger solcher Apparate selbst „hochgradige X-Beine bis zum 40ten Lebensjahr“ beseitigen zu können versprechen und womit? Mit einer Redressionsschiene, die tagsüber zweimal 10 Minuten lang getragen werden soll, in schwereren Fällen auch länger. Den Beweis für diese ihre Behauptungen sind sie aber schuldig geblieben; an Stelle der anatomischen „wissenschaftlichen“ Zeichnungen sollten sie lieber in ihren Broschüren einwandfreie Abbildungen geheilter Fälle bringen, die aber fehlen und darum fehlen, weil jene nicht imstande sind, ihre großsprecherischen Anpreisungen mit Tatsachen zu beweisen. Was durch solche Kurpfuscherei schon für Unheil angerichtet ist, darüber könnte man Bände schreiben.

Unblutiges Redressement des X-Knies.

Bei schwereren Fällen nützt die Apparatbehandlung nichts, die auch bei leichteren besser durch das Redressement der Deformität mit nachfolgendem Gipsverband ersetzt wird, das zum mindesten schneller zum Ziele führt als jene. Wolff empfahl sein Etappenredressement, bei dem in Abständen von 3—4 Tagen das X-Knie in Gipsverbänden immer stärker redressiert wurde. Der Verband, der gut gepolstert, gut anliegen und von den Köpfchen der Mittelfußknochen nach oben außen bis an den Trochanter reichen muß, wird an der Außenseite linear durchtrennt, an seiner Innenseite wird ein Keil herausgenommen und nun wird das Bein erneut redressiert und die so gewonnene weitere Korrekturstellung durch Wiederumwickeln neuer Gipsbinden gesichert. Nach vollständiger Korrektur kann man diesen Gipsverband, der beim Gehen, namentlich wenn es sich um ein doppelseitiges Genu valgum handelt, infolge Steifstellung der Knie sehr hinderlich ist und sehr störend wirken muß, leicht durch entsprechendes Ausschneiden und Anbringen von seitlichen Scharnierschienen zu einem artikulären Gipsverband machen.

Osteotomie bei X-Bein.

Lorenz empfahl das Redressement der Deformität in einer Sitzung in Narkose, unter Umständen unter Zuhilfenahme seines bekannten Osteoklasten. Wie Bade, so stehen wohl auch die meisten Orthopäden auf dem Standpunkt, dies kräftige intraartikuläre Redressement nicht mehr anzuwenden, dessen Resultate oft genug Schlottergelenke infolge Dehnung der äußeren Gelenkbänder sind. Dieser Nachteil läßt sich vermeiden, wenn man die Korrektur der Deformität im Knochen vornimmt, entweder durch die Osteoklase oder besser noch durch die Osteotomie oberhalb der Femurkondylen nach Macewen. Diese Operation ist auch nach meinen Erfahrungen die am sicher wirkendste und gebräuchlichste blutige Behandlungsmethode des X-Beines. Der Knochen wird an der Stelle, wo die Kondylem in den Schaft übergehen, in etwas schräger Richtung von unten innen nach oben außen durchtrennt, aber nicht ganz; die geschonten letzten Knochenlamellen lassen sich leicht durch die Kraft der Hände einbrechen. Ein Gipsverband für 4 Wochen genügt in leichteren Fällen, derselbe kann bei schwereren nach Ablauf dieser Zeit noch für einige Wochen durch einen artikulierten Gipsverband ersetzt werden, in dem die Patienten herumgehen. Nach Abnahme des Verbandes setzt eine zweckmäßige Massage- und Gymnastikbehandlung ein, mit der sich das Kniegelenk leicht wieder beweglich machen und einer etwaigen Neigung zum Rezidiv der fehlerhaften Stellung entgegenarbeiten läßt.

In den Fällen, in denen die Abknickung des Beines hauptsächlich die Tibia betrifft und die weit seltener vorkommen, müssen wir die Osteotomie der Tibia und Fibula vornehmen; sie wird auch in Verbindung mit der Osteotomie des Femur in solchen Fällen ausgeführt, und zwar zweizeitig, wenn mit der seitlichen Deformität des Beines noch starke Verdrehungen des Femur oder der Tibia um ihre Längsachse vorliegen.

Mein Standpunkt in der Behandlung des X-Beines ist der, daß ich jedes auch noch so leichte X-Knie zunächst neben der Behandlung der ursächlichen Erkrankung mit zweckmäßigen Schuhen und Einlagen zu bekämpfen suche, zu denen ich bei etwas weiter vorgeschrittenen Fällen noch Nachtschienen gebe. Zeigt es sich bei genauer Kontrolle des Knöchelabstandes, daß ich damit nicht zum Ziele komme, so wende ich nur dann Tagschienen an, wenn sich die Eltern zu einer Gipsverbandbehandlung nicht entschließen können. In stärkeren Fällen kann nur das unblutige Redressement in Frage kommen, das bei noch weiter vorgeschrittenen Fällen stets durch die Osteotomie ersetzt werden muß.

Die Erfolge, die wir auf diese Weise erzielen, sind durchweg sehr gute, und selbst bei hochgradigsten Fällen gelingt stets ein Ausgleich der Deformität.

g) Genu varum.

Genu varum. Ursachen derselben.

Das Genu varum, auch O- oder Nullbein genannt, ist die dem Genu valgum entgegengesetzte Deformität; das Bein bildet einen mit der Konvexität nach außen gerichteten Bogen, seltener einen direkten Winkel wie das Genu valgum, den wir nur bei hochgradigen Zerstörungen der knöchernen Gelenkflächen finden, wie sie nach tuberkulösen, tabischen und anderen Entzündungskrankheiten zu beobachten sind. Die hauptsächliche Verkrümmung liegt beim Genu varum nicht wie beim Genu valgum in der Nähe der Epiphysen, also nahe dem Gelenk und auch nicht wie bei jenem am Femur, sondern gewöhnlich im oberen Teil der Tibia, manchmal ist auch der ganze Unterschenkel, manchmal der ganze Oberschenkel und in anderen Fällen auch beide an der Verkrümmung mitbeteiligt.

Das Genu varum ist in den allermeisten Fällen eine rachitische Deformität, die viel häufiger doppelseitig als einseitig vorkommt. Im letzteren Falle finden wir meist am anderen Bein ein Genu valgum. Gewöhnlich besteht bei stärkeren Graden ein kompensatorischer Plattknickfuß, der, wie beim Genu valgum der kompensatorische Klumpfuß, erst das Gehen und Stehen auf der ganzen Sohle ermöglicht.

Prognose.

Die Prognose ist im allgemeinen als eine günstige zu bezeichnen, da ein großer Teil der rachitischen O-Beine spontan ausheilt, andere so gering bleiben, daß sie keinerlei Funktionsstörungen bedingen und deshalb nicht behandelt zu werden brauchen, wenn es nicht kosmetische Gründe sind, die die Patienten zum Arzt treiben.

Behandlung der Genu varum.

Bezüglich der Behandlung gilt mutatis mutandis das beim Genu valgum Gesagte; auch hier spielt die Prophylaxe und die antirachitische Behandlung die Hauptrolle, auch hier arbeiten wir mit Nacht- und Tagschienen, auch hier wenden wir das unblutige Redressement an und bei schwereren Fällen die Osteoklase oder die Osteotomie, die wegen der stärkeren Beteiligung der Tibia hier des öfteren am Unterschenkel vorgenommen werden muß, unter Umständen auch am Ober- und Unterschenkel.

Die schmerzhaften Genua vara des höheren Alters, die wir namentlich bei der Arthritis deformans finden, und die bei der Arthropathia tabica, die oft ganz erhebliche Grade annehmen können, werden am besten mit Hessingschen Schienenhülsenapparaten behandelt, ebenso wie die Genua valga aus gleichen Ursachen. Wir beseitigen dadurch bei jenen die bestehenden Schmerzen und verhüten bei diesen eine Verschlimmerung, die bei Nichtfixierung der betreffenden Extremität die höchsten Grade annehmen kann, da durch die fortwährenden beim Gehen hervorgerufenen Insulte die knöchernen Gelenkteile immer mehr und mehr geschädigt und zerstört werden, so daß oft Subluxationen, ja vollständige Luxationen beobachtet wurden, die schließlich jedes Gehen unmöglich machen und eine Amputation erfordern.

Häufig kommt es bei der tabischen Kniegelenkentzündung zur Entwicklung eines

h) Genu recurvatum,

bei dem das Bein einen im Knie nach vorn offenen Winkel bildet, der ganz erhebliche Grade annehmen kann. Ich sah mehrere Fälle, bei denen die Deformität eine rechtwinklige war.

Genu recurvatum.

Diese Deformität kann angeboren sein und wir lernten sie bereits als Vorstufe der angeborenen Knieluxation bei dieser kennen. Als paralytisches Genu recurvatum finden wir es bei teilweiser oder völliger Lähmung der Oberschenkelstreckmuskulatur, als traumatisches bei schlecht geheilten Kniegelenksbrüchen, namentlich bei Querbrüchen am oberen Diaphysenende der Tibia, die oft in einem nach vorn offenen Winkel ausheilen, als entzündliches nach den verschiedensten Erkrankungen, die das Kniegelenk bzw. die benachbarten Knochen befallen, kurzum ich müßte hier alles das beim Genu valgum Gesagte wiederholen, wollte ich mich bei der Entstehung dieser Deformität noch länger aufhalten, nur das eine möchte ich nicht zu erwähnen vergessen, daß man bei allen Verletzungen des Kniegelenks und seiner Umgebung streng darauf zu achten hat, daß das Bein im Knie nicht in eine allzu weiche Unterlage einsinkt.

Ganz leichte Grade bedürfen der Behandlung nicht, es sei denn, daß man mit einer Verschlimmerung des Leidens rechnen muß. Schwerere Grade können sehr die Funktion der Extremität behindern und namentlich die Erwerbsfähigkeit der arbeitenden Bevölkerung stark beeinträchtigen. Man wendet am besten Schienenapparate an, die keine Überstreckung des Knies zulassen. Beim paralytischen Genu recurvatum können Sehnenplastiken, eine Überpflanzung der Beuger auf die Streckmuskulatur, unter Umständen auch Arthrodesen in Anwendung kommen, bei dem Genu recurvatum inflammatorium lineäre oder keilförmige Resektionen aus dem ankylotischen Gelenk, auch parartikuläre Osteotomien, alles therapeutische Maßnahmen, die wir schon eingehend beim Genu valgum beschrieben haben.

i) Die habituelle Luxation der Patella.

Sie kann angeboren und erworben sein. Die angeborene ist meist doppelseitig, die erworbene einseitig. Jene erfolgt stets nach außen und ist entweder vollständig dauernd vorhanden oder intermittierend, so daß sie sich bei jedem Schritt aus- und selbständig auch wieder einrenkt. In einem solchen Falle handelt es sich also um eine dauernd recidivierende, die nach Finsterer allein den Namen „habituell" verdient, während die anderen als recidivierende Luxationen bezeichnet werden müßten. Weit häufiger ist die erworbene habituelle Kniescheibenluxation, die zum erstenmal nach einem Trauma auftritt, das die Prädisposition für alle weiteren Luxationen abgibt, die sich mehr oder minder häufig oft schon bei den geringfügigsten Anlässen wiederholen. Während die ursprüngliche traumatische Luxation der Patella stets mit einem Kapselriß verbunden ist, abgesehen vielleicht von den Fällen, bei denen eine

Habituelle Luxation der Kniescheibe.

gewisse Prädisposition, die im Bau des Kniegelenks begründet ist, schon vor dem Trauma vorhanden war, ist die Kapsel bei den später einsetzenden Luxationen in den entsprechenden Partien so erschlafft, daß eigentliche Kapselverletzungen nicht mehr vorkommen.

Es gibt ganze Familien mit habitueller Luxation, bei der es sich um solche Prädisposition handelt, die durch eine Abflachung oder das Fehlen des äußeren Kondylus bedingt ist, durch eine abnorme Kleinheit der Patella, oder durch ein Genu valgum, durch eine teilweise Verdrehung der Oberschenkel nach außen und hinten und noch manches andere mehr.

Die Diagnose ist nicht schwer; meist kommen schon die Patienten mit fertiger Diagnose zum Arzt und meist auch mit bereits wieder eingerenkter Kniescheibe, so daß nur noch der mehr oder weniger starke Erguß zu konstatieren ist. Die Luxation ist äußerst schmerzhaft; der Schmerz läßt sofort nach, wenn die Kniescheibe reponiert ist, und wird mit jeder neu einsetzenden Luxation geringer. Meist luxiert die Kniescheibe nach außen, nach innen viel seltener, bei den traumatischen habituellen Luxationen überhaupt nicht, und zwar auf zwei Wegen, einmal zwischen Tibia und dem Condylus externus femoris und das andere Mal über die vordere Fläche des Femur oberhalb der Trochlea. Das Gleiten in der ersten Bahn ist nach Hartwich nur in der Beugung, das in der zweiten nur in der Streckung des Knies möglich. Der Gelenkerguß ist beim erstenmal ein ganz erheblicher; auch er nimmt wie die Schmerzen mit jeder neuen Verrenkung ab. Die Prognose ist schlecht; je länger das Leiden besteht und je öfter es auftritt, desto schlimmer ist jene.

Abgesehen von der frischen Luxation, die nach den allgemein bekannten Methoden eingerenkt und nachbehandelt werden muß, kommt es bei der Behandlung der habituellen Luxation vor allen Dingen darauf an, das Wiedereintreten der Verrenkung zu verhüten. Dies hat man durch mechanisch-orthopädische, sowie durch blutige Eingriffe zu erreichen versucht und bei beiden sind zahlreiche Vorschläge gemacht, der beste Beweis dafür, daß keiner voll befriedigte. Es sind eine ganze Reihe von Bandagen und Stützapparaten angegeben, die aber alle den großen Nachteil haben, daß sie der Quadricepsschwäche Vorschub leisten und daß sie, wenn sie zu fest sitzen und wirklich helfen können, die Funktion des Beines arg behindern, auf der anderen Seite, wenn sie zu locker sitzen, nicht helfen. Ich will mich deshalb mit der Aufzählung dieser nicht lange aufhalten und möchte nur für leichtere Fälle raten, es mit einem Gummikniestrumpf zu versuchen, in dem ein Loch der Größe der Kniescheibe entsprechend angebracht wird, an dessen äußerem Rande ein halbmondförmiger Wall aus einem mit Filz umgebenen Stahlschienchen aufgenäht wird.

Besser als alle diese Bandagen sind die operativen Maßnahmen, die allein imstande sind, das Leiden dauernd zu beheben. Schon Hübscher konnte 35 Operationsmethoden zusammenstellen, die entweder am Knochen oder an den Weichteilen ausgeführt werden. Ihre Zahl hat sich noch bedeutend vermehrt. Man wird bald von dieser, bald von jener Methode Gebrauch machen und sich sein Operationsverfahren aus den vielen aussuchen, sobald man sich in dem jeweiligen Fall über die Ursachen der Luxation genaueste Klarheit verschafft hat. Die extrasynovialen Methoden verdienen den Vorzug, da bei ihnen das Kniegelenk nicht eröffnet wird.

Die Indikation für die Operation muß sehr vorsichtig gestellt werden. Bade hat ganz recht, wenn er sagt, daß wir nicht operieren sollen, wenn die Störungen nach der Luxation keine großen und dauernden sind, wenn der Gang vollkommen sicher und schmerzlos ist und wenn die einzelnen Luxationen sehr selten, in jahrelangen Abständen eintreten und nur für ganz kurze Zeit den Patienten belästigen, daß wir aber operieren müssen, wenn trotz erfolgter Reposition die Beschwerden beim Gehen große sind, die Erwerbsfähigkeit beträchtlich eingeschränkt wird oder die Psyche der Patienten derart alteriert wird, daß sie jede Freude am Leben verlieren. Solche Patienten leiden in ihrer Erwerbsfähigkeit oft aufs schwerste und sind sicherlich noch viel schlimmer daran als ihre Leidensgenossen mit habitueller Schulterluxation.

4. Deformitäten des Unterschenkels.

a) Kongenitaler Defekt der Unterschenkelknochen.

Deformitäten des Unterschenkels.

Wie wir bereits am Unterarm den kongenitalen Defekt des Radius und der Ulna kennenlernten, so finden wir auch am Unterschenkel den kongenitalen Defekt der Tibia und Fibula.

Kongenitaler Defekt der Unterschenkelknochen.

Der kongenitale Defekt der Tibia ist ziemlich selten, meist ist er nur auf einer Seite vorhanden, kommt aber auch doppelseitig vor, und zwar als totaler wie als partieller Defekt. Die wichtigsten Symptome sind eine bedeutende Verkürzung des Beines und eine meist rechtwinklige oder spitzwinklige Flexionskontraktur im Kniegelenk, die derart hochgradig sein kann, daß die Wadengegend der Hinterfläche des Oberschenkels anliegt. In dem Winkel der Kontraktur ist mitunter eine Schwimmhautbildung nachweisbar. Der Unterschenkel ist sehr dünn, und der äußere Knöchel ragt stark hervor. Palpatorisch ist nur ein Knochen am Unterschenkel zu fühlen. Sind Zehendefekte vorhanden, so betreffen diese immer die Großzehe mit den ihr zugehörigen Tarsal- und Metatarsalknochen.

Häufiger als der Tibiadefekt ist der Fibuladefekt, dessen Symptome auch in einer Verkürzung und Atrophie des betreffenden Unterschenkels zu finden sind, der sich noch eine Verkrümmung desselben mit vorderer äußerer oder vorderer innerer Konvexität hinzugesellt. Die Fibula fehlt ganz oder teilweise. Die Tibia weist eine Biegung oder Knickung meist nach vorn auf, der Fuß steht in Valgus-, oft auch in Equinovalgusstellung und auch hier finden wir wie beim Tibiadefekt oft Zehendefekte, aber auf der lateralen Seite. Entweder ist die kleine Zehe nicht vorhanden, oder es fehlen die 2., 3. und 4. Zehe mit ihren entsprechenden Tarsal- und Metatarsalknochen.

Auch der Fibuladefekt ist wie der Tibiadefekt oft kombiniert mit anderen angeborenen Mißbildungen.

Eine Besserung der Deformität kann nur in manchen Fällen durch eine Operation erreicht werden, die je nach dem Grad der vorhandenen Veränderungen verschieden sein wird und dem jeweiligen Fall genau angepaßt werden muß. Ist eine solche nicht möglich oder wird sie abgelehnt, so muß man eine zweckentsprechende Prothese konstruieren.

b) Die v. Volkmannsche Sprunggelenksmißbildung.

Volkmannsche Sprunggelenksmißbildung.

Es handelt sich bei der zuerst von v. Volkmann beschriebenen Deformität um eine typische, angeborene, zuweilen erbliche Wachstumshemmung der Unterschenkelknochen, welche nach Hoffa eine hochgradige Schiefstellung der Sprunggelenke und damit auch der Füße bewirkt.

Nach genanntem Autor können wir diese Deformität auch als Folge einer Defektbildung der Fibula ansehen, da bei ihr die Fibula nur rudimentär entwickelt ist, nur unterscheidet sie sich von jenen dadurch, daß die Füße stets normal entwickelt sind und kein Zehendefekt vorhanden ist.

c) Verkrümmungen des Unterschenkels.

Verkrümmungen des Unterschenkels.

In weitaus der Mehrzahl der Fälle handelt es sich um rachitische Verkrümmungen, die sich zu entwickeln pflegen, wenn die Kinder zu laufen anfangen, unter der Belastung der weichen Knochen durch das Körpergewicht. Daß auch Muskelzug und Infraktionen der Knochen zu Formstörungen dieser führen können, steht zweifelsohne fest.

Weitaus am häufigsten sind die Krümmungen der Tibia und Fibula nach außen gerichtet, wodurch die bekannten O-Beine zustande kommen, manchmal sind sie auch nach vorn gebogen; sehr häufig ist die Abknickung der Tibia dicht über dem Fußgelenk, bei der wir regelmäßig einen mehr oder weniger stark ausgebildeten rachitischen Plattfuß finden. An allen diesen Verkrümmungen der Tibia kann die Fibula mitbeteiligt sein, wenn auch nicht immer.

Wenn die Deformität nicht allzu erheblich ist, kann sie sich spontan mit dem Ausheilen der Rachitis und mit dem Festerwerden der Knochen zurückbilden; es ist das eine von den wenigen Deformitäten, die einzige, möchte ich fast sagen, die sich „verwachsen“ kann bei Kindern bis zu sechs Jahren; sind die Beine dann noch krumm, so bleiben sie es auch.

Wenn die Knochen noch weich und nachgiebig sind, erreichen wir mit Schienen und orthopädischen Apparaten gute Resultate, auch mit Gipsverbänden, die zunächst ohne Korrektion der Deformität angelegt werden für etwa vier Wochen. Nach Abnahme der Verbände sind die Knochen derart weich, daß sie wie Bleistäbe leicht gebogen und ausgerichtet werden können. Es folgt ein neuer Gipsverband in neuer korrigierter Stellung, in dem die Kinder herumlaufen müssen und in dem nun bei Darreichung von Phosphor und Kalk durch die funktionelle

Belastung die Knochen fest werden. Bei festeren Knochen kann nur die manuelle oder instrumentelle Osteoclase sowie die Osteotomie in ihren verschiedensten Modifikationen Besserung bringen. Bei den hochgradigen winkel- und bogenförmigen Verkrümmungen gelingt die Korrektion oft nicht durch eine einzige Osteotomie, so daß der Knochen an mehreren Stellen durchmeißelt werden muß.

Weiter sehen wir Unterschenkelkrümmungen auftreten bei der hereditären oder frühzeitig erworbenen Lues auf Grund einer vorhandenen Ostitis deformans syphilitica, die ihren Sitz vorzüglich in der Tibia hat, aber auch die untere Epiphyse des Femur mitbefallen kann. Die Tibia ist verlängert und nach vorn außen verkrümmt, sie erscheint infolge periostitischer Knochenneubildung verdickt und zwar besonders in der Richtung von vorn nach hinten, wodurch sie, von der Seite her betrachtet, die bekannte Säbelscheidenform annimmt, eine Mißstaltung, die die Franzosen deshalb mit dem Namen der „Tibia en lame de sabre" bezeichneten.

Die Therapie besteht in einer antiluetischen Kur. Ist die Syphilis ausgeheilt und handelt es sich um hochgradigere Deformitäten, die einen Eingriff erfordern, so kann nur eine Kontinuitätsresektion der Knochen in Frage kommen.

Auch bei der Pagetschen Knochenkrankheit, die meist das ganze Skelett befällt, ist nach Wollenberg die Tibia der Lieblingssitz der Veränderungen. Sie erleidet neben einer erheblichen Knochenhypertrophie eine Verkrümmung mit vorderer äußerer Konvexität.

Zum Schluß müssen wir noch der traumatischen Unterschenkelkrümmungen gedenken, die wir nach deform geheilten Brüchen der Unterschenkeldiaphyse finden; sie können allein durch die lineäre, keilförmige oder schräge Osteotomie wieder gerade gerichtet werden, die der Osteoclase auf jeden Fall vorzuziehen ist, sobald es sich um fest konsolidierte Knochenbrüche handelt. Solche traumatischen Deformitäten des Unterschenkels finden wir bei Kindern selten, wenn wir nach Vulpius von der hinsichtlich der Ätiologie zweifelhaften intrauterinen Tibiafraktur und der seltenen Fraktur während der Geburt absehen. Bei Erwachsenen beobachten wir dagegen ungemein häufig ungünstig geheilte Frakturen und zwar hängt dies nach genanntem Autor einmal mit der Tatsache zusammen, daß die Schiefbrüche gegenüber den Querfrakturen stark überwiegen, ferner auch mit dem Umstand, daß die Unterschenkelbrüche besonders häufig komplizierte sind und dadurch die Therapie in der Hand Ungeübter erschweren. Meist kommt es primär zu einer Längsverschiebung und je nach Verlauf der Bruchlinie zu einer Valgität oder Varität, vor allem zu einer Abknikkung in einem nach hinten offenen Winkel, endlich auch zu einer Außendrehung des Fußes mit dem unteren Fragment.

Wird das Bein nach exakter Reposition im Gipsverband fixiert, so überrascht trotzdem später recht häufig eine Abknickung in einem nach vorn offenem Winkel, die sich nach Vulpius durch die Atrophie der Beinmuskulatur erklärt und durch das dadurch ermöglichte Durchsinken der Bruchstelle nach hinten unter gleichzeitigem Hochziehen der Ferse, so daß unbemerkt im rechtwinklig angelegtem Verband sich ein Spitzfuß entwickelt.

5. Deformitäten des Fußes.

a) Der Klumpfuß.

Deformitäten des Fußes. Der Klumpfuß.

Unter Klumpfuß oder Pes varus verstehen wir jene Stellung, bei der der Fuß mehr oder weniger auf seine äußere Kante gestellt ist, so daß also beim Stehen in der Hauptsache der äußere Fußrand belastet wird, der innere dagegen nur wenig oder gar nicht mehr den Boden berührt. Beim hängenden, nicht belasteten Fuß ist der innere Fußrand nach oben gerichtet, der äußere nach abwärts gesenkt. Zu dieser reinen Supinationsstellung des Fußes gesellen sich noch eine Adduktion des inneren Fußrandes und eine Einwärtsdrehung der Fußspitze hinzu. Kommt auch noch, wie es so häufig der Fall ist, eine Senkung dieser hinzu, so haben wir es mit einem Spitzklumpfuß, einem Pes equinovarus zu tun.

Angeborener Klumpfuß.

Wir haben den angeborenen Klumpfuß von dem nach der Geburt erworbenen zu unterscheiden; etwa drei Viertel aller Klumpfüße sind angeborenen Ursprungs, wie denn der angeborene Klumpfuß diejenige Deformität ist, die als die weitaus häufigste von allen angeborenen Fußdeformitäten zur Beobachtung kommt.

Er wird bei Knaben etwa doppelt so oft beobachtet wie bei Mädchen, auch die doppelseitigen Klumpfüße sind bei weitem häufiger als die einseitigen und nach Hoffa die linksseitigen wieder häufiger als die rechtsseitigen. Sie können sich durch mehrere Generationen hindurch vererben, und jeder Orthopäde wird aus seiner Praxis über Fälle berichten können, bei denen sich Klumpfüße bei mehreren Kindern desselben Elternpaares vorfanden. In einem Zehntel der Fälle findet man noch anderweitige Mißbildungen, die auf dieselbe Ursache wie jener zurückzuführen sind.

Ursachen des angeborenen Klumpfußes.

Zunächst kann es sich um eine primäre fehlerhafte Keimanlage oder um eine Bildungshemmung handeln. Das Fehlen einzelner Fußwurzelknochen, meist des Kahnbeines, das Fehlen der Tibia, eine verminderte Zehenzahl und anderes mehr sind schuld an der Deformität. Häufiger sind die Fälle, die als intrauterine Belastungsdeformitäten aufzufassen sind, infolge Raummangels im Uterus, den wir bei geringer Fruchtwassermenge finden, und infolge des mit diesem zu gleicher Zeit einhergehenden Druckes der Uteruswand auf die Füße im Sinne der erwähnten Supinationsstellung. Dieser Druck braucht nicht einmal ein so starker zu sein, sondern nur konstant zu wirken, um die weichen Knorpelmassen des embryonalen Fußes umzuformen. Oft sieht man noch Druckstellen und Dekubitusnarben an der Haut des Klumpfußes bei den Neugeborenen, kleine und scharf umschriebene Schwielen, die meist über Vorsprüngen des knorpeligen Tarsalskeletts liegen, und mitunter sogar kleine Schleimbeutel.

Daß in manchen Fällen auch Verwachsungen des Amnion mit der Oberfläche des Embryo, Umschlingungen des Fußes durch die Nabelschnur einen Klumpfuß hervorrufen können, soll nicht unerwähnt bleiben.

Alles, was wir bisher für die Entstehung dieser Art Klumpfüße anführten, lag in abnormen Zuständen in der Umgebung des Foetus, in dem auch selbst abnorme Verhältnisse vorhanden sein können, die als Ursache für die Fußdeformität angesprochen werden müssen, wenn diese Fälle sicherlich auch die selteneren sind. Ich will nur den Hydrocephalus, die Spina bifida und die bei Defektbildungen des Zentralnervensystems vorhandenen kongenitalen Lähmungen anführen, alles Erkrankungen, die nach Hoffa den Foetus verhindern, durch Abänderung seiner Lage sich einem ungünstig auf ihn und seine Teile einwirkenden Druck zu entziehen.

Pathologisch-anatomische Veränderungen beim angeborenen Klumpfuß.

Auf die pathologische Anatomie des Klumpfußes, auf die oft hochgradigsten Veränderungen an den Knochen und Weichteilen bei veralteten Klumpfüßen will ich nicht näher eingehen, da sie für den Praktiker nicht von Wichtigkeit sein dürften. Es ist klar, daß sich mit zunehmendem Alter der Patienten die Knochen bei abnormer Belastung des Fußes immer mehr umformen und die Weichteile immer mehr den veränderten Verhältnissen anpassen müssen. So verkürzen sich alle Weichteile auf der konkaven Seite des Klumpfußes in hohem Maße, vor allen Dingen schrumpft die Plantarfascie. Die Wadenmuskeln sind sehr atrophisch und die Atrophie schwindet selbst auch nach Beseitigung des Klumpfußes meist nicht, was nach Joachimsthal seine Erklärung in der veränderten Funktion des Gastrocnemius findet, die auch nach der Korrektur der Deformität keine normale ist. Häufig sind auch die Sehnen verlagert.

Klinisches Bild des Klumpfußes.

Das klinische Bild des angeborenen Klumpfußes ist derart charakteristisch, daß die Diagnose nicht schwer ist, nicht einmal für die Mutter oder die Pflegerin, die meist den Arzt unter Übermittelung der Diagnose zu dem Kinde zu rufen pflegen.

Der Fuß erscheint nach einwärts gedreht und bildet mit dem Unterschenkel in dieser Richtung einen rechten Winkel; die Fußsohle sieht nach rückwärts, der Fußrücken nach vorn, der innere Fußrand nach oben und der äußere nach unten. Der Fuß selbst erscheint etwas verkürzt, die Ferse schmal und klein, der innere Knöchel springt weniger als normal hervor und ist oft kaum zu fühlen, während der äußere stark hervorspringt und mehr nach unten und rückwärts steht, als es normaler Weise der Fall ist.

Die Oberfläche des Fußrückens ist mehr oder weniger unregelmäßig gestaltet; einzelne Tarsalknochen ragen abnorm hervor, eine unregelmäßige dreieckige Vertiefung entspricht dem schiefgestellten Halse des Talus, dessen äußere Fläche, die direkt nach vorn schaut, leicht abzutasten ist.

All die erwähnten Veränderungen werden schwerer, sobald der deformierte Fuß zum Gehen gebraucht wird und je älter die Patienten werden. Die Belastung des Körpergewichts muß auf den äußeren Fußrand wirken und so den Fuß immer mehr in die falsche Stellung hineintreiben, bis schließlich der Fußrücken die Auftrittsfläche bildet und die Fußsohle ganz nach oben und hinten schaut. Dieser abnormen Gehfläche entsprechend geht die Haut des Fußrückens Veränderungen ein in Form von Schwielenbildungen mit starker Verdickung des Unterhautzellgewebes und von neugebildeten Schleimbeuteln, während die Haut an der nicht belasteten Ferse und Fußsohle zart und fein bleibt. Daß alle die erwähnten Veränderungen erhebliche Beschwerden machen, auch zu Druckgeschwüren und ähnlichen unangenehmen Folgeerscheinungen führen können, darüber dürfte auch jeder praktische Arzt genügend unterrichtet sein, da ich einmal den suchen möchte, der nicht schon solche veralteten Klumpfüße gesehen und unter seine Finger bekommen hätte. Die dünnen, fast stelzenhaften Unterschenkel der Klumpfüßigen sind etwas so typisches und charakteristisches, daß es sich wohl erübrigen dürfte, noch darüber zu sprechen.

Prognose des angeborenen Klumpfußes.

Die Prognose des angeborenen Klumpfußes bezeichne ich als eine durchaus gute, vorausgesetzt, daß es sich nicht um fehlerhafte Fußskelette handelt, um Defektbildungen, die sich nicht ersetzen lassen. Kommt ein Klumpfuß bei normal erhaltenem Fußskelett frühzeitig genug in die Behandlung eines Arztes, der die modernen orthopädischen Methoden vollkommen beherrscht, dann werden, falls die Eltern vernünftig sind, etwas Geduld haben und die oftmals etwas lange dauernde Behandlung bis zum Ende fortführen, ausnahmslos gute Resultate erzielt werden und zwar derart gute, daß man später dem Patienten kaum mehr ansieht, daß er dereinst der Träger eines Klumpfußes war. Meist erinnert nur eine schwächere spindelförmige Wade an die frühere Deformität. Bleibt man auf halbem Wege stehen und behält die Kinder nicht noch längere Zeit unter Kontrolle, um bei einer etwa vorhandenen Neigung zu einem Rezidiv, die gar nicht so selten ist, sofort mit zweckmäßigen Maßnahmen einzugreifen, dann soll man sich nicht wundern, wenn die Erfolge nur halbe sind und zu wünschen übrig lassen (Abb. 84 u. 85).

Selbst bei veralteten Fällen ist, wenn auch nicht eine vollkommene Wiederherstellung der normalen Fußform, so doch eine erhebliche Besserung der Deformität möglich. Ich stehe mit Hoffa und gewiß auch allen anderen Orthopäden auf dem Standpunkt bezüglich der Prognose, daß alle angeborenen Klumpfüße mit erhaltenem vollständigen Knochenbau durch unsere therapeutischen Maßnahmen vollständig heilbar sind und daß wir den Patienten auch mit schwersten Formen von Klumpfuß ein brauchbares Glied schaffen können, mit dem sie schmerzfrei und andauernd gehen werden.

Erworbener Klumpfuß.

Die nach der Geburt erworbenen Klumpfüße können mannigfache Ursachen haben. Fast 70% aller dieser postfoetal erworbenen Klumpfüße werden nach Bessel-Hagens und anderen Statistiken durch Erkrankungen des Nervensystems und zwar meist durch die spinale Kinderlähmung veranlaßt.

Wie bei den angeborenen Klumpfüßen so will auch Hoffa bei den erworbenen einen Unterschied zwischen den primären und sekundären Formen gemacht wissen. Als primär erworbenen bezeichnet er diejenigen Fälle, bei denen der Klumpfuß durch eine frische Verletzung der Fuß- oder Unterschenkelknochen oder der Fußgelenke bedingt ist und sich zu gleicher Zeit mit der Verletzung ausgebildet hat. Frakturen der Knöchel und der Fußwurzelknochen, Luxationen des Fußes im Talocrural- und Talotarsalgelenk kommen hier in Betracht. Ursachen der erworbenen Klumpfüße.

Weit häufiger sind die sekundären Formen, von denen wir zunächst die statischen Klumpfüße erwähnen möchten, wie sie sich bei abnormen Abduktionsstellungen des Unterschenkels entwickeln, da solche Patienten, wenn anders sie die ganze Fußsohle beim Gehen und Stehen belasten wollen, die Füße in eine Klumpfußstellung bringen müssen, die sich mit der Zeit durch Veränderungen in den Weichteilen und Gelenkverbindungen zu fixieren pflegen. Kompensierende Klumpfüße heißt man sie und, da es sich um eine Ausgleichsdeformität handelt, treten sie natürlich als Klumpfuß nicht so offensichtlich in die Erscheinung, der meist erst deutlich wird, wenn die Deformität, die ihn bedingt hat, korrigiert ist. Wir finden solche Klumpfüße hauptsächlich beim X-Knie, weiterhin bei lateralwärts konvexen Krümmungen der Unterschenkelknochen bei Rachitis und nach schlecht geheilten Knochenbrüchen, namentlich im unteren Drittel des Unterschenkels. Auch die Klumpfußstellungen, die sich bei ungleicher Länge der beiden Unterschenkelknochen nach partiellen Resektionen, nach Nekrotomien, nach vermindertem oder vermehrtem Längenwachstum eines der beiden Unterschenkelknochen, nach entzündlichen Knochenerkrankungen entwickeln können, rechnet Hoffa hierher. Statische Klumpfüße.

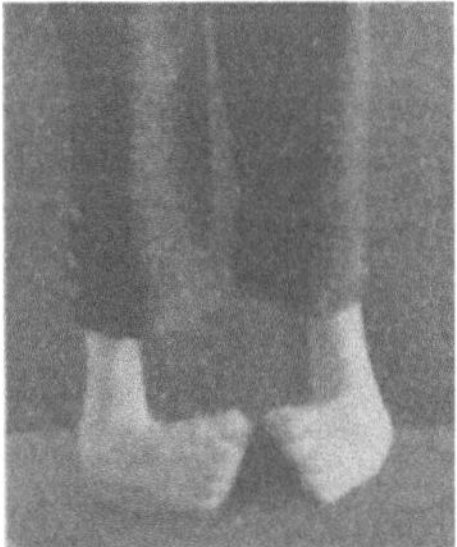

Abb. 84. Angeborener Klumpfuß.

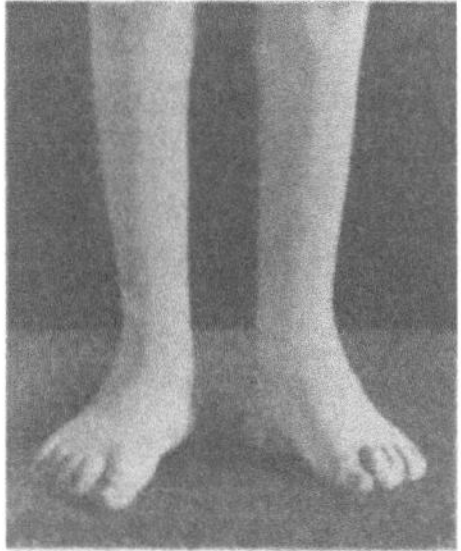

Abb. 85. Angeborener Klumpfuß nach der Behandlung.

Scharf von diesen Belastungsdeformitäten sind die Klumpfüße zu trennen, die wir als Kontrakturen auffassen müssen und bei denen alle die Ursachen in Frage kommen, die wir schon im allgemeinen Teil bei der Entstehung der Kontrakturen überhaupt aufgezählt haben. Kontrakturierte Klumpfüße.

Mit einer Art muß ich mich aber noch etwas eingehender befassen und das sind die Klumpfüße, die wir so häufig nach dem Anlegen eines Gipsverbandes in fehlerhafter Stellung zu sehen bekommen, aber auch bei langdauerndem Krankenlager schon durch den Druck der Bettdecke. Sie lassen sich leicht vermeiden, wenn man Obacht gibt; gerade hier spielt die Prophylaxe die wichtigste Rolle. Eine richtige Lagerung der Füße während der Krankheit, selbst auf einer Volkmannschen Schiene, wenn es nötig ist, mehrmaliges aktives und passives Bewegen der Füße können solche Deformitäten verhüten und man wird in den meisten solcher Fälle dem behandelnden Arzt nicht den Vorwurf ersparen können, daß ihm bei der Ausbildung dieser eine nicht geringe Schuld mittrifft. Immer wieder muß man die Eltern und die Pfleger auf die Gefahren aufmerksam machen, und immer wieder soll man prüfen, ob die gegebenen Anordnungen in der richtigen Weise befolgt werden.

Hysterische Klumpfüße.

Eine Art von Klumpfuß müssen wir noch erwähnen, die wir in Friedenszeiten selten zu Gesicht bekamen, während der Kriegszeit aber zu ungezählten Malen beobachten konnten; es ist dies der hysterische Klumpfuß, eine jener psychogenen Kontrakturen, von denen wir schon in anderen Kapiteln des Buches gesprochen haben. Es ist an einer sehr starken Anspannung der Sehne des Tibialis anticus zu erkennen, die strangartig hervorspringt, sich bretthart anfühlt und die man auch passiv trotz kräftiger Gewaltanwendung nicht überwinden kann. Narkotisiert man einen solchen Patienten, so schwindet die Kontraktur sofort, ohne jedes Zutun und ohne jede redressierende Manipulation kehrt der Fuß von selbst seiner Schwere folgend in die normale Stellung zurück. Eine Behandlung mit Gipsverbänden ist hier vollkommen zwecklos; ich habe Patienten gesehen, die in mehreren Lazaretten immer wieder so behandelt waren und bei denen jedesmal nach Abnahme des Verbandes die alte Stellung wieder auftrat. In wenigen Minuten wuden sie dann durch eine Suggestionsbehandlung von ihrer Deformität befreit. Auch mit Schienen und orthopädischen Apparaten dürfen wir in solchen Fällen nicht arbeiten.

Lähmungsklumpfuß.

Am häufigsten sehen wir den paralytischen Klumpfuß im Gefolge der spinalen Kinderlähmung, als neurogene Kontraktur, die vorzugsweise dann entsteht, wenn die motorischen Nerven derjenigen Muskeln gelähmt sind, die die Dorsalflexion und Pronation des Fußes auszuführen haben; es sind dies die Musculi peronei und der lange und kurze gemeinsame Zehenstrecker. Bei allen diesen Klumpfüßen überwiegt die Equinusstellung vor der Varusstellung infolge der Eigenschwere des Fußes und auch infolge der Belastung durch das Gewicht der Bettdecke. Der Fuß hängt in Spitzklumpfußstellung herab, die sich anfangs nicht aktiv, aber leicht passiv ausgleichen läßt und sich erst bei längerem Bestehen und bei Nichtbehandlung zum Teil wenigstens fixiert dadurch, daß die Antagonisten der gelähmten Muskeln schrumpfen.

Bei diesen Klumpfüßen handelt es sich um schlaffe Lähmungen im Gegensatz zu den Krampf- oder spastischen Lähmungen, wie sie nach der zerebralen Kinderlähmung auftreten. Während jene beim Fehlen von Kontrakturen sich leicht ausgleichen lassen, befinden sich diese Klumpfüße in einem Krampfzustand, der sich meist nicht, manchmal aber, wenn auch schwer, überwinden läßt. Der Gang der Patienten ist ein verschiedener. Dem für die schlaffe Fußlähmung typischen Vorschleudern des Beines steht das stampfende, gleichsam stoß- und ruckweise erfolgende Vorsetzen desselben gegenüber.

Zum Schluß müssen wir noch der arthrogenen Klumpfüße gedenken, wie sie sich im Anschluß an Entzündungen des Talocruralgelenks und der Talotarsalgelenke ausbilden. Vereiterungen nach Gelenkverletzungen, Entzündungen rheumatischer und tuberkulöser Art geben die Veranlassung, desgleichen auch neuropathische Gelenkaffektionen, wie wir sie bei der Syringomyelie und vor allen Dingen bei der Tabes beobachten können. Fälschlicherweise werden diese Klumpfußstellungen bei tabischer Arthropathie des Fußgelenks mit dem bekannten Namen des Pied tabétique belegt, ein Name, der Veränderungen solcher Art am Fuß selbst aufgespart bleiben muß.

Arthrogene Klumpfüße.

Was die Therapie der angeborenen Klumpfüße anlangt, so möchte ich allen praktischen Ärzten an der Spitze aller unserer therapeutischen Maßnahmen die Worte zurufen, die sie nicht genug beherzigen können: „Sobald das betreffende Kind sich als lebensfähig erwiesen hat, soll mit der Behandlung begonnen werden.“ Immer wieder müssen wir es erleben, daß den Eltern von den Ärzten gesagt wird, daß das Kind noch zu jung sei und daß man ruhig noch mit der Behandlung warten sollte, bis es älter geworden sei, ja bis es mit dem Laufen angefangen habe. Das ist vollkommen verkehrt. Ein „zu früh“ gibt es nicht. In den ersten Lebenstagen und Lebenswochen muß die Behandlung bereits einsetzen, und gerade hier kann der praktische Arzt unendlich viel Gutes stiften und die Wege bahnen, die nachher beschritten werden sollen.

Therapie der angeborenen Klumpfüße.

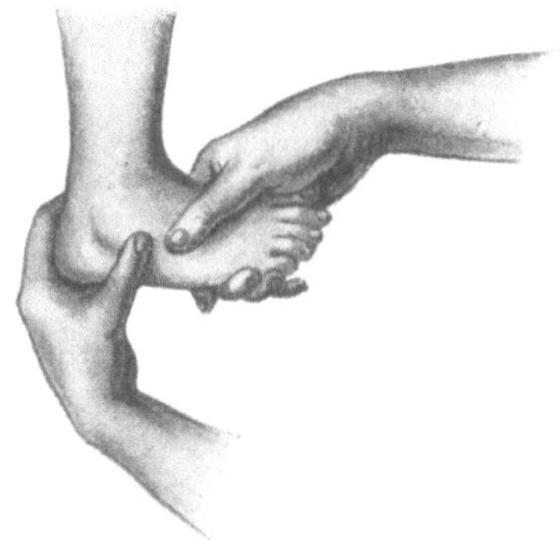

Abb. 86. Redressierende Handgriffe bei Klumpfuß.

Wir müssen der Mutter bzw. der Pflegerin des Kindes die redressierenden Manipulationen beibringen, die den deformierten Fuß aus seiner falschen Stellung herauszudrängen suchen und die mehrmals am Tage bei jedem Trockenlegen des Kindes vorzunehmen sind. In der ersten Zeit macht sie der Arzt am besten selbst; sind die Gewebe nachgiebiger geworden, so tritt die Mutter oder die Pflegerin an seine Stelle, die aber immer von ihm kontrolliert werden müssen, ob sie auch die Anordnungen genau befolgen und ausführen.

Redressierende Manipulationen.

Um zunächst die Supination und Adduktion des Fußes zu beseitigen, faßt man mit der einen Hand den Unterschenkel und dreht mit der anderen, die den Vorderfuß umfaßt, den Fuß in Pronation und Abduktion, dann greift man mit der einen Hand über den Spann und bringt den Fuß aus der Plantarflexion in die Dorsalflexion. Später kann man beide Bewegungen kombinieren, wenn der Fuß nachgiebiger geworden ist. Hat man den Fuß korrigiert, so muß er jedesmal in der korrigierten Stellung für kurze Zeit festgehalten werden. Jede brüske Gewalt ist jedoch zu vermeiden (Abb. 86).

So bereiten wir den Fuß vor, so lockern wir ihn, und haben wir ihn gefügiger gemacht, können wir darangehen, ihn in dieser verbesserten Stellung für längere Zeit durch Bindenwicklungen festzuhalten. Hierbei verfährt man am besten nach der von Hoffa angegebenen Methode, der das Ende einer Binde von der Breite des Fußes auf den äußeren Fußrand auflegt, die Binde über den inneren Fußrand hin mehrmals um den Fuß herumführt und so das eine Punktum fixum gewinnt. Ist dies geschehen, so wird der Fuß in seine richtige Stellung gebracht, die Binde von dem äußeren Fußrand her über den inneren Fußrand und die Fußsohle geleitet und an der äußeren Seite des Unter- und Oberschenkels bis zur Leistengegend in die Höhe geführt. Zieht man sie jetzt fest an, während man den inneren Fußrand vor zu starkem Druck durch eine Polsterung mit etwas Watte schützt, so kann man sowohl die Equinus- als auch die Varusstellung des Fußes dadurch korrigieren und auch korrigiert halten, daß man die straff nach oben angezogene Binde mit Zirkeltouren an dem Ober- und Unterschenkel befestigt. Die nach oben am Oberschenkel herausgehenden Enden der in die Höhe geführten Binde werden nach Vollendung des Verbandes heruntergeschlagen und mit einer Sicherheitsnadel befestigt (Abb. 87).

Bindenwicklung.

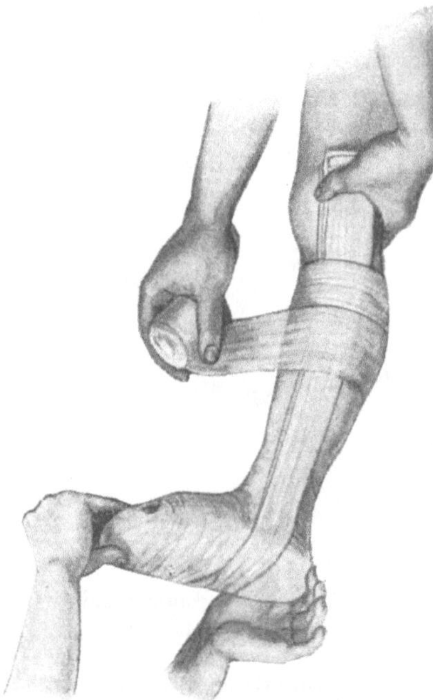

Abb. 87. Bindenwicklung bei der Behandlung des Klumpfußes.

Ich lege die erste Binde, die das Punctum fixum schaffen soll, nicht an der Außenseite des Beines in die Höhe, sondern führe sie nach der Innenseite des Unterschenkels herüber bei stark überkorrigierter Stellung des Fußes und schlinge sie zirkulär nach oben. Diese Binde liegt der Vorderseite des Unterschenkels nicht fest an, sondern wird erst durch Zirkeltouren einer zweiten Binde an der Vorderseite des Fußgelenks und unterm Teil des Unterschenkels herangezogen, wodurch noch eine weitere Korrektur des Fußes erreicht wird. Daß diese Bindenverbände mindestens einmal, besser noch öfter tagsüber erneuert werden müssen, liegt klar auf der Hand. Anstelle dieser Binden kann man auch Heftpflasterstreifen verwenden oder man kann den Binden auch dadurch einen festeren Halt am Bein geben, daß man dasselbe mit einer Klebeflüssigkeit bestreicht, die von Fink angegeben ist, der sich neben v. Oettingen gerade um diese Methode der Klumpfußbehandlung besonders verdient gemacht hat. Sie ist folgendermaßen zusammengesetzt: Terebinth, venetian 15,0, Colophon. 28,0, Mastich. 20,0, Resinae alb. 80, Spirit. vin. 90proz. 180,0, Äther 20,0. M. Filtra!

v. Oettingen legt die aus starkem Leinewandstoff bestehende Binde so an, daß sie zunächst einmal um den Mittelfuß fest herumgelegt und dann unter einem stark pronierenden Zug am Unterschenkel herauf und bei rechtwinklig gebeugtem Knie über den Oberschenkel medial herübergeführt, unter dem Oberschenkel nach außen herausgeleitet und unter starkem Zug spiralig nach der Innenseite des redressierten Fußes geführt wird. Dieser ersten folgen zwei weitere gleiche redressierende Touren. Der erste Verband soll unter allen Umständen nach zwei Tagen abgenommen und im Laufe der nächsten Monate nach Bedarf erneuert werden. Zum Schutze vor Durchnässung kann man den Verband durch eine weitere Mullbinde in der gleichen Tourenfolge schützen, die mit einer Hülle von Billrothbattist umwickelt wird. Eine Windelhose wird den Verband noch besser trocken halten.

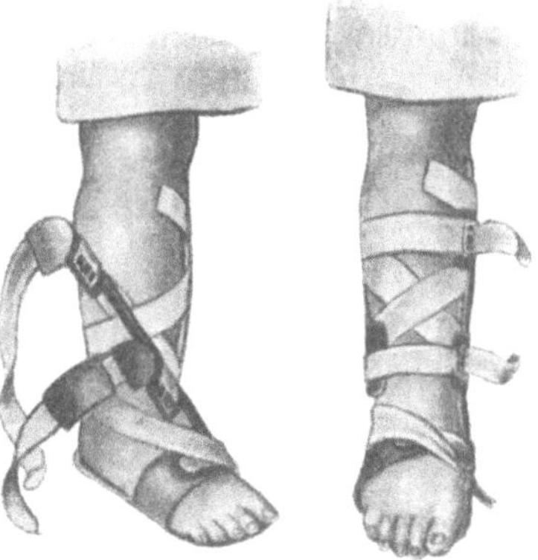
Abb. 88. Schiene bei Klumpfuß.

Ich habe mich bei diesen Bindenwicklungen, die ich für die meisten Fälle nur als Vorbehandlung angesehen wissen möchte, etwas länger aufgehalten, weil sie der Praktiker kennen muß; sie hat die früher und auch leider jetzt noch so oft ausgeübte Schienenbehandlung des angeborenen Klumpfußes ganz verdrängt, die ich deshalb ganz übergehen möchte. Wir sollen dem Drängen der Eltern nach dieser Richtung hin nicht nachgeben, und sollen nicht unnütze Zeit mit Schienen und Schuhen vertrödeln, die, ganz abgesehen davon, daß sie für die kleinen Füße ganz junger Kinder ungemein schwer zu adaptieren sind, keinerlei Nutzen bringen, meist noch Schaden, weil man mit längerem Zuwarten nur die spätere Behandlung erschwert und gegebenenfalls der Erfolg, wenn auch nicht ganz in Frage gestellt, so doch erheblich beeinträchtigt werden kann.

Behandlung mit Schienen und Schuhen.

Wir geben nur Apparate zur Nachbehandlung in solchen Fällen, die Neigung zum Rückfall in die fehlerhafte Stellung zeigen, aber erst wenn es gelingt, den Fuß vollständig und ohne Mühe zu redressieren, und wir lassen sie auch nur für die Nacht, evtl. für Stunden des Tages tragen. Die einfachste Vorrichtung ist eine redressierende Gummibinde, die in ähnlicher Weise wie der Bindenverband angelegt wird; sie ist ein recht guter Ersatz für die vielen Schienen, die den Fuß in der korrigierten Stellung halten sollen und von denen ich nur die abbilden möchte, die ich anzuwenden pflege, womit aber keineswegs gesagt sein soll, daß andere nicht ebenso gut sind und dasselbe leisten (Abb. 88).

Beginnen die Kinder zu gehen, so gebe ich noch der Vorsicht wegen

Maßschnürschuhe mit an der Außenseite erhöhter Sohle und erhöhtem und etwas nach vorn gearbeitetem Absatz, der den Fuß in eine Plattfußstellung bringt und die oft noch vorhandene Innenrotation im günstigen Sinne beeinflußt. So lange eine solche noch besteht, kann der Klumpfuß nie als geheilt betrachtet werden. Bleibt nach der Korrektion der Fußdeformität noch eine Einwärtsrotation der Beine im Hüftgelenk zurück, so daß die Patienten bei voller und normaler Belastung des Fußes mit nach einwärts gekehrten Fußspitzen gehen, so sind dafür verschiedene Vorrichtungen ersonnen. Schienen, die nur den Fuß und Unterschenkel umfassen, können diese Innenrotation nie beseitigen, sie müssen über den Oberschenkel verlängert und an der Außenschiene mit einem Beckengurt in Gelenkverbindung gebracht werden. Die Außenschiene wird unterhalb dieser so weit nach auswärts gedreht, bis die Füße in der gewünschten Stellung stehen, in der sie durch die Drehfestigkeit der Schiene gehalten werden. Als Nachtschiene wende ich in solchen Fällen die Heusnersche Spiralfeder an, die in den Absätzen von Schnürschuhen eingeschoben wird, in denen die Füße mit einem Fersenzug gut festgehalten werden.

Gipsverbandbehandlung des Klumpfußes. Bei leichteren und leichtesten Klumpfußfällen werden wir meist so zum Ziele kommen, bei schwereren Fällen wird es sich empfehlen, den mit jenen erwähnten Maßnahmen nur vorbereiteten Fuß auch noch in einen Gipsverband zu bringen. Wer im Anlegen eines solchen nicht geübt ist, der sollte lieber seine Finger davon lassen, namentlich bei kleinen und kleinsten Kindern, da durch das Anlegen eines unzweckmäßigen Verbandes all das wieder verdorben werden kann, was man bereits durch die Vorbehandlung erreicht hatte.

Ist der Gipsverband, der schon ohnehin an so kleinen Füßchen auch für den in solchen Dingen geübten Arzt nicht leicht umzulegen ist, nicht genügend gepolstert, so kann es leicht an den vorspringenden Knochenpartien, die den größten Druck auszuhalten haben, zu Druckgeschwüren kommen, zumal da durch Urin und andere Unreinlichkeiten, vor denen man die Verbände nur schwer schützen kann, dem Wundwerden der Haut, Ekzemen usw. Tür und Tor geöffnet wird. Und wenn es nun auch schon in solchen Dingen geübteren Ärzten passiert ist, daß die weichen, nachgiebigen Füßchen in einem gut angelegten Verband hochrutschten und sich schließlich ganz aus demselben herauszogen, so wird es dem mit solchen Dingen noch weniger vertrauten Arzt erst recht so ergehen. Er darf sich dann nicht wundern, wenn er eines schönen Tages die Gipsverbände oben an dem über dem Bett errichteten Galgen hängen sieht, an dem er die Beinchen angebunden hatte, um so die Gipsverbände rein zu halten, oder wenn die Mutter mit den Gipsverbänden in der Hand zu ihm kommt, die das Kind abgestrampelt hatte. Besieht er sich dann die der Verbände ledigen Füße, so ist der Schaden, der dadurch angerichtet ist, unverkennbar. Die Ferse ist fast ganz verschwunden und die Deformität, die vor dem Anlegen des Verbandes beseitigt war, ist mehr denn je wieder ausgeprägt. Man kann wieder von vorn anfangen, und alles, was bisher geschehen war, war umsonst. Auf Grund dieser meiner Erfahrungen, die ich an ungezählten Fällen machen konnte, stehe ich jetzt bezüglich der Klumpfußbehandlung durch den praktischen Arzt auf dem Standpunkt, daß er vorbereitend die Füße mit Bindenwickelungen und redressierenden Manipulationen behandeln soll, sie aber dann am besten an den Spezialisten abgibt, sobald noch eine Behandlung mit Gipsverbänden notwendig ist, wie sie etwas festere, rigidere Klumpfüße stets erfordern, bei denen oft nicht einmal ein forciertes Redressement in Narkose zum Ziele führt, sondern noch eine subkutane Tenotomie der Achillessehne angeschlossen werden muß, um die Kontraktur und Retraktion dieser Sehne zu überwinden.

Etappenredressement der Klumpfüße.

Haben wir es mit Klumpfüßen älterer Kinder und Adoleszenten zu tun, die nur eine ungenügende oder gar keine Behandlung durchgemacht haben, so können wir auch diese noch zur Norm zurückbringen, wenn auch nicht so leicht wie die Füße der kleinen und kleinsten Kinder. Bei leichteren Fällen wird man das Redressement mit der Hand vornehmen, und wenn es nicht beim erstenmal gelingen sollte, den Fuß in die richtige Stellung zu bringen, in Etappen zu arbeiten, wie es zuerst von meinem Landsmann, dem praktischen Arzt Blick, der in der Klumpfußbehandlung eine Größe war, und später von Julius Wolff empfohlen wurde. Bei schwereren Fällen wird die redressierende Hand des Arztes nicht ausreichen und an ihre Stelle müssen die Osteoklasten treten, von denen ich schon früher sprach, und mit denen sich selbst bei veralteten Fällen noch recht gute Resultate auf unblutigem Wege erzielen lassen, zu dem sich die Patienten immer noch leichter entschließen als zu blutigen Maßnahmen.

Auch bei solchen schwereren Klumpfüßen sollen wir niemals auf halbem Wege stehen bleiben und schon mit einem halbwegs guten Resultat zufrieden sein, wie es manche Eltern sind, die annehmen, daß der noch vorhandene Rest der Deformität mit Schienen und Apparaten beseitigt werden könnte, und die darin oft genug auch noch von ihrem Hausarzt bestärkt werden; wir müssen stets reine Bahn machen und nicht eher ruhen, als bis der früher deformierte Fuß eine normale Stellung hat, ja besser noch, als bis er überkorrigiert ist im Sinne eines Plattfußes. Erst dann haben wir gewonnen und kein Rezidiv mehr zu befürchten. Die Klumpfußbehandlung kann nach Haudeck erst als abgeschlossen und der Klumpfuß erst als geheilt angesehen werden, wenn der Fuß sich in Pronationsstellung befindet und die Patienten denselben auch aktiv dorsal flektieren und pronieren können.

Sind wir so weit, dann geben wir dem Patienten noch für einige Zeit zweckmäßig gearbeitete orthopädische Schuhe, wie ich sie bereits beschrieben habe. Von Zeit zu Zeit nimmt der Arzt Kontrolluntersuchungen vor und findet er bei diesen Nachprüfungen, daß alles gut ist und bleibt, so können auch diese Schuhe fortfallen und durch normale ersetzt werden. Zeigt aber der Fuß auch nur die geringste Neigung zu Rezidiven, dann warte man nicht, sondern ergreife sofort seine Gegenmaßregeln. Meist genügt ein nochmaliger Gipsverband in überkorrigierter Stellung, mit dem die Patienten fleißig herumspazieren.

Veraltete Klumpfüße wird es nicht mehr geben, wenn Arzt und Eltern ihre Pflicht erfüllen, der Arzt insofern, daß er in der von mir angegebenen Weise verfährt und auch Dank seines Einflußes und Zuredens indolente Eltern zu überzeugen weiß, daß der Erfolg ein guter sein muß, falls die Behandlung nicht vorzeitig unterbrochen und auf getreue Nachbarn und liebe Verwandte gehört wird, die von der Sache nichts verstehen. Er muß ihnen klar machen, daß es nicht möglich ist, ein angeborenes Leiden in 3—4 Wochen restlos zu beseitigen, sondern daß dazu Zeit und Geduld gehört, die aber im reichsten Maße durch einen vollen Erfolg belohnt werden; er muß ihnen ferner klar machen, daß es nicht die Schuld des behandelnden Arztes ist, wenn ein hartnäckiger Klumpfuß auch nach zweckmäßiger Behandlung noch einmal Neigung zum Rückfall zeigt, sondern daß diese Neigung lediglich den pathologisch-anatomischen Veränderungen dieser oft schweren Deformität allein zuzuschreiben ist, und daß es deshalb verkehrt ist, den Arzt zu wechseln, wie wir es noch immer so häufig erleben müssen.

Tenotomie der Achillessehne und andere blutige Maßnahmen.

Abgesehen von den bereits erwähnten subkutanen Tenotomien der Achillessehne können wir alle anderen operativen Maßnahmen beim kindlichen Klumpfuß entbehren, die nur bei schweren Fällen Erwachsener indiziert sind. Als solche sind zu nennen: die offene Durchschneidung aller sich spannenden Weichteile an der Fußsohle, die sog. Phelpssche Operation, die linearen und keilförmigen Osteotomien am Fußskelett, die Enucleationen einzelner oder mehrerer Knochen und die Resektionen, von denen heutigen Tags wohl am meisten die Keilresektionen aus dem Tarsus und die Talusexstirpation ausgeübt werden. Mit diesen werden wir bei ausgiebiger orthopädischer Nachbehandlung noch wirklich gute Erfolge erzielen nach der kosmetischen wie auch der funktionellen Richtung hin.

Behandlung der erworbenen Klumpfüße.

Nun noch ein Wort über die Behandlung der erworbenen Klumpfüße. Wir müssen in erster Linie dafür sorgen, daß sich solche nicht ausbilden, und das können wir in den allermeisten Fällen, wenn wir auf eine richtige Lagerung, auf eine richtige Stellung der Füße im Verband achten und wenn wir über das eigentliche Leiden und seine Ausheilung nicht die spätere Funktion des Gliedes vergessen und vernachlässigen. Das läßt sich ganz gut durchführen, wenn man von vornherein überhaupt daran denkt.

Haben wir solche erworbenen Klumpfüße vor uns, so wird auch hier je nach der Ursache der Fußdeformität die Behandlung eine verschiedene sein müssen. Wir werden mit bloßen redressierenden Manipulationen, mit forciertem Redressement in Narkose und nachfolgendem Gipsverband zum Ziele kommen, wir werden auch oft zum Messer und Meißel greifen müssen, aber nicht zu früh, wenn es sich um Klumpfüße nach entzündlichen Gelenk- und Knochenerkrankungen wie z. B. nach Tuberkulose handelt, da man sonst Gefahr läuft, den entzündlichen Prozeß von neuem anzuregen und damit die Sache nur noch zu verschlimmern.

Was die paralytischen Klumpfüße anlangt, so sind auch diese noch einer Besserung zugänglich durch Sehnenoperationen, sei es durch bloße Tenotomien der verkürzten Antagonisten der gelähmten Muskeln oder mehr noch durch Sehnenplastiken, deren Art sich aus der jeweiligen Lähmung ergibt. Die Resultate sind, einen aseptischen Verlauf der Operation vorausgesetzt, geradezu vorzügliche.

Behandlung der paralytischen Klumpfüße.

Handelt es sich um den Ausfall mehrerer Muskelgruppen, der eine so erhebliche Schlotterigkeit des Fußgelenks zur Folge hat, daß der Fuß überhaupt nicht zum Gehen benutzt werden kann, und versprechen wir uns bei derartigen schweren Fällen keinen nennenswerten Erfolg mehr von einer Sehnenoperation, dann bleibt uns immer noch ein Ausweg übrig in der künstlichen Versteifung des Fußgelenks in guter Mittelstellung, durch die die erkrankte Extremität noch gut gebrauchsfähig zum Gehen gemacht werden kann.

Können sich die Patienten oder ihre Angehörigen nicht zu einem operativen Eingriff entschließen, dann werden wir dem Fuß die nötige Stütze durch einen zweckmäßigen orthopädischen Portativapparat geben müssen. Das beste ist und bleibt in solchen Fällen immer ein nach einem Gipsabdruck gearbeiteter Schienenhülsenapparat nach Hessing. An ihm wird der Ausfall der gelähmten Muskeln durch zweckmäßig angebrachte Gummizüge ersetzt. Daß solche Apparate dem jeweiligen Fall aufs genaueste angepaßt, individuell und nicht nach einem bestimmten Schema gearbeitet werden dürfen, soll auch hier noch einmal besonders hervorgehoben werden.

Behandlung der Lähmungsklumpfüße mit orthopädischen Apparaten.

b) Der Spitzfuß.

Unter Spitzfuß, auch Pferdefuß, Pes equinus genannt, verstehen wir diejenige Deformität, bei der der Fuß in plantarflektierter Stellung aufgesetzt wird und nur die Fußspitze beim Gehen und Stehen den Erdboden berührt, während die Ferse je nach der Stärke der Deformität mehr oder weniger von demselben entfernt bleibt.

Der Spitzfuß.

Der Spitzfuß kann angeboren durch intrauterinen Druck entstanden sein, jedoch sind diese Fälle äußerst selten, meist ist er nach der Geburt erworben. Er entwickelt sich nach Vulpius mit unheimlicher Sicherheit bei Schwerverletzten, die zu langem Stilliegen verurteilt sind und bei denen die Sorge um die Wundheilung die ganze Aufmerksamkeit des Arztes in Anspruch nimmt. Auch in festen Verbänden, bei deren Anlegen nach genanntem Autor orthopädische Rücksichten außer acht bleiben, entsteht er überaus oft. Weiter bilden dann Verletzungen der Wadenmuskulatur eine stets drohende und schwer zu bekämpfende Gefahr hinsichtlich der Spitzfußbildung, bei der dann auch noch alle die Ursachen in Betracht kommen, die wir beim Klumpfuß bereits kennen gelernt haben. Auch hier sehen wir cicatricielle, desmogene, myogene, neurogene und arthrogene Spitzfüße, traumatische und kompensatorische. Letztere beobachten wir sehr häufig bei Verkürzungen des betreffenden Beines, bei denen die Patienten das Bestreben haben, diese durch die

Ursachen des Spitzfußes.

Spitzfußstellung auszugleichen. Wir sehen sie nicht nur bei den reellen, wirklichen Verkürzungen der Beine, wie wir sie nach Frakturen, nach Resektionen im Hüft- und Kniegelenk beobachten, sondern auch bei den sog. funktionellen Verkürzungen, bei Beugekontrakturstellungen im Hüft- und Kniegelenk.

Fixierte und nichtfixierte Spitzfüße.

Auch bei dieser Fußdeformität müssen wir zwischen fixierten und nichtfixierten Spitzfüßen unterscheiden; jene können nicht ausgeglichen werden, bei diesen aber ist der Patient ganz gut imstande, mit der vollen Fußsohle aufzutreten, wobei er bei vorhandener Verkürzung des Beines das gesunde Bein im Knie in Beugestellung bringen muß. Während man früher bei Beinverkürzungen orthopädische Schuhe mit durchweggehender hoher Sohle anzufertigen pflegte, weiß heute jeder orthopädische Schuhmacher, daß wir in solchen Fällen, um das Unschöne und Schwere solcher Stiefel zu vermeiden, dem Fuß im Schuh eine kompensatorische Spitzfußstellung geben müssen durch Korkeinlagen, wodurch der Schuh ein viel gefälligeres Aussehen erlangt und wesentlich leichter und bequemer wird. Auf diese Weise lassen sich auch hochgradige Verkürzungen des Beines in unauffälliger Weise gut ausgleichen und der Gang erheblich bessern.

Intermittierender Spitzfuß.

Zwischen dem fixierten und nichtfixierten Spitzfuß steht der intermittierende. Wir sehen ihn bei der spastischen Spinalparalyse und bei der zerebralen Kinderlähmung. Die Patienten können recht gut auf der vollen Planta des Fußes bzw. der beiden Füße stehen und gehen; sobald sie aber in Aufregung geraten, sobald sie schnell laufen wollen, kommen die Füße in Krampfstellung, wobei sich die Wadenmuskulatur bretthart anfühlt. Der Spitzfuß läßt sich infolge des Krampfes gar nicht oder nur mit Mühe ausgleichen. Erst nach einer gewissen Zeit läßt dieser Krampfzustand nach und damit verschwindet auch der Spitzfuß, der bald darauf bei ähnlichen Vorkommnissen von neuem in die Erscheinung treten kann.

Pathologisch-anatomische Veränderungen.

Der Spitzfuß nimmt manchmal derartig hohe Grade an, daß der Fußrücken in einer Richtung mit dem Unterschenkel liegt und der Patient nur mit den Metatarsalköpfchen der Zehen auftritt. Je älter der Spitzfuß wird, um so mehr verliert er die Möglichkeit der aktiven Dorsalflexion, um so mehr erscheint der Fuß verkürzt, sein Gewölbe vertieft und die Plantarfaszie strangförmig angespannt. Daß selbst so hochgradige Fälle gelegentlich beobachtet werden, bei denen die Zehen nach rückwärts schauen und mit ihrer Dorsalseite dem Beine als Stützfläche dienen, soll nicht unerwähnt bleiben. Ebenso wie beim Klumpfuß finden sich auch bei dieser Deformität an den Stellen der abnormen Belastung Exkoriationen, Blasen, Hühneraugen, Schwielen und entzündliche Schleimbeutel, die eine ständige Marter für den Träger sind und ihn schließlich bewegen, das Redressement vornehmen zu lassen, wodurch wenigstens diese Plage beseitigt werden kann. Die anatomischen Veränderungen entsprechen dem Grade der Deformität; in leichteren Fällen besteht nur eine Plantarflexion des Talus und Calcaneus, in schwereren finden wir nach Haudeck eine Subluxation des Talocruralgelenks mit entsprechenden Veränderungen der Gelenkflächen. Auch die kleineren Fußwurzelknochen sind nach den Dorsum zu subluxiert, der Fußrücken ist stärker gewölbt, die Sohle hohl. Die plantaren Bänder und Muskeln sind geschrumpft und verkürzt und am stärksten verkürzt ist der Gastrocnemius, während die übrigen Wadenmuskeln weniger beteiligt sind.

Symptome des Spitzfußes.

Die Symptome sind so charakteristisch, das Bild ist so typisch, daß Fehler in der Diagnose nicht vorkommen können. Wenn die Extremität an sich normal lang ist, so wird sie durch die falsche Stellung des Fußes verlängert. Die Patienten können nur mit gebeugtem Knie stehen und gehen. Der Gang ist bei einseitigem Spitzfuß unelastisch und hinkend, bei doppelseitigem können sich die Patienten häufig nur mit Krücke fortbewegen.

Diagnose des Spitzfußes.

Schwierigkeiten bei der Diagnose können nur entstehen bei der Entscheidung, ob es sich um Spitzfüße handelt, die lediglich durch eine Verkürzung des Gastrocnemius bedingt sind oder durch Schrumpfungen der das Gelenk bildenden Weichteile, der Gelenkkapsel und der Gelenkbänder. Ein Spitzfuß, der durch eine Kontraktur der Wadenmuskulatur bedingt ist, wird sich zum Teil oder ganz ausgleichen lassen bei einer Beugung des Kniegelenks derselben Seite und er wird sofort wieder da sein, sobald das Kniegelenk gestreckt wird; bei einem Spitzfuß, der auf andere Ursachen zurückzuführen ist, wird die Deformität immer die gleiche bleiben, mag man das Kniegelenk beugen oder strecken.

Prognose des Spitzfußes.

Die Prognose des Spitzfußes ist eine relativ günstige und ich stehe mit Hoffa auf dem Standpunkt, daß er diejenige Deformität des Fußes ist, die sich am leichtesten beseitigen läßt, wenn man sie beseitigen und nicht in solchen Fällen belassen will, bei denen wir sie nötig haben zum Ausgleich von hochgradigen Verkürzungen des Beines. Hier werden wir sie manchmal künstlich durch geeignete Operationen hervorrufen müssen, von denen z. B. die osteoplastische Resektion des Fußgelenks nach Wladimiroff-Mikulicz dem Praktiker bekannt sein dürfte.

Behandlung des Spitzfußes mit Massage, Gymnastik und Schienen.

Bei leichteren Fällen von Spitzfuß kommen wir mit einer rein orthopädischen Behandlung aus. Redressierende Manipulationen, die in Verbindung mit Massage und medikomechanischen Übungen täglich mehrere Male vorgenommen werden, portative Redressionsschienen mannigfacher Art, führen hier meist zum Ziel (Abb. 89). Man läßt sie nachtsüber und bei schwereren Fällen auch tagsüber mehrere Stunden tragen, wenn man nicht besser noch elastische Züge und Federn verwenden will, die mit und ohne Schienen dauernd dem Spitzfuß entgegenarbeiten, wobei vor allen Dingen darauf zu achten ist, daß sich die Ferse im Stiefel oder im Apparat nicht in die Höhe zieht und damit die Wirkung der vorderen Redressionszüge illusorisch macht. Durch sog. Spannlaschen, die wir schon im allgemeinen Teil erwähnt haben, läßt sich dies leicht und gut verhüten.

Nicht genug gewarnt werden kann vor einem zu frühen Erhöhen des Schuhabsatzes, namentlich bei frischen Spitzfüßen, bei denen man noch mit einer spontanen Besserung oder einem spontanen Ausgleich durch den Gebrauch des Beines beim Gehen rechnen kann. Eine solche würde dadurch unmöglich gemacht, weil durch einen erhöhten Absatz die bei der Belastung des Fußes durch das Körpergewicht im günstigen Sinne wirkende redressierende Kraft ausgeschaltet wird; es kann dadurch bei einem infolge Beugekontraktur des Knie- oder Hüftgelenks bedingten Spitzfuß auch noch jene Kontraktur im ungünstigen Sinne beeinflußt werden.

Operationen an der Achillessehne. Sehen wir, daß wir mit den erwähnten unblutigen Maßnahmen nicht zum Ziele kommen, so müssen wir zum Tenotom oder Messer

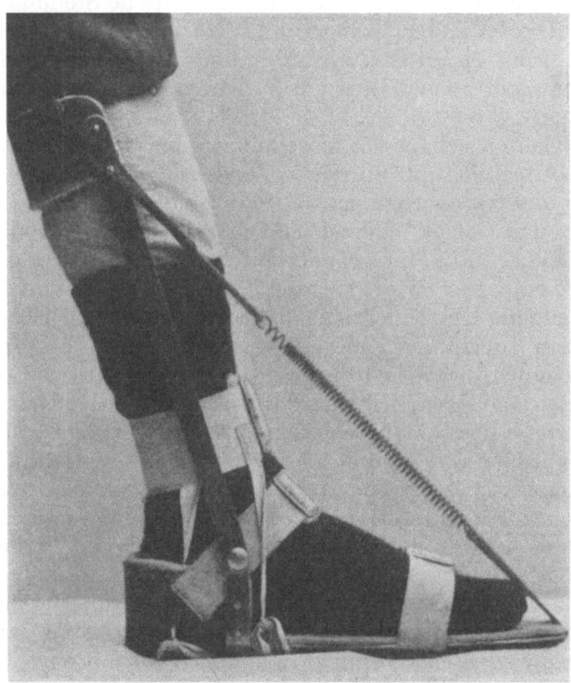

Abb. 89. Spitzfußredressionsschiene.

greifen und die subkutane Tenotomie oder die plastische Verlängerung der Achillessehne vornehmen, letztere vor allen Dingen bei den spastischen Formen des Spitzfußes, um die Wade nicht ganz auszuschalten und so einen recht unangenehmen Hackenfuß zu erhalten. Diese plastische Verlängerung wird am besten mittels eines Z-förmigen Schnittes gemacht.

Mit der Tenotomie ist noch nicht alles geschehen und wir werden sicherlich mit einem Rezidiv des Spitzfußes zu rechnen haben, wenn nicht eine geeignete Nachbehandlung angeschlossen wird, die mindestens ebenso wichtig ist, wie die erwähnte Operation selbst. Auf solche pflegen selbst manche Chirurgen nicht den nötigen Wert zu legen; ich habe nach dieser Richtung hin gerade während der Kriegszeit genugsam Erfahrungen sammeln können und bekam nicht wenige Rückfälle zu sehen, bei denen noch ein zweiter Eingriff notwendig wurde. Ein fester Gipsverband in etwas überkorrigierter Stellung des Fußes für 4—6 Wochen, je nach der Schwere des Falles und der gefundenen Veränderungen, eine energische Behandlung mit Massage und Gymnastik nach Abnahme desselben, in manchen Fällen auch noch das Tragen zweckmäßiger Schienenschnürstiefel mit vorderen Redressionszügen werden die Wiederkehr der Deformität sicher verhindern (Abb. 90).

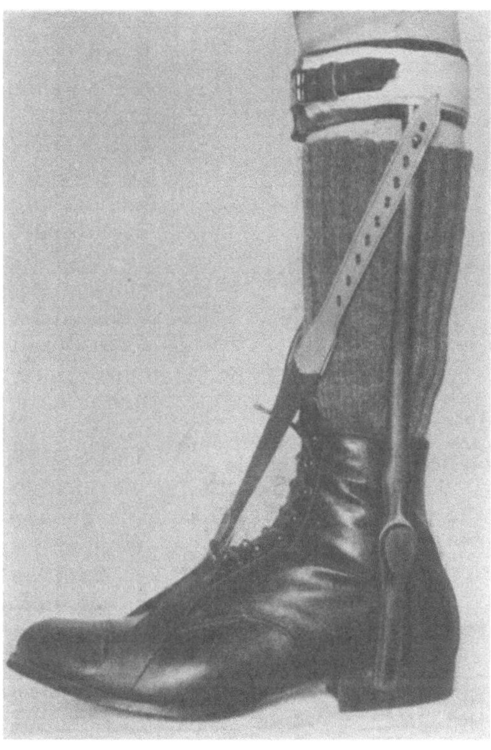

Abb. 90. Schienenredressionsstiefel.

Sehnenplastiken bei paralytischen Spitzfüßen und Operationen an den Nerven.

Bei paralytischen Spitzfüßen läßt sich mit Sehnenplastiken noch viel erreichen, falls es sich um solche nach zentralen Nervenleiden handelt. Haben wir es mit Lähmungsspitzfüßen nach Verletzung bzw. Schädigung der peripheren Nerven zu tun, wie wir sie in so ungezählten Fällen während des Krieges bei Peroneusschädigungen beobachten konnten, dann müssen wir zunächst diese durch Nervennaht bzw. Nervenlösung zu beheben suchen und erst zu Sehnenoperationen unsere Zuflucht nehmen, wenn jene unmöglich sind oder keinen Erfolg versprechen bzw. ohne Erfolg geblieben sind.

Bei jeder Peroneuslähmung, mag sie erst operiert werden sollen, oder mag sie schon operiert oder auch nicht operiert sein, muß stets eine Vorrichtung getragen werden, die imstande ist, das beim Gebrauch des Beines lästige Herunterhängen des Fußes in Spitzfuß- oder leichter Spitzklumpfußstellung, das häufige Umkippen und andere Folgeerscheinungen mehr zu beheben und damit auch die Gehfähigkeit zu bessern. Diese Vorrichtung muß auch nach gelungener Operation noch eine zeitlang fortgetragen werden und kann erst in Fortfall kommen, wenn die Lähmung mit ihren Folgeerscheinungen beseitigt ist, in allen anderen Fällen ist sie dauernd zu tragen.

Es muß als ein direkter Kunstfehler bezeichnet werden, wenn, wie man es immer wieder sieht, nach einer vorgenommenen Operation nicht noch irgendeine Bandage und sei es auch nur in Form einer sog. Behelfsschiene, getragen wird, da durch deren Nichtanwendung oft, ja sagen wir getrost fast immer der Erfolg in Frage gestellt werden kann. Auch wenn der rechte Zeitpunkt zur Vornahme der Operation aus irgendwelchen Gründen noch nicht gekommen ist, muß eine solche Vorrichtung von vornherein getragen werden, und zwar auch schon während der Bettruhe bzw. nachts, um so der Ausziehung der gelähmten Muskeln und der Neigung ihrer Antagonisten zur Schrumpfung und zur Kontrakturbildung in den betreffenden Gelenken vorzubeugen.

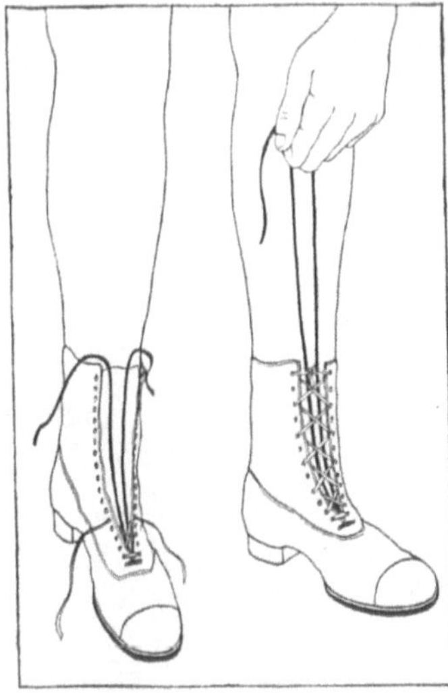

Abb. 91. Hebung von leichten paralytischen Spitzfüßen durch zwei Schnürsenkel (nach Horwitz).

Es gibt eine ganze Reihe von zweckmäßigen Apparaten, Schienen und Bandagen für Peroneuslähmungen, die wir nicht wahllos anwenden sollen. Wir dürfen uns nicht auf eine Vorrichtung festlegen, sondern müssen individualisieren sowohl nach der Schwere der vorhandenen krankhaften Veränderungen wie auch nach der Art des Berufes der Träger und nach der Arbeit, die zu leisten ist (Abb. 91). Ich darf nicht bei einer schweren Lähmung mit stark schlotterndem Spitzfuß oder bei starker Kontraktur der Achillessehne denselben Apparat anwenden wie bei einer leichten Parese, und ich darf nicht einem Kopfarbeiter, der keine körperliche Arbeit zu verrichten hat, denselben Apparat geben wie, sagen wir einmal, einem Steinbrucharbeiter, der den ganzen Tag dauernd auf den Beinen sein und schwere Arbeit verrichten muß. Die Bestimmung dieser darf auf keinen Fall dem Bandagisten überlassen werden, und die betreffenden Apparate dürfen auch nicht zu kompliziert sein; je einfacher sie sind, um so besser sind sie auch.

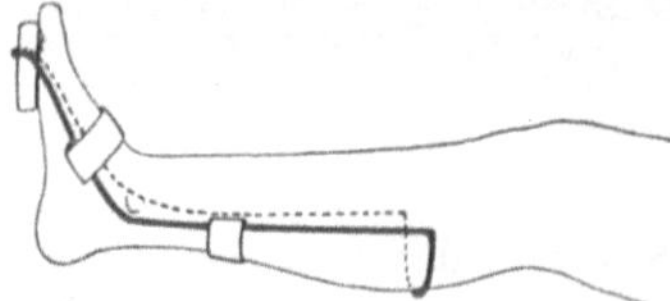

Abb. 92. Nienysche Lagerungsschiene bei Peroneuslähmung.

Die einfachste, beste und billigste Nachtschiene ist die Nienysche (Abb. 92), und von allen Behelfsschienen werden von den meisten Orthopäden die Drehmannschen Drahtschienen (Abb. 93) und die sog. Hebemanschette für die besten angesehen. Sie sind sehr billig herzustellen, können vorrätig gehalten werden, lassen sich leicht an jeden Stiefel anbringen und sind derart dauerhaft, daß sie auch bei leichteren Fällen von Peroneuslähmung bei Patienten, deren Beruf ein nicht andauerndes „auf den Beinen sein" erfordert, als Dauerschiene zu verwenden sind. Stellt der Beruf stärkere Anforderungen an die Gehwerkzeuge, so haben sich als beste eine hintere Schiene (Abb. 94) und die seitlichen Doppelschienen mit Redressions- und Zugfedern verschiedenster Art bewährt, die bei schweren und schwersten Fällen durch Schienenhülsenapparate zu ersetzen sind.

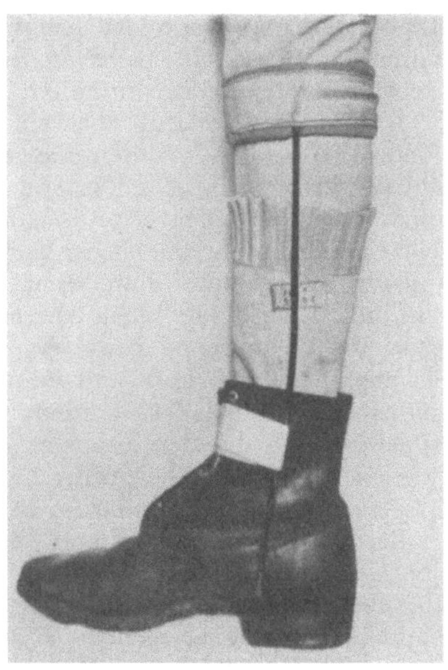

Abb. 93. Drehmannsche Drahtschiene.

Alle Künsteleien wie Kugelgelenke und ähnliches mehr, die eine seitliche Beweglichkeit des Fußes gestatten, haben wenig Zweck, da wir bei schweren Fällen mit sehr schlaffen Gelenken oder mit Kontrakturen diese Bewegungen gerade ausschalten müssen und für leichtere Fälle Vorrichtungen genug haben, die einfacher sind und trotzdem seitliche Bewegungen des Fußes zulassen. Wir schätzen den doppelten Gurt an Unter- und Oberschenkel deshalb, weil oft über das feste Abschnüren nur eines Gurtes am Unterschenkel geklagt wurde und weil bei nicht festem Anziehen dieses Gurtes leicht ein Abrutschen desselben eintrat, das durch die Atrophie der Wadenmuskulatur und ihre Schlaffheit, wie wir sie immer bei den paralytischen Spitzfüßen finden, noch begünstigt wurde. Der am Oberschenkel sitzende Gurt bekommt einen viel besseren Halt oberhalb der Femurkondylen, also am vorspringenden Knochen selbst, so daß hier eine so feste Schnürung wie am Unterschenkel nicht nötig ist, und ist im-

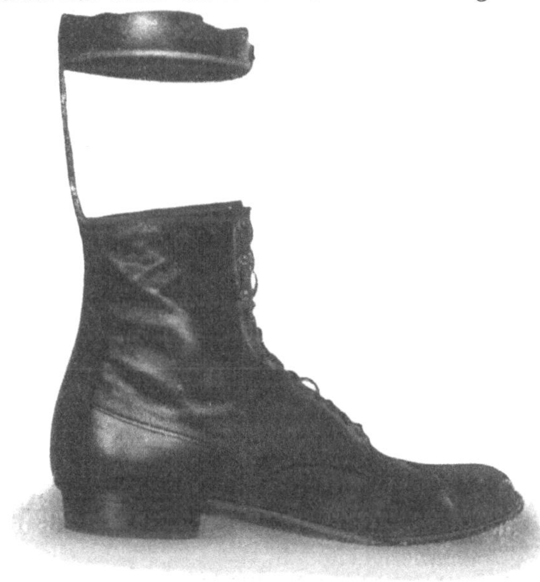

Abb. 94. Schiene mit hinterer Feder.

stande, den unterhalb des Knies sitzenden Gurt gut zu halten, der nunmehr, auch nicht mehr so festgeschnallt, seine Aufgabe, die gekreuzten vorderen Züge zu halten, voll und ganz erfüllen kann.

Ist mit dem Spitzfuß noch eine starke Verkürzung des Beines verbunden, so werden wir die anfangs schon erwähnten Stiefel mit Korkeinbau verordnen, bei schwereren Fällen auch einen Schienenhülsenapparat mit untergearbeiteter Korksohle. Sehr zweckmäßig sind für solche Fälle mit sehr erheblicher Verkürzung des Beines der sog. O-Connorapparat und andere, ihm mehr oder weniger nachgebildete Apparate, mit denen leider eine Reklame in Wort und Bild getrieben wird, gegen die nicht genug gewettert werden kann, weil solche Apparate für alle möglichen Fuß- und Beindeformitäten angepriesen und nach einfachem Maß geliefert werden, ohne daß die Verfertiger derartiger Apparate auch nur den Kranken gesehen haben. Mir sind aus meiner Praxis eine ganze Reihe solcher Fälle bekannt, in denen sich Patienten diese teuren Apparate kommen ließen und nicht gebrauchen konnten.

Bei dem O-Connorapparat ruht der Fuß in einer Lederhülse auf einer genau der Verkürzung entsprechend angefertigten schiefen Ebene, über der ein gewöhnlicher Schnürschuh getragen werden kann. Solche Apparate können für manche Fälle recht zweckmäßig sein. Aber der Arzt muß und soll allein entscheiden, ob sie in Anwendung zu bringen sind oder nicht, wenn anders nicht der Patient bzw. seine Angehörigen an ihrem Geldbeutel arg geschädigt werden sollen.

Bei durch knöcherne Veränderungen ankylosierten Spitzfüßen können nur die supromalleoläre Osteotomie oder Keilresektionen aus dem Fußgelenk oder Talusexstirpationen die Deformität beseitigen.

c) Der Hackenfuß.

Der Hackenfuß.

Der Hackenfuß, Pes calcaneus, ist die Gegendeformität des Spitzfußes, die den Fuß in Dorsalflexion stellt, so daß die Ferse den Boden berührt, während die Fußspitze nicht belastet wird. Sie kommt verhältnismäßig selten vor, ist meist angeboren, seltener erworben, zumeist als Folge einer Kinderlähmung, also ein Pes calcaneus paralyticus.

Nicoladoni unterscheidet zwei Hauptgruppen, den Pes calcaneus sursum flexus, der durch starke Dorsalflexion des Fußes bedingt ist und angeboren oder erworben sein kann, und den eigentlichen Pes calcaneus in strengerem Sinne, der durch einen reinen Tiefstand der Ferse bedingt und stets erworben, niemals angeboren ist.

Angeborener Hackenfuß.

Der angeborene Pes calcaneus kommt häufig mit einem Pes valgus vereint vor und muß als intrauterine Belastungsdeformität angesehen werden; alle Muskeln des Unterschenkels und Fußes sind gesund und in den allermeisten Fällen sind auch keinerlei Verbildungen der Fußwurzelknochen vorhanden, die wir nur bei solchen Fällen finden, bei denen Fehler in der Keimanlage Schuld für die Deformität waren.

Schwierigkeiten in der Diagnosenstellung kann auch diese Fußdeformität nicht bereiten. Die Fußstellung ist die typische; der Fuß kann nicht stärker plantarflektiert werden. Versucht man diese Bewegung passiv auszuführen, so spannen sich bei stärkerer Deformität die Sehnen der Streckseite deutlich an und verhindern jede weitere passive Bewegung nach der erwähnten Richtung hin.

Erworbener Hackenfuß und seine Ursachen.

Stärker ausgebildet als die angeborenen Hackenfüße sind die erworbenen, deren häufigste Ursache ein Ausfall der Wadenmuskulatur ist, wenn auch gelegentlich Verbrennungs- oder Entzündungsnarben auf der Dorsalseite des Fußes einen Hackenfuß hervorrufen können. Dieser Ausfall kann bedingt sein durch Verletzungen der Achillessehne, zu denen auch die zu rechnen sind, die wir manchmal nach Tenotomien dieser Sehne bei spastischen Kontrakturen sich ausbilden sehen und von denen wir früher schon einmal sprachen, viel häufiger aber durch eine isolierte Lähmung der langen Plantarflexoren und durch eine Kontraktion der Dorsalflexoren, wenn dieselbe imstande ist, die Schwere des Fußes zu überwinden. Diese Fußdeformitäten können, sobald der Fuß zum Gehen gebraucht wird, derartige Grade annehmen, daß Teile der Hacke als Gehfläche benutzt werden, die sonst normalerweise gar nicht in Frage kommen. Bei jedem Schritt muß der Calcaneus, den die gelähmte Wadenmuskulatur nicht festzuhalten vermag, nach vorn umknicken und zwar so weit, wie es nach Hoffa die infolge dieser Gangart schon sehr gedehnten Bänder und die allmählich stärker und stärker veränderten Knochenformen erlauben. Der Gang der Patienten ist so typisch und charakteristisch, daß es sich nicht verlohnt, auch nur noch ein Wort darüber zu verlieren.

Auch dieser paralytische Hackenfuß ist meist mit einer Valgität des Fußes verbunden, wenn die Peronei gut erhalten sind. Bei länger bestehender Lähmung kann sich der Vorderfuß seiner eigenen Schwere folgend im Tarsus nach der Fußsohle hin abbiegen, wobei auch der Zug der gesundgebliebenen Sohlenmuskulatur mitwirken kann, die den Fuß zu einem Hohlfuß zusammenzieht. In diesem Stadium bezeichnen wir die Fußdeformität mit dem Namen des Pes calcaneo-excavatus. Preiser rechnet zu dieser Gruppe auch den bekannten, durch künstliche Bandagierung entstandenen Fuß der Chinesinnen. Das Endstadium der meisten Hackenfüße ist gewöhnlich der Pes calcaneo-excavatus-valgus, und zwar nicht nur beim paralytischen, sondern auch beim spastischen und kongenitalem Hackenfuß, wie Pürkhauer aus der Langeschen Klinik nachgewiesen hat.

Betrachten wir zum Schluß noch den Pes calcaneus sensu strictiori, so handelt es sich bei diesem nach Hoffa um einen Hackenfuß, den wir nur bei Erwachsenen antreffen und bei dem die Ferse direkt nach abwärts gerichtet, der Processus posterior calcanei somit zu einem Processus inferior geworden ist, ohne daß dabei der Fuß dorsalflektiert steht und die Zehen nach oben gerichtet sind. Der Fersenhöcker springt daher hinten nur wenig oder gar nicht hervor, die Fußsohle ist dem Boden zugekehrt, erscheint aber tief ausgehöhlt; Ferse und Groß- und Kleinzehenballen berühren den Boden, der äußere Fußrand dagegen nicht, so daß man, wie Hoffa sagt, unter dem Fuße wie unter einem Torbogen hinwegsehen kann. Diese Deformität ist nach Nicoladoni auf eine Lähmung der Zehen- und tieferen Wadenmuskulatur zurückzuführen, während die Peronei, die Dorsalflexoren und die ganze Gruppe der Plantarmuskeln gesund geblieben sind.

Behandlung der Hackenfüße.

Bezüglich der Behandlung der angeborenen Hackenfüße kann ich mich kurz fassen, indem ich auf die Behandlung der angeborenen Klumpfüße verweise, der sie mutatis mutandis analog ist.

Bei den paralytischen Hackenfüßen kommen Sehnenplastiken in Betracht; der gelähmte Gastrocnemius muß durch eine kräftige Überpflanzung ersetzt werden, zu der sich entweder die Peronei, der Flexor digitorum und der Flexor hallucis eignen; bei schweren und schwersten Fällen ist eine operative Versteifung des Fußgelenks das beste, während man bei leichteren Fällen mit Schienenschuhen und ähnlichen Apparaten auskommen wird, die entsprechend der gelähmten Muskulatur Gummizüge an ihrer Hinterseite tragen, die dem gesundgebliebenen Extensoren das Gegengewicht halten und so den Gang der Patienten wesentlich bessern. Von solchen Apparaten ist der Volkmannsche Schuh, an dessen Stelle bei schwerer Deformität, bei der aus irgendwelchen Gründen eine Operation ausscheidet, wohl am besten ein Hessingscher Schienenhülsenapparat mit zweckmäßigen Redressionszügen treten wird.

d) Der Hohlfuß.

Der Hohlfuß.

Ich erwähnte bereits diese Deformität bei dem Hackenfuß; sie besteht in einer vermehrten, mehr oder weniger ausgeprägten Aushöhlung der Fußsohle und wird mit dem Namen des Pes excavatus bezeichnet. Wir finden ihn häufig in geringeren Graden, ohne daß er Beschwerden macht. Man spricht in solchen Fällen vom „hohen Spann“ und „hohen Reihen“ und das einzig unangenehme ist das, daß die Patienten keine Kaufschuhe, sondern nur Maßschuhe tragen können. Ist der Fuß stärker gewölbt, so finden wir meist auch Zehenkontrakturen. In solchen Fällen sprechen wir von einem Klauenhohlfuß, der kongenital vorkommt und meist mit einer Spina bifida vereint ist, sich aber auch erst in den ersten Lebensjahren oder in der Pubertät allmählich ausbilden kann. Spitzy sah Hohlfüße bei Chorea und häufiger noch in nervösen, degenerierten Familien, Preiser infolge einer doppelseitigen Schrumpfung der Plantarfaszie, was Rosenfeld für gar nicht so selten hält.

Stärker ausgebildete Hohlfüße können erhebliche Beschwerden machen; es bilden sich Druckschwielen und Hühneraugen, die oft jedes längere Stehen und Gehen unmöglich machen. Nimmt man von solchen Füßen einen Fußabdruck, so fehlt die Verbindungslinie an der Außenseite zwischen vorderer und hinterer Auftrittsfläche des Fußes ganz (Abb. 95).

In leichteren Fällen werden wir stets mit zweckmäßig gearbeitetem Schuhwerk, gegebenenfalls mit besonders nach den Füßen getriebenen Einlagen auskommen, in schwereren Fällen müssen wir unsere Zuflucht zum unblutigen Redressement, auch zu blutigen Maßnahmen nehmen, die in einer offenen Durchschneidung der Weichteile an der Fußsohle mit nachfolgendem forciertem Redressement in Narkose und Gipsverband bestehen oder, bei noch schwereren Fällen in einer Osteotomie bzw. Resektion einzelner Fußwurzelknochen.

e) Der Spreizfuß.

Der Spreizfuß nimmt in den meisten Lehrbüchern der Orthopädie nur wenige Zeilen ein und doch ist er nach v. Salis eine so häufige Begleiterscheinung, oft sogar die einzige Variante des Plattknickfußes, daß dessen Behandlung auch den praktischen Arzt interessieren dürfte. Der Spreizfuß.

Normalerweise bildet das vordere Quergewölbe einen nach der Fußsohle konkaven Bogen, dessen beide Stützpunkte das Capitulum des Metatarsale V und das Capitulum bzw. die Sesambeine des Metatarsale I bilden. Die Festigung dieses Gewölbes ist nach genanntem Autor durch die Ligamenta capitulorum bedingt, welche zwischen den Metatarsalköpfchen, und zwar im plantaren Zusammenhange mit der Verstärkung der Gelenkkapsel als quere Faserzüge verlaufen und verschieden vom Verhalten ähnlicher Bänder der Hand auch auf die Großzehe übergehen. Manche der plantaren Bänder gewinnen noch durch Ausstrahlung der Endsehnen von Fußmuskeln an Mächtigkeit.

Zeigt die Fußsohle unter den Mittelfußknochenköpfchen einen nach unten konvexen Bogen, so ist das Quergewölbe eingesunken und dadurch der zweite und dritte Metatarsuskopf überlastet; die Folgen sind stärkere Hornhautbildung und Schwielen an Stelle dieser tiefsten Senkung und des stärksten Belastungsdruckes von oben und des Gegendruckes der Unterlage resp. des Bodens, die meist unerträgliche Schmerzen machen, durch die den Patienten jeder Schritt verleidet wird. Auch zwischen den Metatarsalköpfchen können die Schmerzen auftreten, und zwar blitzartig wie eine Neuralgie. Diese Schmerzen, auf die wir noch ausführlicher bei der Metatarsalgie zu sprechen kommen, beruhen auf Quetschungen von Ästen der Plantarnerven.

Der Spreizfuß ist ein Teil des Symptomenkomplexes des Plattfußes und reiht sich dem Knickfuß und Senkfuß an, je nach der Schwere des Falles; sehr wichtig ist der Zusammenhang desselben mit dem Hallux valgus, als dessen Begleiter er meist gefunden wird. Typisch ist die auffallende Verbreiterung des Vorderfußes, die nach v. Salis bis zum Bild völlig gespreizter Zehen führen kann, welch letztere nicht selten in Klauenstellung stehen.

In manchen solcher Fälle hilft eine gute Plattfußeinlage, die in anderen nicht die Beschwerden beseitigt, auch dann nicht, wenn man auf diesen ein Gewölbe von Kork, Filz oder Gummi anbringt. Für ganz verkehrt halte ich mit v. Salis nach meinen Erfahrungen das Hohllegen der gesunkenen Stelle in einer Vertiefung des Stiefels oder der nach Gipsabdruck gearbeiteten Einlage, da durch die Körperlast das bereits nach unten konvexe Gewölbe nur noch mehr nachdrückt.

Am besten hilft immer noch ein Heftpflasterverband, der nach Entfernung der Schwielenhaut angelegt wird und der imstande ist, das Gewölbe seitlich zusammenzudrücken, dabei die gesunkenen mittleren Heftpflasterverbände und Fußbandagen bei der Behandlung des Spreizfußes.

Köpfchen zu heben und aus dem plantar-konvexen wieder einen dorsalkonvexen Bogen zu machen. Da aber eine solche Heftpflasterbehandlung eine Reihe naheliegender Nachteile mit sich bringt, ist v. Salis zu einer Spreizfußbehandlung gelangt, die auch ich nach meinen Erfahrungen nur aufs angelegentlichste empfehlen und mit der sich der Arzt viele Freunde unter seinen Patienten erwerben kann, zumal da das Leiden ein so häufiges ist und jenen manche qualvollen Stunden bereiten und jede Freude am Gehen und Wandern nehmen kann. Er weicht zunächst die Hornhautschwielen auf, indem er den ganzen Fußballen mit einem breiten Streifen Zinkpflaster belegt, das er genau der Größe der Schwiele entsprechend in der Mitte ausschneidet, und die Schwiele dann mit einer dicken Schicht Acid. salic. pulv. bestreut. Die pulverbestreute Stelle wird mit einem Pflaster als Deckel überklebt und zur besseren Fixation desselben der Vorderfuß mit einer Mullbinde umwickelt. Nach 8—10 Tagen werden die Pflaster entfernt und die weich gewordene und von der gesunden Haut scharf abgegrenzte Schwiele mit Messer und Pinzette abgetragen. Nach Redression des Quergewölbes mit vibrierenden Bewegungen werden 3 cm breite Pflasterstreifen vom lateralen Fußrückendrittel über das fünfte Metatarsusköpfchen und unter dem neu formierten Quergewölbe durch als Sehne des Bogens gelegt, gespannt über das Metatarsusköpfchen I bis in das mediale Drittel des Fußrückens, darüber dachziegelförmig, proximalwärts ein zweiter und dritter Streifen. Mit diesem Verband kann der Patient schon herumgehen; er wird des öfteren gewechselt und bei jedem Verbandwechsel wird der Fuß von neuem redressiert, bis sich der anfangs meist starre Spreizfuß leicht zusammendrücken läßt. Um das neu formierte Gewölbe zu erhalten, wird eine Korsettstoffmanschette nach Maß für den Fuß gearbeitet, die distal von der Zehenmitte bis proximal bis zur Mitte des Fußrückens reicht; sie hat eine Schnürung in der dorsalen Mitte. Plantar vom Tub. med. des Metatarsus I bis zum Capitulum des vierten Metatarsus ist quer eine etwa 2 cm breite kleine Stahlfeder eingenäht, die als Sehne des Bogens, mit zwei kleinen Längsstäben, die schmälere Fußsohlenpartie präzisiert. Zur besseren Adaption der Manschette befindet sich noch eine kleine Schnürung in der proximalen medialen Endpartie derselben. Wird geschnürt, so findet ein doppelter Druck statt, der von medial und lateral auf die unteren Partien der Capitula wirkt, dabei das Gewölbe formiert und es auch erhält. Nach v. Salis ergab die Messung in der Manschette eine Verschmälerung des Fußes bis zu 2 cm, womit sich am deutlichsten die Herstellung des Quergewölbes beweisen läßt. In leichteren Fällen von Spreizfuß kann diese Manschette nach einigen Monaten wieder weggelassen werden, während sie bei schwereren Fällen dauernd getragen werden muß.

f) Der Pes adductus.

Der Pes adductus.

Der Pes adductus oder Metatarsus varus ist eine Stellungsanomalie des Vorderfußes; es handelt sich dabei um eine ausschließlich auf den

Metatarsus beschränkte Varusstellung; er kommt nach Preiser oft mit Syndaktylie, Polydaktylie und Hallux valgus vergesellschaftet vor. Dieses Zusammentreffen macht es wahrscheinlich, daß es sich bei manchen dieser Fälle um kongenitale Bildungsfehler (Spina bifida occulta) handeln kann, ähnlich wie beim Klauenhohlfuß. Er kann aber auch wie dieser im Kindesalter oder in der Pubertät entstehen, und der erworbene Metatarsus varus ist sicherlich der häufigere. Duncker hat aus der Langeschen Klinik einige Fälle dieser Deformität beschrieben, die mit Valgusstellung des Calcaneus zusammen vorkamen und aller Wahrscheinlichkeit nach dadurch entstanden waren, daß die Patienten wegen bestehender Plattfußschmerzen die Korrektur der Valgusstellung versucht, aber mit dem an dem Vorderfuß angreifenden Tibialis anticus und posticus nur in unvollkommener Weise erreicht hatten. Die Höhlung des Fußes ist bei dieser Deformität meist sehr ausgesprochen, der erste Metatarsus, manchmal auch noch der zweite und dritte stehen in erheblicher Adduktion, und daneben können wir oft auch noch eine Valgität sämtlicher Zehen beobachten, die sich bis zu einer Subluxation auf den Metatarsalköpfchen steigern kann. Der äußere Fußrand erscheint abnorm konvex, der innere abnorm konkav gebildet.

Macht der Metatarsus varus Beschwerden, so hat seine Behandlung nach den beim Klumpfuß besprochenen Regeln zu erfolgen, gegebenenfalls wird man zur Geraderichtung des ersten Metatarsus die Osteotomie des Keilbeines anschließen.

g) Der Klauenhohlfuß.

Der Klauenhohlfuß.

Biesalski und Bibergeil haben in neuerer Zeit das klinische Bild dieser Deformität genau beschrieben; sie ist ein nicht seltenes Symptom der Spina bifida occulta, wie der Pes adductus auch. Es handelt sich um eine auf der Rückenmarksschädigung beruhende Störung des Muskelgleichgewichts; die Zehenextensoren überwiegen, dadurch geraten die Zehen in Klauenstellung, die Metatarsi subluxieren, nähern sich dem Calcaneus, die Plantarfaszie schrumpft.

Therapeutisch bietet diese Deformität ein wenig dankbares Feld.

h) Der Plattfuß.

Der Plattfuß.

Nach meinen Erfahrungen ist der Plattfuß nicht nur die häufigste Fußdeformität, sondern die am häufigsten beobachtete Deformität überhaupt.

Pes planus und Pes valgus.

Wir haben zwischen dem eigentlichen Plattfuß, dem wirklichen platten Fuß, dem Pes planus und dem X- oder Knickfuß, dem Pes valgus zu unterscheiden, zwei Formen, die meist vereint vorkommen, aber auch für sich allein beobachtet werden können. Bei dem Pes planus handelt es sich um eine mehr oder weniger ausgeprägte Abflachung der Fußwölbung, die derartig eingesunken sein kann, daß der Fuß beim Auftreten mit seiner ganzen Sohle den Erdboden völlig berührt.

Von einem Knick- oder X-Fuß, von einem Pes valgus spricht man bei einer Stellung des Fußes in Pronation und Abduktion, die man am besten sieht, wenn man den Patienten von hinten her betrachtet. Die Fersenachse bildet hierbei nicht die Verlängerung der Unterschenkelachse, sondern weicht in einem nach außen offenen Winkel ab, so daß der innere Knöchel stark hervorspringt. Bei dem Knickfuß ist die Fußwölbung noch in vielen Fällen gut erhalten, und wir finden ihn meist als Anfangsstadium des statischen Plattfußes, dem sich bald die Abplattung der Fußwölbung hinzugesellt, so daß wir es dann mit einem Pes plano-valgus zu tun haben. Diese Form und Stellungsveränderung findet man nach Preiser am allerhäufigsten unter den sog. Plattfüßen, wohl bei 80% aller der Patienten, die den Arzt wegen Fußschmerzen aufsuchen.

Vorkommen des Plattfußes.

Der Plattfuß ist meist doppelseitig. Daß das männliche Geschlecht doppelt so häufig befallen sein soll als das weibliche, kann ich nach meinen Erfahrungen und Untersuchungen nicht bestätigen. Ich fand die Deformität in den Mädchenschulen ebensohäufig wie in den Knabenschulen, und wenn ich die Zahl meiner jugendlichen Krankenkassenpatienten, die wegen Plattfußbeschwerden in meine Behandlung kamen, nebeneinanderstelle, desgleichen auch die der älteren Plattfußkranken, so kann ich auch hier keinen nennenswerten Unterschied feststellen. Dienst- und Ladenmädchen erschienen in Mengen und blieben in ihrer Zahl keineswegs hinter den Kellner-, Schlosser-, Bäckerlehrlingen und Angehörigen anderer „stehender Berufe“ zurück.

Angeborener Plattfuß.

Die Deformität kann erworben und angeboren sein. Der angeborene Plattfuß ist seltener als der erworbene, er entsteht wie der Klumpfuß durch Raummangel im Uterus, und wir lernten ihn bereits bei dem angeborenen Klumpfuß kennen, als wir erwähnten, daß wir den einseitigen, angeborenen Klumpfuß mit dem Plattfuß am anderen Fuß des öfteren vergesellschaftet finden. Auch in Verbindung mit dem Hackenfuß sprachen wir schon von ihm. Daß auch andere Ursachen in der Keimanlage z. B. mitsprechen können, ist klar; so finden wir ihn regelmäßig bei dem partiellen oder totalen Fibuladefekt, ferner bei kongenitalen Veränderungen des Rückenmarks oder Gehirns.

Erworbener Plattfuß.

Den erworbenen Plattfuß sehen wir bei Muskel- und Gelenkerkrankungen; in bezug auf diesen arthrogenen Plattfuß, ebenso wie auf den cicatriciellen verweise ich auf das beim Klumpfuß Gesagte. Sehr oft finden wir die Deformität auch als traumatische, namentlich nach Knöchelfrakturen, wenn diese nicht erkannt, oder erkannt nicht gehörig reponiert oder zu früh belastet werden bei noch nicht genügend fester Konsolidation. Sie kann sich aber auch gelegentlich schleichend entwickeln unter dem Einfluß der Belastung bei Fußverletzungen, die scheinbar leichter Natur waren.

Traumatischer Plattfuß.

Paralytischer Plattfuß.

Zu erwähnen wäre weiter der paralytische Plattfuß, den wir so häufig infolge von Kinderlähmung entstehen sehen, wenn die Patienten den gelähmten Fuß zum Gehen benutzen, der durch die Last des Körpers in die Pronationsstellung hineingedrängt wird.

Weitaus am häufigsten ist der statische Plattfuß, zu dem wir auch den rachitischen zählen; er bildet nach der Hoffaschen Statistik etwa 89% der gesamten Plattfüße und ist eine Belastungsdeformität, die sich unter der Schwere des Körpergewichts ausprägt bei einem Mißverhältnis zwischen Tragfähigkeit des Fußes und seiner Belastung. Zwei Formen müssen wir unterscheiden, den rachitischen Plattfuß, der im frühesten Kindesalter entsteht und den Pes plano-valgus adolescentium, der sich ebenso wie das Genu valgum adolescentium in der Zeit der Pubertät entwickelt, zu einer Zeit, in der an das Skelett und vor allen Dingen an die Füße erhöhte Anforderungen gestellt werden, und zwar meist bei solchen Individuen, die einen Beruf erwählt haben, der ein längeres „auf den Beinen sein" erfordert. Es erlahmt zunächst die Muskulatur, und nun tritt die Ermüdungsstellung ein, die wir schon bei der Ausbildung anderer Deformitäten kennengelernt haben; die Bänderhemmungen werden stark beansprucht, geben nach und schließlich passen sich auch die Knochen des Fußskelettes den veränderten Verhältnissen an, so daß schließlich die Deformität bei Nichtbelastung, beim Hängen des Fußes bestehenbleibt, die anfangs nur bei Belastung vorhanden war und sich im Hängen des Fußes noch ausglich.

Statischer Plattfuß und seine Ursachen.

Daß in anderen Fällen auch krankhafte Veränderungen der in Frage kommenden Teile die primäre Ursache bei der Ausbildung des Plattfußes sein können, steht fest, ich stehe mit Schultheß u. a. auf dem Standpunkt, daß auch der Plattfuß nicht immer von der gleichen Stelle aus und in derselben Art zu entstehen braucht. Alles in allem sind jedenfalls die Veränderungen in erster Linie Stellungsveränderungen der Gelenke, in zweiter Linie Bänderdehnungen und in dritter schließlich Formveränderungen der Fußknochen. Die Ansicht, die man nicht nur bei Laien, sondern auch bei Ärzten vertreten findet, daß sich ein Plattfuß nur bei Kindern und Adoleszenten entwickelt, ist grundfalsch; wir sehen ihn in jedem Lebensalter entstehen, und ich habe mit Hübscher an ungezählten Fällen die Erfahrung machen können, das gerade das sog. „Schwabenalter" stark beteiligt ist und daß dieses eine besondere Prädisposition für die Bildung eines Plattfußes unter dem Einfluß einer Insuffizienz der Muskulatur nicht nur bei Männern zeigt, sondern auch bei Frauen namentlich im Klimakterium, zu einer Zeit also, wo sich oft die Körperfülle stark zu mehren pflegt.

Während der ersten vier Dezennien haben die Füße ihre Schuldigkeit getan. Dann schwindet allmählich der elastische Gang der Jugendjahre. Durch das oft rasch zunehmende Körpergewicht haben die Unterschenkelmuskeln beim Gehen und Stehen eine Mehrbelastung zu ertragen, die nicht mehr wie früher durch Erstärkung der Muskeln während des Wachstums ausgeglichen wird, und so entsteht allmählich auch hier durch Anpassung nicht nur der Weichteile, sondern auch der Knochen schließlich ein Plattfuß, ebenso wie auch bei schwangeren Frauen, zumal wenn ihnen am Ende der Schwangerschaft noch fleißiges Spazierengehen anempfohlen wird, und nach längerer Bettruhe bei langdauernden Krankheiten, die den körperlichen Allgemeinzustand arg mitgenommen haben.

Entstehung des Plattfußes bei Überlastung des gesunden Beines.

Am reinsten ist der Typus des statischen, besser gesagt nach Schultheß des funktionellen Plattfußes in jenen Fällen ausgesprochen, in denen bei Funktionsuntüchtigkeit des einen Beines das andere beim Gehen und Stehen allzusehr beansprucht wird. Hier ergeben sich die Knochen und Bänder des gesunden Fußes als zu schwach für die Mehrbelastung desselben, der teilweise oder ganz die Arbeit der anderen geschädigten Seite mit übernehmen muß, und die Folge ist der Plattfuß, den wir z. B. bei Beinamputierten fast stets am erhaltenen Fuß zu sehen bekommen und dessen Entstehung gewöhnlich noch durch unzweckmäßiges und schlechtes Schuhwerk begünstigt wird, namentlich durch absatzlose Hausschuhe, Pantoffeln und ähnliche schöne Dinge mehr.

Gehen mit nach auswärts gedrehten Fußspitzen.

Auch das Gehen mit nach auswärts gedrehten Fußspitzen wirkt begünstigend bei der Entstehung des Plattfußes, gegen das schon Hoffa und Hübscher immer und immer wieder angekämpft haben, die es mit allen anderen Orthopäden für durchaus verkehrt halten, die jungen Leute beim Militär und die Kinder beim Schulturnen ständig mit nach außen rotierten Beinen länger stehenzulassen. Hier wird, um mit Preiser zu reden, leider von Eltern und Erziehern viel gesündigt, da es eine beim Publikum und auch oft genug noch bei Ärzten weitverbreitete irrige Anschauung ist, daß der Mensch normalerweise in Außenrotation auftreten müsse. Menschenrassen, welche in der freien Natur leben, gehen und stehen nicht mit nach auswärts gedrehten Füßen, sondern setzen die Füße geradeaus, sogar etwas nach einwärts. Immer wieder kommen die Mütter zu dem Orthopäden in die Sprechstunde, damit er das „häßliche" Einwärtsgehen ihrer Kinder beseitige, und immer wieder suchen wir sie mit oder ohne Erfolg davon zu überzeugen, daß gerade die Beibehaltung dieses Ganges für das Kind so wichtig sei zur Kräftigung und Festigung oder normalen Entwicklung der Fußwölbung, zur Verhinderung des Plattfußes. Auch bei den Leuten stehender Berufe finden wir meist diese so schädliche Außenstellung der Füße. Man erprobe nur einmal an sich selbst oder an seinen Angehörigen bei längeren Fußmärschen das Gesagte, und man wird bald finden, wie wohltuend ein Marschieren mit gerade nach vorn gerichteten oder etwas einwärts gedrehten Füßen wirkt, wenn diese zu schmerzen anfangen.

Schlechtgebaute Schuhe als Plattfußursache.

Einen außerordentlich schädlichen Einfluß können auch schlechtgebaute Schuhe ausüben. Die allgemein verbreiteten und gebräuchlichen Formen der Schuhe sind nach Fischer gut geeignet, die durch die Muskelinsuffizienz entstandene Fußdeformität noch zu verschlimmern; sie sind sogar mit vollem Recht in vielen Fällen für die Entstehung der Deformität allein verantwortlich zu machen. Sie abduzieren den Vorderfuß und die große Zehe und beschränken die Bewegungen der letzteren in hohem Grade. Auch der spitz zulaufende Strumpf kann schon eine gleiche Wirkung ausüben. Später kommen noch als in diesem Sinne erschwerendes Moment namentlich bei der wachsenden Eitelkeit der jungen Mädchen Stiefel mit hohen Absätzen hinzu, die nach Preiser vor allen Dingen dadurch schädlich wirken, daß die hintere Unterstützungsfläche des Schuhes dabei nicht unter dem normalen hinteren Stützpunkt des

Fußes, unter dem Tuber calcanei liegt, sondern vorn davor und daß sie bei hohen Absätzen in der Regel auch noch zu klein ist. Infolgedessen wird im Moment des Abwickelns der nach außen gedrehte Fuß noch mehr in Valgität gedrängt.

Diagnose des Plattfußes.

Einen ausgebildeten Plattfuß zu erkennen, ist wahrlich keine Kunst, man kann die Diagnose häufig genug schon auf der Straße stellen. Aber gerade diese Fälle machen oft weit weniger Beschwerden, als die, die wir mit dem Namen des beginnenden Plattfußes zu bezeichnen pflegen; die subjektiven Beschwerden entsprechen durchaus nicht immer dem Grad der objektiven Veränderungen beim Plattfuß.

Dem Namen Plattfuß haftet ein gewisses „Odium“ an, und ich möchte deshalb auf Grund vielfacher Erfahrungen den Praktikern den Rat geben, mit diesem Wort namentlich bei Damen etwas vorsichtig zu sein. Flachfuß, Senkfuß, das sind Worte, die sie viel lieber hören. Auch wieder ein Beitrag zum Kapitel des Umganges des Arztes mit seinen Patienten, das auch meinem Lehrer Hoffa gut bekannt war, der eines Tages einem fürstlichen Patienten mit starkem Plattfuß gegenüber erklärte: „Hoheit treten mit dem inneren Fußrand mehr auf als es sonst normalerweise der Fall ist.“

Wenn wir einen beginnenden Plattfuß konstatieren wollen, so dürfen wir nicht nur den hängenden, unbelasteten Fuß betrachten, auch nicht nur den auf beiden Füßen stehenden Patienten ansehen, sondern müssen auch noch eine abnorme Belastung des Fußes herbeizuführen suchen durch Stehen auf einem Bein, wobei wir dann oft genug erst die erwähnten Abflachungen erkennen.

Solche Füße sind es hauptsächlich, die erhebliche Beschwerden machen und bei denen Fehldiagnosen in Menge vorkommen. Es sind die Fälle, die die Ärzte mit dem schönen Namen der „nervösen“ und „rheumatischen Beschwerden“ zu bezeichnen pflegen und die dem Arzt, wenn auch in anderer Hinsicht, oft genug mindestens ebensoviel Beschwerden machen wie dem Patienten selbst. Immer wieder sieht er schon mit geheimem Grauen jene Patienten in dem Sprechzimmer erscheinen, bei denen alle seine bisher angewandten Mittel versagten, selbst die schönen Bäder, in die er die betreffenden „besseren Patienten“ schicken zu müssen glaubte.

Insufficientia pedis nach Schanz.

Ich gehe noch einen Schritt weiter und sage, daß wir die gleichen Beschwerden auch sogar bei vollkommen fehlenden Veränderungen finden können, typische Plattfußbeschwerden bei nicht vorhandenem Plattfuß. Schanz hat diese Fälle mit dem Namen der Insufficientia pedis belegt, die, wenn wir sie unbehandelt lassen, in einen Plattfuß übergehen kann.

Schmerzen und Schmerzpunkte bei Plattfuß.

Die Ansicht, die man auch heute noch in den neuesten Auflagen der chirurgischen Lehrbücher vertreten findet, daß die typischen Plattfußbeschwerden an ganz bestimmten Stellen des Fußes ihren Sitz haben, ist nicht richtig. Nach Schanz gibt es kaum einen Punkt am Fuß und am Unterschenkel, an dem sich nicht unter Umständen der Plattfußschmerz lokalisieren könnte. Die Schmerzen können auch bis in die

Knie hinauf ausstrahlen und ich habe schon eine ganze Reihe von angeblichen Ischiasfällen, die mit allen einschlägigen Mitteln ohne jeden Erfolg behandelt waren, durch zweckmäßige Plattfußeinlagen mit einem Schlage heilen können.

Preiser führt diese an der Extremität hoch hinaufgehenden Schmerzen, die „Plattfußschmerzen“ am Knie, an der Hüfte und am Becken auf das statische Mißverhältnis zurück, daß sich auch an den Säulen bemerkbar machen muß, wenn das Fundament dieser Säulen beim Vorliegen eines Knick- oder Plattfußes einsinkt. Am Knie treten in solchen Fällen gern die Schmerzen unter der Kniescheibe auf, am inneren Seitenbande, namentlich wenn gleichzeitig ein Genu valgum besteht, aber auch in der Kniekehle und am ganzen Kniegelenkspalt. Auch diese Schmerzen zeigen dieselben typischen Erscheinungen wie die Fußschmerzen; sie treten meist nach der Ruhe oder am Morgen beim Aufstehen auf, um sich zu bessern, wenn die Patienten erst wieder im „Gange“ sind, und um dann wieder bei längerem „auf den Beinen sein“ zuzunehmen. Das Gehen auf weichen, sandigen Wegen, auf Wiesen, im Wald und im Gebirge macht weit weniger oder gar keine Beschwerden, während das Gehen auf dem Pflaster sehr unangenehm empfunden wird. Solche Plattfußpatienten können oft stundenweise ohne alle Beschwerden radeln, weil ja die Füße dabei durch das Körpergewicht nicht belastet werden, und das charakteristischste dieser Schmerzen ist eben das, daß sie in den allermeisten Fällen in der Ruhe gänzlich schwinden und sofort wieder beim Gehen und Stehen auftreten. In manchen Fällen finden wir aber nicht nur tagsüber in der Ruhe, sondern sogar nachts krampfartige Schmerzen in den Füßen und Waden, an den Füßen in solchen Fällen nach meinen Erfahrungen meist in der Fußwölbung.

Anfangs tritt nur eine leichte Ermüdung beim Gehen ein, die später in Schmerzen übergeht; letztere erfahren manchmal eine plötzliche Vermehrung nach Anstrengungen, nach längeren Märschen u. a. m. und haben ihren Sitz in manchen Fällen an ganz bestimmten Stellen.

Die drei von Hueter angegebenen Schmerzpunkte am Fuß sind die Tuberositas ossis navicularis, die Mitte des Fußrückens, wo sich Taluskopf und Os naviculare gegeneinanderstemmen, und der Processus anterior calcanei; neben diesen drei Stellen können wir aber noch verschiedene andere Schmerzpunkte konstatieren, so vor allen Dingen an der Ferse, die nur Teile derselben, meist dann die Innenseite oder die Mitte, oft aber auch die Ferse in ihrer ganzen Ausdehnung befallen, weiter unter den Mittelfußköpfchen, besonders unter dem zweiten und dritten, wo sich bei gleichzeitiger Senkung des Quergewölbes Druckschwielen und lästige Hornhautbildung zeigen, die dem Patienten jedes Auftreten zur Pein machen können. In manchen Fällen liegt der Schmerz zwischen den Metatarsen und tritt gewöhnlich blitzartig auf. Wir werden auf diese Art der Schmerzen noch bei der Metatarsalgie zurückkommen müssen.

Der Gang der Plattfüßigen ist unelastisch und schleppend, sie gehen mit nach auswärts gedrehten Füßen einher, während beim kindlichen Knickfuß diese nach einwärts gedreht aufgesetzt werden, wie wir schon oben erwähnten.

Kontrakter Plattfuß.

Die Schmerzhaftigkeit des Fußes kann derartig erheblich werden, daß es zu einer förmlichen Kontraktur kommt, zu einer entzündlichen Fixation, bei der es sich aber keineswegs um eine Entzündung handelt, sondern vielmehr um eine reflektorische Spannung der Muskeln, die Lorenz in derselben Weise zu erklären sucht, wie bei der Coxitis, bei der wir schon des längeren darüber sprachen. Der mobile, nach allen Seiten hin bewegliche Fuß wird zum „entzündlich fixierten", zum „kontrakten" Plattfuß, der keine seitlichen Bewegungen zuläßt, während die Streckung und Beugung im Fußgelenk meist nur eine mäßige Behinderung zeigt. Der Fuß ist in Pronation fixiert, und beim Versuch, passiv seitliche Bewegungen auszuführen, mehren sich die Schmerzen erheblich, ebenso wenn die Patienten auf unebenem Boden gehen müssen, der den Fuß in Supination drängt, oder gar auf einen Stein treten; die Sehnen der langen zum Fuß ziehenden Muskeln springen stark hervor, und oft finden wir auch teigige Schwellungen des Fußrückens und der Malleolargegend. In der Narkose verschwindet die Fixation des Fußes, die meist erhebliche Schmerzen bereitet. Kann man die Pronation nicht beseitigen, dann haben wir es nicht mehr mit einem muskulär-, sondern bereits mit einem knöchern-fixierten, mit einem ankylotischen Plattfuß zu tun. Der Fuß ist in der pathologischen Stellung durch deformierende Knochenveränderungen „verhakt", die sich leicht im Röntgenbilde nachweisen lassen.

Ankylotischer Plattfuß.

Symptome des Plattfußes.

Der Plattfuß erscheint beim Stehen länger und besonders breiter als normal, der Fußrücken ist flacher, die Sohle weniger oder gar nicht mehr gewölbt. Der innere Fußrand nähert sich je nach dem Grad der Deformität mehr oder weniger dem Boden, dem er in schweren Fällen ganz aufliegt, ja er kann sogar nach innen konvex hervortreten. Der äußere Fußrand ist dagegen in ausgesprochenen Fällen konkav und kann sich auch vom Fußboden abheben. Handelt es sich um einen mobilen Plattfuß, bei dem die anatomischen Veränderungen nur in den Weichteilen liegen, um einen „schlaffen", so wird sich die Wölbung bei Nichtbelastung mehr oder weniger, mitunter auch wieder ganz herstellen, nicht aber bei solchen Plattfüßen, bei denen eben schon Veränderungen in den Fußknochen zu finden sind.

Unter dem stark vorspringenden Malleolus internus finden wir gewöhnlich noch zwei weitere mehr oder weniger deutliche Vorsprünge, das Caput tali und etwas weiter nach vorn von diesem zu die Tuberositas ossis navicularis. Auch die Ferse springt stärker nach hinten hervor und auch etwas nach außen, desgleichen auch die Achillessehne, die straff gespannt erscheint.

Die Valgität stellt man am besten fest, wenn man den Patienten von der Rückenseite her betrachtet; wir finden sie in den Anfangsstadien als erstes und sicherstes Zeichen eines beginnenden Plattfußes, und oft kann sie schon stark ausgebildet sein, ohne daß die Fußwölbung selbst bereits eine Abflachung zeigt, die erst später in die Erscheinung tritt.

Diagnose des Plattfußes.

Obwohl die Diagnose eines Plattfußes wahrlich nicht schwer zu stellen ist, habe ich doch, wie ich bereits erwähnte, selten bei irgendeiner anderen Deformität so viele Fehldiagnosen hinsichtlich der subjektiven Beschwerden zu Gesicht bekommen als gerade hierbei, so daß ich dem Praktiker nur den guten Rat geben möchte, bei allen Fußbeschwerden in erster Linie mit an den Plattfuß zu denken. Nach Lange, dem ich auf Grund meiner Erfahrungen voll und ganz zustimmen muß, lassen sich 95% der Fußbeschwerden, die nur beim Stehen und Gehen auftreten, in der Ruhe aber verschwinden, auf Plattfußbeschwerden zurückführen. Vor allen Dingen sollen wir vorsichtig mit der Diagnose Rheumatismus und Gicht sein, die wir immer wieder, namentlich wenn es sich um „entzündliche" Plattfüße mit Schwellungen handelt, zu hören bekommen. Wir sehen es häufig, daß nach Rheumatismus, Gicht, bei Krampfadern, nach Distorsionen und Brüchen Plattfußschmerzen auftreten, aber als solche nicht erkannt und auch nicht behandelt, sondern vielmehr ätiologisch mit dem erwähnten Leiden in Zusammenhang gebracht werden. Kein Wunder, wenn dann die Therapie versagt und alle schönen Bäder, Umschläge und sonstigen Mittel nichts nützen. Um sich über den Grad des Plattfußes klar zu werden, stellt man sich einen Berußungsabdruck des Fußes her (Abb. 95). Man hält einen weißen Bogen Papier über eine hochgeschraubte rußende Lampe so lange, bis die ganze Fläche des Papiers dick mit Ruß belegt ist. Auf die berußte Fläche läßt man den Patienten vorsichtig mit beiden Füßen treten, und so drückt sich die Fußsohle mit allen ihren Feinheiten in dem Ruß ab. Wenn man dann die hintere Fläche des Papieres mit einer Schellacklösung ($^1/_3$ Schellack, $^2/_3$ Alkohol) bestreicht und diese trocknen läßt, ist der Abdruck fixiert. Zur einmaligen Stellung der Diagnose kann man auch den Patienten mit nassem Fuß auf den Boden treten lassen; auch so erhält man einen für einmal wenigstens genügenden Abklatsch der Füße.

Fußabdrücke.

Eine andere Methode, Fußabdrücke zu machen, hat Freiberg angegeben, der die Fußsohle mit einer Eisenchloridlösung (Tinct. Ferri chlorat. 90,0, Alkohol 100,0, Glyzerin 10,0) bestreicht, den Fuß auf einen Papierbogen aufsetzen läßt und diesen wieder mit einer Tanninlösung (Accid. Tannic. 20,0, Alcohol ad 200,0) überstreicht, auf dem sich dann ein schwarzer Fußabdruck zeigt. Auch die von Muskat empfohlene Methode ist für den Praktiker zu empfehlen; er bestreicht einen Bogen Papier mit Hektographiertinte, legt ein Stück angefeuchtete weiße Pappe oder dickes Papier darauf, läßt den Fuß aufsetzen, zeichnet die Umrisse, die auf keinen Fall fehlen dürfen und uns oft genug allein erst über den Grad der Deformität unterrichten, und der Abdruck ist fertig.

Beim Knickfuß fällt die Projektion des inneren Knöchels außerhalb der Umränderungslinie des Fußes. Der Sohlenabdruck, der nor-

normalerweise nur den Abdruck der Ferse, des äußeren Fußrandes, der Zehenballen und der Zehenspitzen zeigt, wird je nach dem Grade der Deformität einen größeren oder geringeren Teil des inneren Fußrandes zeigen, und beim ausgesprochenen Plattfuß werden wir den Abdruck der ganzen Sohlenfläche und die konvexe Ausbiegung des inneren Fußrandes klar und deutlich zu Gesicht bekommen.

Durch diese Abdrücke darf sich der Arzt nie zu der Annahme verleiten lassen, es lägen keine Plattfußbeschwerden vor, wenn noch eine Fußwölbung vorhanden ist; wir haben ja gesehen, daß die objektiven

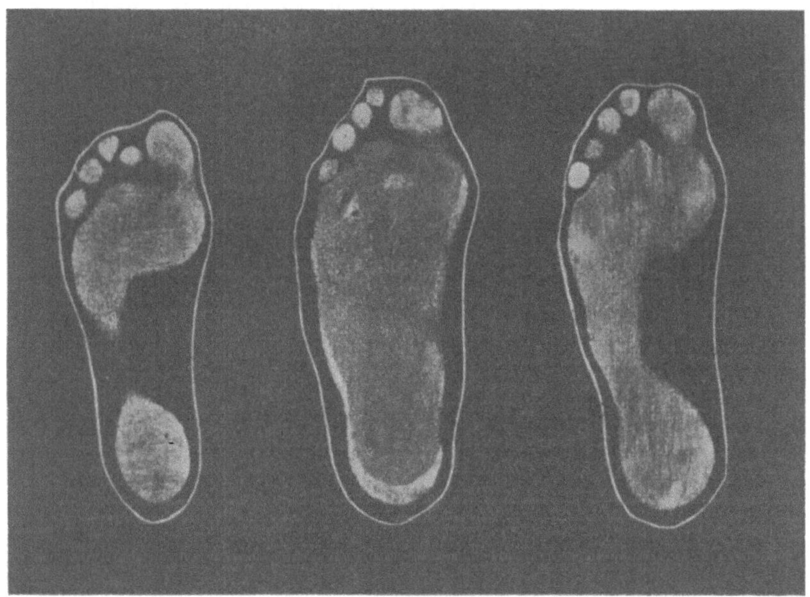

Abb. 95. Berußungsabdrücke eines
Knickfußes. Plattfußes. normalen Fußes.

Veränderungen in den Anfangsstadien oft genug im Widerspruch zu den zuweilen außerordentlich starken subjektiven Beschwerden der Patienten stehen und daß solche gerade beim beginnenden Plattfuß zu finden sind, weil es nach Schanz der plattfußbildende Prozeß ist, der die Beschwerden macht.

Schweißfuß und Plattfuß.

Sehr häufig finden wir neben dem Plattfuß auch einen Schweißfuß. Diese bei Plattfüßen so oft bestehende starke Neigung zur Schweißabsonderung wird von Lesser u. a. mit der varikösen Entartung der Venen in Zusammenhang gebracht, die wir bei stärkeren Graden von Plattfuß sehr häufig finden.

Plattfußpatienten knicken auch leicht mit ihren Füßen um bei den schlaffen Bändern, die durch häufigeres Umknicken immer mehr gedehnt werden können.

Außerordentlich wichtig für die Diagnose ist nach Preiser auch die Betrachtung der längere Zeit getragenen Stiefel, deren Sohlen an der Innenseite stärker abgelaufen und deren schief getretene Absätze leicht die vorhandene Fersenvalgität erkennen lassen, während das Schaftleder am inneren Knöchel meist abgescheuert ist. Kleine Kinder, die leicht ermüden und die, wie wir oben gesehen haben, infolge der Schmerzen beim Auftreten in Valgität instinktiv in Varusstellung gehen, laufen auch auf der Außenseite die Schuhe ab, da sie stark einwärts gehen.

Differentialdiagnose.

Differentialdiagnostisch möchten wir die Tuberkulose erwähnen, die manchmal in ihren Anfangsstadien zu Verwechslungen Anlaß geben kann. Hier wird uns aber die Röntgenuntersuchung bald Aufschluß geben, wenn ich auch darin Preiser zustimmen muß, daß sich die bei Tuberkulose sonst fast nie vermißte Knochenatrophie erst bei mehrmonatlicher Kontrolle im Röntgenbild zeigen kann. Unverändertes Fortbestehen der Schmerzen auch in der Ruhe, ausgesprochene Empfindlichkeit des Knochens gegen leichte Schläge mit dem Perkussionshammer, ständige, wenn auch geringe Temperaturerhöhung werden nach genanntem Autor die Diagnose auf Tuberkulose wahrscheinlich machen, zumal wenn nur ein Fuß schmerzhaft ist, der bei negativem Ausfall des Röntgenbildes gegebenenfalls auch zur lokalen Tuberkulinprobe rät, da in zweifelhaften Fällen unter allen Umständen Klarheit geschafft werden muß, wenn anders wir die Patienten vor schwerem Schaden behüten wollen.

Am häufigsten kommt eine Verwechslung mit Gicht, Ischias und Rheumatismus vor, namentlich in solchen Fällen, in denen die statischen Beschwerden auch nachts und in der Bettruhe auftreten und in solchen, in denen sich die Beschwerden plötzlich einstellen, noch dazu mit ödematösen Schwellungen. Man soll aber auch auf der anderen Seite nicht allzu schnell mit der Diagnose Plattfuß bei der Hand sein, und Ewald hat wohl nicht ganz unrecht, wenn er sagt, daß die Fehldiagnose „Plattfuß" bei anderen Fußleiden nicht viel seltener ist als die Fehldiagnose „Rheumatismus" bei Plattfüßigen.

Behandlung des Plattfußes.

Die Behandlung des Plattfußes wird sich in erster Linie nach seiner Ätiologie richten. Bezüglich der Therapie des angeborenen, des paralytischen und des traumatischen Plattfußes kann ich auf den Klumpfuß verweisen, da auch für diese Formen des Plattfußes das dort Gesagte mutatis mutandis gilt.

Prophylaxe des Plattfußes. Zweckmäßige Schuhe.

Bei der Therapie des statischen Plattfußes spielt die Prophylaxe die Hauptrolle, und hier liegt vor allen Dingen ein reiches Feld der Tätigkeit für den Praktiker. Hier muß in erster Linie für rationelles Schuhwerk gesorgt werden. Gutgearbeitete feste Schnürstiefel mit niedrigen Absätzen, die im Hinter- und Mittelfuß Knöchel und Fußwurzel fest umschließen und so ein Umlegen der Ferse in Valgität verhindern, sind am Platze; sie müssen vorn bequem sein, den Zehen völlig freien Spielraum lassen, sie müssen genügend lang und einballig gearbeitet sein, damit die Großzehe nicht in Valgusstellung gedrängt wird. Absatzlose Halbschuhe, Pantoffeln und die jetzt so beliebten Sandalen sind zu verbieten, ebenso das Tragen zweiballiger Schuhe, die aus Sparsamkeitsgründen abwechselnd bald rechts und links getragen werden, um ein gleichmäßiges Ablaufen beim Schieftreten zu erzielen. Der Absatz soll mittelhoch und breit sein, und die Spitze des Schuhes soll an der Innenseite liegen; der Schuh soll vorn breit abgerundet sein.

Sandalen und Barfußgehen.

Ich muß hier noch mit einigen Worten auf das Tragen von Sandalen und das Barfußgehen zu sprechen kommen, das ja immer und immer wieder, namentlich von unseren „Naturheilaposteln", so warm empfohlen wird. Preiser hat sicherlich recht, wenn er sagt, daß dadurch, daß unsere Kinder, besonders in der Stadt und in der Ebene immer auf horizontalem Boden gehen und nie lernen, wie die Land- und besonders die Gebirgsbevölkerung, durch das Gehen auf unebenem Boden die Füße zu equilibrieren und die Fußmuskulatur ständig zu trainieren, die Muskeln des Fußes degeneriert und den späteren Anforderungen des heutigen Erwerbslebens nicht gewachsen sind. Auch das Barfußgehen im Zimmer auf weichen Teppichen ist nach genanntem Autor im allgemeinen nicht zu empfehlen, wohl aber das Barfußgehen auf grobem Kies oder kurz geschnittenem Gras, das eine vorzügliche Übung zur Kräftigung der Supinatoren ist, da nach Lange die Kinder, um den empfindlichen Teil der Fußsohlenhaut in der Gegend des Gewölbes nicht mit dem groben Boden in Berührung zu bringen, ihr Fußgewölbe maximal heben und den Fuß kräftig supinieren. Barfußlaufen am Seestrand im weichen Sand (Wattenlaufen) ist nach Preiser sehr zu widerraten.

Berufswahl.

Weiterhin soll der Hausarzt bei der Berufswahl darauf achten, daß nicht Adoleszenten mit schwacher Körperkonstitution oder gar mit Anlage zu Plattfuß einen Beruf ergreifen, der erhebliche Anforderungen an die Füße stellt, daß Lehrlinge und Lehrmädchen, die den ganzen Tag über auf den Beinen sein müssen, feste Schnürschuhe tragen. Immer wieder sieht man Kellnerlehrlinge und Ladenmädchen mit weichen und halben Zeug- und Tuchschuhen, die manchmal sogar noch absatzlos sind, herumstehen, die ihnen die Eltern gaben, um ihnen etwas Gutes anzutun, um ihnen möglichst leichtes Schuhwerk zu geben, gar nicht wissend, wie schwer sie gerade dadurch ihre Sprößlinge schädigten. Auch soll der Arzt belehrend darauf hinwirken, daß alle Leute, namentlich aber die jungen, die noch in den Wachstums- und Entwicklungsjahren stehen, die zu langer, im Stehen zu verrichtender Arbeit gezwungen sind, bei diesem Stehen ihre Füße nicht nach außen stellen, sondern geradeaus, wie man sagt „über die große Zehe". Kranke, die lange Zeit im Bette lagen, Rekonvaleszenten, die ihre ersten Gehversuche machen, sollen diese nicht in Pantoffeln und leichten Schuhen vornehmen, sondern in festen Schnürstiefeln, vor allen Dingen soll der Arzt bei Distorsionen des Fußes, namentlich bei Verletzungen des inneren Seitenbandes und nach Knöchelbrüchen recht vorsichtig sein, nicht zu früh Gehübungen machen lassen und, wenn er es tut, den verletzten Fuß gut unterstützen, damit sich nicht ein Plattfuß ausbildet.

Behandlung des beginnenden Plattfußes.

Wenn wir uns der eigentlichen Behandlung des beginnenden Plattfußes zuwenden, so haben wir dabei nach Schanz zweierlei Aufgaben zu erfüllen, die in ihrem Wesen voneinander völlig verschieden sind; wir haben die Plattfußbeschwerden zu beseitigen, das ist nach genanntem Autor die erste und praktisch wichtigste, der die zweite, praktisch unwichtigere folgt, den Plattfuß zu korrigieren, ihn wieder zu einem normal geformten Fuß zu machen. Das erreichen wir am einfachsten und besten mit Einlagen, die aber individuell nach dem Fuß des Patienten angefertigt werden müssen. Immer und immer wieder muß man die Beobachtung machen, daß man noch viel zu viel von den gewöhnlichen fabrikmäßig hergestellten Einlagen aller möglichen Konstruktionen Gebrauch macht. Ich gebe ohne weiteres zu, daß sie gut verpaßt bei Fällen von Fußinsuffizienz und bei leichten Fällen von Plattfuß manchmal Nutzen bringen können und werden, aber in weit mehr Fällen beseitigen oder bessern sie nicht nur die bestehenden Schmerzen, sondern verschlimmern sie noch viel mehr, und das wird dem keineswegs wunderbar erscheinen, der sich einmal die kleine Mühe nimmt, diese fabrikmäßig hergestellten und für den betreffenden Fall verabreichten Einlagen mit der Wölbung des nackten Fußes zu vergleichen und sie bei nichtbelastetem und belastetem Fuße anzulegen und auszuprobieren. Auch der, der mit diesen Dingen nicht alltäglich zu tun hat und nicht so vertraut ist, muß und wird sogleich herausfinden, daß man es hier mit zwei vollkommen verschiedenen, absolut nicht zueinander passenden Dingen zu tun hat. Kein Wunder, wenn man bedenkt, daß derartige Einlagen nur in wenigen Größen vorrätig gehalten werden, die für die so überaus verschiedenen Füße passen sollen, die nicht nur in ihrer Form, in ihrer Länge, in ihrer Breite verschieden sind, sondern vor allen Dingen auch in der Länge, Breite und Höhe ihrer Wölbung, gar nicht einmal zu reden von den Fällen, bei denen, wie es so häufig vorkommt, beide Füße ganz voneinander wieder verschieden sind und der linke deshalb eine ganz andere Einlage benötigt als der rechte.

Plattfuß-einlagen.

Was würde man dazu sagen, wenn man sechs bis zehn Brillennummern vorrätig hielte und aus dieser kleinen Auswahl alle kranken Augen in ihrer so großen Verschiedenheit versorgen wollte?

Ich habe nicht einmal, nein zu ungezählten Malen Einlagen gesehen, die wohl für einen 12—14jährigen Jungen oder für eine kleinbefußte Dame gepaßt hätten, nie aber für den stämmigsten, größten, kräftigsten aller Gardefußartilleristen oder für den kräftigsten Schmied und Schlosser, der sie zwar nicht in seinen Stiefeln trug, wenn er zu mir kam, wohl aber in seiner Tasche, und zwar deswegen, weil er es schon bei den ersten Schritten mit denselben vor Schmerzen nicht mehr aushalten konnte, die jetzt durch das Tragen dieser „verpaßten" Einlagen noch viel unerträglicher geworden waren als vorher. Und wie froh war dann derselbe Mann, wenn er zweckmäßige, nach den Füßen getriebene Einlagen bekam, die meist sofort nach ihrem Einlegen in die Stiefel die Schmerzen linderten, oft genug auch mit einem Schlage ganz beseitigten. Gerade während der Kriegszeit ist nach dieser Richtung hin ganz gewaltig gesündigt worden, und ich hätte nur einmal die Leute sehen mögen, die wegen Plattfußbeschwerden der Truppe entzogen wurden, der sie erhalten geblieben wären, wenn man ihnen zweckmäßige Einlagen gegeben hätte. Noch im Oktober 1918 suchte ich in einem Sanitätsdepot hinter der Front nach zweckmäßigen Einlagen, fand zwar acht Sorten vor, aber keine einzige war auch nur im entferntesten zweckmäßig und zu gebrauchen. Zu Tausenden lagen sie herum, und ich kann mir nicht denken, daß bei ihrer Beschaffung ein Orthopäde befragt wäre.

Auch vor den harten Leder- und Gummistücken, wie sie der Schuhmacher in den Stiefeln anbringt, möchte ich warnen. Zugegeben, daß sie bei leichten Fällen manchmal die Beschwerden in günstigem Sinne beeinflussen können, zumal wenn die Stiefel auf einem hochgesprengten richtigen Leisten gearbeitet sind, so geht doch dieser anfänglich gute Einfluß bald wieder verloren, weil sich, um mit Schanz zu reden, diese erwähnten Einlagen mitsamt dem unter ihr liegenden Schuhteil nach unten in den Hohlraum zwischen Absatz und Sohle durchdrücken und damit auch ihre Stützkraft verlieren müssen. Bis zu einem gewissen Grade wenigstens kann man dem noch entgegenarbeiten, wenn man eine „Gelenkfeder“, ein kleines Stahlschienchen zwischen Absatz und Sohle einarbeiten läßt.

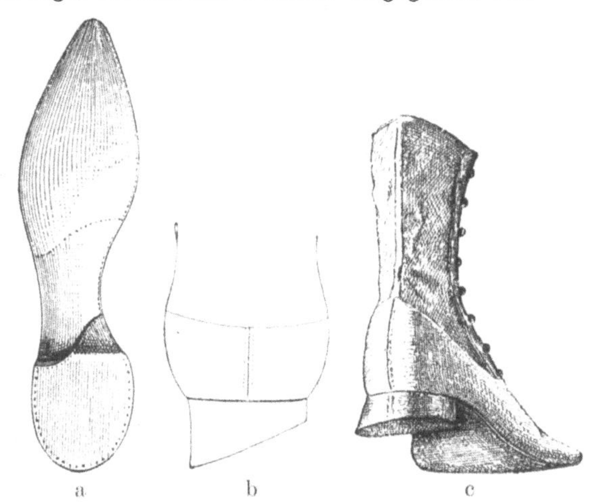

Abb. 96. Plattfußstiefel.

Es sind eine ganze Reihe von mehr oder weniger guten Plattfußstiefeln konstruiert worden, mit denen eine gewaltige Reklame getrieben wird, aber auch ihnen haften dieselben erwähnten Mängel an, da ihre Form während des Gebrauches und mit der Zeit wechseln und so ihr korrigierender Einfluß unbedingt verlorengehen muß. Leder, auch wenn es gehärtet ist, gibt nach. Das beste ist und bleibt immer eine zweckmäßige Einlage, deren Herstellung nicht dem Schuhmacher überlassen werden sollte, und die am besten in einem Schuh zu tragen ist, der mit einem etwas an der Innenseite vorgearbeiteten Absatz und mit einer an der Innenseite angebrachten festen Kappe versehen ist, an der die Einlage einen festen Widerhalt findet (Abb. 96, a, b, c). Auch diese wird nicht immer gleich beim erstenmal ihren Zweck voll und ganz erfüllen, und das ist ja gerade ihr großer Vorteil, daß sie noch leicht umgearbeitet werden kann, wenn sich beim Ausprobieren noch gewisse kleine Mängel herausstellen, die leicht und schnell von sach- und fachkundiger Hand beseitigt werden können.

Daß durch die Verordnung unzweckmäßiger Einlagen und bloßer „Plattfußschuhe“ oft die beste Zeit verpaßt wird, in der durch richtige Behandlung die Anlage zum Plattfuß hätte zum Schwinden gebracht werden können bzw. die Deformität noch zur Heilung, das wird jeder Orthopäde an unzähligen Fällen aus seiner Praxis jederzeit beweisen können. Wenn man im geeigneten Zeitpunkt, so sagt Preiser, d. h. beim Auftreten der ersten Beschwerden, ja schon bei der Entdeckung der ersten Abweichung von der normalen Form, mit richtigen Mitteln gegen das Leiden vorgeht, so ist bei dem Tragen von Stiefeln und Einlagen während mehrerer Jahre in den ersten beiden Jahrzehnten oft Radikalheilung, im späteren Alter wenigstens ein Ausbleiben von Beschwerden und sekundären statischen Erkrankungen am Knie, Hüfte und Becken zu erzielen.

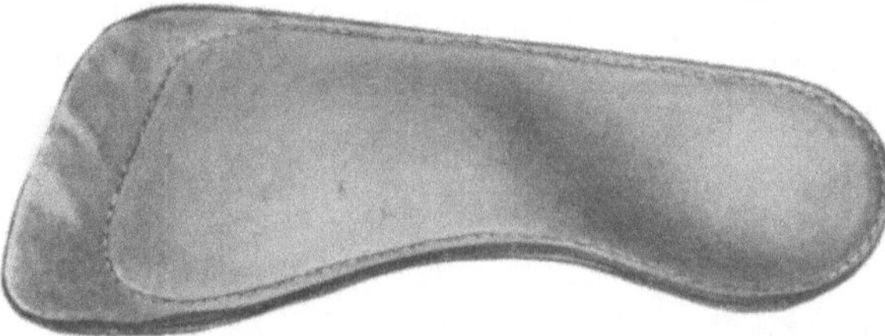

Abb. 97. Mit Leder überzogene einfache Metalleinlage.

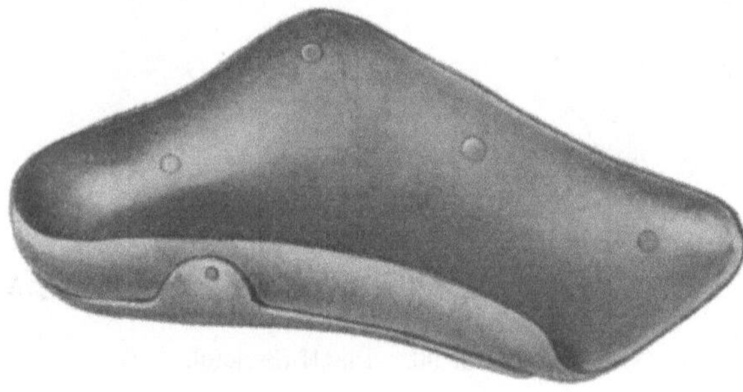

Abb. 98. Walkledermetalleinlage.

So wie bei anderen Deformitäten der Facharzt mit dem Orthopädiemechaniker zusammenarbeiten muß, so muß er es auch bei der Behandlung des Plattfußes mit dem orthopädischen Schuhmacher tun, vorausgesetzt, daß es auch wirklich ein solcher ist, der seine Sache versteht und sich nicht nur so nennt.

Am zweckmäßigsten und am verbreitetsten sind heute die Metalleinlagen aus Durana, Magnalium und Nickelinblech, die vom Schweiß nicht angegriffen werden (Abb. 97) und sehr dauerhaft und dabei doch im hohen Grade elastisch sind, und die Zelluloideinlagen bzw. die Zelluloidstahldrahteinlagen nach Prof. Lange, die Walkledermetalleinlagen (Abb. 98) und ihre mehr oder weniger guten Modifikationen.

Wir verlangen von einer guten Einlage, daß sie den mobilen Plattfuß während der Belastung in einer möglichst normalen Lage und Form erhält. Dazu ist nach Fischer nötig, daß die Einlage 1. die Valgität vollkommen beseitigt, 2. die Senkung des Längsgewölbes nicht zuläßt, 3. den Talus und das Naviculare von der unteren und der medialen Seite her stützt, 4. der pathologischen Abduktion des vorderen Teiles des Fußes entgegenarbeitet, 5. auch die Senkung des Quergewölbes nicht zuläßt, 6. die vorderen Stützpunkte des Fußes, das I. und V. Metatarsusköpfchen, auf dem Boden aufliegen läßt, 7. bei der Belastung nicht nachgibt, 8. aus leichtem und dauerhaften Material besteht, 9. fest auf dem Fuß sitzt und 10. vom Schuhwerk unabhängig ist.

Daß es nicht leicht ist, eine Einlage, die allen diesen Anforderungen entspricht, herzustellen, dürfte ohne weiteres klar sein, ebenso daß solche Einlagen, die der Deformität genau angepaßt, teurer sind als die, die man im Laden der Bandagisten und Schuhmacher fertig zu kaufen bekommt. Die Mehrkosten werden aber durch die Erfolge reichlich aufgewogen und das haben nach meinen Erfahrungen auch jetzt schon die Krankenkassen einsehen gelernt, bei denen Männer tätig sind, die nicht nur schablonenmäßig nach ihren Statuten verfahren, sondern ärztlichen Ratschlägen zugänglich sind; aber immer noch gibt es Kassenvorstände, die lieber ihren Patienten entgegen dem Gutachten der Fachärzte Kaufeinlagen geben, weil sie billiger sind. Wie oft muß man sehen, daß Plattfüßige mit solchen Einlagen weiter arbeitsunfähig bleiben und wochenlang Krankengeld weiter beziehen, während Patienten mit dem gleichen Leiden, die zweckmäßige Einlagen bezogen, schon einige Tage nach Anlegen der Einlagen ihre Arbeit wieder aufnahmen. Welche Kasse mehr sparte, die, die zweckmäßige, wenn auch etwas teure Einlagen gewährte und nur wenige Tage Krankengeld bezahlte, oder die, die billige Kaufeinlagen gab und dafür wochenlang Krankengeld, das bedarf keiner Erörterung.

Die Einlagen werden am besten nach einem Gipsabdruck angefertigt und müssen so gearbeitet sein, daß sie auch wirklich den Fuß in korrigierter Stellung halten; vor allen Dingen muß darauf geachtet werden, daß ein seitliches Abrutschen des Fußes von der Einlage nicht vorkommt, was dadurch vermieden wird, daß sie an ihrer Außenseite etwas aufgebogen wird. Sie soll von der Ferse bis an die Zehenballen und von einer Seite des Fußes bis zur anderen reichen. Der Wölbung des normalen Fußes gemäß muß sie eine entsprechende Wölbung besitzen und schließlich muß sie, der normalen Konfiguration der Fußsohle entsprechend, von innen nach außen allmählich abfallen. Wird anfangs eine hohe Wölbung nicht gut vertragen, so kann sie zunächst flacher getrieben werden, um später erst erhöht zu werden, wenn der Fuß es verträgt.

Je schwerer und empfindlicher der Plattfuß ist, um so weniger darf das Gewölbe gehoben werden. Füße mit Varicenbildung vertragen ebenfalls keine sehr starke Hebung des Gewölbes, kurzum es muß von Fall zu Fall erwogen werden, wie die Einlage am besten zu arbeiten ist.

Näher auf die Herstellung der Einlagen einzugehen, halte ich nicht für notwendig, da der Praktiker wohl niemals in die Lage kommen wird, Einlagen selbst herzustellen, zumal da ich mit vielen anderen

Orthopäden, die nicht auf die von ihnen angegebene Einlage allein schwören, den Standpunkt vertrete, daß man sich nicht auf eine Einlagenart festlegen soll. Wir müssen auch hier individualisieren und ich habe es oft genug erfahren müssen, daß Leute, denen „federnde" Metalleinlagen keine Linderung brachten, tadellos auf festen, unnachgiebigen Einlagen liefen.

Ein Wickeln der Füße, wie es auch heute noch so oft vom Praktiker empfohlen wird, ist zwecklos, wohl aber muß bei manchen Fällen das Tragen von Einlagen auch noch mit einer Behandlung mittels Massage und Gymnastik verbunden sein, um so die Bänder und Muskeln des Fußes wieder zu Kräften zu bringen.

Massage und Gymnastik bei der Behandlung des Plattfußes.

Wenn auch Schanz recht hat, daß wie auf vielen anderen Gebieten, so auch in der Behandlung des Plattfußes von mancher Seite die Massage und Gymnastik viel zu hoch bewertet wird und daß sich mit Massage und Gymnastik allein niemals Plattfußbeschwerden heilen lassen, nun so werden wir sie in manchen Fällen doch nicht entbehren können.

Die Übungen, die ich mit nackten Füßen so ausführen lasse, wie ich es bei Hoffa gelernt habe, sind folgende:

1. Heben und Senken der Fersen mit nach geradeaus gerichteten Füßen.

2. Heben und Senken mit nach auswärts gedrehten Fersen und derart einwärts gedrehten Fußspitzen, daß sich die Zehen einander berühren.

3. Die gleiche Übung wie 2., nur noch kombiniert mit Kniebeugen und -strecken.

4. Kreisbewegungen der Füße nach innen im Sitzen mit angelegtem Rücken und ausgestreckten Knien.

5. Widerstandsbewegungen, um die Supinatoren zu kräftigen, die man so ausführt, daß man den Patienten auffordert, eine Abduktionsbewegung mit dem Fuß zu machen, der man einen Widerstand leistet; dann läßt man den Patienten den Fuß adduziert halten und führt letzteren in Abduktionsstellung über, während der Patient das zu verhindern sucht.

6. Stehen und Gehen mit erhobenem inneren Fußrand.

Auch von den sog. Supinationsbrettern, die dachfirstartig zusammengefügt sind, kann man Gebrauch machen, um mit den Patienten den Gang in supinierter Stellung des Fußes zu üben. Eine gute Übung zur Kräftigung der Sohlen- und Wadenmuskulatur ist auch das Radfahren.

Wenn die Patienten länger stehen müssen, so sollen die Füße ihren Platz öfters wechseln; gut ist es dabei auch, wenn sich die Patienten von Zeit zu Zeit auf die Zehen erheben und nicht mit nach außen gedrehten Fußspitzen dastehen.

Angeregt durch das beängstigend häufige Vorkommen von Plattfüßen bei den Wehrpflichtigen, die allen möglichen Lebensberufen entstammen, hat Ritschl im ersten Kriegsjahr ein Merkblatt ausgearbeitet, das dazu bestimmt sein sollte, Aufklärung ins Volk zu bringen, wie der so enorm verbreiteten Plattfüßigkeit zu steuern sei und dessen einzelne Punkte ich auch an dieser Stelle wiedergeben möchte.

Die Sätze lauten folgendermaßen:

Plattfußmerkblatt von Ritschl.

Der Plattfuß, dieses weitverbreitete, schmerzhafte, die Arbeits- und Wehrfähigkeit stark beeinträchtigende Leiden entwickelt sich meistens unter der Einwirkung der Belastung infolge von Schwäche des Fußes.

Fußschwäche beruht auf mangelhafter Ausbildung der Bestandteile des Fußes (Muskeln, Bänder, Knochen) in der Jugend, längerem Nichtgebrauch in Zeiten von Krankheit (Bettliegen), besonders auf schwächenden Erkrankungen und Verletzungen der Füße und Beine.

Wer von Plattfuß verschont oder geheilt werden will, muß den Fuß pflegen, das heißt kräftigen, und zwar:

1. Durch Abhalten von Strumpf- und Stiefeldruck von den Zehen, die auch bekleidet an der freien Bewegung nicht gehindert sein dürfen.

2. Durch Tragen von kräftigen Schuhen mit breiten, mittelhohen (nicht über 3 cm messenden) Absätzen. — Benutzung von absatzlosen Sandalen, Hausschuhen usw. sowie mit übermäßigen Absätzen versehene Fußbekleidungen begünstigen die Ausbildung von Plattfüßigkeit;

3. durch häufige Bäder und spirituöse Abreibungen der Füße, auch weil die Plattfüßigen an den Füßen meist übermäßig schwitzen;

4. durch Vermeiden, die Füße beim Gebrauch in stärkerem Grade nach auswärts zu richten; durch energischen Gebrauch der vorderen Fußabschnitte beim Gehen, wie solches sich beim Einnehmen einer guten Körperhaltung von selbst ergibt. Gehen vorwiegend auf den Absätzen, wozu besonders schlaffe Körperhaltung veranlaßt, wirkt schwächend und erzeugt Plattfüßigkeit;

5. durch tägliches, öfteres (z. B. beim An- und Auskleiden, in Arbeitspausen vorgenommenen) Üben von

a) Fußrollen;
b) Heben und Senken der Fersen;
c) Heben und Senken der inneren Fußränder;
d) Gehen mit erhobenen Fersen;
e) Gehen mit erhobenen inneren Fußrändern.
Die Übungen b—e sind möglichst mit einwärts gerichteten Füßen auszuführen.
f) Kniebeugen und -strecken;
g) Laufen und Springen, Treppen- und Bergsteigen unter überwiegender Benutzung der Fußspitzen.

Die genannten Maßnahmen sind von besonderer Bedeutung während der Wachstumszeit, um allen Anforderungen des Lebens genügende Füße zu entwickeln.

Durch Einlagen im Schuh, die für jeden Fuß nach Gipsabguß besonders angefertigt werden sollten, kann die Fußform wohl gebessert und können Beschwerden wohl gelindert, Plattfüße aber nicht geheilt werden.

In schwereren Fällen wende man sich frühzeitig an einen orthopädisch gebildeten Arzt.

Behandlung des fixierten Plattfußes.

Wie soll man sich nun aber beim fixierten Plattfuß verhalten? Hier müssen die angeführten Maßnahmen zunächst versagen. Immer wieder sehen wir Patienten mit kontrakten Platt- und Knickfüßen in die Sprechstunde kommen, denen man Einlagen verordnet hatte, und immer wieder müssen wir dieselben Klagen hören, daß die Füße nach Verordnung der Einlagen erst recht angefangen hätten, zu schmerzen und daß die Beschwerden, die früher noch erträglich gewesen wären, jetzt erst unerträglich geworden seien.

Es ist das wahrlich kein Wunder, wenn wir uns den fixierten Plattfuß ansehen. Es ist ein Fuß, der keine seitliche Bewegung zuläßt.

Bringen wir einen derartig fixierten Fuß auf eine Einlage, d. h. also auf eine schiefe Ebene, auf der er mit Gewalt in eine Stellung gebracht wird, die einzunehmen ihm bei der bestehenden Fixation nicht möglich ist, so müssen sich die Schmerzen bis zur Unerträglichkeit steigern.

In solchen Fällen müssen wir die „entzündlichen“ Erscheinungen zum Abklingen kommen lassen, wir müssen dem Fuß erst seine volle freie Beweglichkeit wiedergeben durch strikte Bettruhe, Umschläge, Massage und Gymnastik, durch Anwendung von Stauungen, Heißluft, Fangopackungen, heiße Fußbäder u. dgl. m. Sind die Erscheinungen geschwunden, dann können erst die Maßnahmen in Anwendung kommen, die wir kennen gelernt haben. Bei hartnäckig fixierten Plattfüßen, bei denen diese Behandlung versagt, muß man das Redressement in Narkose anwenden mit nachfolgendem Gipsverband.

Behandlung schwerer und schwerster Plattfüße.

Handelt es sich um schwere und schwerste Plattfüße, so müssen wir außer den unblutigen Redressionsmethoden, die wir schon beim Klumpfuß kennengelernt haben, unter Umständen zum Messer greifen und Operationen an den Sehnen bzw. an den Knochen vornehmen, die nur für vereinzelte Fälle reserviert bleiben werden, so daß ich es mir versagen kann, hier näher darauf einzugehen, zumal da es im großen und ganzen dieselben Operationen sind, die wir schon beim Klumpfuß kennengelernt haben.

Daß auch bei solch schweren Fällen gelegentlich Schienenschuhe, auch Hessingsche Apparate in Anwendung kommen müssen, soll nicht unerwähnt bleiben.

i) Die Köhlersche Krankheit.

Köhlersche Krankheit.

Köhler hat bei Kindern eine eigenartige Affektion am Fuß beschrieben, die das Kahnbein betrifft und nach meinen Erfahrungen weit öfter vorkommt, als man anzunehmen pflegt. Sie wird meist verkannt und mit Plattfuß, Fußwurzelknochentuberkulose u. dgl. m. verwechselt. Die Kinder hinken und klagen über mehr oder weniger heftige Schmerzen in der Gegend der medialen Hälfte des Fußrückens, vorwiegend in der Gegend des Kahnbeines. Die Beschwerden sind nicht nur bei Tage beim Gehen und Stehen vorhanden, sondern auch zuweilen nachts recht stark und können nur den einen Fuß betreffen, aber auch doppelseitig sein. Die Form der erkrankten Füße kann verschieden sein, einmal mehr der Plattfußform sich nähernd, das andere Mal wieder mehr der Hohlfußform. An den schmerzhaften Stellen des Fußrückens läßt sich äußerlich sowohl durch Inspektion wie Palpation nichts Auffälliges feststellen, dagegen ergibt die Röntgenuntersuchung einen ganz charakteristischen, in allen Fällen gleichen Befund. Das Os naviculare zeigt sich deutlich erkrankt, während alle anderen Knochen des Fußes einen normalen Anblick bieten und zwar ist das Kahnbein nach Köhler in vierfacher Beziehung verändert, in seiner Größe, seiner Gestalt, seiner Architektur und seinem Kalkgehalt. Es erscheint erheblich verkleinert, seine Gestalt ist unregelmäßig, verschmälert, teils mit höckeriger, zackiger Kontur und seine Corticalis und Spongiosa sind ineinander derartig verschmolzen, daß von einer Architektur so gut wie nichts mehr zu erkennen ist. Die Dichte des Röntgenschattens ist infolge des vermehrten Kalkgehaltes eine viel intensivere als normal.

Die Prognose des Leidens ist eine durchaus günstige, der Krankheitsverlauf zieht sich gewöhnlich auf 2—3 Jahre hin und wird durch keine Komplikationen gestört. Es erfolgt stets Heilung und zwar besteht dieselbe nach den allerorts gemachten Erfahrungen nicht nur im klinischen Sinne, sondern wie die Röntgenbilder deutlich erkennen lassen auch im anatomischen.

Über die Ätiologie ist noch keine Einigkeit erzielt; die einen glauben die Ursache in einer intrauterinen Schädigung suchen zu müssen, während andere wieder an eine traumatische Entstehung denken.

Was die Behandlung anlangt, so wird man mit einer möglichsten Schonung des Beines meist auskommen.

k) Die Metatarsalgie.

Bei der Metatarsalgie handelt es sich um eine Neuralgie, die im Bereiche der Metatarsusköpfchen heftige Schmerzen verursacht. Die Ursache des Leidens ist mitunter ein Trauma, meistens aber zu enges resp. zu schmales, kurz unzweckmäßig gebautes Schuhwerk, das den Vorderfuß von den Seiten her zusammendrückt. Diesem Umstande schreibt auch Morton das überwiegende Vorkommen beim weiblichen Geschlecht zu.

Die Metatarsalgie.

Ursachen der Metatarsalgie.

In allen den Fällen, wo die Ursache des fraglichen Leidens in unzweckmäßigem Schuhwerk zu sehen ist, treten gewöhnlich anfangs Schmerzen nur nach längerem Gehen oder Stehen in den betreffenden Schuhen auf. Mit der Zeit stellen sich anfallsweise die Schmerzen beim Gehen mit unbeschuhten Füßen, ja endlich sogar bei Nacht ein und haben meist ihren Sitz in dem Metatarsophalangealgelenk der vierten Zehe, aber auch gelegentlich im Bereiche der Gelenke der drei anderen Zehen, während die große Zehe ausgenommen ist.

Das genannte Gelenk der vierten Zehe steht beträchtlich hinter demjenigen der dritten Zehe zurück, es ist ferner mehr beweglich. Das noch mehr bewegliche und noch weiter zurückgelegene Gelenk der fünften Zehe samt deren erster Phalanx reibt und drückt beim Gehen und Laufen an dem genannten Gelenk der vierten Zehe und quetscht so die zwischenliegenden Nervenästchen, zumal wenn noch enge Schuhe getragen werden.

Die Stelle des vierten Metatarsophalangealgelenkes ist auch noch dadurch prädisponiert, weil gerade an demselben sich der Ramus superficialis des Nervus plantaris externus in die zur vierten und fünften Zehe strahlenden Äste teilt und nicht sehr durch Weichteile geschützt ist, so daß leicht durch eine seitliche Kompression Schmerzen verursacht werden können.

Nach anderen ist es wahrscheinlicher, daß die Schmerzen durch tonische Muskelkontraktionen hervorgerufen werden und zwar in den Interossei und Lumbricales, ähnlich wie bei den als „Wadenkrämpfe“

bekannten Zusammenziehungen des Gastrocnemius oder auch durch eine Subluxation der Metatarsalköpfchen, wodurch ein Druck auf die dort befindlichen Nervenstämmchen ausgeübt wird.

Bei Fingerdruck besteht in den meisten Fällen große Empfindlichkeit, sonst sind im übrigen keinerlei objektiv nachweisbare Veränderungen vorhanden, abgesehen von jener in manchen Fällen bestehenden Subluxation.

Wir müssen diese reinen Metatarsalgien scharf trennen von jenen, die wir als ein Symptom bzw. als Folgeerscheinung eines Plattfußes anzusehen haben. Hoffa sagt in seinem Lehrbuche: „Auch die Metatarsalgie ist wohl nur eine Erscheinung einer Valgusstellung des Fußes", eine Ansicht, der ich auf Grund meiner Beobachtungen nicht beipflichten kann. Ich möchte den Satz so formuliert wissen, daß die Metatarsalgie wohl meist nur eine Erscheinung des Platt- bzw. Knickfußes ist, daß sie aber auch in manchen Fällen als reine Metatarsalgie vorkommen kann. Auch beim Spreizfuß finden wir diesen „Mortonschen Schmerz".

Differentialdiagnose.

Differentialdiagnostisch käme bei dieser Erkrankung die Gicht in Frage, die sich aber weitaus in der Mehrzahl der Fälle in den Gelenken der großen Zehe lokalisiert und durch Rötung und Schwellung des befallenen Gelenkes und seiner Umgebung charakterisiert ist.

Behandlung der reinen Metatarsalgie.

Was die Therapie anlangt, so kommt man in den Fällen, bei denen die Ursache der Erkrankung in zu engem Schuhwerk zu suchen ist, leicht damit zum Ziele, daß man das unzweckmäßige Schuhwerk durch zweckmäßiges ersetzt. Derbe, breite Sohlen, deren Oberleder vorn genügend Raum läßt, so daß alle fünf Zehen bequem Platz haben, werden bald Linderung schaffen. Ist eine Subluxation des Köpfchens der Übeltäter, so kann nur eine Resektion desselben Heilung bringen. Auch die Anwendung von Kälte soll in manchen Fällen geholfen haben. Andere sahen wieder Besserungen eintreten nach warmen Fußbädern, nach Massage, Elektrisieren, kurzum nach allen solchen Maßnahmen, die wir auch bei anderen Neuralgien zur Anwendung bringen.

l) Über Fußbeschwerden.

Über Fußbeschwerden.

Nichts macht dem Praktiker wohl so viel Mühe und nichts bringt ihm so viel Verdruß als diejenigen Fälle von Fußbeschwerden seiner Patienten, die bei der äußerlichen Untersuchung so gut wie keinen objektiven Befund ergeben und die deshalb, wie ich schon einmal hervorhob, in das große Sammelbecken der „nervösen" und „rheumatischen" Erkrankungsformen geworfen werden.

Daß eine große Anzahl derartiger Fälle einem beginnenden Plattfuß bzw. einer Fußinsuffizienz zugeschrieben werden muß, haben wir gehört, ebenso, daß es auch eine reine Metatarsalgie gibt, wenn auch nicht allzu häufig, da sie meist eine Folgeerscheinung des Plattfußes ist. Auch der Beschwerden bei der Senkung des vorderen Quergewölbes des Fußes haben wir bereits in einem gesonderten Kapitel gedacht, die sich unter den Köpfchen der Mittelfußknochen bemerkbar machen.

Ich gehe nun ein Stück zurück am Fuß und komme zu dem sog.

Sohlenschmerz,

der meist stechender und ziehender Art ist. Auch ihn finden wir wieder beim Plattfuß, namentlich bei beginnendem und können ihn leicht durch zweckmäßige Einlagen beseitigen. Weicht er dieser Behandlung nicht, dann muß er andere Ursachen haben, bei denen Franke vier Gruppen unterscheidet.

Der Sohlenschmerz und seine Ursachen.

Zu der ersten rechnet er alle die Fälle, bei denen eine entzündliche Hyperplasie des Fettgewebes, eine lipomatöse Fettwucherung, zwischen Knochen und Fascia plantaris eingepreßt, heftige Schmerzen durch Druck auf die Nerven verursachen kann, und zur zweiten alle entzündlichen und traumatischen Erkrankungen der Bänder, Sehnen und Schleimbeutel an der Fußsohle, auch alle entzündlichen Schwellungen der ganzen Plantarfaszie oder von Teilen derselben. Sie ist dann je nachdem in ihrer ganzen Länge verdickt oder zeigt einzelne Knoten und Knötchen meist in der Nähe ihres inneren Randes, die schon auf leisesten Druck erheblich schmerzen. Wir sehen diese Beschwerden häufig nach einer überstandenen Influenza auftreten. Strikte Ruhe und die Anwendung lokaler trockener Wärme leistet hier oft sehr gute Dienste; beim Nachlassen der akuten Erscheinungen soll man den Patienten nicht ohne Schutz auftreten lassen. Mir hat bei solchen Fällen auch wieder der Gibneysche Heftpflasterverband gute Dienste geleistet, den ich bei frischen, leichteren Fußverstauchungen stets anzuwenden pflege und nach dessen Anlegung die Patienten zu allermeist ohne Schmerzen vom Platze gehen können. Dieser dachziegelförmig angelegte Heftpflasterstreifenverband wird in solchen Fällen von Fasziitis an den fraglichen Stellen mit etwas Watte oder Schwammgummi unterpolstert und muß etwa 2—3 Wochen nach dem Abklingen der akuten Erscheinungen getragen werden.

In einigen wenigen Fällen kann es auch zu einer Verknöcherung der Plantarfaszie kommen analog der Myositis ossificans; in solchen Fällen können wir nur einen Erfolg von der Exstirpation der erkrankten Partien erwarten. Alles andere hilft da nichts.

Zur dritten Gruppe der Ursachen dieser Sohlenschmerzen rechnet Franke eine Schädigung der Nerven. Die bereits erwähnte Metatarsalgie gehört hierzu; es können auch neuritische Prozesse am Nervus plantaris vorkommen, die allen sonstigen Behandlungsmethoden trotzen können, so daß schließlich nichts weiter übrig bleibt, als mit dem Messer dem Nerven zu Leibe zu rücken, das wir aber erst zur Hand nehmen sollen, wenn alles andere versagt hat. Hier gerade sollen wir recht vorsichtig sein, da derartige Neuritiden meist sekundärer Art sind, so daß es in erster Linie gilt, ihren wahren Ursachen nachzuspüren und diese mit geeigneten Mitteln anzugehen. Schon manche zweckmäßig gearbeitete Einlage hat derartige heftige Neuritiden beseitigt und ich verfüge über einige Fälle, bei denen bereits vom Chirurgen eine Operation vorgeschlagen war und die leicht nach dem Tragen einer aufs sorgfältigste angepaßten Einlage zur Ausheilung kamen.

Zur vierten Gruppe zählt Franke die reinen Gichtfälle, die dementsprechend behandelt werden müssen.

Ich komme nunmehr zu der sog.

Calcaneodynie,

Die Calcaneodynie. zum Fersenbeinschmerz, der mancherlei Ursachen haben kann. Ich erwähne hier die Tuberkulose des Calcaneus oder ähnliche Erkrankungen des Fersenbeines, auch übersehene leichtere Kompressionsfrakturen des Knochens, alles Schädigungen und Veränderungen, die wir stets im Röntgenbilde diagnostizieren können.

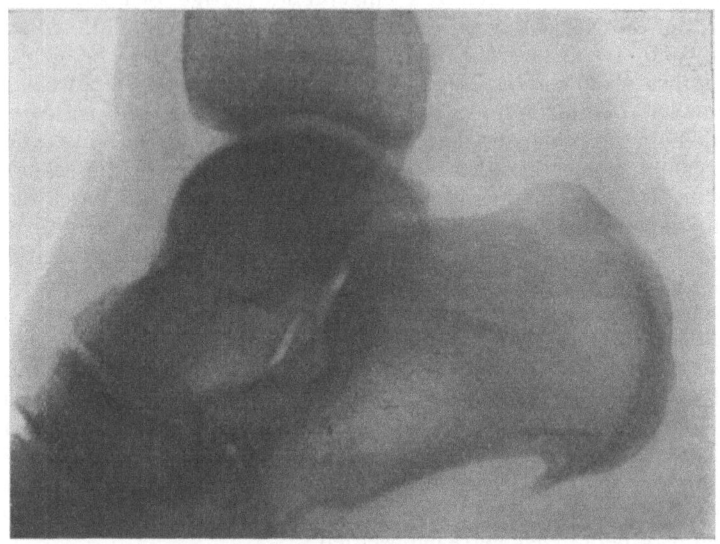

Abb. 99. Zackenförmiger Fersenbeinsporn.

Wir finden weiter den Hackenschmerz bei Platt- und Knickfuß, über die wir bereits früher gesprochen haben. Ist dieser Hackenschmerz ganz zirkumskript und nur auf eine ganz bestimmte Stelle beschränkt, die etwa dem Tuberculum maius calcanei entspricht, dann sind die Ursachen des Schmerzes in ganz anderen Veränderungen zu suchen und zwar in periostitischen Wucherungen oder exostosenartigen Neubildungen am Proc. med. tub. calcanei, die man mit dem Namen des

„Hackensporns"

Fersenbeinsporn. belegt hat. Übt man auf diese Stelle einen Druck mit dem Daumen aus, der gar nicht einmal sehr kräftig zu sein braucht, dann empfinden die Patienten sofort einen heftigen Schmerz und ziehen den Fuß schnellstens zurück, während das Abtasten und Abdrücken an den übrigen Stellen des Fersenbeines nicht die geringsten Beschwerden macht und wenn man auch noch so fest an der Unterseite dieses Knochens fern von der erwähnten Stelle den Finger eindrückt. Bei

Fersenbeinsporn und Plattfuß.

den reinen Plattfußtarsalgien sind die Schmerzen nicht auf eine so zirkumskripte Stelle beschränkt, sie sitzen oft seitlich an der Unterseite der Ferse, befallen ihn ganz oder auch nur zum Teil, kurzum der Sitz der Schmerzen ist so wandelbar, daß es kaum eine Stelle des Fersenbeines gibt, die nicht einmal befallen werden könnte. Auch bei denselben Patienten können sie wechselnd sein an verschiedenen Tagen, während beim reinen Calcaneussporn stets und ständig die eine Stelle als die schmerzhafte bezeichnet werden wird.

Daß Calcaneussporn und Plattfuß vereint vorkommen, steht außer allem Zweifel, daß aber bei jeder Calcaneusexostose auch stets ein

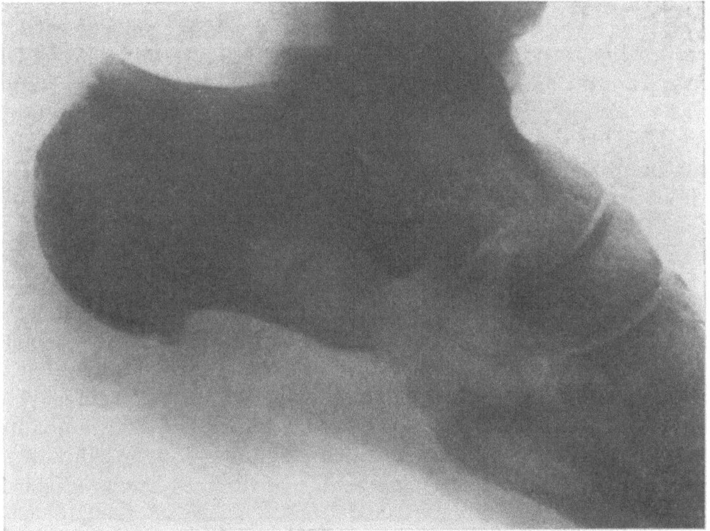

Abb. 100. Knopfförmige Exostose am Fersenbein.

Plattfuß oder eine Anlage dazu vorhanden sein muß, ja daß dieser lediglich als die alleinige Ursache für die Entstehung dieser angesprochen wird, wie es von mancher Seite geschieht, ist sicherlich nicht richtig, und ich habe diese meine Ansicht bereits in einer früheren größeren Arbeit ausgesprochen und auch zu beweisen gesucht, eine Ansicht, in der ich jetzt durch die vielen, vielen Beobachtungen, die ich bei einem überaus großen „Soldatenmaterial" machen konnte, nur noch bestärkt bin und die auch zahlreiche Anhänger gefunden hat, die bei ihren Beobachtungen diese meine Ansicht voll und ganz bestätigen konnten.

Wir unterscheiden bei den Calcaneusexostosen zwei Formen, einmal eine „zackenförmige" Ausziehung bzw. Verlängerung des im normalen Röntgenbilde kaum hervortretenden Proc. med. tub. calcanei, die einen „Sporn" im eigentlichen Sinne darstellt (Abb. 99) und das andere Mal eine mehr oder weniger breite „buckel- oder knopfartige" Auflagerung am Calcaneus, die keinen spitzen Sporn bildet (Abb. 100).

Daß sich Übergänge zwischen den beiden typischen Formen finden werden, soll nicht unerwähnt bleiben, ebenso daß nicht alle spornartigen Gebilde pathologischer Natur zu sein brauchen und als Variationen des Skeletts aufzufassen sind, die dann stets auf beiden Seiten zu finden sind und auch ihrem Träger keinerlei Beschwerden zu machen pflegen, wenn nicht andere Gelegenheitsursachen hinzukommen.

Um die Diagnose sicherzustellen, sollten wir bei zirkumskripten, auf die erwähnte Stelle scharf begrenztem Druckschmerz es nie versäumen, eine Röntgenuntersuchung vorzunehmen, die uns allein sicheren Aufschluß zu geben vermag. Bei derselben hat man, um Irrtümer zu vermeiden, darauf zu achten, daß das Fersenbein genau aufliegt und daß der Fuß auch nicht die leiseste Drehung erfährt, da sonst ein nicht gerade kräftig ausgebildeter Sporn in den Schatten des Fersenbeines hineinfallen und sich den Augen des Beobachters entziehen kann.

Behandlung des Fersenbeinsporns.

Hat es sich gezeigt, daß ein Calcaneussporn vorliegt und daß dieser als der Urheber der Beschwerden bezeichnet werden muß — nicht alle Sporen brauchen Beschwerden zu machen, wie meine früheren Untersuchungen ergeben haben —, so sollen wir nie sogleich mit dem Messer bei der Hand sein, um ihn zu beseitigen, sondern wir sollen erst nach seiner Entstehungsursache forschen und unsere Zuflucht zu zweckentsprechenden konservativen Maßnahmen nehmen, mit denen wir oft schon Erfolge haben werden. Hunderte von Fällen von Calcaneussporn habe ich während meiner 25jährigen ärztlichen Tätigkeit unter meinen Fingern gehabt, habe aber nur wenige Fälle operativ anzugreifen brauchen. Ich bin fast immer, auch bei hochgradigen und sehr stark entwickelten Sporenbildungen mit ausgelochten Filz-, Schwammgummieinlagen und ähnlichen Vorrichtungen mit oder ohne Verbindung von Plattfußeinlagen zum Ziele gekommen, auch bei oft hochgradigen Sporen möchte ich noch einmal nachdrücklichst hervorheben, da es einwandfrei feststeht, daß die Größe der Sporen an sich nicht immer mit den vorhandenen Beschwerden im Einklang steht, da es oft genug nicht die eigentlichen Sporen sind, die die Schmerzen hervorrufen, sondern Schleimbeutel, die sich unter diesen gebildet haben und nun infolge auftretender Entzündungen die stärksten Schmerzen hervorrufen können.

Wie ich früher nachgewiesen habe und wie es auch von anderer Seite bestätigt ist, können diese Sporenbildungen, die ja bekanntlich nicht nur an verschiedenen Stellen des Fersenbeines, sondern auch am Olecranon und anderswo vorkommen können, verschiedene Ursachen haben, unter denen in erster Linie die Gonorrhöe, die Gicht und die Arteriosklerose zu nennen wären.

Bei solchen Fällen namentlich soll man nicht so schnell zum Messer greifen und meines Erachtens muß es als „Kunstfehler“ bezeichnet werden, wenn man eine Operation zu einer Zeit ausführt, in der der Sporn bei jenen Erkrankungen noch in seiner Entstehung, in seiner Ausbildung begriffen ist und zwar deshalb, weil ja die Ursache dieser buckelartigen Prominenz am Fersenbein nie und nimmermehr dadurch beseitigt, sondern höchstens noch ein mechanischer Reiz mehr hinzugefügt wird, der unter Umständen wieder zur erneuten Sporenbildung Anlaß geben kann.

Fersenbeinsporn und Gonorrhoe.

Gerade bei der Gonorrhoe habe ich ungezählte Fälle dieser periostitischen Reizzustände gesehen, und zwar waren es meist solche Fälle, die gar nicht oder nur ungenügend behandelt waren. Sie unterscheiden sich scharf von den spitzen wirklichen Sporen, die ihre Entstehung anderen Ursachen zu verdanken haben, ebenso bei der Gicht, und zwar fiel in solchen Fällen die auftretende stärkere Schmerzhaftigkeit immer mit der Entstehung und Entwicklung der Exostose zusammen, während sie nachließ, wenn dieses Stadium der Ausbildung vorüber war und der Sporn gleichsam als fertiges Gebilde auf der Röntgenplatte vor uns lag, denselben scharfen Schatten zeigte wie der übrige Knochen auch und nicht die verschwommenen, verwaschenen Konturen wie bei seiner Ausbildung.

Ruhe, lokale Wärme u. a. m. müssen uns hier helfen, aber nicht das Messer.

Ich fasse deshalb bezüglich der Therapie der Calcaneusexostosen meine Ansicht dahingehend zusammen, daß bei allen schmerzenden Calcaneussporen nur das Röntgenbild in Verbindung mit der Ursache der Gebilde maßgebend dafür ist, ob operiert werden soll oder nicht und daß man in allen Fällen, auch in solchen, wo es sich um fertig ausgebildete Sporen handelt, es erst mit konservativen Maßnahmen versuchen und dabei nicht sogleich beim ersten mißlungenen Versuche die Flinte ins Korn werfen soll. Man muß probieren und ändern und die Patienten selbst können uns dabei helfend zur Seite stehen durch präzise Angaben über noch vorhandene Schmerzempfindung u. dgl. m. Schlagen aber alle derartigen Versuche fehl, dann soll man getrost das Messer in die Hand nehmen.

Ausgelochte Filzsohlen mit nach Bedarf im Stiefel eingearbeiteten Vertiefungen, die genau der Stelle entsprechend angelegt und bei denen gegebenenfalls diese Löcher auch noch mit Schwammgummiabfällen ausgepolstert wurden, haben sich mir bisher immer am besten bewährt. Von den im Handel befindlichen Gummilochkissen, die nach Art der Gummisitzkissen aufgeblasen werden können, habe ich nicht viel Gutes gesehen. Sie wirkten zu wiederholten Malen, namentlich bei etwas feuchten und schwitzigen Füßen, saugend an ihrer Auslochung, und es sind mir noch zwei Fälle in der Erinnerung, wo es zur Bildung von Blutblasen an dieser Stelle kam.

Apophysitis calcanei.

Ich muß hier noch eine Erkrankung des Calcaneus erwähnen, die ich schon wiederholt beobachtet habe. Ich glaube, nach meinen Erfahrungen annehmen zu müssen, daß sie meist nicht richtig erkannt wird und oft genug unter anderer Flagge segelt; es ist die sog.

Apophysitis calcanei,

die wir bei jüngeren Patienten, meist im Alter von 10—14 Jahren, beobachten können und bei der es sich um einen entzündlichen Reiz der Wachstumslinie an der hinteren Fläche des Fersenbeines handelt, ähnlich dem, wie wir ihn weit öfter an der Apophyse der Tibia vorn an der Tuberositas tibiae finden. Die Druckschmerzhaftigkeit ist genau auf die Wachstumslinie beschränkt und wir sehen oft eine deutliche Verdickung an dieser Stelle auftreten, die mehr die Eltern beunruhigt als den Arzt, wenn er weiß, daß es sich um eine harmlose, gutartige Veränderung handelt, bei der wir nicht viel machen können, da die periodisch auftretenden Schmerzen meist erst mit der eintretenden Verknöcherung der Wachstumslinie von selbst verschwinden. Gelegentliche Jodpinselungen und vor allen Dingen gut gearbeitetes Schuhwerk, das keinen äußeren Druck auszuüben vermag, sind die einzigen Maßnahmen, die wir verordnen können.

Wir finden den gleichen Prozeß auch an der Basis des fünften Mittelfußknochens, der auch der Wachstumslinie entsprechend an dieser Stelle eine deutliche Verdickung zeigt, die auf Druck, sei es durch den Stiefel oder auch sonstwie gelegentlich Schmerzen verursachen kann.

Ich komme nunmehr zur sogenannten

Achillodynie,

Achillodynie. einer von Albert zuerst beschriebenen Erkrankung, bei der es sich um eine Entzündung des Schleimbeutels handelt, der zwischen Ansatzstelle der Sehne und dem Fersenbein gelegen ist, um eine Entzündung der Bursa subachillea. Wir beobachten sie bei Stiefeldruck, nach Anstrengungen u. dgl. m., auch nach Influenza, Gicht und am häufigsten wohl nach Gonorrhoe. Der Sitz der Schmerzen entspricht genau der Ansatzstelle der Sehne.

Nicht zu verwechseln mit dieser Achillodynie ist eine andere Affektion der Achillessehne, die sich in einer schmerzhaften Anschwellung der Sehne selbst etwa handbreit über ihrer Ansatzstelle am Calcaneus bemerkbar macht. Meist entwickelt sie sich im Anschluß an eine übermäßige Inanspruchnahme, sei es nach einer Radtour, einer Bergpartie, beim Schlittschuhlaufen und ähnlichem mehr.

Die Patienten vermeiden ängstlich jedes Abrollen des Fußes vom Boden und setzen ihn mit nach außen gedrehter Spitze auf, genau so wie beim entzündlich fixierten Platt- bzw. Knickfuß. Die Sehne zeigt meist eine leichte spindelförmige Verdickung, die auf Druck schmerzhaft ist.

Tendinitis achillea traumatica. Schanz nennt sie Tendinitis achillea traumatica und will sie lediglich auf eine allzu große Inanspruchnahme der Sehne zurückgeführt wissen, während andere Autoren wieder äußere Reize, wie Stiefeldruck, Strumpffalten usw. verantwortlich dafür machen, andere wieder gichtische Einflüsse.

Treten spontan, ohne nachweisbare Ursache, reißende, bohrende Schmerzen, wie bei einem akuten Gichtanfall auf, dann werden wir sicherlich entzündliche Veränderungen anschuldigen müssen, ist dies nicht der Fall, haben wir es wohl mit traumatischen Insulten zu tun.

Therapeutisch leistet ein Heftpflasterverband gute Dienste, der als breiter Streifen bei leicht plantarflektiertem Fuß vom Zehenansatz beginnend, über Fußsohle und Ferse bis über die Wade hinauf gelegt und durch zirkumskripte Streifen und Mullbinden fixiert wird. Im gut sitzenden Schnürstiefel mit nicht zu niedrigem Absatz können die Pa-

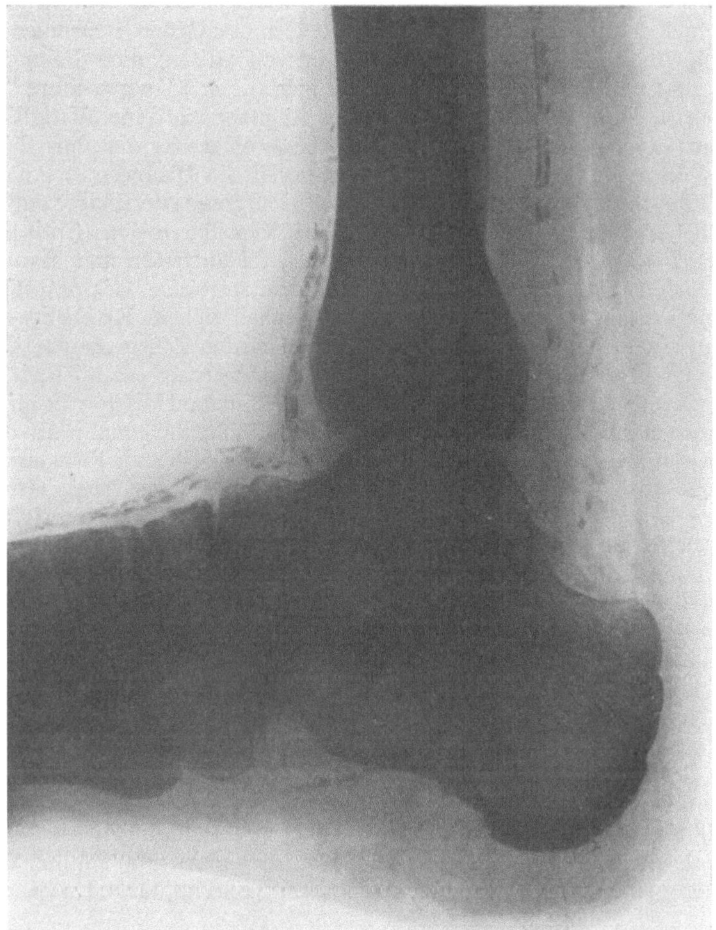

Abb. 101. Starke Verkalkung der vorderen und hinteren Schienbeinschlagader.

tienten sofort ohne Schmerzen herumgehen und nach 2—3 Wochen sind auch Druckschmerzen und Schwellungen gewöhnlich verschwunden.

Intermittierendes Hinken.

Zum Schluß möchte ich noch auf eine Art von Fußbeschwerden aufmerksam machen, mit denen wir in unserem Zeitalter der Aderverkalkung durchaus vertraut sein müssen und die auf eine solche der Fußarterien zurückzuführen sind. Es ist das sog.

intermittierende Hinken,

die Dysbasia angiosclerotica, kein eigentliches Hinken, wie Muscat ganz richtig hervorhebt, sondern vielmehr eine „Gangstockung".

Kommt ein Patient in etwas vorgerücktem Alter in die Sprechstunde und klagt über zunehmende Schwäche und Ermüdung in den Füßen und Unterschenkeln, über krampfartige Wadenschmerzen, die ihn am Weitergehen auf der Straße plötzlich hindern, so daß er gezwungen ist, für Augenblicke still zu stehen, um dann erst wieder ohne Schmerzen weitergehen zu können, und wiederholt sich diese „Gangstockung" des öfteren, so kann man schon aus diesen Angaben auf eine Verkalkung der peripheren Beinarterien schließen. Ist noch weiter der Puls hinter der Achillessehne nicht mehr zu fühlen, so ist die Diagnose so gut wie sicher, die noch ihre Bestätigung auf der Röntgenplatte findet, auf der sich die Arterien in deutlich wurmartigen Schatten zeigen (Abb. 101).

Das Leiden kann einseitig und doppelseitig auftreten und Muscat unterscheidet bei demselben sensible, vasomotorische, zirkulatorische und motorische Störungen. Die ersten machen sich in Kribbeln, Kitzeln, in einem Kälte- und Spannungsgefühl in den Zehen, an der Fußsohle und in den Waden bemerkbar, in Beschwerden, die auch in der Ruhe und nachts auftreten können, die zweiten und dritten in einem Kaltwerden und in einer Verfärbung der Füße, die ganz weiß oder zyanotisch werden, in anderen Fällen dabei auch hellrote Flecken zeigen, und die letzten in jenen erwähnten Erscheinungen beim Gehen, in jener „Gangstockung", die nach einer bestimmten Zeit eintritt und in vielen Fällen unter Krampfanfällen in den Waden- und Fußmuskeln eine völlige Unfähigkeit zum weiteren Gehen mit sich bringt.

Die krankhaften Veränderungen an den Gefäßen beginnen gewöhnlich an den peripheren Teilen, den Zehenarterien und setzen sich weiter fort bis in die Kniekehle, manchmal auch noch höher hinauf. Sie befallen mitunter schon Patienten von 30 Jahren ab, weil sie eben, um mit Muscat zu reden, nicht ausschließlich als Altersveränderungen aufzufassen sind, sondern auch als eine „Abhetzungskrankheit".

Leider versagt unsere Therapie hier zumeist, wie ja allgemein bekannt sein dürfte. Sie deckt sich mit der bei der allgemeinen Aderverkalkung angewandten und muß bei Nebenveränderungen wie Plattfuß, Calcaneussporn u. dgl. m. auch durch diejenigen Maßnahmen unterstützt werden, die wir schon oben kennengelernt haben.

6. Deformitäten der Zehen.

a) Der Hallux valgus.

Deformitäten der Zehen. Hallus valgus.

Unter Hallux valgus, der gewöhnlich mit dem Namen „Ballen" bezeichnet wird, versteht man die Abweichung der Großzehe nach außen, eine Abduktionsstellung derselben, die ein starkes Hervorspringen des ersten Metatarsalköpfchens im Gefolge hat.

Diese Abknickung der Großzehe kann ganz erhebliche Grade annehmen, so daß sich diese über die anderen Zehen hinweglegt. Auf der prominenten Stelle bilden sich entzündliche Rötungen, Schwielen, Schleimbeutel mit chronischer und akuter Entzündung, die fälschlicherweise dieser Deformität im Volksmunde den Namen des „Frostballens" eingetragen haben, obwohl es sich keineswegs um Frostschäden handelt, sondern stets um Druckerscheinungen, die zu einer wahren Pein und Qual für den Patienten werden können, zumal wenn noch die Zehen über- bzw. untereinander gelagert sind. Oft vereitern derartige Schleimbeutel, die nach Payr in 10% der Fälle mit der Gelenkhöhle kommunizieren; es kommt zu einem fistulösen Durchbruch und die Vereiterung greift auf das Gelenk über, wenn jene mit diesem in Verbindung stehen.

Vorkommen und Ursachen des Hallux valgus.

Der Ballen ist eine recht häufige Deformität, die sich viel häufiger bei der städtischen Bevölkerung findet als bei der ländlichen, weil sie in der weitaus größten Mehrzahl der Fälle als eine vestimentäre Belastungsdeformität aufzufassen ist, die ihre Entstehung dem Druck schlecht sitzender und namentlich zu spitz gearbeiteter Schuhe verdankt, wie sie so gern von der Damenwelt getragen werden, bei der wir auch deshalb die Deformität weit häufiger finden als beim männlichen Geschlecht. Ist die Deformität da, so sucht meist der Schuhmacher die vorhandenen Druckschmerzen dadurch günstig zu beeinflussen, daß er am Schuh den Ballen ausarbeitet, was aber verkehrt ist. Die Deformität kann und muß dadurch nur verschlimmert werden, da für die Ausbreitung der Großzehe kein Raum auf der Innenseite der Stiefelspitze vorhanden ist. Aber nicht nur falschgearbeitete Stiefel, sondern auch der falschgewebte Strumpf kann in gleicher Weise schon oft genug schädigend auf die Form der Füße einwirken.

Nach Simon ist es in vielen Fällen nicht nur der Stiefel allein, der den Hallux valgus erzeugt, sondern es kommen auch noch prädisponierende Nebenmomente in Betracht, von denen ich nur bei der schwerarbeitenden Bevölkerung die erhöhte statische Inanspruchnahme des Fußes anführen möchte.

Der Ballen kommt sehr häufig mit Plattfuß vereint vor, auch mit Hammerzehenbildung und vor allen Dingen finden wir sehr häufig eingewachsene Nägel, nicht nur an der Innenseite, sondern mehr noch an der Außenseite da, wo sich die nach außen abgedrängte Zehe gegen die zweite Zehe anstemmt.

Ist erst einmal der Anfang mit der Deformität gemacht, so wird diese auch ständig durch den Gehakt zunehmen, da beim Abstoßen des Fußes vom Erdboden die große Zehe in Dorsalflexion und daher auch in Abduktion gedrängt wird, was noch um so mehr der Fall sein wird, je mehr die Patienten mit nach auswärts gekehrter Fußspitze gehen. Weiter muß im Sinne der Verschlechterung der Zug der langen Strecksehne der Großzehe wirken, die bei bereits ausgesprochener Valgität der Zehe wie eine Sehne am Bogen ziehen muß.

Es kommen auch noch andere Ursachen bei der Ausbildung des Ballens in Frage, chronisch entzündliche, gichtische Entzündungen des betreffenden Gelenkes, vor allem aber die Arthritis deformans, die ihrerseits wieder neue Beschwerden machen und sehr leicht mit Gicht verwechselt werden kann, besonders wenn die Schmerzen anfallsweise auftreten. Diese Anfälle werden nach Preiser meist durch eine plötzliche, sehr schmerzhafte Einklemmung einer bei der Arthritis deformans so zahlreichen Kapselzotten zwischen den Gelenkflächen hervorgerufen. Nur selten handelt es sich um das Hinzutreten wirklicher Gicht.

Der Hallux valgus kommt häufig vereint mit Plattfuß vor, und hier finden wir oft den hochgradigsten Ballen, dessen Grad der Abweichung bis zu 90° betragen kann. Die Gelenkfläche der Zehenbasis ist ganz seitlich auf der des Metatarsalköpfchens abgerutscht; es hat sich also eine Subluxation ausgebildet, an der sich auch die Sesambeine der Großzehe insofern mitbeteiligen, daß sie auch eine Verlagerung erfahren.

Behandlung des Hallux valgus mit Schuhwerk, Einlagen und anderen konservativen Maßnahmen.

Bei der Behandlung dieser Deformität kommt es in erster Linie darauf an, für zweckmäßiges Schuhwerk zu sorgen, sobald sich auch nur die geringsten Anzeichen der Deformität zeigen. Es soll nicht nur die Sohle des Schuhes so geschnitten werden, daß die große Zehe ihre normale Lage ohne Auswärtsdrehung beibehalten kann, sondern auch das Oberleder am inneren Schuhwerk muß dem Umstande Rechnung tragen, daß die Höhe der großen Zehe das Doppelte der kleinen beträgt, da sonst auch ein rationeller Sohlenschnitt nicht die Verdrängung der Großzehe nach auswärts verhindern kann. Auch hohe Absätze sind zu vermeiden, da solche den Fuß nach vorn gleiten lassen und so ablenkend auf die Zehe wirken.

Bei vielen Fällen genügt zur Beseitigung der Schmerzen eine Korrektur des gleichzeitig vorhandenen Plattfußes durch zweckmäßige Einlagen, Maßnahmen, die nach Schanz höchstens bei leichten Fällen eine Besserung der Fußform und damit auch eine Besserung der Zehendeformität herbeiführen können, bei schweren aber nicht, bei denen sie nur geeignet sind, die Beschwerden zu beseitigen, aber nicht die Deformität. Ebenso steht es mit allen jenen so häufig gegen Ballen angepriesenen Apparaten.

Wollen wir solche Redressionsapparate, die meines Erachtens nur bei Kindern Verwendung finden und Erfolg bringen können, in geeigneten Fällen versuchen, so empfehle ich das von Hoffa angegebene Verfahren, der an der ganzen Länge der Volarseite des inneren Fußrandes eine der Zehenbreite entsprechende und bis zur Zehenspitze reichende elastische Filzstahlschiene anlegt, an der die Zehe in richtiger Stellung anbandagiert wird.

Schultheß verwendet eine auch für andere Zehendeformitäten zu gebrauchende Walkledersandale mit Stahlsohle, die in einem Überschuh unter dem Strumpf getragen wird und die durch entsprechend angelegte Löcher das Durchziehen von korrigierenden Bändchen gestattet. Auch mit einem an der lateralen Zehenseite an der Sohle aufrechtsitzenden, gepolsterten Sporn kann man zum Ziele kommen, dessen Stellung aufs genaueste ausgeprobt werden muß.

Operative Maßnahmen bei der Behandlung des Hallux valgus.

Bei älteren Patienten können wir nur erfolgreich mit operativen Maßnahmen eingreifen, von denen ich die Resektion des Gelenkes, die keilförmige Osteotomie des ersten Metatarsus und die Keilresektion aus dem Metatarsusköpfchen erwähnen möchte. Die einfache Abmeißelung der Exostose kann mitunter die bestehenden Beschwerden beseitigen, nie aber die Zehenstellung beeinflussen; sie ist eine rein symptomatische Behandlung des Hallux valgus. Der Resektion haften nach Simon zwei Fehler an, die öfter eintretende Ankylose im Metatarsophalangealgelenk und dann die Fortnahme eines der wichtigsten Stützpunkte des Fußes, der beim Gehen und Stehen von nicht zu ersetzender Bedeutung ist. Der Verlust des statisch so wichtigen ersten Metatarsusköpfchens kann auf die Dauer für den Gang und für die Erhaltung der Fußform nicht ohne ernsten Einfluß bleiben, auch bei vorhandenem Plattfuß nicht. Er hält deshalb die Osteotomie für das Verfahren der Wahl und von allen Osteotomien wieder für die beste die von Ludloff angegebene, der den Metatarsus schräg frontal von proximal oben nach distal unten durchsägt und so eine breite Berührungsfläche erhält, mit der die Knochenfragmente aneinanderliegen und die Möglichkeit derselben, sich nach den verschiedenen Richtungen gegeneinander zu verschieben.

b) Der Hallux varus.

Der Hallux varus, die Gegendeformität des Hallux valgus ist sehr selten. Er kommt isoliert nur ganz vereinzelt vor, meist sehen wir ihn mit dem Klumpfuß vereint. Es dürfte sich wohl erübrigen, noch näher auf diese so seltene Abweichung der Großzehe nach innen einzugehen, zumal da für die Behandlung dasselbe gilt, was wir beim Hallux valgus gesagt haben. Hallux varus.

c) Die Hammerzehe.

Bei der Hammerzehe handelt es sich um eine Flexionskontraktur, die wir meist an der zweiten Zehe beobachten, seltener an den anderen. Das Grundglied der befallenen Zehe ist dorsalflektiert, das Mittelglied plantarflektiert, während das Endglied wieder dorsalflektiert steht, manchmal aber auch in gleicher Richtung wie das Mittelglied; es ist oft subluxiert im Gelenk, das gewöhnlich auch noch ein Schlottergelenk ist. Hammerzehe.

Die Deformität ist sehr häufig angeboren und auch erblich, kann aber auch erworben werden durch zu kurzes Schuhwerk, da bekanntermaßen die zweite Zehe oft länger ist als die Großzehe. Charakteristisch und häufig sind die Klagen über Schmerzhaftigkeit an dem in der Planta prominierenden Metatarsalköpfchen und die Verkürzung und Anspannung der auf dem Dorsum verlaufenden Sehnen der Zehenstrecker. Auf der Höhe der verkrümmten Zehen finden wir Hühneraugen, Schwielen und Schleimbeutel, die sich entzünden und arge Beschwerden bereiten können, so daß oft die Patienten mit der Bitte zum Arzt kommen, die Zehe abzunehmen. Von einer solchen Exartikulation wollen Preiser und andere Autoren aber heute abgesehen wissen. Entweder kann man das Redressement der Kontraktur in Narkose mit der subkutanen Tenotomie der Zehenbeuger machen oder eine Keilexision aus der Phalange. Spitzy durchschneidet nicht nur die Beugesehnen, sondern die ganze Kapsel subkutan und redressiert dann kräftig.

Auch hier versagen meist die angepriesenen Apparate, die gewöhnlich nach Art einer Sandale gearbeitet sind, gegen die die Zehen mit elastischen Schlingen oder Riemen herabgezogen werden. Mir ist es ebenso wie Hoffa, Schanz u. a. ergangen, auch ich habe mich mit diesen Vorrichtungen abgeplagt und abgemüht, die alten zu verbessern gesucht und neue konstruiert, habe aber nur selten bei ausgeprägter Deformität einen wirklichen Erfolg gesehen. Ich stehe immer noch auf dem Standpunkt, daß bei schweren und schwersten Fällen das beste, sicherste und schnellste Verfahren die Exartikulation der Zehe ist.

d) Die Adduktionsstellung der kleinen Zehe.

Adduktionsstellung der kleinen Zehe.

Haudeks Ansicht, daß die Adduktionsstellung der kleinen Zehe eine ziemlich seltene Deformität ist, kann ich nicht beistimmen. Ich sah sie sehr häufig. Die Kleinzehe ist über die vierte Zehe hinübergeschlagen. Die Deformität ist zuweilen angeboren, häufiger durch zu enges Schuhwerk erworben. Wenn wir die angeborenen Fälle frühzeitig genug in Behandlung nehmen, so gelingt es durch Heftpflasterverbände, die Deformität restlos zu beseitigen, vorausgesetzt natürlich, daß diese Behandlung genügend lange und aufs genaueste durchgeführt wird. Bei älteren Fällen, die durch ihre Druckschwielen, Hühneraugen und entzündlichen Schleimbeutel starke Beschwerden machen können, ist das beste und sicherste Heilmittel die Exartikulation der Zehe, die doch nur in ihrer verunstalteten Form ein zweck- und wertloses Anhängsel bildet.

Sachregister.

Die Knochenbrüche und ihre Behandlung. Ein Lehrbuch für Studierende und Ärzte. Von Privatdozent Dr. med. **Hermann Matti** in Bern.

I. Band: **Die allgemeine Lehre von den Knochenbrüchen und ihrer Behandlung.** Mit 420 Textabbildungen. 1918. Preis M. 25.—; gebunden M. 29.60

II. Band: **Die spezielle Lehre von den Knochenbrüchen und ihrer Behandlung.** Erscheint Frühjahr 1921

Ergebnisse der Chirurgie und Orthopädie. Herausgegeben von **Erwin Payr** in Leipzig und **Hermann Küttner** in Breslau. Redigiert von **Hermann Küttner.** Jährlich erscheinen 2 Bände. Bisher liegen vor: Band I—XII. Band I—III sind vergriffen.

Ersatzglieder und Arbeitshilfen für Kriegsbeschädigte und Unfallverletzte. Herausgegeben von der **Ständigen Ausstellung für Arbeiterwohlfahrt** (Reichsanstalt) in Berlin-Charlottenburg und der **Prüfstelle für Ersatzglieder** (Gutachterstelle für das Preußische Kriegsministerium) in Berlin-Charlottenburg durch Geheimen Medizinalrat Professor Dr. **M. Borchardt** in Berlin, Senatspräsidenten Professor Dr.-Ing. **Konrad Hartmann** in Berlin, Geheimen Oberregierungsrat Dr. **Leymann** in Berlin, Sanitätsrat Dr. **Radike** in Berlin (orthopädischen Beirat des Gardekorps und III. Armeekorps), Professor Dr.-Ing. **Schlesinger** in Berlin, Oberstabsarzt Professor Dr. **Schwiening** in Berlin. Mit 1586 Textabbildungen. 1919. Preis M. 28.—; gebunden M. 40.—

Der Glied-Ersatz für den Schwerarbeiter, insbesondere für den Landwirt. Von Stabsarzt d. R. Dr. **Max Böhm,** früher Chefarzt des Werkstättenlazaretts Jakobsberg bei Allenstein, jetzt orthopädischer Fachbeirat des Gardekorps in Berlin. Mit 102 Abbildungen im Text. 1918. Preis M. 4.80

Die willkürlich bewegbare künstliche Hand. Eine Anleitung für Chirurgen und Techniker. Von **F. Sauerbruch,** ord. Professor der Chirurgie, Direktor der Chirurgischen Universitätsklinik Zürich, s. Z. beratender Chirurg des XV. Armeekorps. Mit anatomischen Beiträgen von **G. Ruge** und **W. Felix,** Professoren am Anatomischen Universitätsinstitut Zürich, und unter Mitwirkung von **A. Stadler,** Oberarzt d. L., Chefarzt des Vereinslazaretts Singen. Mit 104 Textabbildungen. 1916. Preis M. 7.—; gebunden M. 8.40

Kriegschirurgische Erfahrungen. Vortrag, gehalten auf dem schweizerischen Chirurgentag am 4. März 1916 von **F. Sauerbruch,** ord. Professor der Chirurgie, Direktor der Chirurgischen Universitätsklinik Zürich, s. Z. beratender Chirurg des XV. Armeekorps. 1916. Preis M. 1.20

Archiv für orthopädische und Unfall-Chirurgie mit besonderer Berücksichtigung der Frakturenlehre und der orthopädisch-chirurgischen Technik (Fortsetzung von Riedingers Archiv). Zugleich offizielles Organ der Prüfstelle für Ersatzglieder zu Berlin-Charlottenburg und der Technik für die Kriegsinvaliden in Wien. Herausgegeben von bewährten Fachleuten. Redigiert unter Mitwirkung von A. Blencke in Magdeburg, G. Magnus in Marburg a. L., R. Radike in Berlin von **H. Gocht** in Berlin und **F. König** in Würzburg.

Das Archiv erscheint vom XVI. Band ab im gemeinsamen Verlag von J. F. Bergmann in Wiesbaden und Julius Springer in Berlin, und zwar in zwanglosen, einzeln berechneten Heften, die zu Bänden von etwa 40 Bogen Umfang vereinigt werden.

Hierzu Teuerungszuschläge

Röntgentherapeutisches Hilfsbuch für die Spezialisten der übrigen Fächer und die praktischen Ärzte. Von Dr. **Robert Lenk,** Assistent am Zentralröntgenlaboratorium des allgemeinen Krankenhauses in Wien. Mit einem Vorwort von Professor Dr. G. Holzknecht. 1921.
Preis M. 8.— (ohne Teuerungszuschlag)

Ärztliches Handbüchlein für hygienisch-diätetische, hydrotherapeutische, mechanische und andere Verordnungen. Eine Ergänzung zu den Arzneivorschriften für den Schreibtisch des praktischen Arztes. Von Sanitätsrat Dr. med. **Hermann Schlesinger,** praktischer Arzt in Frankfurt a. M. Zwölfte Auflage. 1920. Steif broschiert Preis M. 10.—

Die Therapie des praktischen Arztes. Von Professor Dr. **Eduard Müller,** Direktor der Medizinischen Universitäts-Poliklinik zu Marburg. Unter Mitwirkung von hervorragenden Fachgelehrten. In drei Bänden. — Jeder Band ist auch einzeln käuflich.

I. Band: **Therapeutische Fortbildung 1914.** 1064 Seiten mit 180 zum Teil farbigen Abbildungen und 4 Tafeln. 1914. Gebunden Preis M. 10.50

II. Band: **Rezepttaschenbuch** (mit Anhang). 671 Seiten. 1914. Gebunden Preis M. 6.40

III. Band: **Grundriß der gesamten praktischen Medizin.** Zwei Teile. Mit 54 Textabbildungen. 1871 Seiten. 1920. Gebunden Preis M. 60.—

Von dem ersten Teil („Therapeutische Fortbildung") sollen je nach Bedarf Ergänzungsbände erscheinen.

Handbuch der Ernährungslehre. Erster Band: **Allgemeine Diätetik** (Nährstoffe und Nahrungsmittel, allgemeine Ernährungskuren). Von Dr. **Carl von Noorden,** Geh. Med.-Rat und Prof. in Frankfurt a. M., und Dr. **Hugo Salomon,** Prof. in Wien. (Aus „Enzyklopädie der klinischen Medizin". Allgemeiner Teil: Handbuch der Ernährungslehre. In 3 Bänden. Bearb. von C. von Noorden, H. Salomon, L. Langstein.) 1920. Preis M. 68.—

Prophylaxe und Therapie der Kinderkrankheiten mit besonderer Berücksichtigung der Ernährung, Pflege und Erziehung des gesunden und kranken Kindes nebst therapeutischer Technik, Arzneimittellehre und Heilstättenverzeichnis. Von Prof. Dr. **F. Göppert,** Direktor der Universitäts-Kinderklinik zu Göttingen, und Prof. Dr. **L. Langstein,** Direktor des Kaiserin Auguste Viktoria-Hauses in Berlin. Mit 37 Textabb. 1920. Preis M. 36.—; geb. M. 42.—

M. Runge's Lehrbücher der Geburtshilfe und Gynäkologie. Fortgeführt von **R. Th. von Jaschke** und **O. Pankow.**

Lehrbuch der Geburtshilfe. Mit 476, darunter zahlreichen mehrfarbigen Textabbildungen. Neunte Auflage. 1920. Gebunden Preis M. 78.—

Lehrbuch der Gynäkologie. Sechste Auflage. Mit 317, darunter zahlreichen farbigen Textabbildungen. 1921. Gebunden Preis M. 84.— (ohne Teuerungszuschlag)

Kompendium der Frauenkrankheiten. Ein kurzes Lehrbuch für Ärzte und Studierende. Von Dr. med. **Hans Meyer-Rüegg,** Professor der Geburtshilfe und Gynäkologie an der Universität Zürich. Vierte, umgearbeitete Auflage. Mit 163 teils farbigen Figuren. 1921.
Gebunden Preis M. 28.— (ohne Teuerungszuschlag)

Leitfaden der Mikroparasitologie und Serologie. Mit besonderer Berücksichtigung der in den bakteriologischen Kursen gelehrten Untersuchungsmethoden. Ein Hilfsbuch für Studierende, praktische und beamtete rzte. Von Professor Dr. **E. Gotschlich,** Direktor des Hygienischen Instituts der Universität Gießen, und Professor Dr. **W. Schürmann,** Privatdozent der Hygiene und Abteilungsvorstand am Hygienischen Institut der Universität Halle a. S. Mit 213 meist farbig. Abbild. 1920. Preis M. 25.—; geb. M. 28.60

Hierzu Teuerungszuschläge

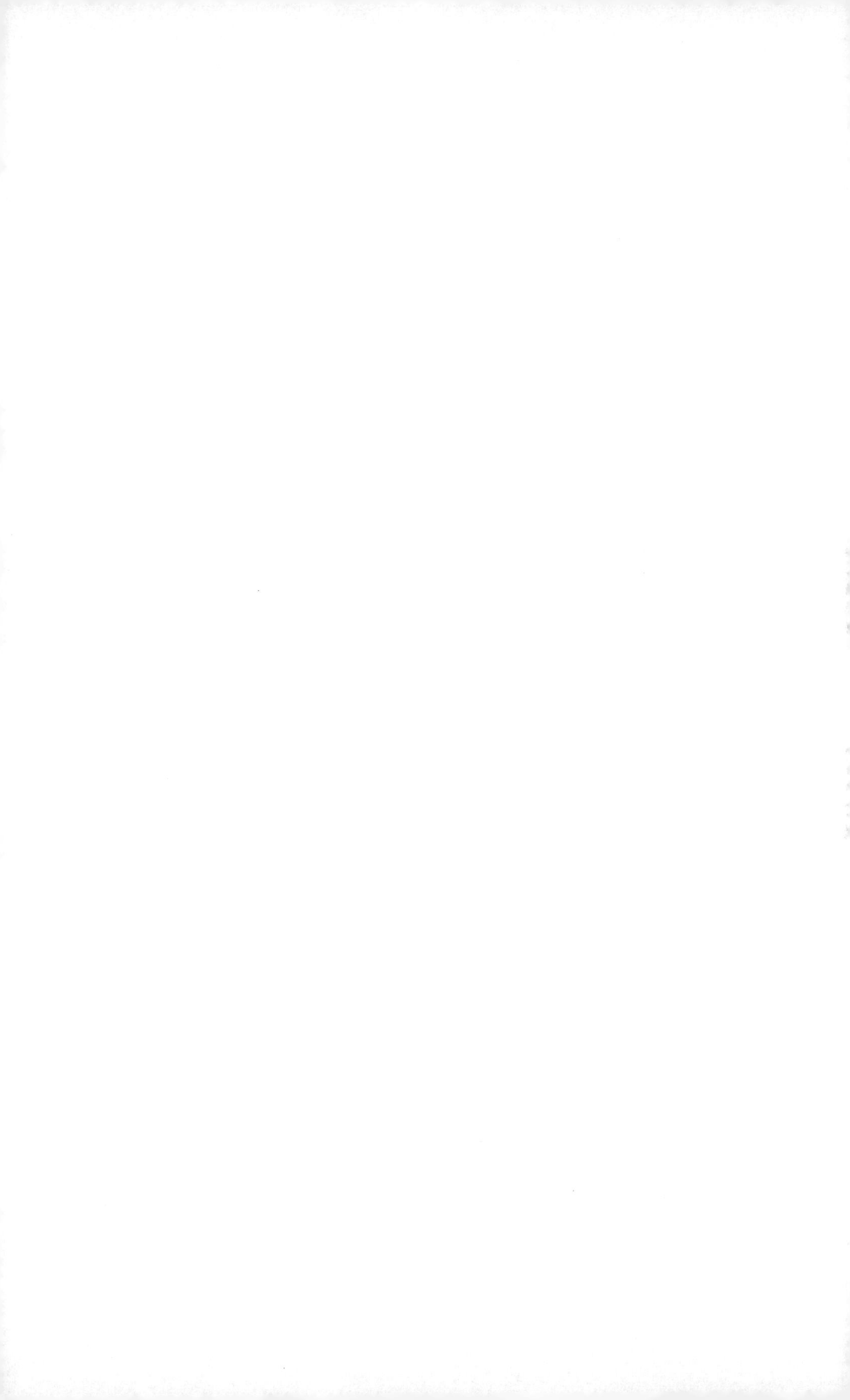